NEW WCDP 新文京開發出版股份有限公司
新世紀·新視野·新文京 — 精選教科書·考試用書·專業參考書

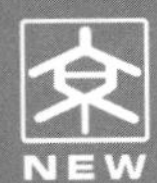

New Wun Ching Developmental Publishing Co., Ltd.
New Age · New Choice · The Best Selected Educational Publications — NEW WCDP

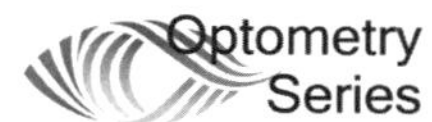

2025

全方位驗光人員應考祕笈

視覺光學

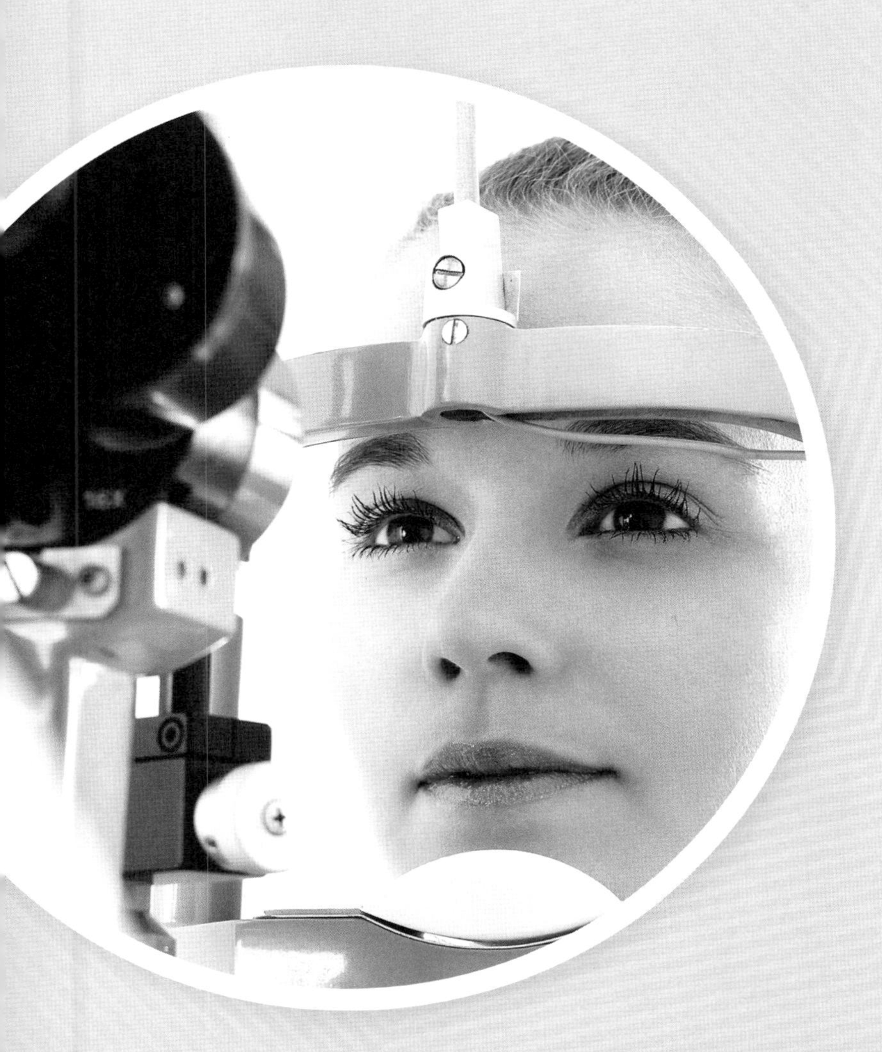

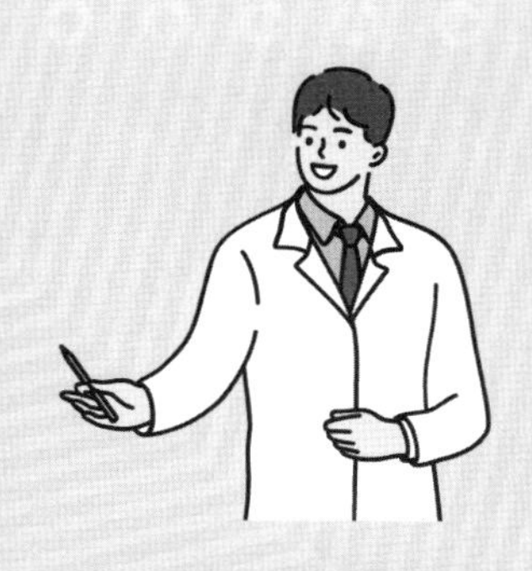

林煒富 · 編著

EXAMINATION REVIEW FOR VISUAL OPTICS

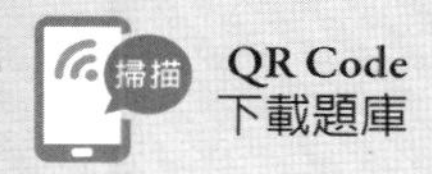

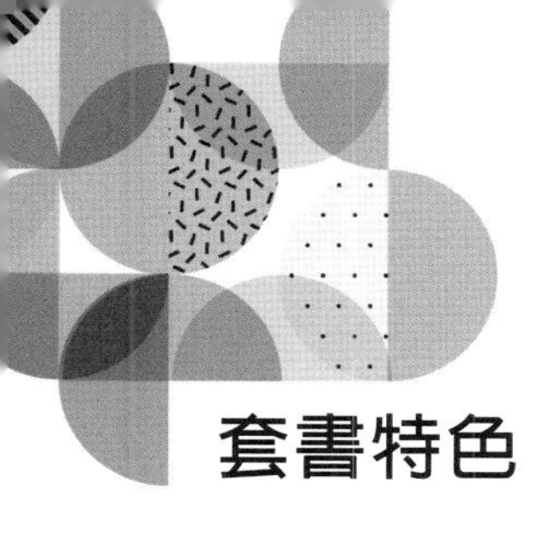

套書特色

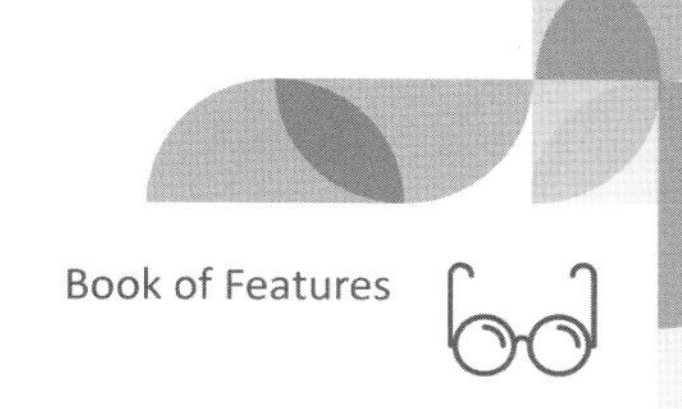

Book of Features

為提供視光相關科系讀者能輕鬆應考驗光人員考試，我們誠摯邀請教學與實務經驗豐富的視光名師精心彙整常考重點與重要概念，精心編寫出這套《全方位驗光人員應考祕笈》，務求提供最詳實完整的資訊，讓應試考生在短時間內掌握考試重點！

套書特色包括：

1. **隨書附收錄歷屆考題的題庫 QR code：**內含驗光人員（含驗光生及驗光師）特種考試及高普考試題，以供應考複習所需。
2. **完整的學習架構**，包括：重點彙整及題庫練習，清楚呈現各章重點所在。
3. 內文編排上，以**列點式呈現**，簡單精闢，輔以圖表說明。
4. 各章精彙**歷屆試題**，並由**專家剖析**正確答案及相關概念，使讀者能融會貫通，觀隅反三。
5. 「☆」符號代表**歷屆考題出題比例**，數目越多代表出題比例越高，最多 5 顆，以供讀者備考參酌。

新文京編輯部 謹識

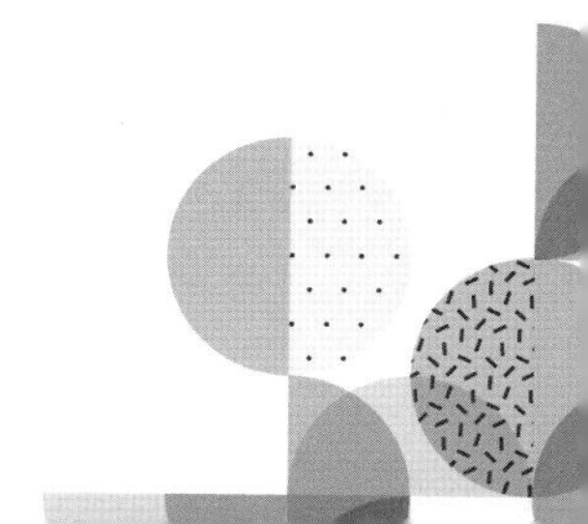

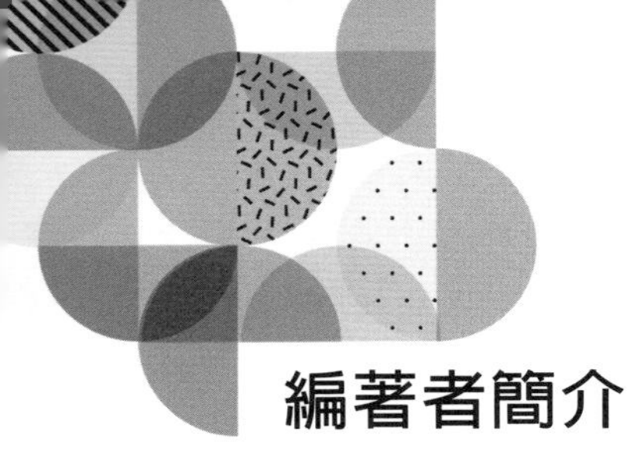

編著者簡介

林煒富

學歷： 國立成功大學物理研究所博士

經歷： 樹人醫護管理專科學校視光學科助理教授

中華民國驗光師公會全國聯合會第一屆常務監事

屏東縣驗光師公會第一屆常務監事

現職： 中華醫事科技大學視光系兼任助理教授

中華民國驗光師公會全國聯合會第二屆常務理事

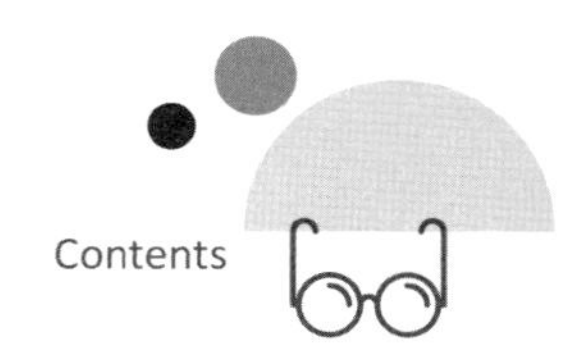

Chapter 14 高度數鏡片 ☆

Chapter 15 屈光參差與不等視 ☆☆

Chapter 16 多焦鏡片 ☆

Chapter 17 隱形眼鏡的光學 ☆☆

Chapter 18 低視力鏡片的光學原理 ☆

Chapter 19 其他特殊鏡片 ☆☆☆

掃描 QR code
或至 reurl.cc/5dyRZq 免費下載題庫

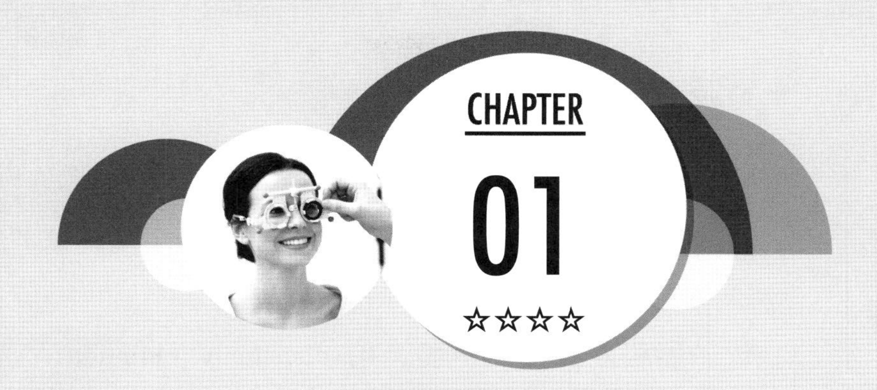

光學基本性質

一、波粒二象性
二、可見光與電磁輻射
三、頻率、波長與能量
四、光速與折射率
五、直線傳播與針孔成像
六、反射
七、折射
八、全反射
九、色散
十、繞射
十一、散射
十二、聚散度

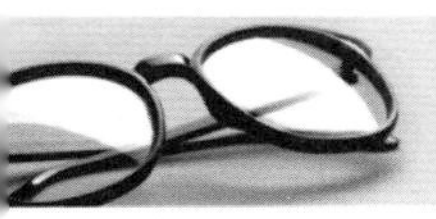

重｜點｜彙｜整

一、波粒二象性

1. 波粒二象性(wave-particle duality)：光同時具有波動性與粒子性。
2. 波動性相關實驗：單狹縫繞射(diffraction)、雙狹縫干涉(interference)、偏振(polarization)等。
3. 粒子性相關實驗：黑體輻射(blackbody radiation)、光電效應(photoelectric effect)、散射(scattering)等。

EXAMPLE

【練習1　了解各種實驗的本質】

下列楊格(Thomas Young)的哪一個實驗提供「光是波動」的有力實驗證據？

(A)針孔成像實驗　(B)雙狹縫實驗　(C)三稜鏡實驗　(D)光電效應實驗。

（106 專高[補]）

解題攻略

(A)針孔成像呈現光的直線傳播性質；

(B)楊氏的雙狹縫實驗證實光具有波動性；

(C)牛頓的三稜鏡實驗呈現光具有色散(dispersion)的特性，與色像差有關；

(D)愛因斯坦以光子(photon)概念成功解釋光電效應，該實驗證實光具有粒子性。

正確答案為(B)。

二、可見光與電磁輻射

1. 人眼可以感知的光稱為可見光(visible light)，是電磁輻射(electromagnetic radiation)的一種。

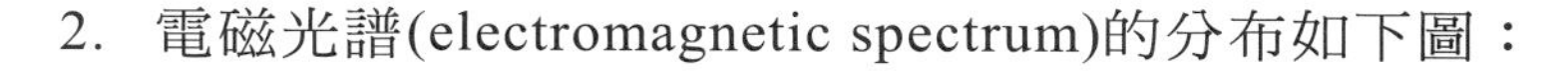
2. 電磁光譜(electromagnetic spectrum)的分布如下圖：

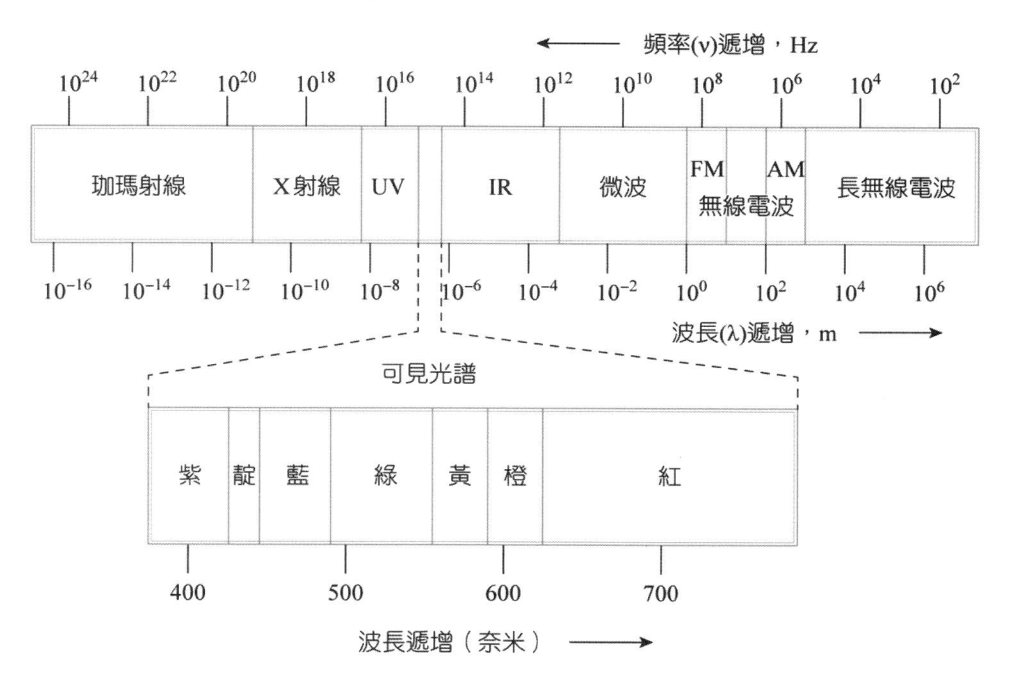

2-1. 波長順序（由長至短）：無線電波(radio)＞微波(microwave)＞紅外線(IR)＞可見光＞紫外線(UV)＞X 射線＞珈瑪射線(γ-ray)。

2-2. 頻率順序（由高至低）：珈瑪射線(γ-ray)＞X 射線＞紫外線(UV)＞可見光＞紅外線(IR)＞微波(microwave)＞無線電波(radio)。

3. 可見光在真空中的波長範圍約為 380~760nm（或說 400~700nm）。

3-1. 波長順序（由長至短）：紅＞橙＞黃＞綠＞藍＞靛＞紫。

3-2. 頻率順序（由高至低）：紫＞靛＞藍＞綠＞黃＞橙＞紅。

4. 紅外線波長範圍

紅外光分類	IRA	IRB	IRC
波長範圍 (760nm~1mm)	700~1400nm	1400~3000nm	3000nm~1mm

註：國際照明委員會分類系統

5. 紫外線波長範圍

紫外光分類	UVC	UVB	UVA
波長範圍 (10~400nm)	100~280nm	280~315nm	315~400nm

EXAMPLE

【練習 2　紅外線波長】

紅外線(IR)的波長範圍大約為多少？

(A) 200~300nm　(B) 300~400nm　(C) 400~500nm　(D) 750~1000nm。

（109 二特生）

解題攻略

紅外光波長比可見光的波長(380~760nm)長。

正確答案為(D)。

EXAMPLE

【練習 3　判斷不同光線的波長長短】

下列哪一種光的波長最長？

(A)紅光　(B)藍光　(C)紅外光　(D)紫外光。

解題攻略

波長由長至短的順序：紅外光＞紅光＞藍光＞紫外光，紅外光的波長最長。

正確答案為(C)。

歷屆試題

1. 下列何者是最靠近可見光譜兩側的不可見光段？
(A)紅外線和紫外線　(B) X 射線和無線電波
(C)伽馬射線和無線電波　(D)微波和無線電波　（112 專普）

2. 一般抗紫外線(UV)的鏡片鍍膜是指阻擋掉那一波長以下的光波？
(A) 400nm　(B) 420nm　(C) 450nm　(D) 480nm。　（110 專普）

解答及解析

1. 解析：(A)。
可見光兩側分別是紫外光和紅外光。

2. 解析：(A)。
UV 的波長短於 400nm。

三、頻率、波長與能量

1. 任何波長的光在真空中的傳播速率為 $c = 3\times10^8$m/s。

2. 若光的頻率為 f，波長為 λ，則有 $c = f\lambda$。
2-1. 光的頻率愈高，波長愈短；光的頻率愈低，波長愈長。

3. 一個頻率 f，波長為 λ 的光子能量為 $E = hf = \frac{hc}{\lambda}$，其中 $h = 6.63\times10^{-34}$J·s 為普朗克常數(Planck constant)。
3-1. 頻率愈高，波長愈短，光子攜帶的能量愈高；頻率愈低，波長愈長，光子攜帶的能量愈低。

【練習 4　判斷不同光線的能量高低】　EXAMPLE

光波是帶有能量的電磁波，不同波長的光所帶的能量亦不同，下列哪一種光波所帶的能量最高？

(A)紅光　(B)黃光　(C)藍光　(D)紫光。　（107 專普）

解題攻略

頻率由高至低的順序：紫光＞藍光＞黃光＞紅光，紫光的頻率最高，所攜帶的能量最高。

正確答案為(D)。

EXAMPLE

【練習 5　頻率的計算】

在白天，人類對 555nm 的黃色光有最高的敏感度。請問此黃色光的頻率為何？

(A) 5.41×10^{2}Hz　(B) 5.41×10^{8}Hz　(C) 5.41×10^{11}Hz　(D) 5.41×10^{14}Hz。

解題攻略

公式：$c = f\lambda$，$c = 3\times10^{8}$ m/s。

注意：1nm = 10^{-9}m。

$c = f\lambda \rightarrow f = \frac{c}{\lambda} \rightarrow f = \frac{3\times10^{8} m/s}{555\times10^{-9} m} = 5.41\times10^{14} Hz$。

上式中的 Hz 是頻率單位，赫。1Hz 的意思是每秒 1 次。

正確答案為(D)。

EXAMPLE

【練習 6　光子能量的計算】

準分子雷射(excimer laser)使用 193nm 的紫外線。請問一個 193nm 的光子攜帶多少焦耳的能量？

(A) 3.44×10^{-27}J　(B) 1.03×10^{-18}J　(C) 1.03×10^{-9}J　(D) 1.28×10^{-18}J。

解題攻略

公式：$E = hf = \frac{hc}{\lambda}$，$h = 6.63\times10^{-34}$ J·s。

題目給出光的波長，所以採用為$E = \frac{hc}{\lambda}$。

$E = \frac{6.63\times10^{-34} J\cdot s\times3\times10^{8} m/s}{193\times10^{-9} m} = 1.03\times10^{-18} J$。

正確答案為(B)。

四、光速與折射率

1. 介質折射率(n)定義為光在真空中的傳播速率(c)與光在介質中的傳播速率(v)的比值：$n=\frac{c}{v}$。
   1-1. 折射率與光速成反比：$\frac{n_1}{n_2}=\frac{v_2}{v_1}$，其中 n_1 為介質 1 的折射率，v_1 為介質 1 中的光速；下標 2 類推。
   1-2. 介質折射率愈大，光速愈慢；介質折射率愈小，光速愈快。
2. 兩介質中，折射率較大的介質稱為光密介質(dense medium)，折射率較小的介質稱為光疏介質(less-dense medium)。

【練習 7　判斷光速的快慢】 EXAMPLE

當光線進入以下材料鏡片時，在何者的行進速度最慢？

(A)冕牌玻璃　(B)塑膠鏡片 CR-39　(C)聚碳酸酯鏡片　(D)Trivex 鏡片。（111 專高）

解題攻略》

折射率越高，光速越慢。

冕牌玻璃(1.523)，塑膠鏡片 CR39(1.498)，聚碳酸酯鏡片(1.586)，Trivex 鏡片(1.532)。

聚碳酸酯鏡片折射率最高，光速最慢。

正確答案為(C)。

【練習 8　折射率的計算】 EXAMPLE

假設一個透鏡放在空氣中，當一束光在透鏡中行進的速度是 2×10^8m/s，假設光在真空中行進的速度是 3×10^8m/s，則此透鏡的折射率為多少？

(A) 0.67　(B) 1.00　(C) 1.50　(D) 2.00。（106 專普）

解題攻略

公式：$n=\frac{c}{v}$。

$n=\frac{3\times10^8 m/s}{2\times10^8 m/s}=1.5$。

正確答案為(C)。

EXAMPLE

【練習 9　折射率與光速的反比性質】

已知光線在某鏡片中的速度為水中的 5/6 倍，則該鏡片的折射率為？

(A) 1.1　(B) 1.5　(C) 1.6　(D) 1.7。　（107 特師）

解題攻略

公式：$\frac{n_1}{n_2}=\frac{v_2}{v_1}$。

假設 v_l、v_w 為分別為鏡片、水中的光速，n_l、$n_w=1.33$ 分別為鏡片、水的折射率，則有$\frac{n_l}{n_w}=\frac{v_w}{v_l}$。

由題目的意思知$\frac{v_l}{v_w}=\frac{5}{6}\rightarrow\frac{v_w}{v_l}=\frac{6}{5}$，因此有$\frac{n_l}{1.33}=\frac{6}{5}\rightarrow n_l=1.33\times\frac{6}{5}=1.60$。

正確答案為(C)。

歷屆試題

1. 下列為光在介質中的行進速度，何者之折射率最大？
   (A) 150,000公里／秒　(B) 176,470公里／秒
   (C) 179,640公里／秒　(D) 187,500公里／秒。　（113 專高）

2. 下列四種不同折射率物質：水：1.33；角膜：1.37；塑膠：1.49；冕玻璃：1.52，則光在何種介質中速度最慢？
   (A)水　(B)角膜　(C)塑膠　(D)冕玻璃。　（113 專高）

3. 關於常見材質折射率的大小，下列敘述何者正確？
   (A)空氣<水<CR-39<聚碳酸酯　(B)空氣<CR-39<水<聚碳酸酯
   (C)空氣<水<聚碳酸酯<CR-39　(D)空氣<CR-39<聚碳酸酯<水。　（111 專普）

4. 有關折射率 n (refractive index)，下列何者錯誤？
   (A) $n = 1$ 指真空或空氣中
   (B) n 愈大代表光在物質中的速率越快
   (C) n 愈小的物質，其折射角愈大
   (D) n 愈大的物質將造成光線偏折聚焦之距離加長。　（110 專高）

5. 當一個鏡片材質有較大的折射係數，下列何者錯誤？
   (A)表示光線在該物質中行進速度較快　(B)該鏡片折射的能力較強
   (C)以該材質做出的鏡片可以較薄　(D)與鏡片的硬度不一定相關。
   （109 專高）

解答及解析

1. 解析：(A)。
   折射率越大，光速越慢。
2. 解析：(D)。
   折射率越高，光速越慢。
3. 解析：(A)。
   空氣(1.0)＜水(1.333)＜CR-39(1.498)＜聚碳酸酯(1.586)。
4. 解析：(B)。
   (B) n 越大代表光在物質中的速率越慢；
   (D) n 愈大的物質將造成光線偏折聚焦之距離縮短（此選項應該也是答案）。
5. 解析：(A)。
   (A)折射率越大，光速越慢；(B)折射率大，屈光力變強；
   (C)折射率高，厚度變薄；(D)折射率與硬度無一定相關。

五、直線傳播與針孔成像

1. 光在均勻介質中會以直線方式傳播（不考慮繞射）。
   1-1. 相關的現象：影子的形成、雲層間的光芒、針孔效應(pinhole effect)等。

2. 針孔效應
   2-1. 可以阻擋造成影像模糊的光線。
   2-2. 若視力模糊是屬於光學缺陷，則針孔可以使視力提升。

3. 針孔成像
   3-1. 利用相似形對應邊成比例的性質。
   3-2. 假設針孔前方 u 的距離有一大小為 O 的物體，光線經過針孔後在後方 v 的距離螢幕上形成大小為 I 的影像，則$\frac{I}{O}=\frac{v}{u}$，如下圖所示。

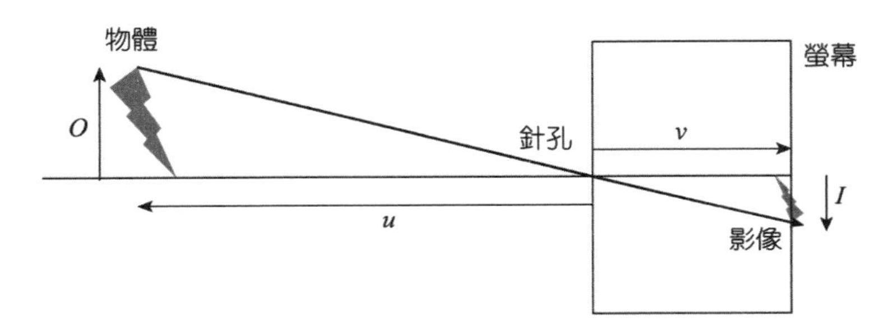

EXAMPLE

【練習 10　針孔效應與視力】

有關針孔(pinhole)的敘述，下列何者錯誤？

(A)針孔試驗是用來檢測，是否能用眼鏡鏡片來改善患者視力的方法

(B)當針孔試驗無法改善視力，顯示患者可能是因其他病理因素而影響視力

(C)瞳孔直徑較大的人會比瞳孔直徑較小的人更能忍受度數矯正不足

(D)模糊盤(blur disc)的直徑對於字母來說相對大時，字母的影像較不易辨認。

（108 專普）

解題攻略

(C)瞳孔直徑大，模糊圓越大，影像越模糊，矯正不足時，越不容易辨認。

正確答案為(C)。

EXAMPLE

【練習 11　針孔影像的計算】

以針孔相機攝影，已知一樹高 200cm，位於針孔相機左方 4m 處，經過一長度為 10cm 的針孔相機後成像，其成像高度為何？

(A) 5cm　(B) 10cm　(C) 15cm　(D) 20cm。　（106 特師）

解題攻略

公式：$\frac{I}{O}=\frac{v}{u} \rightarrow I=O\times\frac{v}{u}$。

由題意知，物體距離 $u = 4m = 400cm$，物體大小 $O = 200cm$，

螢幕距離 $v = 10cm$。

$I = 200cm \times \frac{10cm}{400cm} = 5cm$。

正確答案為(A)。

歷屆試題

1. 有關針孔(pinhole)的敘述，下列何者錯誤？
   (A)可用光線直線進行來解釋　(B)孔徑太小會產生繞射現象
   (C)其成像為直立的實像　(D)其作用為加強景深。　（109 專高）

解答及解析

1. 解析：(C)。
   (C)其成像為倒立的實像

六、反射

1. 反射定律(law of reflection)
   1-1. 入射線和反射線與法線在同一平面上，並且在法線的兩側以及同一介質中。
   1-2. 反射角等於入射角，$\theta_r = \theta_i$。

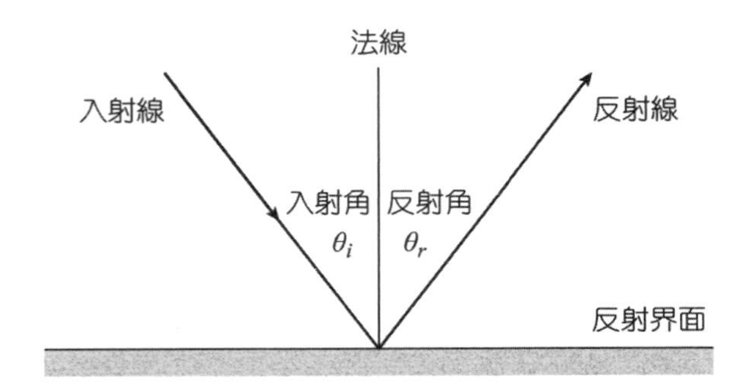

2. 光滑表面的反射稱為鏡面反射；粗糙表面的反射稱為漫反射。

EXAMPLE

【練習 12　鏡面反射與漫反射】

歌手蘇打綠演唱的〈小情歌〉一歌中，其中一句歌詞：「就算大雨讓整座城市顛倒，……。」指的是雨水能讓粗糙的柏油路表面看起來像光滑的鏡面。在大晴天看不到此景，是因為何種光學現象？

(A)反射　(B)色散　(C)折射　(D)漫反射。　（106 專普）

解題攻略

晴天時，呈現出柏油路面的粗糙，造成漫反射現象。

正確答案為(D)。

七、折射

1. 折射定律(law of refraction)
   1-1. 入射線和折射線與法線在同一平面上，並且在法線兩側以及不同的介質中。
   1-2. 入射角與折射角滿足司乃耳定律(Snell's law)：$n_1 \sin\theta_1 = n_2 \sin\theta_2$，其中 n_1、n_2 分別為入射方（介質一）、折射方（介質二）的折射率，θ_1、θ_2 分別為入射角、折射角。

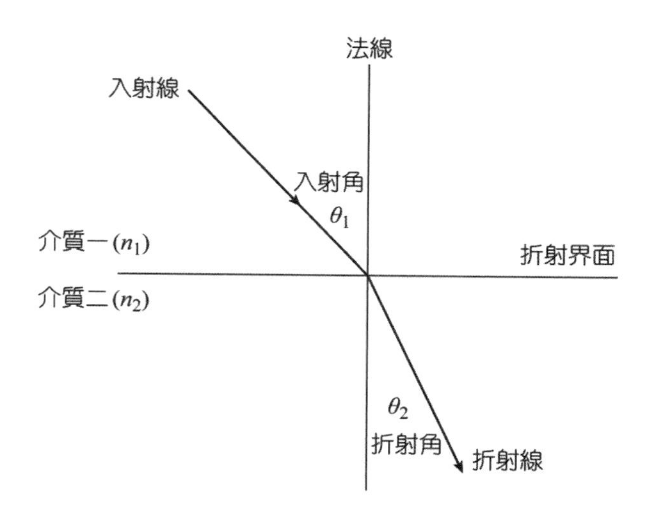

2. 光線折射時，各物理量的變化

介質	折射率	光速	頻率	波長	折射角	與法線關係
光疏介質	小	快	不變	長	大	偏離
光密介質	大	慢	不變	短	小	偏向

【練習 13　反算入射角】

EXAMPLE

光線由空氣入射折射率為1.523的平片鏡片，其入射角度需要多少，才可以使得反射光線與折射光線互相垂直？

(A) 32.87°　(B) 43.56°　(C) 51.75°　(D) 56.71°。　　(113 專普)

解題攻略

公式：$n_1 \sin\theta_1 = n_2 \sin\theta_2$。

$n_1 \sin\theta_1 = n_2 \sin(90^o - \theta_1) = n_2 \cos\theta_1$，

$\frac{\sin\theta_1}{\cos\theta_1} = \tan\theta_1 = \frac{n_2}{n_1}$，

$\theta_1 = \tan^{-1}\frac{n_2}{n_1} = \tan^{-1}\frac{1.523}{1} = 56.71°$。

正確答案為(D)。

EXAMPLE

【練習 14　折射角計算】

當光線從空氣中入射水中，當入射角為 45 度時，其折射角為？

(A) 32 度　(B) 40 度　(C) 45 度　(D) 50 度。　（107 特師）

解題攻略》

公式：$n_1 \sin\theta_1 = n_2 \sin\theta_2$。

光從空氣進入水中，所以 $n_1 = 1$，$n_2 = 1.33$。

光以 45°入射，所以 $\theta_1 = 45°$。因此有$1 \times \sin 45° = 1.33 \times \sin\theta_2$。

$\sin\theta_2 = \frac{\sin 45°}{1.33} = 0.53 \rightarrow \theta_2 = \sin^{-1} 0.53 = 32°$。

正確答案為(A)。

EXAMPLE

【練習 15　折射率計算】

光線以入射角10度，從折射率1.33的水進入一介質，若測得折射角為4度，則此介質的折射率最接近下列哪一數值？

(A) 0.53 (B) 1.20 (C) 3.33 (D) 5.50。　（113 專普）

解題攻略》

公式：$n_1 \sin\theta_1 = n_2 \sin\theta_2$。

$1.33 \times \sin 10^o = n_2 \times \sin 4^o \rightarrow n_2 = 3.31$。

正確答案為(C)。

EXAMPLE

【練習 16　折射線偏移距離】

一束光線投射到 3 公尺深的一池水，其入射角為 30°。當這束光線投射到水底時，它會產生大約多少公分的位移？（水的折射率為 1.33）

(A) 22.09 公分　(B) 51.45 公分　(C) 121.76 公分　(D) 173.21 公分。（109 專普）

解題攻略

公式：$n_1 \sin\theta_1 = n_2 \sin\theta_2$。

先求出折射角，再計算偏移距離。

$1 \times \sin 30^{\circ} = 1.33 \times \sin\theta_2 \rightarrow \sin\theta_2 = \frac{\sin 30^{\circ}}{1.33} = 0.376 \rightarrow$

$\theta_2 = \sin^{-1} 0.376 = 22.09^{\circ}$。

偏移距離$d = 3m \times (\tan 30° - \tan 22.09°) = 0.5145m = 51.45cm$。

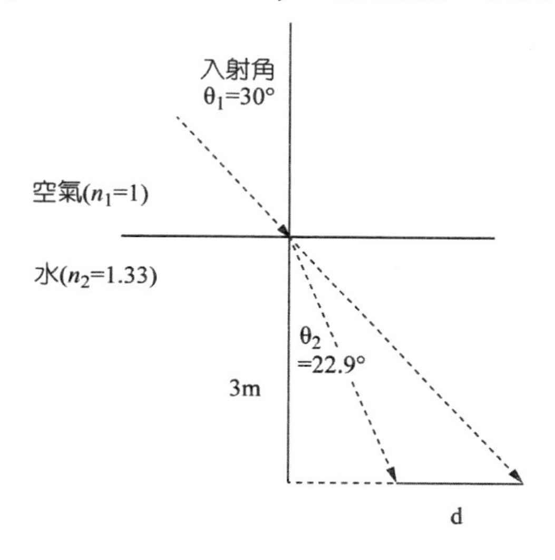

正確答案為(B)。

歷屆試題

1. 若一光線從冕牌玻璃($n = 1.52$)射入空氣中，在空氣中的折射光線與法線的夾角為30.00°，則入射光與法線的夾角為何？
   (A) 16.14° (B) 39.96° (C) 19.20° (D) 49.46°。 （113 專高）

2. 下列關於折射的敘述，何者錯誤？
   (A)光線由光密介質進入光疏介質，折射光會偏離法線
   (B)不同波長的光在介質中傳播時速度不同
   (C)在介質中，波長越短所對應的折射率越小
   (D)光線由光密介質進入光疏介質時，在交界面可能產生全反射。（113 專高）

3. 當光從低密度介質進入到高密度介質，光波的傳播速率會減慢，下列敘述何者錯誤？
   (A)因波長減少　(B)因頻率減少
   (C)因折射率增大　(D)因入射角大於折射角。（113 專普）

4. 有關光經過平面之折射定律及反射定律，下列何者錯誤？
   (A)折射定律之入射光、折射光在法線的兩側
   (B)反射定律之入射光、折射光和法線都在入射面上
   (C)反射定律也可看成是折射定律的一個特例
   (D)反射定律之入射角與折射角不相等。（112 專高）

5. 光學中光線玻璃介質（光密介質）進入空氣介質（光疏介質）時，折射光會：
   (A)垂直法線　(B)偏向法線　(C)遠離法線　(D)平行法線。（110 專高）

6. 有關折射的敘述，下列何者錯誤？
   (A)光在不同介質中行進的速度不同
   (B)當光線進入不同介質的入射角度為 0 時，光線行進路徑不會發生偏移
   (C)當光線由真空進入密度較大的介質時，光線行進路徑將偏離法線
   (D)在真空以外的介質會有色散(color dispersion)的現象。（109 專高）

解答及解析

1. 解析：(C)。
   $n_1 \sin\theta_1 = n_2 \sin\theta_2 \rightarrow$
   $1 \times \sin 30.00° = 1.52 \times \sin\theta_2 \rightarrow \theta_2 = 19.20°$。

2. 解析：(C)。
   (C)在介質中，波長越短所對應的折射率越大。

3. 解析：(B)。
   折射時，頻率不變。

4. 解析：(D)。
   (B)反射定律之入射光、反射光和法線都在入射面上。
   (D)反射定律之入射角等於反射角。
   註：(B)(D)選項中的折射光應該是反射光的誤植。

5. 解析：(C)。

(C)光線從光密介質進入光疏介質時，折射光會偏離法線。

6. 解析：(C)。

(C)當光線由真空進入折射率較大的介質時，光線行進路徑將偏向法線，與密度無關。

八、全反射

1. 臨界角(θ_c)：使折射角為 90°的入射角稱為臨界角(critical angle)。

   1-1. 假設光線從介質 n_1 進入到介質 n_2，則臨界角為$\theta_c = \sin^{-1}\frac{n_2}{n_1}$。

   （注意：$n_1 > n_2$）

2. 發生全反射的條件

   2-1. 光由光密介質（折射率較大）進入光疏介質（折射率較小）。

   2-2. 入射角大於臨界角。

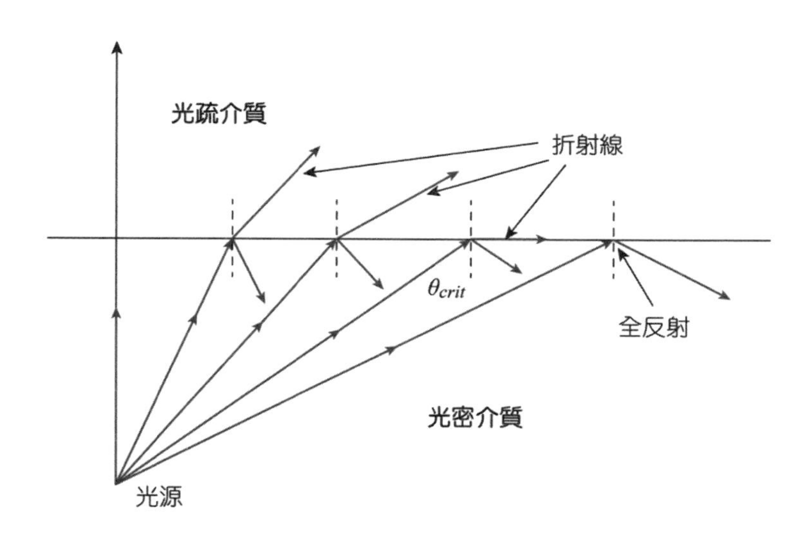

EXAMPLE

【練習 17　全反射條件】

光的全反射現象是發生在下列何者？

(A)當光線於光疏介質進入光密介質時，發生在入射角小於臨界角度時

(B)當光線於光疏介質進入光密介質時，發生在入射角大於臨界角度時

(C)當光線於光密介質進入光疏介質時，發生在入射角小於臨界角度時

(D)當光線於光密介質進入光疏介質時，發生在入射角大於臨界角度時。

（111 專普）

解題攻略 》

發生全反射的條件：光從光密介質進入光疏介質並且入射角大於臨界角。

正確答案為(D)。

EXAMPLE

【練習 18　臨界角計算】

當光線從介質($n = 2$)進入空氣時，產生全反射條件時的臨界角為多少？

(A) 15°　(B) 30°　(C) 45°　(D) 60°。　（108 特師）

解題攻略 》

解法一

公式：$\theta_c = \sin^{-1}\frac{n_2}{n_1}$。

光線從介質進入空氣，所以 $n_1 = 2$，$n_2 = 1$，因此$\theta_c = \sin^{-1}\frac{1}{2} = 30°$。

解法二

利用司乃耳定律$n_1 \sin\theta_1 = n_2 \sin\theta_2$ → $2 \times \sin\theta_c = 1 \times \sin 90°$ →

$\sin\theta_c = \frac{\sin 90°}{2} = 0.5$ → $\theta_c = \sin^{-1}\frac{1}{2} = 30°$。

正確答案為(B)。

【練習 19　全反射的發生】 EXAMPLE

無法以細隙燈顯微鏡(slit-lamp microscope)直接觀察到眼睛前房角的結構是因為下列何項因素？

(A)折射　(B)散射　(C)干擾　(D)全反射。　（106 特師）

解題攻略

要觀察前房角，必須讓光線從前房角進入空氣中，即從折射率大的介質進入折射率小的介質中。

由於光線的入射角太大，超過臨界角，所以發生全反射現象。因此，在空氣中無法觀察前房角，需要借助前房角鏡，如下圖所示。

正確答案為(D)。

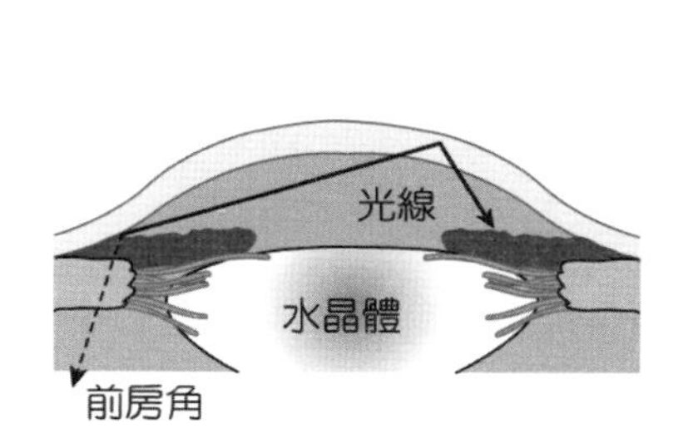

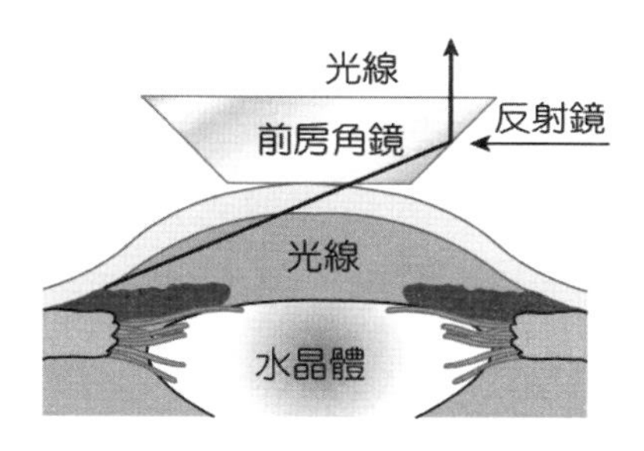

歷屆試題

1. 關於光的折射(light refraction)，下列何者錯誤？
   (A) 當光從光疏介質（低折射率）進入光密介質（高折射率）時，頻率降低，光速減慢，波長縮短，折射角減小，折射率減小，光線偏向法線
   (B) 如果光線的行進方向相反，光線將沿著原來完全相同的路徑傳播回原來的位置。稱為可逆性原理(principle of reversibility)
   (C) 光線從光密介質進入光疏介質時，折射角會變大。當入射角達到一定角度時，折射角就會變成90°。此時的入射角稱為臨界角(critical angle)
   (D) 當入射光在光密介質中的入射角大於臨界角時，入射光將全部反射回原介質，不能折射到光疏介質中，稱為全內反射(total internal reflection)。
   （113 專普）

2. 檢查隅角時，為有效觀察，會加上隅角鏡檢查，請問使用隅角鏡時加入生理食鹽水主要可降低下列何項光學特性，使得更容易觀察？
(A)干涉 (B)繞射 (C)色散 (D)全反射。 （112 專高）
3. 光線從鑽石（折射率 2.42）進入空氣，若要形成全反射，其入射角度至少應大於下列何者？
(A) 10.23 度 (B) 24.41 度 (C) 33.23 度 (D) 42.31 度。 （112 專普）
4. 當光線由折射率為 1.0 的空氣，以入射角度為 45 度角，進入折射率為 A 的介質，得到光線的折射角為 30 度，介質折射率 A 的數值最接近下列哪個數字？
(A) 1.8 (B) 2.0 (C) 1.1 (D) 1.4。 （111 專普）
5. 承上題，當光線反向由折射率為 A 的介質進入空氣中時，會產生全反射的臨界角度與下列那個數值最接近？
(A) 10 度 (B) 30 度 (C) 45 度 (D) 60 度。 （111 專普）
6. 下列關於折射率的敘述何者錯誤？
(A)和介質組成有關
(B)和溫度與氣壓有關
(C)在真空以外的介質，紅光折射率比藍光小
(D)全反射發生在光線由低折射率的介質進入高折射率的介質時。
（109 專高）
7. 有關全反射的敘述，下列何者錯誤？
(A)光線由折射率高的介質到折射率低的介質 (B)必須超過臨界角
(C)光線全部反射到低折射率的介質 (D)光纖可為全反射代表。
（108 專高）

解答及解析

1. 解析：(A)。
(A)當光從光疏介質（低折射率）進入光密介質（高折射率）時，頻率不變。
2. 解析：(D)。

3. 解析：(B)。
   臨界角$\theta_c = \sin^{-1}\frac{1}{2.42} = 24.41°$。
4. 解析：(D)。
   $n_1 \sin\theta_1 = n_2 \sin\theta_2 \rightarrow 1 \times \sin 45° = n_2 \sin 30° \rightarrow n_2 = \frac{\sin 45°}{\sin 30°} = 1.41$。
5. 解析：(C)。
   $\theta_c = \sin^{-1}\frac{n_2}{n_1} = \sin^{-1}\frac{1}{1.41} = 45°$。
6. 解析：(D)。
   (D)全反射發生在光線由高折射率的介質進入低折射率的介質時。
7. 解析：(C)。
   (C)光線全部反射回高折射率介質。

九、色散

1. 太陽光通過三稜鏡會分成紅橙黃綠藍靛紫等可見光，稱為色散現象(dispersion)。

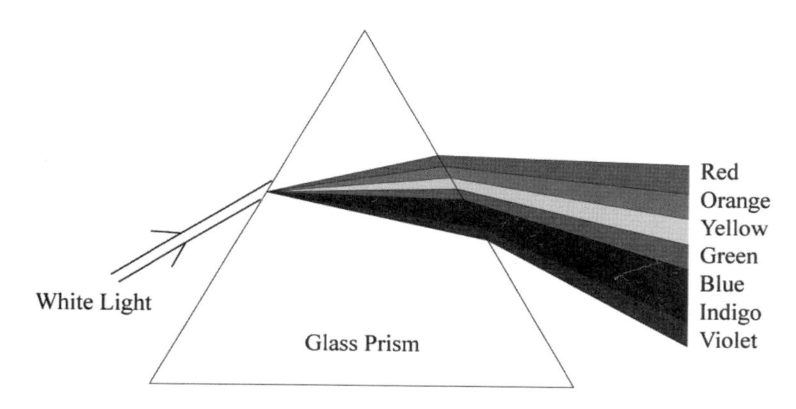

2. 長波長的光（例如紅色光）偏向較少，短波長的光（藍紫色光）偏向較多。
3. 介質在長波長的光下，折射率較小；介質在短波長的光下，折射率較大。

EXAMPLE

【練習 20　色散性質】

下列有關光的敘述何者正確？

(A)光不具有粒子性　(B)光在折射率大的介質中傳播速度較慢

(C)光的折射率為 1.33　(D)紅光的折射率最大。　（106 特生）

解題攻略

(A)光同時具有波動性和粒子性；

(B)介質折射率愈大，光的傳播速度愈慢；

(C)光不是介質，沒有折射率；

(D)在可見光中，紅色光的波長最長，介質所呈現的折射率最小。

正確答案為(B)。

歷屆試題

1. 有關折射率的敘述，下列何者錯誤？

(A)與在介質中傳播的速度有關　(B)短波長的光在介質中傳播的速度較快

(C)與色像差有關　(D)與溫度高低的差異相關性很小。

（110 專高）

解答及解析

1. 解析：(B)。

(B)因為相對於短波長，介質的折射率較大，所以短波長的光傳播速率較慢。

十、繞射

1. 當光通過一個相對小的圓孔或是細隙時，後方螢幕上會顯現圓斑或光帶的邊緣出現明暗相間條紋，造成影像不清晰，這種現象稱為繞射(diffraction)。

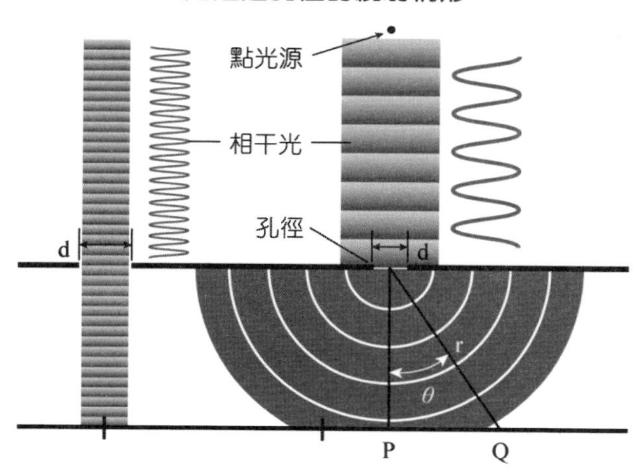

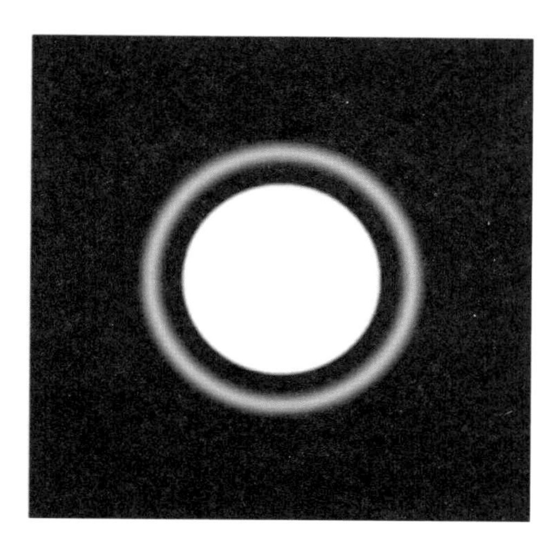

2. 對圓形孔徑而言，繞射圖案中間的圓形亮斑稱為艾里盤(Airy's disk)。

3. 艾里盤相對於孔徑中心的半張開角度大小為$\Delta\theta = \frac{1.22\lambda}{D}$（弧度或 rad），其中 λ 為光波長，D 為圓孔直徑。整個艾里盤張開的角度為 $2\Delta\theta$。

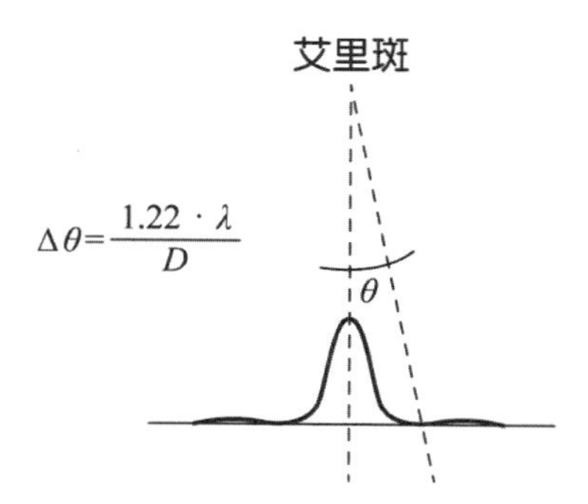

4. 當孔徑變大、波長變短，即$\frac{\lambda}{D}$愈小時，艾里盤變小，繞射不明顯；當孔徑變小、波長變長，即$\frac{\lambda}{D}$愈大時，艾里盤變大，繞射明顯。

5. 雷利準則(Rayleigh's criterion)
   5-1. 當某一光點的艾里盤中心恰好落在另一光點的第一條暗線上時，即兩個繞射圖案中心的距離恰好是艾里盤的半徑時，這兩個光點恰可被解析出來。
   5-2. 若這兩個繞射圖案中心的距離小於艾里盤半徑時，則無法解析出來。
   5-3. 若這兩個繞射圖案中心的距離大於艾里盤半徑時，則可以解析出來。
   5-4. 公式：$\Delta\theta = \frac{1.22\lambda}{D}$（弧度或 rad）。
   5-5. 若光波長為 550nm，則上式可以變成$\Delta\theta = \frac{2.3}{D}$（分角），其中圓形孔徑直徑 D 用 mm 表示。
6. $\Delta\theta$ 愈小，解像力越大；$\Delta\theta$ 愈大，解像力越小。

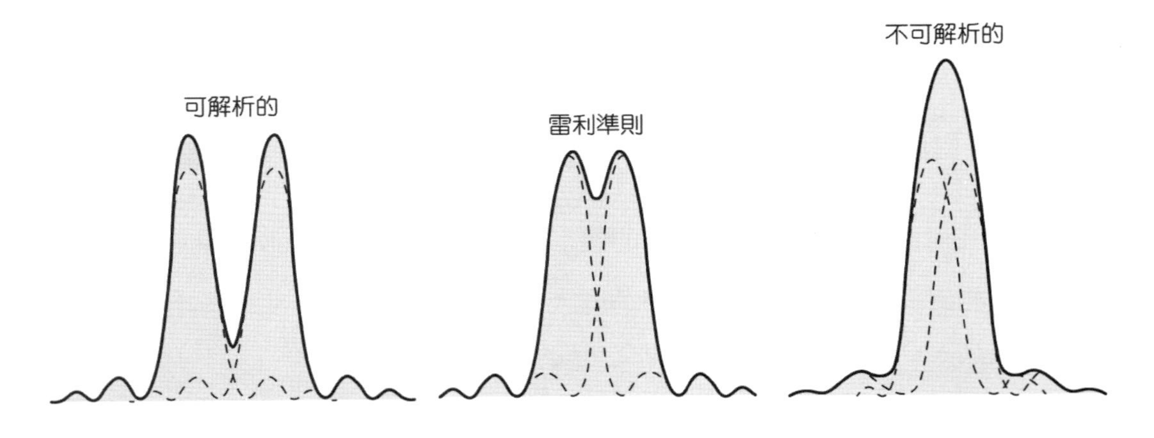

EXAMPLE

【練習 21　繞射現象】

當光線通過一針孔時，光線不會呈現線性行為，而會出現下列哪一種常見現象？

(A)反射(reflection)　(B)繞射(diffraction)

(C)折射(refraction)　(D)散射(scatter)。　（106 特師）

解題攻略

繞射是一種波動現象，波動會向周圍傳遞出去。

正確答案為(B)。

【練習 22 艾里盤性質】 EXAMPLE

有關於艾里盤(Airy disc)的敘述何者正確？
(A)光源的光波長越短，艾里盤的影像越大
(B)瞳孔越小，艾里盤的影像越大
(C)眼睛的焦距越小，艾里盤的影像越大
(D)艾里盤中間為暗區。 （106 專高[補]）

解題攻略

(A)光波長愈短，艾里盤愈小；(B)瞳孔愈小，艾里盤愈大；
(C)艾里盤的影像大小與眼睛的焦距無關；(D)艾里盤為亮區。
正確答案為(B)。

【練習 23 雷利準則】 EXAMPLE

當瞳孔直徑為 3mm 及光的波長為 550nm，可以分開艾瑞盤頂點(peaks of Airy disc)的最小距離，即兩點最小可被解析的距離為多少？
(A) 0.63 分角 (B) 0.77 分角 (C) 1.83 分角 (D) 2.23 分角。 （107 特師）

解題攻略

解法一：只適用於 550nm。
公式：$\Delta\theta = \frac{2.3}{D}$（分角），其中圓形孔徑直徑 D 用 mm 表示。
$\Delta\theta = \frac{2.3}{3} = 0.77$（分角）。
解法二：適用於任何波長。
公式：$\Delta\theta = \frac{1.22\lambda}{D}$（弧度）。
$\Delta\theta = \frac{1.22\times550\times10^{-9}m}{3\times10^{-3}m} = 2.24\times10^{-4}$（弧度），再將弧度轉為角度。
因為每 π 弧度可換 180 度，又每度可換 60 分角，
所以：$2.24\times10^{-4}rad \times \frac{180^\circ}{\pi rad} \times \frac{60'}{1^o} = 0.77'$。
正確答案為(B)。

EXAMPLE

【練習 24　計算瞳孔大小】

人眼的最小可分辨角為 1 分弧(minute of arc)。若波長為 555nm，則依雷利準則，瞳孔大小約為多少？

(A) 6.9mm　(B) 4.6mm　(C) 2.3mm　(D) 1.1mm。

解題攻略》

公式：$\Delta\theta = \frac{1.22\lambda}{D}$（弧度）。

（注意：1 分弧就是 1 分角）

先將 1 分弧轉換成弧度，因為每 60 分弧換成 1 度，每 180 度換成π弧度，

所以：$1' = 1' \times \frac{1^o}{60'} \times \frac{\pi rad}{180^o} = 2.9 \times 10^{-4} rad$。

由$\Delta\theta = \frac{1.22\lambda}{D}$（弧度）→ $D = \frac{1.22\lambda}{\Delta\theta}$ →

$D = \frac{1.22 \times 555 \times 10^{-9} m}{2.9 \times 10^{-4}} = 2.3 \times 10^{-3} m = 2.3\ mm$。

正確答案為(C)。

EXAMPLE

【練習 25　艾里盤直徑】

500nm 的平面波入射在直徑為 0.4mm 的圓形孔徑上。在孔徑後方 6m 的螢幕上艾里盤的直徑為何？

(A) 18.4mm　(B) 9.2mm　(C) 4.6mm　(D) 2.3mm。

解題攻略》

公式：$\Delta\theta = \frac{1.22\lambda}{D}$（弧度）。

$\Delta\theta = \frac{1.22 \times 500 \times 10^{-9} m}{0.4 \times 10^{-3}} = 1.53 \times 10^{-3}$rad。

艾里盤直徑為$d = 2l \tan\Delta\theta$，當 Δθ 很小時，$\tan\Delta\theta \approx \Delta\theta$，

因此艾里盤直徑變成：

$d = 2l\Delta\theta = 2 \times 6m \times 1.53 \times 10^{-3} = 0.0184m = 18.4\ mm$。

正確答案為(A)。

歷屆試題

1. 若以光的波動性解釋瞳孔大小(pupil size)的光學性質，下列敘述何者錯誤？
(A)瞳孔大小影響視覺靈敏度(visual acuity)是由於繞射現象
(B)光源經過直徑 3mm 瞳孔後會在視網膜上產生繞射圖案
(C)當瞳孔直徑變小，則繞射圖案(airy disc)會變小
(D)若瞳孔直徑減小至 1.5mm，則辨識兩物點的解析度會受到限制。
（110 專普）

2. 當進行針孔測試(pinhole test)時，發現患者視力反而下降，這最可能是光的何種性質所導致？
(A)折射(refraction) (B)反射(reflection)
(C)散射(scatter) (D)繞射(diffraction)。 （108 專高）

解答及解析

1. 解析：(C)。
(C)當瞳孔直徑變小，則繞射圖案(airy disc)會變大。

2. 解析：(D)。
當孔徑直徑越小，繞射越明顯，視力表現下降。

十一、散射

1. 介質不均勻時會產生光的散射現象。

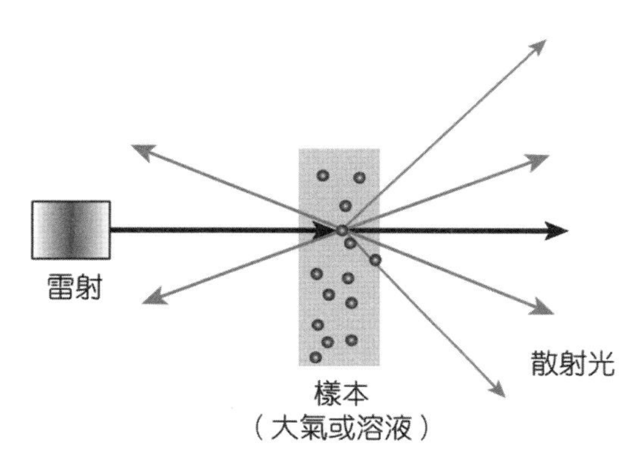

2. 雷利散射(Rayleigh scattering)
   2-1. 介質中比光波長小的粒子容易散射短波長（藍色）的光線，而長波長（紅色）的光線較不容易散射。例如藍天、夕陽紅等。
   2-2. 散射光強度與波長四次方成反比。
3. 白內障因為水晶體中不透明粒子的散射，造成影像對比降低，使得視力下降。
4. 米氏散射(Mie scattering)：雲層包含懸浮在空氣中的水滴或冰晶，懸浮水滴要比空氣分子巨大許多。每一個水滴主要是透過表面的反射將光散射。來自水滴的散射本質上與波長無關，所以散射光看起來是白色。

EXAMPLE

【練習 26　散射】

有關光的散射(scattering)之敘述，下列何者錯誤？

(A)在真實眼球，會造成視網膜影像品質變差

(B)以人的眼球當介質，隨著人的年齡越大，光的散射越大

(C)波長短的光較波長長的光發生雷利散射(Rayleigh scattering)的程度大

(D)雷利散射是在介質中粒子較大時才符合。（107 特生）

解題攻略

(A)散射會使真實眼球所形成的影像對比下降，品質變差；

(B)人的年齡愈大，水晶體形成更多的不透明（白內障），使得光的散射愈大；

(C)短波長的光比長波長的光容易發生雷利散射；

(D)是介質中比光波長小的粒子容易發生雷利散射。

正確答案為(D)。

【練習 27　散射】 EXAMPLE

天空的雲看起來是白色的，主要是因為下列何種原因？

(A)漫反射　(B)雷利散射(Rayleigh scattering)

(C)米氏散射(Mie scattering)　(D)折射。　（109 專普）

解題攻略

雲層包含懸浮在空氣中的水滴或冰晶，懸浮水滴要比空氣分子巨大許多。

每一個水滴主要是透過表面的反射將光散射。來自水滴的散射本質上與波長無關，所以散射光看起來是白色。這是米氏散射。

正確答案為(C)。

歷屆試題

1. 當光束通過不均勻物體時，從側面可見到光的現象，此現象稱為：
   (A)干涉　(B)散射　(C)繞射　(D)偏振。　（113 專高）
2. 晴朗的天空看起來是藍色，主要是因為下列何種原因？
   (A)廷得耳效應(Tyndall Effect)　(B)反射
   (C)瑞利散射(Rayleigh scattering)　(D)折射。　（113 專普）
3. 有關繞射(diffraction)及散射(rayleigh scattering)，下列敘述何者正確？
   (A)可見光波長越短繞射現象越明顯，波長越短散射效應越大
   (B)可見光波長越長繞射現象越明顯，波長越短散射效應越大
   (C)可見光波長越長繞射現象越明顯，波長越長散射效應越大
   (D)可見光波長越短繞射現象越明顯，波長越長散射效應越大。　（110 專普）

解答及解析

1. 解析：(B)。
2. 解析：(C)。
3. 解析：(B)。短波長繞射不明顯，散射效應大。長波長繞射明顯，散射效應小。

十二、聚散度

1. 光波的聚散度定義為：$V=\frac{n}{r}$，其中 V 代表球面光波的聚散度，r 是該球面的曲率半徑，n 是介質折射率。
   1-1. 當曲率半徑（距離）以公尺(m)為單位時，光波聚散度的單位為屈光度(diopter)，符號記為 D。

2. 曲率半徑的正負符號規定
   2-1. 曲率半徑的測量由球面波的位置向曲率中心測量。
   2-2. 測量方向與光的傳播方向相同，曲率半徑取正值。
   2-3. 測量方向與光的傳播方向相反，曲率半徑取負值。

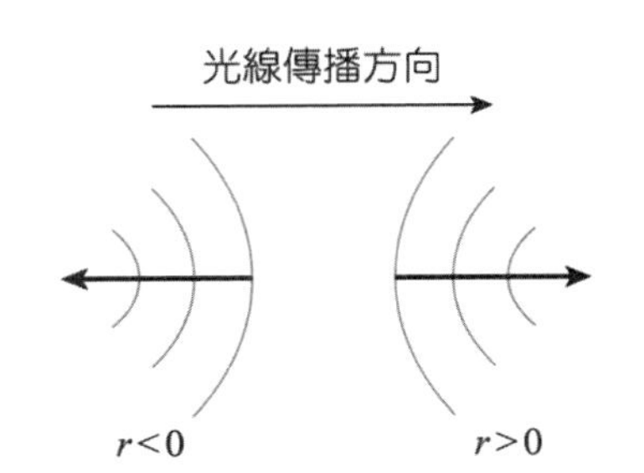

3. 會聚光波具有正聚散度；發散光波具有負聚散度。

4. 球面曲率半徑(r)小、曲率大，聚散度強；球面曲率半徑(r)大、曲率小，聚散度弱。

5. 介質折射率大，聚散度強；介質折射率小，聚散度弱。

6. 假設球面光波在某位置的聚散度為 V_1，當球面光波繼續往前傳播 d ($d>0$)的距離至新的位置時，球面光波的聚散度變為 V_2，則$V_2=\frac{V_1}{1-\frac{d}{n}V_1}$。

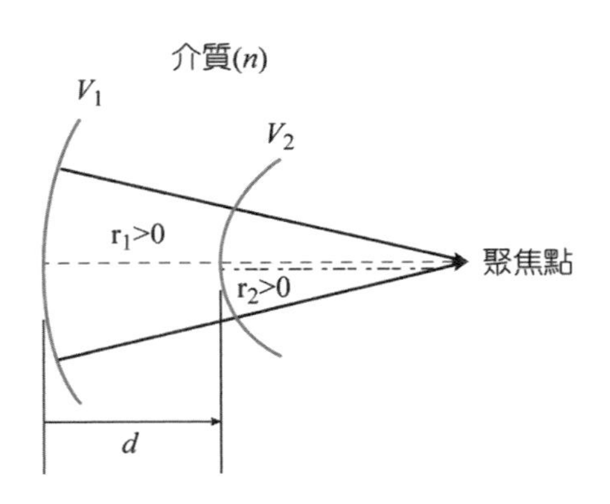

7. 一個發散光波持續傳播時，球面愈大（愈平坦），負聚散度（發散）的程度愈小。

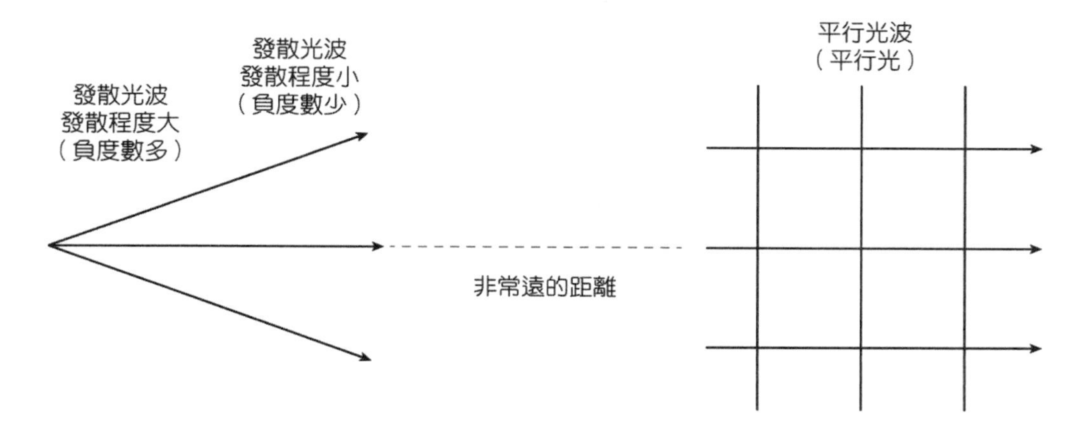

8. 一個會聚光波持續傳播時，球面愈小（愈彎曲），正聚散度（會聚）的程度愈大。當會聚成一點之後開始變成發散光波。

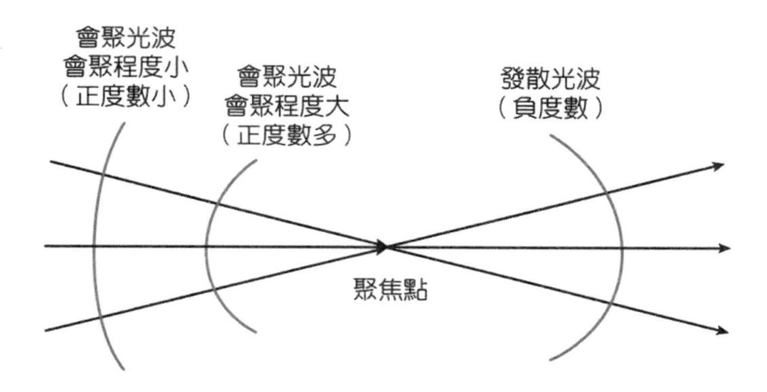

【練習 28　聚散度與介質折射率】 EXAMPLE

有關光線行進在不同介質中的聚散度，下列敘述何者正確？

(A)聚散度會因為介質折射係數增加而其絕對值增加

(B)聚散度會因為介質折射係數增加而其絕對值減少

(C)聚散度不會因為介質折射係數增減而變化

(D)聚散度會因為介質折射係數增加而其值增加。（107 特生）

解題攻略

公式：$V=\frac{n}{r}$。

當折射率增加時，正聚散度會正得更多，而負聚散度也會負得更多。

在取絕對值之後，數值會增加。

正確答案為(A)。

EXAMPLE

【練習 29　聚散度變化】

有關光線經過透鏡行進的聚散度(vergence)的敘述，下列何者錯誤？

(A)當一個透鏡放置在一個物體附近，越遠離物體，其收集到的光線越不分岐

(B)透鏡越靠近成像位置，光線越聚合

(C)聚散度與透鏡與物體的距離成正比

(D)光線行進隨著與物體與成像位置的不同，其聚散度會改變。（108 專高）

解題攻略

(A)透鏡越遠離物體，則從物體到達鏡片的光波的曲率半徑會越大，發散程度越小，所以越不分歧；

(B)透鏡越靠近成像位置，則光波的曲率半徑越小，會聚程度越大，所以越聚合；

(C)聚散度與距離（曲率半徑）成反比；

(D)光線與物體和與成像位置的不同，則曲率半徑會不同，因此聚散度會不同。

正確答案為(C)。

EXAMPLE

【練習 30 聚散度計算】

某發散光線於材質(n = 1.5)中傳播一段距離後，其聚散度為-6.00D，其傳播距離為何？

(A) 0.167m (B) 0.25m (C) 4m (D) 9m。 (108 專高)

解題攻略

公式：$V = \frac{n}{r} \rightarrow r = \frac{n}{V}$。

$r = \frac{1.5}{-6D} = -0.25m$。

正確答案為(B)。

EXAMPLE

【練習 31 計算聚散度的變化】

一光線在空氣中傳遞時，在 A 點位置之聚散度為+5.00D，當光繼續傳遞 30cm 後，其聚散度為何？

(A) -3.33D (B) -10.0D (C) +1.67D (D) +8.33D。 (111 專高)

解題攻略

解法一

公式：$V_2 = \frac{V_1}{1-\frac{d}{n}V_1}$。

因為在空氣中繼續傳播 30cm，所以 $n = 1$，$d = 0.3$m。

$V_2 = \frac{+5D}{1-\frac{0.3}{1}\times(+5D)} = -10D$。

解法二

先求出原發散光波的曲率半徑：$r1 = \frac{1}{+5D} = +0.2m$。

繼續傳播 30cm，新曲率半徑變成$r2 = +0.2m - 0.3m = -0.1m$。

新光波聚散度為$V2 = \frac{1}{-0.1m} = -10D$。

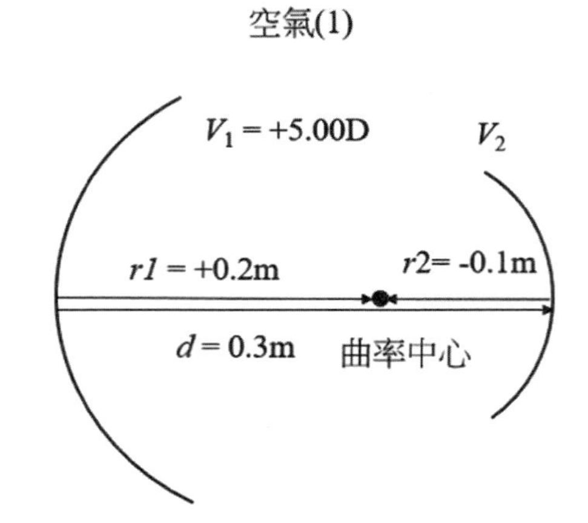

正確答案為(B)。

（註：此題算法相當於由框架眼鏡矯正度數換成隱形眼鏡矯正度數）

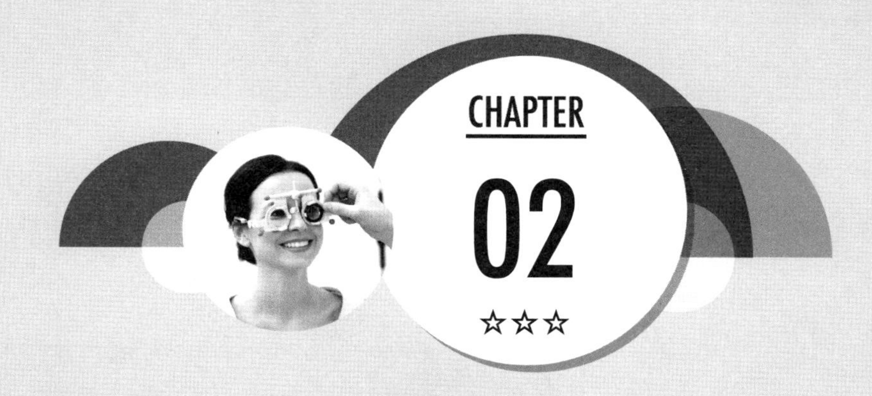

單球面折射

一、球面的聚散性質

二、球面屈光力

三、單球面折射的成像

四、焦點與焦距

五、節線與節點

六、對稱點

七、遠物成像

八、平面折射

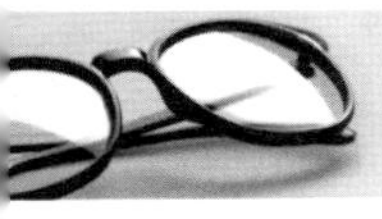

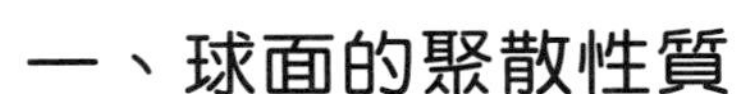

重｜點｜彙｜整

一、球面的聚散性質

1. 會聚（凸）球面：高折射率介質向低折射率介質凸出去，不論光線入射方向皆產生會聚效應。

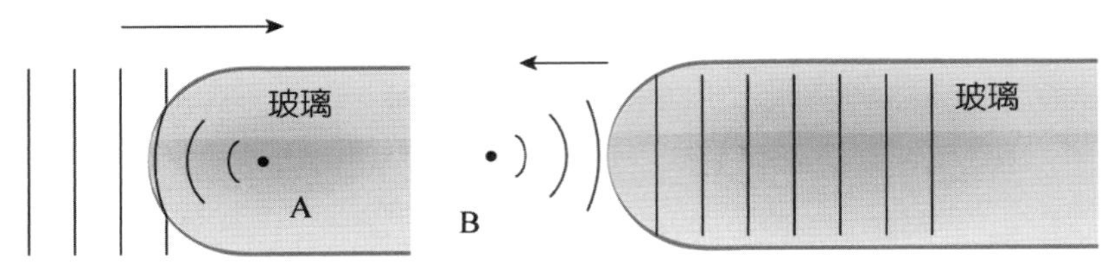

（左方為低折射率介質，右方為高折射率介質）

2. 發散（凹）球面：低折射率介質向高折射率介質凸出去，不論光線入射方向皆產生發散效應。

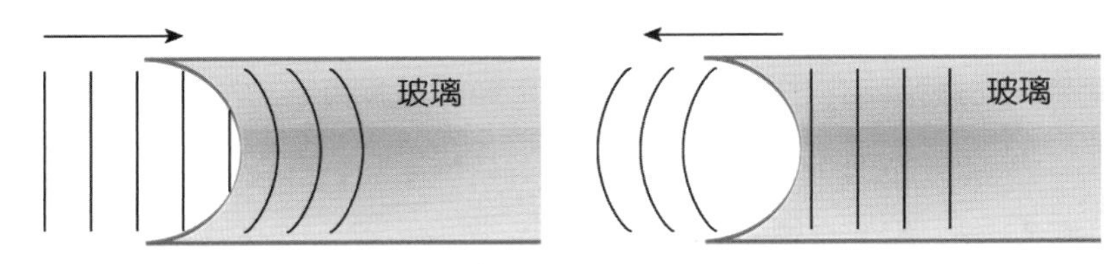

（左方為低折射率介質，右方為高折射率介質）

【練習 I　折射球面的聚散性質】 EXAMPLE

如下圖所示，何者為聚焦鏡(convergence lens)？

（n，n'表示該介質之折射係數）

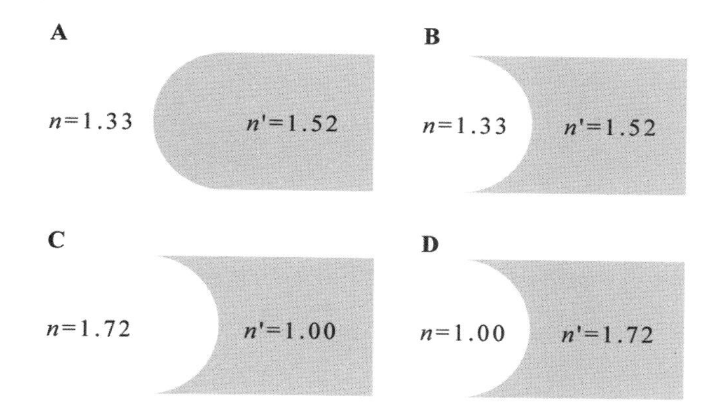

(A) A 和 B　(B) B 和 C　(C) A 和 C　(D) C 和 D。　（107 特生）

解題攻略

(A)(C)都是從高折射率介質向低折射介質凸出去的球面，所以是會聚球面；

(B)(D)都是從低折射率介質向高折射介質凸出去的球面，所以是發散球面。

正確答案為(C)。

歷屆試題

1. 依據折射面的屈光力公式，圖示的光學鏡片置於水中前後表面屈光度其正負號應為何？

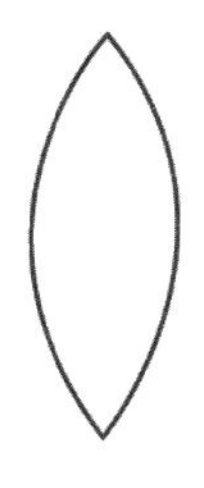

(A)前表面為正值，後表面為負值

(B)前表面為負值，後表面為正值

(C)前表面為正值，後表面為正值

(D)前表面為負值，後表面為負值。　（108 專普）

解答及解析

1. 解析：(C)。
   一般鏡片的折射率高於水的折射率，所以前表面為正屈光力，後表面亦為正屈光力。

二、球面屈光力

1. 球面屈光力公式：$P=\frac{n_2-n_1}{r}$，其中 n_1、n_2 分別為入射方（介質一）與折射方（介質二）的介質折射率，r 為球面的曲率半徑並且遵循距離的正負符號慣例。
2. 同一球面處於不同環境的屈光力變化：$\frac{P'}{P}=\frac{n'_2-n'_1}{n_2-n_1}$，其中 P、P'分別代表球面處於不同環境（n_1 和 n_2、n'_1 和 n'_2）的屈光力。

EXAMPLE

【練習 2　球面屈光力】

如圖示 n 及 n'為折射係數，該球面之曲率(radius)為 6.70mm。則該球面之屈光力為多少？

$n=1.36$　　$n'=1.33$

(A) +149.25D　(B) +198.51D　(C) -4.48D　(D) -49.26D。　　（108 特生）

解題攻略

公式：$P=\frac{n_2-n_1}{r}$。

假設光線的傳播由左向右，因為球面的曲率中心在右方，

所以曲率半徑向右測量，為正值，因此，$P=\frac{1.33-1.36}{+0.0067m}=-4.48D$。

正確答案為(C)。

【練習 3　由表面屈光力求求曲率半徑】

EXAMPLE

有一無水晶體眼，計算後發現正視需要植入+19.50DS 人工水晶體。欲使用折射率為 1.50 的平凸型人工水晶體，請問該人工水晶體凸面的曲率半徑應為多少？（空氣和房水的折射率分別為 1.00 和 1.336）

(A) 8.0mm　(B) 8.2mm　(C) 8.4mm　(D) 8.6mm。　（111 專高）

解題攻略

公式：$P=\frac{n_2-n_1}{r}$ → $r=\frac{n_2-n_1}{P}$。

$r=\frac{1.5-1.336}{19.5D}=0.00841m=8.41mm$。

正確答案為(C)。

【練習 4　同一球面在不同環境的屈光力】

EXAMPLE

鏡片在空氣中的前表面屈折力+3.00D，後表面屈折力−6.00D，此鏡片的折射率 1.6，水的折射率1.33，則鏡片放進水裡的屈折力為何？

(A) +1.65D　(B) −1.65D　(C) +1.35D　(D) −1.35D。　（113 專高）

解題攻略

公式：$\frac{P\prime}{P}=\frac{n\prime_2-n\prime_1}{n_2-n_1}$。

$P_{water}=P_{air}\frac{n_l-n_{water}}{n_l-n_{air}}=(+3D-6D)\times\frac{1.6-1.33}{1.6-1}=-1.35D$。

正確答案為(D)。

歷屆試題

1. 下列圖形中，球面圓柱透鏡的半徑是 20cm，則球面圓柱透鏡的屈光度(power)為何？

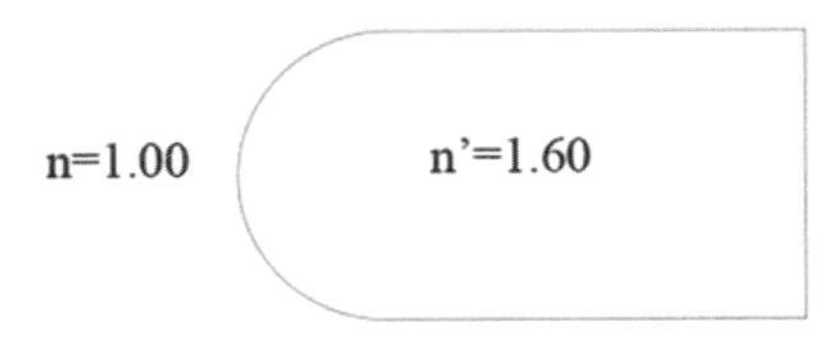

(A) +30.00D (B) +3.00D (C) -30.00D (D) -3.00D。 （112 專高）

2. 以 CR-39 樹脂(n = 1.5)磨製一個新月形的球面鏡片毛坯(lens blank)，前表面的曲率半徑為+50cm，則前表面的屈光力為何？
(A) +1.00D (B) -1.00D (C) +1.50D (D) -1.50D。 （112 專普）

3. 有一薄透鏡折射率為 1.50，在空氣中的屈光力為+5.00D，若將它浸入某種液體中，屈光力改變為-1.00D，則此液體的折射率為何？
(A) 1.48 (B) 1.52 (C) 1.56 (D) 1.60。 （110 專普）

4. 某鏡片曲率半徑為 20cm，若在空氣中的表面度數為+3.00D，則此鏡片的折射率為何？
(A) 1.33 (B) 1.5 (C) 1.6 (D) 1.8。 （110 專普）

5. 一屈光力為+5.00D 的球面，將空氣和水(n = 1.33)兩個介質分開。其球面的曲率半徑為多少？
(A) -20 公分 (B) +6.60 公分 (C) +26.60 公分 (D) +46.60 公分。 （109 專普）

6. 一+10.00D 薄鏡片(n = 1.54)掉到水中(n = 1.33)，此鏡片在水中的屈光度為多少？
(A) +3.89D (B) +8.64D (C) +11.58D (D) +25.71D。 （108 專普）

7. 光線從某介質(n = 1.5)由左至右進入一曲率半徑為-10cm 的球面玻璃(n = 1.7)，試計算其折射面的屈光度為何？
(A) -1.00D (B) -2.00D (C) +1.00D (D) +2.00D。 （107 專高）

解答及解析

1. 解析：(B)。
$P=\frac{n_2-n_1}{r}=\frac{1.6-1}{0.2m}=3D$。

2. 解析：(A)。
$P = \frac{1.5-1}{+0.5m} = +1D$。

3. 解析：(D)。
$\frac{P'}{P} = \frac{n'_2-n'_1}{n_2-n_1} \rightarrow \frac{-1D}{+5D} = \frac{1.5-n'_1}{1.5-1} \rightarrow n'_1 = 1.6$。

4. 解析：(C)。
$P = \frac{n_2-n_1}{r} \rightarrow +3D = \frac{n_2-1}{0.2m} \rightarrow n_2 = 1.6$。

5. 解析：(B)。
$P = \frac{n_2-n_1}{r} \rightarrow r = \frac{n_2-n_1}{P} \rightarrow r = \frac{1.33-1}{+5D} = +0.066\,m = +6.6cm$。

6. 解析：(A)。
$\frac{P'}{10D} = \frac{1.54-1.33}{1.54-1} \rightarrow P' = \frac{0.21}{0.54} \times (10D) = +3.89D$。

7. 解析：(B)。
$P = \frac{1.7-1.5}{-0.1m} = -2.00D$。

三、單球面折射的成像

1. 聚散度方程式
   1-1. $V = P + U$，其中入射聚散度為$U = \frac{n_1}{u}$，出射聚散度為$V = \frac{n_2}{v}$，並且 n_1、n_2 分別入射方（介質一）、出射方（介質二）的折射率，u、v 分別為物距、像距，距離從球面往物體或影像測量並遵循正負符號慣例。
   1-2. $V = P + U$也可寫成$\frac{n_2}{v} = \frac{n_2-n_1}{r} + \frac{n_1}{u}$。

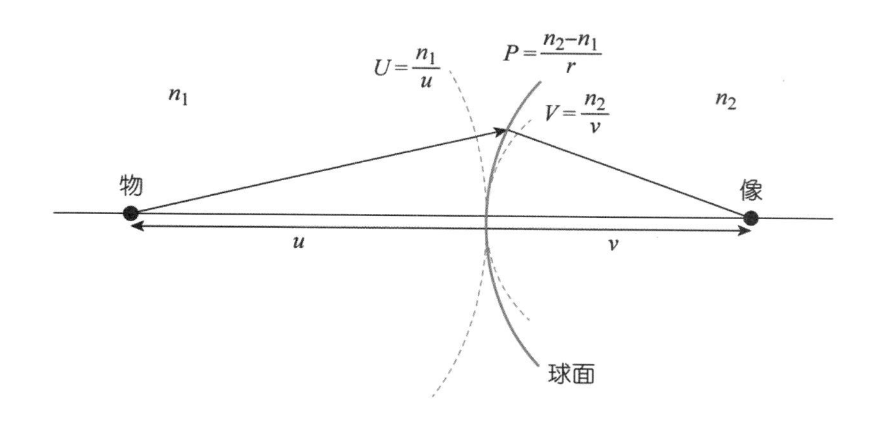

2. 橫向放大率：$m=\frac{I}{O}=\frac{U}{V}=\frac{n_1 v}{n_2 u}$，其中 O、I 分別為物體、影像的大小，並且若物體、影像往光軸上方延伸為正值，往光軸下方延伸為負值。

   2-1. $m>0$ 代表正立影像；$m<0$ 代表倒立影像。

   2-2. $|m|>1$ 代表影像放大；$|m|<1$ 代表影像縮小。

3. 物像的虛實

   3-1. 實物：以發散光線入射光學系統，$U<0$。物體在光學系統前方。

   3-2. 虛物：以會聚光線入射光學系統，$U>0$。光學系統前方無實際物體，虛物位於光學系統後方。

   3-3. 實像：以會聚光線從光學系統出射，$V>0$。影像在光學系統後方，可在螢幕顯像。

   3-4. 虛像：以發散光線從光學系統出射，$V<0$。影像在光學系統前方，無法在螢幕上顯像。

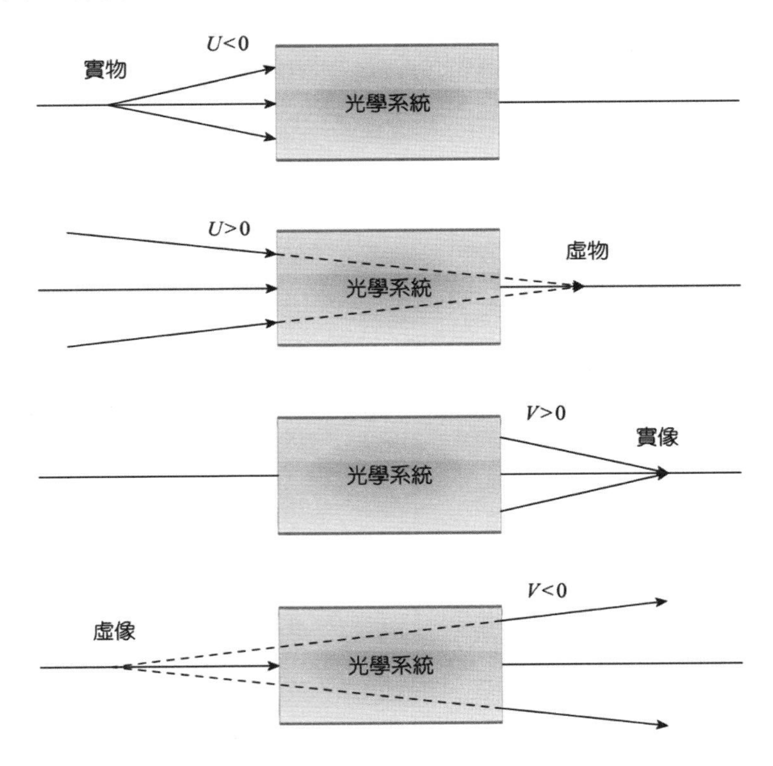

4. 物像共軛：若 A 處物體會成像在 B 處，那麼當物體擺在 B 處並且令光線反向傳播時，則會成像在 A 處。這種 A 與 B 的對應關係稱為物像共軛(object-image conjugation)。

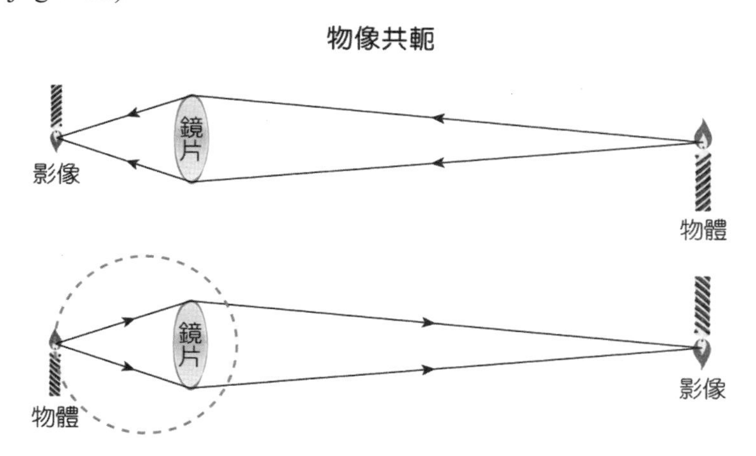

【練習 5　物像虛實】

EXAMPLE

下列四種物像關係圖示(①、②、③、④)，哪一個圖表示是實物成虛像？

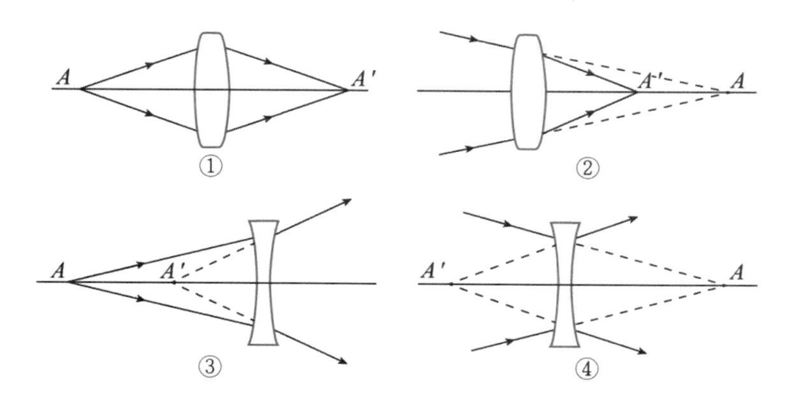

(A) ①　(B) ②　(C) ③　(D) ④。　　（107 特生）

解題攻略》

①為實物成實像；②為虛物成實像；③為實物成虛像；④為虛物成虛像。

正確答案為(C)。

EXAMPLE

【練習 6　折射球面成像】

1. 光線由左至右進入一球面（曲率半徑為+5cm）的厚大玻璃物體(n = 1.5)，一物高 16cm 位於該玻璃物體前方 50cm 處，其成像位置在玻璃物體的何處？

   (A)折射面前 12.5cm　(B)折射面前 18.75cm

   (C)折射面後 12.5cm　(D)折射面後 18.75cm。

2. 承上題，請問成像高度為多少 cm？

   (A) 4cm　(B) 8cm　(C) 32cm　(D) 64cm。　（107 專高）

解題攻略

1. 解法一

公式：$P = \frac{n_2 - n_1}{r}$、$V = P + U$、$U = \frac{n_1}{u}$、$V = \frac{n_2}{v}$。

球面屈光力$P = \frac{1.5-1}{+0.05m} = +10D$。

物體在前方 50cm → u = -0.5m。

入射聚散度$U = \frac{1}{-0.5m} = -2D$。

出射聚散度 V = (+10D) + (-2D) = +8D。

像距$v = \frac{n_2}{V} = \frac{1.5}{+8D} = +0.1875\ m = +18.75\ cm$。

正號代表影像在右側，即折射面後方 18.75cm。

解法二

公式：$\frac{n_2}{v} = \frac{n_2 - n_1}{r} + \frac{n_1}{u}$。

$\frac{1.5}{v} = \frac{1.5-1}{+5cm} + \frac{1}{-50cm}$ → v = +18.75cm。

正確答案為(D)。

2. 公式：$m = \frac{I}{O} = \frac{U}{V} = \frac{n_1 v}{n_2 u}$。

$m = \frac{-2D}{+8D} = -0.25$或是$m = \frac{1\times(+18.75cm)}{1.5\times(-50cm)} = -0.25$。

$I = mO$ = (-0.25) × 16cm = -4cm，負號代表倒立影像。

正確答案為(A)。

歷屆試題

1. 空氣中，一個物體經折射率 1.586 且曲率為-8.50D 的聚碳酸酯球面屈光後，在該表面的前（左）方 10.00cm 處形成一個虛像(virtual image)。則物體約在該球面的左側何處？
(A) 6.06cm (B) 11.76cm (C) 13.58cm (D) 15.38cm。 （112 專普）

2. 一個物體有 10cm 高，位於一個具球形介面的冕牌玻璃(crown glass)的左側 50cm，而這個介面有-3D 的屈光力（如下圖），下列敘述何者不適當？

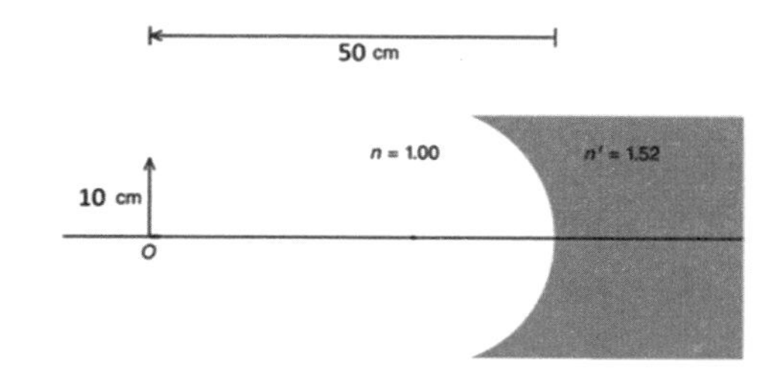

(A)相對於該球形介面，該物體的聚散度為-2D
(B)該物體形成影像的聚散度為-5D
(C)該影像的位置為球面中心左側 30.4cm
(D)橫向放大率(lateral magnification)為-0.4×。 （112 專普）

3. 空氣中有一個左端為凸球面之塑膠長棒，曲率半徑為 8 公分，折射率為 1.5，假設一 3 公分高的物體放置於球面左端 30 公分。下列敘述何者錯誤？
(A)物的聚散度為-3.33D (B)球面度數為+6.25D
(C)像在球面右方 34.2 公分處 (D)是一個放大倒立實像。 （109 專高）

4. 若有一虛像位在屈光力+15.00D 冕牌玻璃球面鏡（折射率為 1.52）左側 5.00cm 處，則物體位於球面鏡之左側或是右側？距離球面鏡多少？
(A)左側 2.20cm (B)右側 2.40cm (C)左側 2.60cm (D)右側 2.80cm。
（109 專普）

5. 在軸上的物體置於一曲率半徑為+0.25m 的凸折射面左方 100cm 處，折射面左方是空氣，右方是折射率 1.5 的介質，成像位於何處？
(A)右方 200cm 處 (B)右方 150cm 處
(C)右方 100cm 處 (D)右方 50cm 處。 （108 專普）

6. 有一曲率半徑為+0.25m 的凸折射面，物體置於該折射面左邊 50cm 軸上。折射面右邊是 1.75 的介質，左邊是空氣，請問成像的位置在哪裡？
(A)在折射面右方 175cm　(B)在折射面右方 100cm
(C)在折射面左方 175cm　(D)在折射面左方 100cm。　（107 專高）

解答及解析

1. 解析：考選部一律給分。
$\frac{n_2}{v} = P + \frac{n_1}{u} \rightarrow \frac{1.586}{-0.1} = -8.5 + \frac{1}{u} \rightarrow u = -0.1359m = -13.59cm$。

2. 解析：(D)。
(A) $U = \frac{n_1}{u} = \frac{1}{-0.5m} = -2D$。
(B) $V = P + U = -3D + (-2D) = -5D$。
(C) $v = \frac{n_2}{V} = \frac{1.52}{-5D} = -0.304m = -30.4cm$。負號代表左側。
(D) $m = \frac{U}{V} = \frac{-2D}{-5D} = 0.4$。

3. 解析：(C)。
$P = \frac{1.5-1}{0.08m} = +6.25D$、$U = \frac{1}{-0.3m} = -3.33D$，
$V = (+6.25D) + (-3.33D) = +2.92D$。
$v = \frac{1.5}{+2.92D} = +0.5137m = +51.37cm$，成像在右（後）方為實像。
$m = \frac{1 \times 51.37cm}{1.5 \times (-30cm)} = -1.14$，為倒立放大實像。

4. 解析：(A)。
$\frac{1.52}{-0.05m} = 15D + \frac{1}{u} \rightarrow u = -0.022m = -2.2cm$，負號代表在左（前）方。

5. 解析：(B)。
$\frac{n_2}{v} = \frac{n_2 - n_1}{r} + \frac{n_1}{u} \rightarrow \frac{1.5}{v} = \frac{1.5-1}{+25cm} + \frac{1}{-100cm} \rightarrow v = +150cm$，正號代表右方。

6. 解析：(A)。
$P = \frac{1.75-1}{+0.25m} = +3D \rightarrow u = -0.5m \rightarrow U = \frac{1}{-0.5m} = -2D \rightarrow$
$V = (+3D) + (-2D) = +1D \rightarrow v = \frac{n_2}{V} = \frac{1.75}{+1D} = +1.75m = +175cm$。
正號代表影像在右方，即折射面後方 175cm。
另解：$\frac{1.75}{v} = \frac{1.75-1}{+0.25m} + \frac{1}{-0.5m} \rightarrow v = +1.75m = +175cm$。

四、焦點與焦距

1. 第二焦點(F_2)與第二焦距(f_2)

   1-1. 平行入射光經球面屈折後，出射光線聚焦到光軸上的一點或看起來由光軸上的一點發散出來，則此軸上的像點稱為第二焦點(F_2)。左下圖是會聚球面的第二焦點位置，右下圖是發散球面的第二焦點位置。

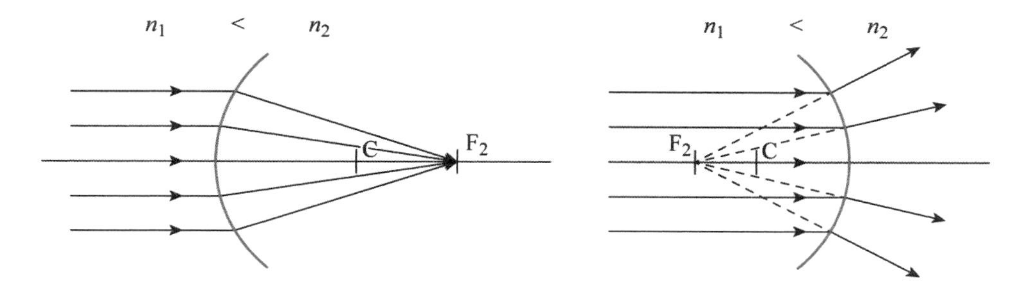

   1-2. 由球面測量至第二焦點(F_2)的距離稱為第二焦距：$f_2=\frac{n_2}{P}$，其中 n_2 是出射方（介質二）的折射率，P 為球面屈光力。

2. 第一焦點(F_1)與第一焦距(f_1)

   2-1. 由軸上一點發出的入射光，或者準備會聚到軸上一點的入射光，經過球面屈折後變成平行光離開球面，則此軸上的物點稱為第一焦點(F_1)。左下圖是會聚球面的第一焦點位置，右下圖是發散球面的第一焦點位置。

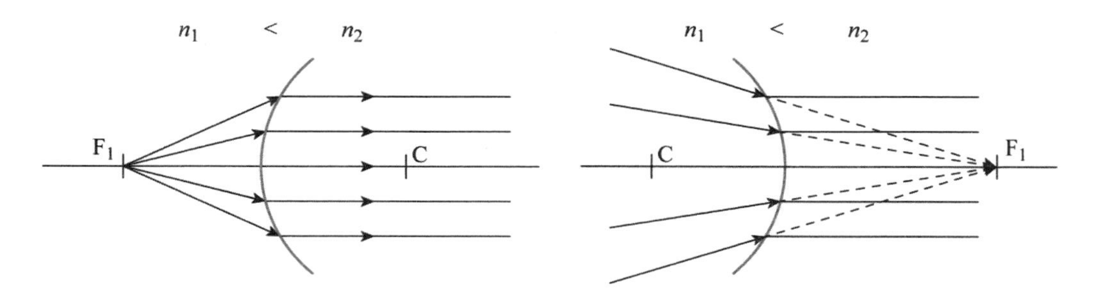

   2-2. 由球面測量至第一焦點(F_1)的距離稱為第一焦距：$f_1=-\frac{n_1}{P}$，其中 n_1 是入射方（介質一）的折射率，P 為球面屈光力。

3. 焦距越長（焦點離球面越遠），球面屈光力越弱；反之，焦距越短（焦點離球面越近），球面屈光力越強。

EXAMPLE

【練習 7　折射球面的焦距】

承【練習 2】，其第二焦點(secondary focal point)之位置為何處？

(A)左側 29.69cm　(B)左側 2.44cm　(C)右側 2.36cm　(D)右側 24.46cm。

（108 特生）

解題攻略

公式：$f_2 = \frac{n_2}{P}$。

【練習 2】的球面屈光力為-4.48D，

所以第二焦距為：$f_2 = \frac{1.33}{-4.48D} = -0.2969m = -29.69cm$，

負號代表第二焦點在左側 29.69cm。

正確答案為(A)。

歷屆試題

1. 一曲率半徑為 5 公分之彎曲面，彎曲面右方為空氣，左方為聚碳酸酯(n = 1.586)，且凸面向空氣凸出。若光線由左往右行進，此彎曲面之第一焦點位置為何？

   (A)彎曲面後 8.53 公分處　(B)彎曲面後 13.53 公分處

   (C)彎曲面前 8.53 公分處　(D)彎曲面前 13.53 公分處。　（109 一特師）

解答及解析

1. 解析：(D)。

   公式：$P = \frac{n_2 - n_1}{r}$、$f_1 = -\frac{n_1}{P}$。

   光線由左往右行進，左方為聚碳酸酯(n_1 = 1.586)，右方為空氣(n_2 = 1)。

   因為凸面向空氣凸出，曲率中心在聚碳酸酯方，所以 r = -5cm = -0.05m。

   $P = \frac{1-1.586}{-0.05m} = +11.72D \rightarrow f_1 = -\frac{1.586}{+11.72D} = -0.1353m = -13.53m$。

   負號代表在左方，也就是彎曲面前方 13.53cm 處。

五、節線與節點

1. 光線通過光學系統時，若出射光線方向與入射光線方向相同，也就是說該光線前進方向不變，則稱這種光線為節線。
2. 節線與光軸的交會點稱為節點。
3. 折射球面的節點在球面的曲率中心上。

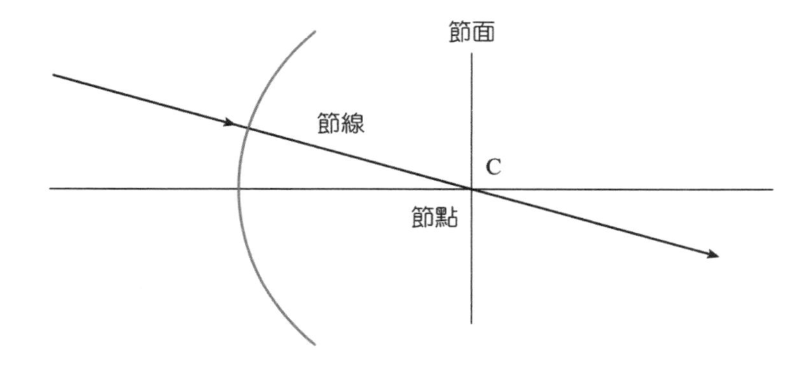

4. 物體置於球面的曲率中心時，成像位置也在曲率中心上，並且橫向放大率為 $m=\frac{n_1}{n_2}$，其中 n_1 為入射方（介質一）的折射率，n_2 為出射方（介質二）的折射率。
5. 利用節點計算影像大小的方法與針孔成像大小的計算方法相同。

EXAMPLE

【練習 8　節點與影像大小】

使用模型眼(schematic eye)以及節點(nodal point)觀念，假設節點至視網膜的距離為 17mm，則在 6 公尺處，高度為 18mm 的 6/12 的視標在視網膜的成像高度為何？

(A) 0.01mm　(B) 0.05mm　(C) 0.1mm　(D) 1mm。　（106 專高）

解題攻略

公式：$\frac{I}{O}=\frac{v}{u}$。

因為通過節點的光線不偏折，所以可以利用類似針孔成像的計算方法。

又，物體的距離遠大於角膜到節點的距離，所以可忽略角膜到節點的距離。

$\frac{I}{18mm}=\frac{17mm}{6000mm}$ → $I=\frac{18mm\times17mm}{6000mm}=0.05mm$。

正確答案為(B)。

歷屆試題

1. 當病人做視野檢查時，假設用 Goldman 視野計，其半徑為 33cm，假設節點至視網膜為 17mm，請問視野計光點大小為落在視網膜上光點的幾倍？
(A) 5 倍 (B) 10 倍 (C) 15 倍 (D) 20 倍。 （106 專高[補]）

解答及解析

1. 解析：(D)。
由$\frac{I}{O}=\frac{v}{u}$知，放大率$m=\frac{I}{O}=\frac{v}{u}$ → $m=\frac{33cm}{1.7cm}=19.4$。

六、對稱點

1. 對稱點是指物體與影像的大小相等且方向相反的共軛位置，其滿足$m=\frac{I}{O}=-1$。

2. 單球面折射的對稱點：物體位於距離 $2f_1$ 的位置上，影像在距離 $2f_2$ 的位置上，即$u_{sym}=2f_1=-2\frac{n_1}{P}$，$v_{sym}=2f_2=2\frac{n_2}{P}$。

【練習 9　對稱點位置】 EXAMPLE

空氣和玻璃(n = 1.523)之間有一+6D 的折射球面。光從空氣介質這邊入射在球面上。請問物體應該放在何處才能得到相等大小的影像？

(A)球面前方 33.33cm　(B)球面後方 50.7cm

(C)球面前方 50.7cm　(D)球面後方 33.33cm。

解題攻略

公式：$u_{sym} = 2f_1 = -2\frac{n_1}{P}$。

對折射球面而言，要得到相等大小的影像，物體必須放置在對稱點上（另一個位置是在球面上）。

$u_{sym} = -2 \times \frac{1}{+6D} = -0.3333m = -33.33\ cm$，

負號代表在左方，即球面前方 33.33cm。

正確答案為(A)。

七、遠物成像

1. 遠物是指物體離折射球面很遠，相當於 $u \rightarrow -\infty$，所以光線平行入射，聚焦在第二焦點(F_2)形成影像。
2. 影像大小為$I = f_1 \tan w$，其中 w 為遠物在節點（球面曲率中心）上張開的視角大小。

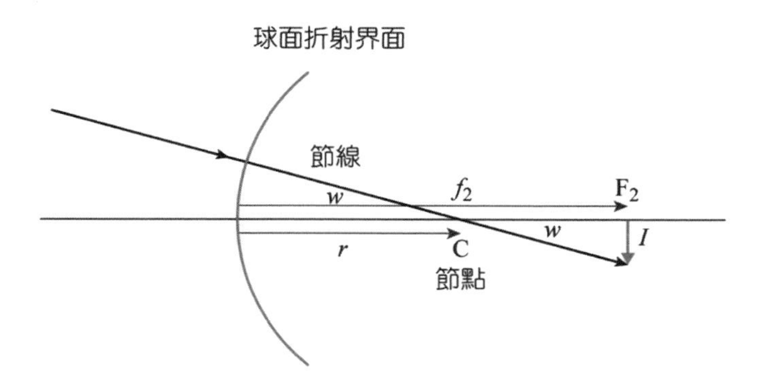

EXAMPLE

【練習 10　遠物成像大小】

假設正視眼可以用一個介於空氣和眼球介質(n = 1.336)之間的+60.00D 球面界面來描述。那麼對於角度張開 5 分角(minutes of arc)的遙遠字母而言，其在視網膜上的影像大小為多少？

(A) 1.9μm　(B) 8.3μm　(C) 17μm　(D) 24μm。

解題攻略

公式：$I = f_1 \tan w$、$f_1 = -\frac{n_1}{P} \rightarrow I = -\frac{n_1 \tan w}{P}$。

先將 5 分角換成角度，所以$5' = 5' \times \frac{1^o}{60'} = 0.0833^o$。

$I = -\frac{1\times\tan 0.0833^o}{+60D} = -2.4 \times 10^{-5}m = -24\mu m$，

負號表示視網膜影像是倒立的。

正確答案為(D)。

八、平面折射

1. 平面屈光力：$P = 0 \rightarrow V = U \rightarrow m = \frac{U}{V} = +1 \rightarrow$ 影像和物體一樣大。
2. 物距與像距的關係：$\frac{v}{n_2} = \frac{u}{n_1}$。

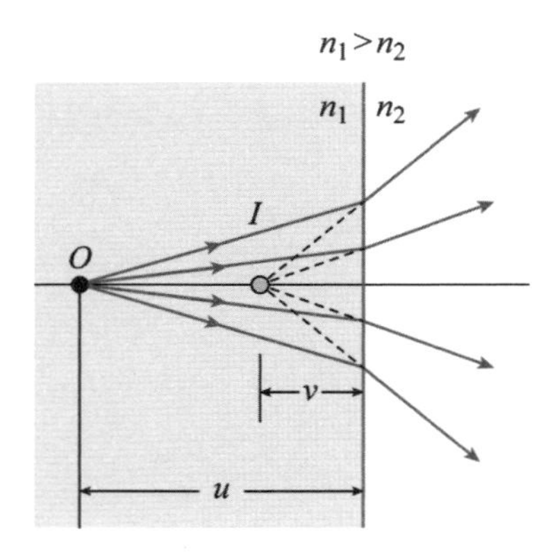

3. 簡併距離：任一厚度為 d、折射率為 n 之物體其等價於空氣中的厚度（相當於在空氣中看起來的厚度）為$d' = \frac{d}{n}$，此厚度(d')稱為簡併厚度（距離）。

【練習 11　平面折射的影像】

EXAMPLE

隔著 5cm 厚的平板玻璃(n = 1.5)從正上方閱讀玻璃下方的文字，則看起來文字的深度及大小為何？

(A) 3.3cm，放大　(B) 3.3cm，一樣大　(C) 5cm，放大　(D) 5cm，一樣大。

（107 專高）

解題攻略

公式：$\frac{v}{n_2} = \frac{u}{n_1}$。

因為物體在玻璃下，所以 n_1 = 1.5 並且物距 u = -5cm。

眼睛在空氣中觀察，所以 n_2 = 1，

因此，$\frac{v}{1} = \frac{-5cm}{1.5}$ → v = -3.3cm。負號代表影像在平面下方，與物體同側。

又，平面折射的影像和物體一樣大，

正確答案為(B)。

【練習 12　平面折射的物體位置】

EXAMPLE

漁夫捕魚，當從岸上觀看，估計魚位於水面下 45cm 時，則魚的實際深度約位於水面下何處？

(A) 30cm　(B) 45cm　(C) 60cm　(D) 70cm。

（108 特師）

解題攻略

公式：$\frac{v}{n_2} = \frac{u}{n_1}$。

因為魚在水中，所以 n_1 = 1.333，

漁夫在空氣中觀察到於好像在水中 45cm，所以 n_2 = 1 並且像距 v = -45cm，

因此，$\frac{-45cm}{1} = \frac{u}{1.333}$ → $u = (-45\ cm) \times 1.333 = -60cm$。

負號代表魚在水面下方。

正確答案為(C)。

EXAMPLE

【練習 13　簡併距離（厚度）】

一個 5.00cm 厚的玻璃平板($n = 1.523$)，看起來的厚度為多少？

(A) 5.00cm　(B) 3.28cm　(C) 7.615cm　(D) 6.523cm。

解題攻略

公式：$d' = \frac{d}{n}$。

$d' = \frac{5cm}{1.523} = 3.28cm$。

正確答案為(B)。

歷屆試題

1. 何先生跑去河邊抓魚，看到魚在水面下 25cm 處，魚實際在水面下的深度約為多少？
   (A) 20.0cm　(B) 25.0cm　(C) 28.5cm　(D) 33.3cm。　（108 專高）

解答及解析

1. 解析：(D)。
   $\frac{-25cm}{1} = \frac{u}{1.333} \rightarrow u = (-25cm) \times 1.333 = -33.3cm$，負號表示在水面下。

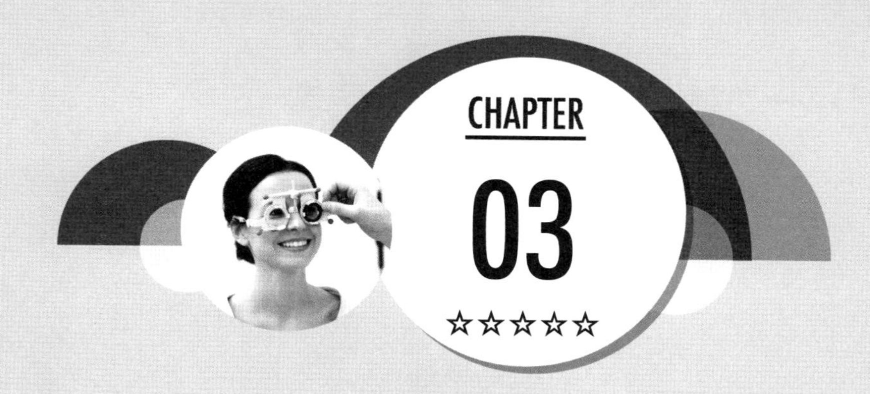

薄球面鏡片

一、鏡片類型與造鏡者方程式

二、焦距

三、薄球面鏡片的成像

四、牛頓式

五、雙鏡片的接觸組合

六、相隔距離 d 的雙鏡片成像

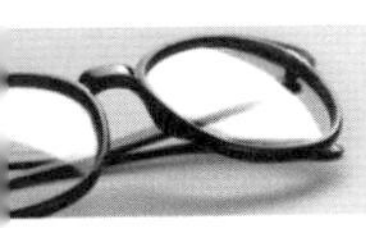

重｜點｜彙｜整

一、鏡片類型與造鏡者方程式

1. 凸透鏡（正鏡片）：中央厚，邊緣薄，將入射光線會聚。

雙凸鏡片　　平凸鏡片　　新月凸鏡片

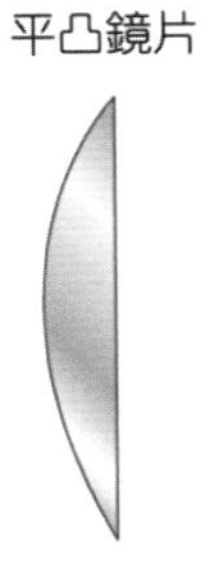

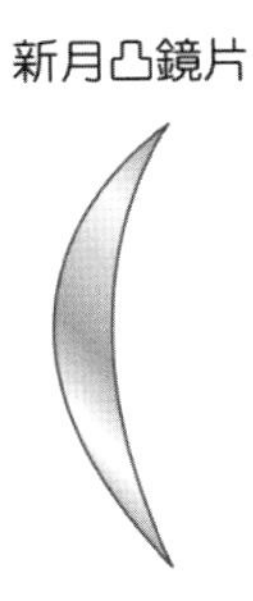

2. 凹透鏡（負鏡片）：中央薄，邊緣厚，將入射光線發散。

雙凹鏡片　　平凹鏡片　　新月凹鏡片

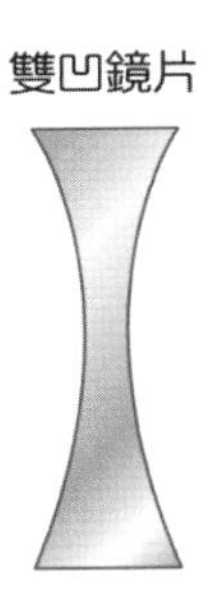

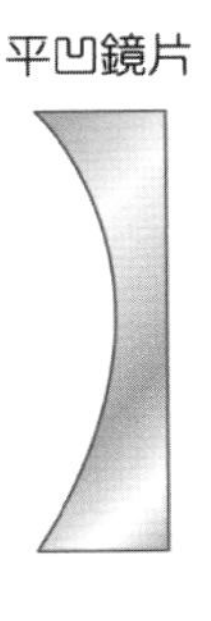

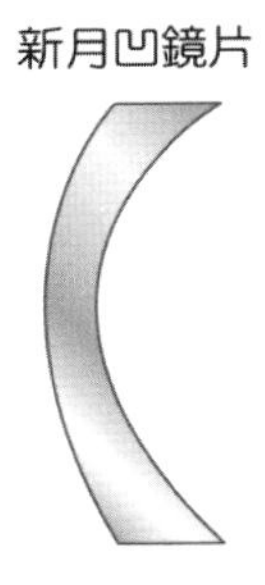

3. 矯正鏡片多使用新月形鏡片；極高度近視鏡片偶爾使用平凹或雙凹鏡片；極高度遠視會使用平凸鏡片。
4. 薄鏡片屈光力：$P = P_1 + P_2$，其中 P_1 為鏡片的前表面屈光力，P_2 為鏡片的後表面屈光力。
5. 造鏡者方程式：$P = (n-1)\left(\frac{1}{r_1} - \frac{1}{r_2}\right)$，$n$ 為鏡片折射率，r_1、r_2 分別為鏡片的前、後表面曲率半徑。

鏡片形式	r_1	r_2	鏡片形式	r_1	r_2
雙凸	正	負	雙凹	負	正
平凸	正	∞	平凹	負	∞
新月凸	正（較小）	正（較大）	新月凹	正（較大）	正（較小）

註：表格內之正負是以 1.和 2.之圖形並假設光線由左向右傳播來看。

5-1. 若鏡片周圍是折射率為 n'的介質，則公式變為$P=(n-n')\left(\frac{1}{r_1}-\frac{1}{r_2}\right)$。焦距分別為$f_1=-\frac{n'}{P}$、$f_2=\frac{n'}{P}$。

5-2. 當前後表面曲率半徑不變時，鏡片折射率越大，屈光力越大。

【練習 1　鏡片型式】

EXAMPLE

下列有關新月形的薄透鏡（折射率為 1.5）之敘述，何者正確？

(A)前表面屈光度為正值，後表面屈光度為正值

(B)前表面屈光度為正值，後表面屈光度為負值

(C)前表面屈光度為負值，後表面屈光度為正值

(D)前表面屈光度為負值，後表面屈光度為負值。　（107 專高）

解題攻略

新月型鏡片為凸的前表面和凹的後表面，所以前表面具有正屈光力而後表面具有負屈光力。

正確答案為(B)。

【練習 2　常用的鏡片類型】

EXAMPLE

以下哪一種透鏡面型少用或沒有應用於視力矯正眼鏡上？

(A)雙凸透鏡　(B)平凸透鏡　(C)正彎月形透鏡　(D)平凹透鏡。　（106 特生）

解題攻略

矯正鏡片很少使用到雙凸型式的鏡片。

正確答案為(A)。

EXAMPLE

【練習 3　鏡片的聚散作用】

平行光束經凹透鏡折射可成為下列何種光束？

(A)像散光束　(B)平行光束　(C)會聚光束　(D)發散光束。　（106 特生）

解題攻略

凹透鏡有發散作用，所以能將平行光變成發散光束。

正確答案為(D)。

EXAMPLE

【練習 4　薄鏡片屈光力】

一個+5.0D 的新月薄透鏡，如果前表面的屈光度為+7.0D，則後表面的屈光度為多少？

(A) -2.0D　(B) -5.0D　(C) +12.0D　(D) +5.0D。　（107 特生）

解題攻略

公式：$P = P_1 + P_2 \rightarrow P_2 = P - P_1$。

$P_2 = (+5D) - (+7D) = -2D$。

正確答案為(A)。

EXAMPLE

【練習 5　造鏡者方程式】

一雙凹薄透鏡放置在空氣中，其折射率為 1.6，前後表面曲率半徑均為 10cm，則此薄透鏡的屈光度為何？

(A) -8D　(B) -10D　(C) -12D　(D) -16D。　（111 專高）

解題攻略

公式：$P=(n-1)\left(\frac{1}{r_1}-\frac{1}{r_2}\right)$。

因為是雙凹鏡片，所以前表面的曲率半徑為負值，後表面的曲率半徑為正值。

$P=(n-1)\left(\frac{1}{r_1}-\frac{1}{r_2}\right)=(1.6-1)\left(\frac{1}{-0.1m}-\frac{1}{0.1m}\right)=-12D$。

正確答案為(C)。

【練習 6　非空氣中的鏡片屈光力】 EXAMPLE

鏡片前表面曲率半徑是+20cm，後表面曲率半徑是+10cm，鏡片折射率 1.6，水的折射率 1.33，則鏡片在水裡的屈折力為何？

(A) +1.35D　(B) -1.35D　(C) +3.00D　(D) -3.00D。　（109 二特師）

解題攻略

公式：$P=(n-n')\left(\frac{1}{r_1}-\frac{1}{r_2}\right)$。

$P=(1.6-1.33)\left(\frac{1}{+0.2m}-\frac{1}{+0.1m}\right)=-1.35D$。

正確答案為(B)。

【練習 7　造鏡者方程式反求折射率】 EXAMPLE

一屈光力為$-6.00D$新月凹薄透鏡，其前後表面曲率半徑分別為10公分和5公分，鏡片材質的折射率為何？

(A) 1.33　(B) 1.5　(C) 1.6　(D) 1.8。　（113 專普）

解題攻略

公式：$P=(n-1)\left(\frac{1}{r_1}-\frac{1}{r_2}\right)$。

$-6D=(n-1)\left(\frac{1}{0.1m}-\frac{1}{0.05m}\right)\rightarrow n=1.6$。

正確答案為(C)。

EXAMPLE

【練習 8　薄鏡片屈光力與折射率】

若二雙凸鏡片折射率分別為 1.56 與 1.74，其厚度相同、曲率半徑相同，何者屈光力較大？

(A)兩者相等　(B)折射率 1.56 之鏡片

(C)折射率 1.74 之鏡片　(D)無法判斷。　（110 專高）

解題攻略

通常鏡片厚度比鏡片的前、後表面曲率半徑小，可以忽略鏡片的厚度效應，因此，當曲率半徑不變時，鏡片的折射率越大，屈光力越強。

正確答案為(C)。

EXAMPLE

【練習 9　造鏡者方程式求後表面曲率半徑】

空氣中一片薄透鏡，折射率為1.5，屈光度為$+3.00DS$。已知前凸表面曲率半徑為10公分，則此透鏡側面形狀和後表面曲率半徑為何？

(A)新月形，20公分　(B)雙凸形，20公分

(C)新月形，25公分　(D)雙凸形，50公分。　（113 專高）

解題攻略

公式：$P = (n - n')\left(\frac{1}{r_1} - \frac{1}{r_2}\right)$。

$P = (n - 1)\left(\frac{1}{r_1} - \frac{1}{r_2}\right) \rightarrow +3D = (1.5 - 1)\left(\frac{1}{+0.1m} - \frac{1}{r_2}\right) \rightarrow$

$r_2 = 0.25m = 25cm \rightarrow$ 新月形。

正確答案為(C)。

歷屆試題

1. 透鏡形狀非常多種類，為了減少會影響視力的像差，大部分的眼鏡鏡片會選擇何種形狀的透鏡？
   (A)雙凸透鏡 (B)雙凹透鏡 (C)平凸透鏡 (D)新月形透鏡。 （113 專高）

2. 有一雙凸薄透鏡的折射率為 1.50 作為光學矯正鏡片，若其前表面和後表面的曲率半徑均為 50cm，則此鏡片的屈光力為多少？
   (A) +1.25D (B) +1.50D (C) +1.75D (D) +2.00D。 （112 專普）

3. 下列哪個鏡片與其周圍環境的不同介質組合所產生的有效屈光度絕對值最小？
   (A) -5D 的薄鏡片(n=1.5)放在空氣中
   (B) -10D 的薄鏡片(n=1.5)放在水(n=1.33)中
   (C) +5D 的薄鏡片(n=1.5)放在空氣中
   (D) +5D 的薄鏡片(n=1.5)放在水(n=1.33)中。 （112 專普）

4. 有一新月型凹透鏡，折射率為 1.5，若前表面屈光度為+5.00D，後表面曲率半徑為 5cm，此鏡片的屈光度應為何？
   (A) -3.00D (B) -4.00D (C) -5.00D (D) -6.00D。 （111 專普）

5. 一雙凹薄透鏡，折射率為 1.33，前、後表面曲率半徑分別為 33cm 和 22cm，此一雙凹薄透鏡的屈光力為多少？
   (A) -1.50D (B) -2.00D (C) -2.50D (D) -3.00D。 （110 專普）

6. 某一折射率為 1.7 的雙凹型鏡片，已知其前、後表面的曲率半徑分別為 35cm 及 5cm，則其屈光度應為多少？
   (A) -10.00D (B) -12.00D (C) -14.00D (D) -16.00D。 （108 專高）

7. 一個折射率為 1.6，鏡片形狀為新月形的凹透鏡，曲率半徑分別為 3cm 與 4cm，不考慮鏡片厚度的情況下，此鏡片之度數為何？
   (A) -5.00D (B) -15.00D (C) -25.00D (D) -35.00D。 （108 專高）

8. 一-3.00D 的薄新月形玻璃凹透鏡，鏡片一邊的表面曲率半徑為 10cm，另一邊表面曲率半徑為 25cm，此鏡片材質的折射率為多少？
   (A) 0.67 (B) 1.0 (C) 1.5 (D) 1.7。 （108 特生）

9. 有一新月形薄透鏡，前、後表面曲率半徑分別為 10cm 及 25cm，折射率為 1.5，求該凸透鏡的屈光度？
(A) 14D (B) 6D (C) 3D (D) 1D。 （106 專高）

10. 一片薄的冕牌玻璃鏡片，折射率為 1.52，前表面曲率半徑為+8.00 公分，後表面曲率半徑為-10.00 公分，其屈光度為何？
(A) +11.7D (B) +1.3D (C) -11.7D (D) -1.3D。 （106 專高）

解答及解析

1. 解析：(D)。

2. 解析：(D)。
$P = (n-1)\left(\frac{1}{R_1} - \frac{1}{R_2}\right) = (1.5-1)\left(\frac{1}{0.5} - \frac{1}{-0.5}\right) = 2D$。

3. 解析：(D)。
折射率差越小，屈光力越小。

4. 解析：(C)。
$P = P_1 + P_2 = 5D + \frac{1-1.5}{+0.05m} = -5D$。

5. 解析：(C)。
因為是雙凹鏡片，所以前表面半徑為負值，後表面半徑為正值。
$P = (\mathrm{n}-1)\left(\frac{1}{r_1} - \frac{1}{r_2}\right) = (1.33-1) \times \left(\frac{1}{-0.33m} - \frac{1}{-0.22m}\right) = -2.5D$。

6. 解析：(D)。
雙凹鏡片的前表面曲率半徑為負值(r_1 = -0.35m)，而後表面曲率半徑為正值(r_2 = +0.05m)，因此，$P = (1.7-1)\left(\frac{1}{-0.35m} - \frac{1}{+0.05m}\right) = -16D$。

7. 解析：(A)。
新月形凹透鏡的前表面曲率半徑大(+4cm)，後表面半徑小(+3cm)，因此，$P = (1.6-1)\left(\frac{1}{+0.04m} - \frac{1}{+0.03m}\right) = -5D$。

8. 解析：(C)。
新月形凹透鏡的前表面曲率半徑大(+25cm)，後表面半徑小(+10cm)，因此，$-3D = (n-1)\left(\frac{1}{+0.25m} - \frac{1}{+0.1m}\right) \rightarrow n = 1.5$。

9. 解析：(C)。
新月形鏡片前、後曲率半徑皆為正值，
所以$P=(1.5-1)\left(\frac{1}{+0.1m}-\frac{1}{+0.25m}\right)=+3D$。

10. 解析：(A)。
$P=(1.52-1)\left(\frac{1}{+0.08m}-\frac{1}{-0.1m}\right)=+11.7D$。

二、焦距

1. 第二焦距或簡稱焦距：$f_2=\frac{1}{P}$（在空氣中 $n_2=1$）；第一焦距：$f_1=-\frac{1}{P}$（在空氣中 $n_1=1$）。

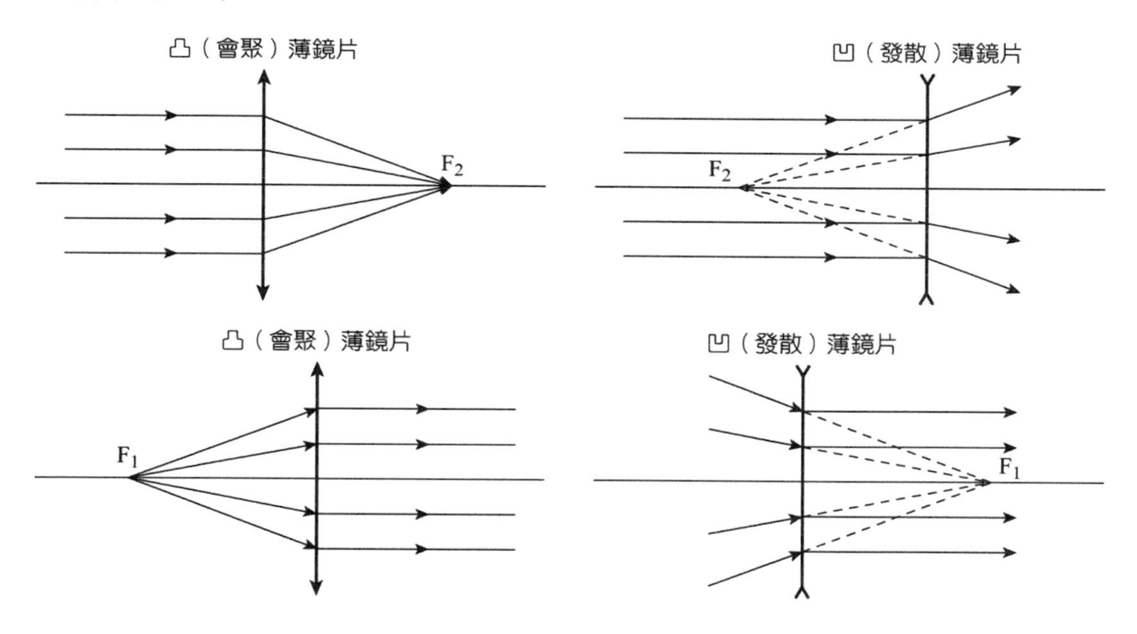

2. 鏡片屈光力越強，焦距越短，焦點離鏡片越近；反之，屈光力愈弱，焦距越長，焦點離鏡片越遠。

EXAMPLE

【練習 10　第二焦距】

假設一個無限薄的鏡片，度數是+20D，置於空氣環境中。若無限遠光線平行自左邊經過此鏡片，其成像位置為何處？為實像或虛像？

(A)左側 5cm，實像　(B)右側 5cm，實像

(C)右側 5cm，虛像　(D)右側 0.05cm，實像。　（107 特生）

解題攻略

公式：$f_2 = \frac{1}{P}$（在空氣中 $n_2 = 1$）。

平行光入射會聚焦在第二焦點，因此，$f_2 = \frac{1}{+20D} = +0.05m = +5cm$，

正號代表在鏡片右（後）方，形成實像。

正確答案為(B)。

EXAMPLE

【練習 11　第一焦距】

一透鏡的第一焦點位於透鏡前 20cm，透鏡折射率為 1.5，此透鏡之屈光度為何？

(A) +5.00DS　(B) -5.00DS　(C) +7.50DS　(D) -7.50DS。　（107 專高）

解題攻略

公式：$f_1 = -\frac{1}{P}$（在空氣中 $n_1 = 1$）→ $P = -\frac{1}{f_1}$。

第一焦點在透鏡前（左）方 20cm，所以 $f_1 = -0.2m$，

因此，$P = -\frac{1}{-0.2m} = +5D$。

正確答案為(A)。

歷屆試題

1. 一個屈光度為$+6.00D$的球面介面分開前面的空氣和後面的玻璃（折射率1.5），其球面的第一焦點和第二焦點分別位在何處？
(A)前者在球面的前方（空氣）$16.7cm$處；後者在球面的後方（玻璃）$25.0cm$處
(B)前者在球面的後方（玻璃）$16.7cm$處；後者在球面的後方（玻璃）$25.0cm$處
(C)前者在球面的前方（空氣）$16.7cm$處；後者在球面的前方（空氣）$25.0cm$處
(D)前者在球面的前方（空氣）$25.0cm$處；後者在球面的後方（玻璃）$16.7cm$處。（113 專普）

2. 凹透鏡的焦距是50公分，則其鏡片是多少度數(D)？
(A) $+4.00D$ (B) $+2.00D$ (C) $-4.00D$ (D) $-2.00D$。（113 專普）

3. 在理想光學系統時，無限遠點光源射出平行於光軸的光線，經過單薄凸透鏡後，會聚焦在何處？
(A)焦點前 (B)焦點上 (C)焦點後 (D)無法聚焦。（112 專普）

4. 一光點光源放在透鏡前 40cm 處，經過實驗後的結果發現，光線經過透鏡後會以平行光離開透鏡，此透鏡的屈光度為何？
(A) +2.50D (B) -2.50D (C) +25.0D (D) -25.0D。（111 專普）

5. 在空氣中，一透鏡之第二焦距與光源同側，距離透鏡 40 公分處，此透鏡之屈光力為何？
(A) +2.50D (B) -2.50D (C) +25.00D (D) -25.00D。（109 專高）

解答及解析

1. 解析：(A)。
$f_1 = -\frac{n_1}{P} = -\frac{1}{+6D} = -0.167m = -16.7cm$。
$f_2 = \frac{n_2}{P} = \frac{1.5}{+6D} = +0.25m = +25cm$。

2. 解析：(D)。
$P = \frac{n_2}{f_2} = \frac{1}{-0.5m} = -2D$。

3. 解析：(B)。

4. 解析：(A)。
   依題意知$f_1 = -0.4m$，$P = -\frac{n_1}{f_1} = -\frac{1}{-0.4m} = +2.5D$。

5. 解析：(B)。
   因為第二焦點與光源同側，即左側，所以 f_2 = -40cm。
   因此，$P = \frac{1}{-0.4m} = -2.5D$。

三、薄球面鏡片的成像

1. 空氣中的聚散度方程式
   1-1. $V = P + U$，$U = \frac{1}{u}$，$V = \frac{1}{v}$，其中 P 為鏡片屈光力、U、V 分別為入射、出射聚散度，u、v 分別為物距、像距。
   1-2. $\frac{1}{v} = \frac{1}{f_2} + \frac{1}{u}$。
   1-3. 若鏡片前後的介質不是空氣，則應使用第二章的單球面折射成像公式。

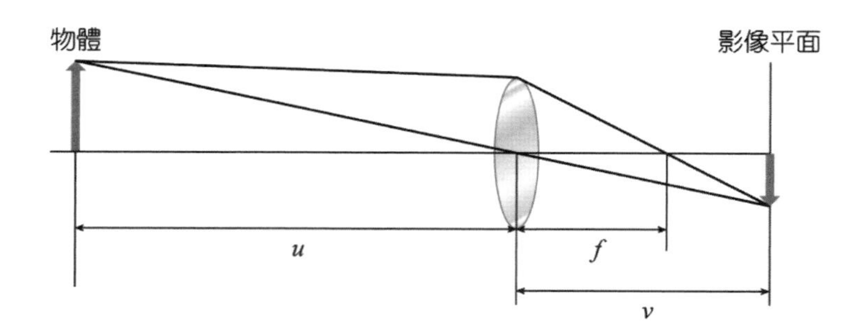

2. 橫向放大率：$m = \frac{I}{O} = \frac{U}{V} = \frac{v}{u}$，其中 O、I 分別為物體、影像的大小。
   2-1. $m > 0$ 代表正立影像；$m < 0$ 代表倒立影像。
   2-2. $|m| > 1$ 代表影像放大；$|m| < 1$ 代表影像縮小。

3. 沿軸放置的物體(L_O)，形成沿軸的影像(L_I)，其放大率稱為軸向放大率，並且 $\alpha = \frac{L_I}{L_O} = m^2$，其中 m 為橫向放大率，如下圖所示。

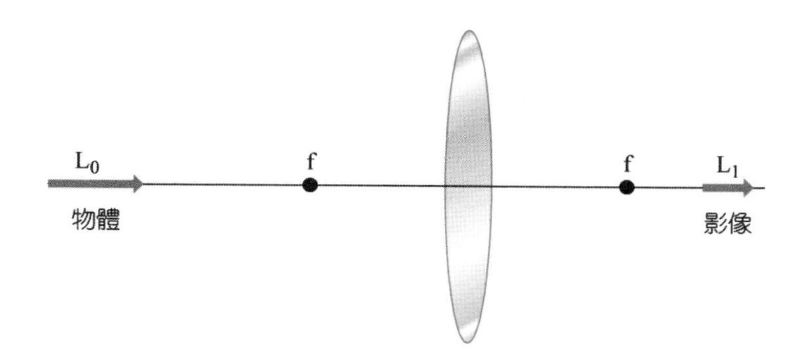

4. 當物體在鏡片前移動時，物體與影像做同向移動。

5. 凸透鏡（正鏡片）成像總結

物體位置	影像位置	影像性質
鏡前光學無窮遠	鏡後焦點(F_2)上	實像
鏡前兩倍焦距外〔箭頭 1〕	鏡後一倍與兩倍焦距之間	倒立、縮小、實像
鏡前兩倍焦距($2F_1$)上	鏡後兩倍焦距上($2F_2$)	倒立、相等、實像
鏡前兩倍與一倍焦距之間〔箭頭 2〕	鏡後兩倍焦距外	倒立、放大、實像
鏡前焦點(F_1)上	鏡後光學無窮遠	—
鏡前一倍焦距內〔箭頭 3〕	鏡前	正立、放大、虛像
鏡後（虛物）〔箭頭 4〕	鏡後一倍焦距內	正立、縮小、實像

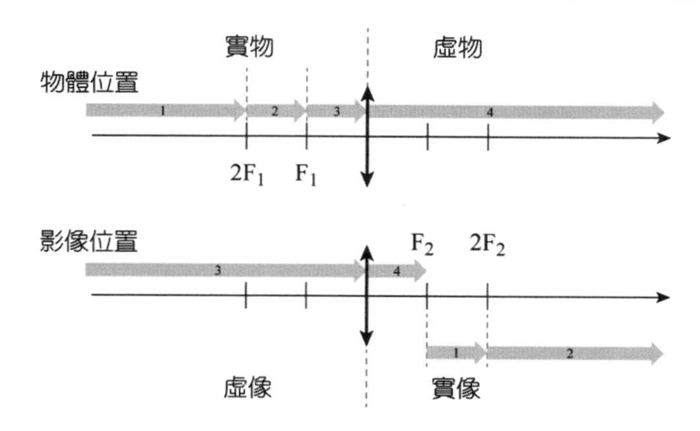

6. 凹透鏡（負鏡片）成像總結

物體位置	影像位置	影像性質
鏡前光學無窮遠	鏡前焦點上(F_2)	虛像
鏡前〔箭頭 1〕	鏡前一倍焦距內	正立、縮小、虛像
鏡後一倍焦距內（虛物）〔箭頭 2〕	鏡後	正立、放大、實像
鏡後焦點(F_1)上（虛物）	鏡後光學無窮遠	—
鏡後一倍與兩倍焦距之間（虛物）〔箭頭 3〕	鏡前兩倍焦距外	倒立、放大、虛像
鏡後兩倍焦距($2F_1$)上（虛物）	鏡前兩倍焦距($2F_2$)上	倒立、相等、虛像
鏡後兩倍焦距外（虛物）〔箭頭 4〕	鏡前兩倍與一倍焦距之間	倒立、縮小、虛像

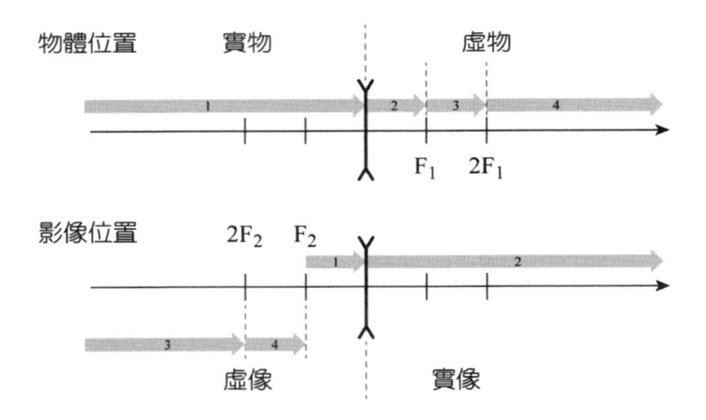

7. 薄鏡片的對稱點：物體位於 $2f_1$ 的位置上，影像在 $2f_2$ 的位置上。在空氣中，則為$u_{sym}=2f_1=\frac{-2}{P}$，$v_{sym}=2f_2=\frac{2}{P}$。

8. 薄鏡片的節點在鏡片中心上。

【練習 12　橫向放大率與軸向放大率】

EXAMPLE

有關橫向放大率的敘述，下列何者錯誤？

(A)為成像高度和物體高度的比　(B)為像距和物距的比

(C)為成像面積和物體面積的比　(D)軸向放大率為橫向放大率的平方。

（106 專高[補]）

解題攻略

公式：$m=\frac{I}{O}=\frac{U}{V}=\frac{v}{u}$，$\alpha=m^2$。

(A)橫向放大率定義為影像大小（高度）與物體大小（高度）的比值；

(B)由公式知，橫向放大率等於像距與物距的比值；

(C)面積比為長度的平方比，即像距和物距的平方比。這是錯誤的敘述；

(D)當物體不是很大的時候，軸向放大率為橫向放大率的平方。

正確答案為(C)。

【練習 13　計算成像位置】

EXAMPLE

在空氣介質中，軸上的物體置於+6.00D 薄透鏡的左邊 20cm 處，則成像位置在何處？

(A)在透鏡右方 40cm　(B)在透鏡右方 100cm

(C)在透鏡左方 40cm　(D)在透鏡左方 100cm。　（107 特師）

解題攻略

公式：V = P + U，$U=\frac{1}{u}$，$V=\frac{1}{v}$。

物體在鏡片左邊 20cm → u = -0.2m，

入射聚散度$U=\frac{1}{-0.2m}=-5D$、出射聚散度 V = (+6D) + (-5D) = +1D。

像距$v=\frac{1}{V}=\frac{1}{+1D}=+1m=+100cm$，正號代表影像在鏡片右方（後）方。

正確答案為(B)。

EXAMPLE

【練習 14 利用$\frac{1}{v}=\frac{1}{f_2}+\frac{1}{u}$】

一物體置於焦距為 20cm 的凹透鏡前 30cm 處，則其成像的位置在何處？

(A)鏡前 12cm (B)鏡後 12cm (C)鏡前 60cm (D)鏡後 60cm。 （106 特生）

解題攻略

公式：$\frac{1}{v}=\frac{1}{f_2}+\frac{1}{u}$。

因為是凹透鏡，所以（第二）焦距為負值。

因此，$\frac{1}{v}=\frac{1}{-20cm}+\frac{1}{-30cm}=\frac{5}{-60cm} \rightarrow v=\frac{-60cm}{5}=-12cm$，

負號代表鏡片左（前）方。

正確答案為(A)。

EXAMPLE

【練習 15 由橫向放大率計算影像】

一 15mm 高的物體位在+25.00D 鏡片前 30cm，它的影像大小為多少？

(A) +4.61mm (B) -2.31mm (C) -9.76mm (D) -13.00mm。 （107 特生）

解題攻略

公式：V = P + U、$m=\frac{I}{O}=\frac{U}{V}$。

物體在鏡片前（左）方 30cm → u = -0.3m，

入射聚散度$U=\frac{1}{-0.3m}=-3.33D$、

出射聚散度 V = (+25D) + (-3.33D) = +21.67D。

橫向放大率$m=\frac{I}{O}=\frac{U}{V}=\frac{-3.33D}{+21.67D}=-0.154$，

影像大小 $I=mO$ = (-0.154)×15mm = -2.31mm，負號代表倒立影像。

正確答案為(B)。

【練習 16　由橫向放大率計算物距】 EXAMPLE

在空氣中，一透鏡第一焦距長為-20cm，若物體經過此透鏡後產生一個放大 4 倍且為正立虛像的影像，則物體位置應在透鏡前幾公分處？

(A) 5cm　(B) 10cm　(C) 15cm　(D) 20cm。　（111 專高）

解題攻略

公式：$\frac{1}{v}=\frac{1}{f}+\frac{1}{u}$、$m=\frac{v}{u}$。

$f_2=-f_1=20cm$，所以$\frac{1}{v}=\frac{1}{20cm}+\frac{1}{u}$。

又正立放大 4 倍，所以$+4=\frac{v}{u}$ → $v=4u$，代入上式 → $\frac{1}{4u}=\frac{1}{20cm}+\frac{1}{u}$ → $u=-15$ cm。鏡前 15cm。

正確答案為(C)。

【練習 17　由像距物距比計算影像】 EXAMPLE

一物體 2cm 高，位於薄透鏡左側 12cm，成像在透鏡左側 4cm 處，像高為：

(A) 0.27cm　(B) 0.47cm　(C) 0.67cm　(D) 0.87cm。　（106 專高[補]）

解題攻略

公式：$m=\frac{I}{O}=\frac{v}{u}$。

物體在透鏡左側 12cm，所以 u = -12cm；影像在透鏡左側 4cm，

所以 v = -4cm。

因此，$\frac{I}{2cm}=\frac{-4cm}{-12cm}$ → $I=\frac{4}{12}\times 2\ cm=0.67cm$。

正確答案為(C)。

【練習 18　由物距像距計算（第二）焦距】 EXAMPLE

一物體置於薄透鏡前18cm處，成像位於透鏡前6cm處，此透鏡的焦距為何？

(A) $-3cm$　(B) $-6cm$　(C) $-9cm$　(D) $-12cm$。　（113 專高）

解題攻略

公式：$\frac{1}{v}=\frac{1}{f_2}+\frac{1}{u}$。

物體在透鏡前18cm，所以$u=-18\text{cm}$；

影像在透鏡前6cm，所以$v=-6\text{cm}$。

因此，$\frac{1}{-6cm}=\frac{1}{f_2}+\frac{1}{-18cm} \rightarrow f_2=-9\text{cm}$。

正確答案為(C)。

EXAMPLE

【練習 19　判斷影像性質】

一物體置於焦距為 20cm 的凸透鏡前 33cm 處，其成像為何？

(A)縮小實像　(B)縮小虛像　(C)放大虛像　(D)放大實像。　（108 特師）

解題攻略

解法一

公式：$\frac{1}{v}=\frac{1}{f_2}+\frac{1}{u}$。

凸透鏡的焦距為正值，所以 f_2 = +20cm。

物體在透鏡前（左）方 33cm，所以 u = -33cm。

$\frac{1}{v}=\frac{1}{+20cm}+\frac{1}{-33cm} \rightarrow \text{v} = +50.8\text{cm} \rightarrow m=\frac{v}{u}=\frac{50.8cm}{-33cm}=-1.54 \rightarrow$

倒立放大實像。

解法二

因為物體位於凸透鏡鏡前(33cm)的兩倍至一倍焦距(20cm)之間，

所以成像在鏡後兩倍焦距外，為倒立放大實像。

正確答案為(D)。

【練習 20　判斷物體位置】

EXAMPLE

要用凸透鏡產生較原物大的實像，物體應放在：

(A)二倍焦距外　(B)二倍焦距與焦點間　(C)焦點內　(D)不一定。

（106 專高[補]）（106 特生）

解題攻略

當物體放置在鏡前 1 倍至 2 倍焦距之間會形成鏡後 2 倍焦距外的倒立放大實像。

正確答案為(B)。

【練習 21　對稱點性質】

EXAMPLE

一個 4cm 高的物體放置於+8.00D 的透鏡前方 25cm 處，有關其成像的敘述，下列何者正確？

(A)與物體在鏡片同側　(B)影像相對於物體是倒立

(C)影像相對於物體大　(D)影像是虛像。　（107 專高）

解題攻略

因為+8.00D 的（第二）焦距為$f_2=\frac{1}{P}=\frac{1}{+8D}=+0.125m=+12.5cm$，

所以 2 倍焦距等於 25cm；

物體位於鏡前兩倍焦距上（對稱點），所以成像在鏡後兩倍焦距上（對稱點），為相等倒立實像。

正確答案為(B)。

EXAMPLE

【練習 22　虛物的成像】

一虛物體(virtual object)位在-5.00DS 透鏡 10cm 處，其側向放大率(lateral magnification)為多少倍？

(A) +0.50　(B) -0.60　(C) +0.67　(D) +2.00。　（110 專高）

解題攻略 》

因為是虛物，所以物距為$u = +0.1m$。

出射聚散度為$V = P + U = (-5D) + \frac{1}{+0.1m} = +5D$。

側向放大率$m = \frac{U}{V} = \frac{+10D}{+5D} = +2$。

正確答案為(D)。

EXAMPLE

【練習 23　對稱點】

-4.00D 透鏡，其物體(object)與影像(image)的對稱點(symmetry point)分別為何？

(A)前者位在透鏡前（左側）25cm，後者位在透鏡後（右側）25cm

(B)前者位在透鏡後（右側）25cm，後者位在透鏡前（左側）25cm

(C)前者位在透鏡前（左側）50cm，後者位在透鏡後（右側）50cm

(D)前者位在透鏡後（右側）50cm，後者位在透鏡前（左側）50cm。（111 專高）

解題攻略 》

公式：$u_{sym} = 2f_1 = -2\frac{n_1}{P}$、$v_{sym} = 2f_2 = 2\frac{n_2}{P}$。

對稱點在 2 倍焦距處，所以

物體位置在$u_{sys} = -2 \times \left(-\frac{1}{-4D}\right) = 0.5m$，鏡後（右側）50cm。

影像位置在$v_{sys} = 2 \times \left(\frac{1}{-4D}\right) = -0.5m$，鏡前（左側）50cm。

正確答案為(D)。

歷屆試題

1. 一透鏡第一焦距為鏡前 10cm，物體放在透鏡前 5cm，有關其影像之敘述，下列何者錯誤？
(A)與物體在鏡片同側 (B)相對於物體是倒立
(C)影像相對於物體大 (D)影像是虛像。 （111 專高）

2. 一高度為 20cm 的物體，置於一個+15.00D 的凸透鏡前方 20cm，其成像應為下列何者？
(A)與物體在鏡片同側，高度 10cm
(B)與物體在鏡片對側，高度 10cm
(C)與物體在鏡片同側，高度 20cm
(D)與物體在鏡片對側，高度 20cm。 （111 專普）

3. 一真實物體位在+4.00D 鏡片前 80cm，它所對應的影像為：①實像 ②正立 ③小於物體 ④位在鏡片的焦點後 ⑤位在物體的同側。
(A) ①②⑤ (B) ①③④ (C) ②③④ (D) ②③⑤。 （111 專普）

4. 有一物體在薄透鏡+8.00D 左邊軸上 25cm 處，空氣為介質，則成像位於何處？
(A)透鏡右方軸上 25cm (B)透鏡左方軸上 8.3cm
(C)透鏡右方軸上 8.3cm (D)透鏡左方軸上 25cm （110 專普）

5. 一個實物放置在焦距為 20cm 的凹透鏡前方 10cm 處，其成像為：
(A)鏡前約 6cm 處，正立虛像 (B)鏡前約 20cm 處，正立虛像
(C)鏡後約 6cm 處，倒立虛像 (D)鏡後約 20cm 處，倒立虛像 （110 專普）

6. 一個高度為 20 公分的物體，放在一個+20.00D 的凸透鏡前方 10 公分，其成像何者正確？
(A)與物體在鏡片的同側，為正立虛像，高度 20 公分
(B)與物體在鏡片的同側，為正立虛像，高度 10 公分
(C)與物體在鏡片的對側，為正立實像，高度 20 公分
(D)與物體在鏡片的對側，為倒立實像，高度 20 公分。 （109 專高）

7. 有關放置於空氣中+20.00D 的會聚透鏡，下列敘述何者錯誤？
(A)物體在透鏡前 3 公分處，影像相對於物體是放大正立虛像
(B)物體在透鏡前 8 公分處，影像相對於物體是放大倒立實像
(C)物體在透鏡前 10 公分處，影像相對於物體是相等大小的倒立實像
(D)物體在透鏡前 12 公分處，影像相對於物體是放大倒立實像。（109 專高）

8. 當一物體放置在透鏡前 20 公分處，影像位在透鏡後 40 公分處，下列何者錯誤？
(A)透鏡度數為+7.50D　(B)影像為實像(real image)
(C)影像為直立像(erect image)　(D)影像比物體大。（109 一特師）

9. 假設凹透鏡與凸透鏡均置於空氣中，其鏡片光學及成像性質，下列何者正確？
(A)凹透鏡與凸透鏡均可會聚光線
(B)凹透鏡與凸透鏡均可成像為實像及虛像
(C)通過凹透鏡與凸透鏡光心的光線均不偏折
(D)若光線由左至右，則凹透鏡第一焦點在透鏡的左邊，凸透鏡的第一焦點在透鏡的右邊。（109 二特師）

10. 一實物體(real object)位於+2.00D 透鏡前 40 公分處，其影像的位置為多少？
(A)透鏡前 22.22 公分　(B)透鏡前 200 公分
(C)透鏡後 22.22 公分　(D)透鏡後 200 公分。（109 二特師）

11. 關於凸透性和凹透鏡成像的敘述，何者錯誤？
(A)無論是凸透性或是凹透鏡，來自無窮遠的平行光成像都在焦點上
(B)無論物體的位置在焦點以外還是焦點以內，經過凹透鏡折射之後，所成的像均是縮小正立虛像
(C)物體位於凸透鏡前一倍與二倍焦距之間，所成的像為縮小倒立實像
(D)物體位於凸透鏡前二倍焦距之外，所成的像為縮小倒立實像。
（109 二特師）

12. 一實物體(real object)位於+5.00D 凸透鏡前 25 公分，其影像與透鏡之距離為何？
(A) 11.11 公分　(B) 20 公分　(C) 30 公分　(D) 100 公分。（109 專普）

13. 下列敘述何者正確？
(A)一實物體放在凸透鏡前焦點外，其成像為位在透鏡後方的正立實像
(B)一實物體放在凸透鏡前焦點外，其成像為位在透鏡後方的倒立實像
(C)一實物體放在凸透鏡前焦點外，其成像為位在透鏡後方的正立虛像
(D)一實物體放在凸透鏡前焦點外，其成像為位在透鏡後方的倒立虛像。
（109 專普）

14. 有一個 10 公厘(mm)高的物體位在薄透鏡-6.00D 左邊軸上 50 公分處，空氣為介質。下列有關成像的敘述，何者正確？①成像於左邊軸 ②成像於右邊軸 ③成像距離透鏡 25 公分 ④成像距離透鏡 12.5 公分 ⑤成像為 6.25 公厘高 ⑥成像為 16 公厘高。
(A) ①③⑥ (B) ①④⑤ (C) ②④⑥ (D) ②③⑤。（109 專普）

15. 一高度為 10cm 的物體，置於一個+20.0D 的凸透鏡前方 10cm，其成像應為下列何者？
(A)正立虛像，高度 10cm (B)倒立實像，高度 10cm
(C)正立虛像，高度 5cm (D)倒立實像，高度 5cm。（108 專高）

16. 一物體高 10cm 位在+10D 鏡片前 40cm，其成像及高度為何？
(A)鏡後 13.3cm，高度 30cm (B)鏡後 8cm，高度 2cm
(C)鏡後 13.3cm，高度 3.3cm (D)鏡後 8cm，高度 50cm。（108 專高）

17. 用一個+30.00D 的凸透鏡看報紙，若放在距離報紙 2cm 處，其成像位置為何？
(A)與報紙在鏡片的同側，距離鏡片 5cm
(B)與報紙在鏡片的同側，距離鏡片 10cm
(C)與報紙在鏡片的對側，距離鏡片 5cm
(D)與報紙在鏡片的對側，距離鏡片 10cm。（107 特師）

18. 根據幾何光學，物在兩倍焦距外，經過凸透鏡後成像位置於透鏡後方之何處？
(A)一倍焦距與鏡片間 (B)一倍焦距到兩倍焦距之間
(C)兩倍焦點上 (D)兩倍焦距外。（107 專普）

解答及解析

1. 解析：(B)。

   解法 1：第一焦點在鏡前，表示鏡片為正鏡片。又物體在鏡前一倍焦距內，會形成鏡前放大正立虛像。

   解法 2：$\frac{1}{v}=\frac{1}{f_2}+\frac{1}{u} \rightarrow \frac{1}{v}=\frac{1}{10}+\frac{1}{-5} \rightarrow v=-10 \rightarrow m=\frac{v}{u}=\frac{-10}{-5}=+2$。

   所以影像與物體同側，正立放大虛像。

2. 解析：(B)。

   $V=P+U \rightarrow \frac{1}{v}=P+\frac{1}{u} \rightarrow \frac{1}{v}=+15D+\frac{1}{-0.2m} \rightarrow v=+0.1m$。

   $m=\frac{v}{u}=\frac{+0.1m}{-0.2m}=-0.5$，$I=mO=-0.5\times 20cm=-10cm$。

   成像在鏡後 10cm 處，為倒立縮小實像。影像大小為 10cm。

3. 解析：(B)。

   +4D 的焦距為 25cm。物體置於鏡前 2 倍焦距外，形成鏡後 1 倍至 2 倍焦距之間，為倒立縮小實像。所以①③④正確。

4. 解析：(A)。

   $V=P+U \rightarrow \frac{1}{v}=(+8D)+\frac{1}{-0.25m} \rightarrow v=+0.25m=+25cm$。

   正號代表在鏡片後(右)側。

5. 解析：(A)。

   $V=P+U \rightarrow \frac{1}{v}=\frac{1}{f_2}+\frac{1}{u} \rightarrow \frac{1}{v}=\frac{1}{-20cm}+\frac{1}{-10cm} \rightarrow v=-6.67cm$。

   負號代表在鏡片前(左)側，為虛像。

   $m=\frac{v}{u}=\frac{-6.67cm}{-10cm}=+0.667$，為正立縮小影像。

6. 解析：(D)。

   $\frac{1}{v}=20D+\frac{1}{-0.1m} \rightarrow v=+0.1m=+10cm$，正號表示鏡片右（後）方，與物反側。

   $m=\frac{I}{20cm}=\frac{+10cm}{-10cm} \rightarrow I=-20cm$，負號表示倒立影像。

7. 解析：(D)。

   +20D 的焦距為 5cm。

   (A)焦點內成放大正立虛像；(B) 1 倍和 2 倍焦距之間成放大倒立實像；(C) 2 倍焦距上成相等倒立實像；(D) 2 倍焦距外成縮小倒立實像。

8. 解析：(C)。
(A) $\frac{1}{v}=P+\frac{1}{u}$ → $\frac{1}{+0.4m}=P+\frac{1}{-0.2m}$ → P = +7.5D；
(B)成像在鏡後為實像；
(C)(D) $m=\frac{v}{u}=\frac{+0.4m}{-0.2m}=-2$，為倒立放大影像。

9. 解析：(C)。
(A)凹透鏡發散光線，凸透鏡會聚光線；
(D)若光線由左至右，則凹透鏡第一焦點在透鏡的右邊，凸透鏡的第一焦點在透鏡的左邊。
（註：若考慮虛物成像，則凹透鏡也可以形成實像。本題並未提及實物還是虛物，所以一般以實物的情況做答）

10. 解析：(B)。
$\frac{1}{v}=(+2D)+\frac{1}{-0.4m}$ → $v=\frac{1}{-0.5D}=-2m=-200cm$，負號代表在鏡前。

11. 解析：(C)。
(C)物體位於凸透鏡前一倍與二倍焦距之間，所成的像為放大倒立實像。
（註：題目中的凸透性應為凸透鏡的誤植）

12. 解析：(D)。
$\frac{1}{v}=5D+\frac{1}{-0.25m}$ → v = +1m = +100cm，正號代表在鏡片右（後）方。

13. 解析：(B)。
一實物體放在凸透鏡前焦點外，其成像為位在透鏡後方的倒立實像。

14. 解析：無答案。以(B)最佳。
$\frac{1}{v}=(-6D)+\frac{1}{-0.5m}$ → v = -0.125m，負號代表左（前）方，為虛像。
$m=\frac{-0.125m}{-0.5m}=0.25$，正立縮小 → I = 0.25 × 10mm = 2.5mm。

15. 解析：(B)。
u = -0.1m → $U=\frac{1}{-0.1m}=-10D$ → V = (+20D) + (-10D) = +10D →
$m=\frac{-10D}{+10D}=-1$ →倒立相等實像。

16. 解析：(C)。
u = -0.4m → $U=\frac{1}{-0.4m}=-2.5D$ → V = (+10D) + (-2.5D) = +7.5D →
$v=\frac{1}{+7.5D}=+0.133m=+13.3cm$ → $m=\frac{-2.5D}{+7.5D}=-0.33$ →

$I = mO = (-0.33) \times 10cm = -3.3cm$，

成像在透鏡右（後）方 13.3cm，高度為 3.3cm。

17. 解析：(A)。

$U = \frac{1}{-0.02m} = -50D \rightarrow V = (+30D) + (-50D) = -20D \rightarrow$

$v = \frac{1}{-20D} = -0.05m = -5cm$，負號代表影像在鏡片左（前）方，與報紙同側。

18. 解析：(B)。

凸透鏡前兩倍焦距外物體成像在鏡後一倍至兩倍焦距之間。

四、牛頓式

1. 由第一焦點量到物體的有向距離稱為焦點外物距(x)，由第二焦點量到影像的有向距離稱為焦點外像距(x')，牛頓方程式為$xx' = f_1f_2 = -{f_2}^2$，其中 f_1、f_2分別是鏡片的第一焦距和第二焦距。

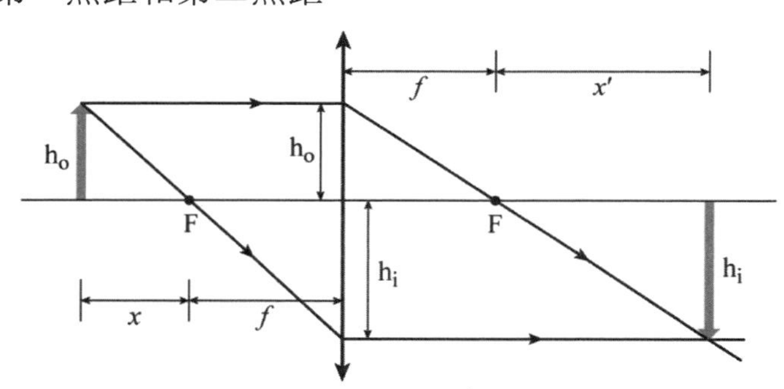

2. 橫向放大率：$m = -\frac{f_1}{x} = -\frac{x'}{f_2}$。

3. 鏡片驗度儀設計的光學原理就是利用牛頓式。

【練習 24　牛頓式（一）】

EXAMPLE

假設鏡片在空氣中，某物體位在鏡片左側第一焦點(primary focal point)前 8 公分，其成像的位置在於鏡片右側第二焦點(secondary focal point)後 50 公分，其鏡片的屈光度為：

(A) +1D　(B) +5D　(C) +10D　(D) +20D。　（106 專高）

解題攻略

公式：$xx' = -{f_2}^2$、$P = \frac{1}{f_2}$。

因為物體在第一焦點前 8 公分，所以 x = -8cm，

成像在第二焦點後 50 公分，所以 x' = +50cm，

因此，$(-8cm) \times (+50cm) = -{f_2}^2 \rightarrow f_2 = \pm 20cm$。

因為第二焦點在鏡片右側，所以第二焦距取正值，故$P = \frac{1}{+0.2m} = +5D$。

正確答案為(B)。

【練習 25　牛頓式（二）】

EXAMPLE

有一高度為$10cm$的物體在第一焦距前方$20cm$處，當鏡片屈光度數為$+5.00D$時，影像的高度為下列何者？

(A)不成像　(B) $5cm$　(C) $10cm$　(D) $15cm$。　（113 專普）

解題攻略

公式：$m = -\frac{f_1}{x} = \frac{x'}{f_2}$

$m = -\frac{-\frac{1}{5D}}{-0.2m} = -1 \rightarrow I = mO = -1 \times 10cm = -10cm$。負號代表倒立影像。

正確答案為(C)。

歷屆試題

1. 一個薄凹透鏡在空氣中，物體位於透鏡第一焦點左側 30cm 處，其像位於凹透鏡第二焦點右側 13.33cm 處，則透鏡的屈光度為何？
   (A) -3.00D (B) -3.33D (C) -5.00D (D) -7.50D。（109 二特師）
2. 一個位於透鏡第一焦點左側 10cm 的物體，其像位於第二焦點右側 40cm 處。該透鏡的屈光力為何？
   (A) +3.00D (B) +4.00D (C) +5.00D (D) +6.00D。（109 一特生）

解答及解析

1. 解析：(C)。
   $(-0.3m)\times(+0.1333m)=-{f_2}^2 \rightarrow f_2=-0.2m$（因為是凹透鏡）→
   $P=\frac{1}{-0.2m}=-5D$。
2. 解析：(C)。
   $(-0.1m)\times(+0.4m)=-{f_2}^2 \rightarrow f_2=\pm0.2m$。
   因為第二焦點在鏡片右側，所以第二焦距取正值，故$P=\frac{1}{+0.2m}=+5D$。

五、雙鏡片的接觸組合

1. 組合屈光力：$P=P_1+P_2$，其中 P_1、P_2 分別為第一、第二鏡片的屈光力。
2. 組合焦距：$\frac{1}{f}=\frac{1}{(f_2)_1}+\frac{1}{(f_2)_2}$，其中$(f_2)_1$、$(f_2)_2$ 分別為第一、第二鏡片的（第二）焦距。

EXAMPLE

【練習 26　鏡片組合的屈光力】

+2.00DS 與-3.50DS 的薄鏡片組合的效果為：

(A) -1DS (B) -5.50DS (C) +1.50DS (D) -1.50DS。（107 特生）

解題攻略

公式：$P = P_1 + P_2$。

P = (+2D) + (-3.5D) = -1.5D。

正確答案為(D)。

【練習 27　鏡片組合的焦距】 EXAMPLE

一片第二焦距為+100cm 的薄鏡片 A 與另外一片薄鏡片 B 連接在一起，已知此組合鏡片的第二焦距為+20cm，那鏡片 B 的第二焦距為多少？

(A) +16.7cm　(B) +25cm　(C) +33cm　(D) +50cm。　（106 專高[補]）

解題攻略

公式：$\frac{1}{f} = \frac{1}{(f_2)_1} + \frac{1}{(f_2)_2}$。

$\frac{1}{+20cm} = \frac{1}{+100cm} + \frac{1}{(f_2)_2} \rightarrow (f_2)_2 = +25cm$。

正確答案為(B)。

歷屆試題

1. 一片第二焦距為+40.00cm 的薄透鏡與第二片薄透鏡接合，此複合透鏡的第二焦距為+25.00cm，則第二片薄透鏡的第二焦距為多少？

   (A) +1.50cm　(B) +6.50cm　(C) +15.38cm　(D) +66.67cm。　（108 特師）

2. 一個+2.00D 的薄透鏡和一個+6.00D 的兩同軸薄透鏡若緊密相貼在一起，一個物體放在這個系統前 50cm 的位置，求成像的位置與性質？

   (A)在第二透鏡後側+16.7cm 實像　(B)在第二透鏡後側+16.7cm 虛像

   (C)在第二透鏡後側+13.3cm 實像　(D)在第二透鏡後側+13.3cm 虛像。

   （107 專普）

3. +4.00D 的薄透鏡和一個+6.00D 的兩同軸薄透鏡若緊密相貼在一起，一個物體放在這個系統前 40cm 的位置，則其成像的位置與性質，哪一項為正確？（公式：$V_1 = F_t + U_1$）
(A)在第二透鏡後側+13.3cm 實像　(B)在第二透鏡後側+13.3cm 虛像
(C)在第二透鏡後側+25cm 實像　(D)在第二透鏡後側+25cm 虛像。
（106 專高[補]）

解答及解析

1. 解析：(D)。
$\frac{1}{+25cm} = \frac{1}{+40cm} + \frac{1}{(f_2)_2} \rightarrow (f_2)_2 = +66.67\text{cm}$。
2. 解析：(A)。
組合屈光力為(+2D) + (+6D) = +8D。
$U = \frac{1}{-0.5m} = -2D \rightarrow$ V = (+8D) + (-2D) = +6D →
$v = \frac{1}{+6D} = +0.167m = +16.7cm$。
成像在組合鏡片右（後）方 16.7cm 處，為實像。
3. 解析：(A)。
組合屈光力為(+4D) + (+6D) = +10D。
$U = \frac{1}{-0.4m} = -2.5D \rightarrow$ V = (+10D) + (-2.5D) = +7.5D →
$v = \frac{1}{+7.5D} = +0.133m = +13.3cm$。
成像在組合鏡片右（後）方 13.3cm 處，為實像。

六、相隔距離 *d* 的雙鏡片成像

1. 計算步驟
1-1. 鏡片一成像：$V_1 = P_1 + U_1$，其中$U_1 = \frac{1}{u_1}$，$V_1 = \frac{1}{v_1}$。
1-2. 過渡公式：鏡片一的影像為鏡片二的物體，所以 $u_2 = v_1 - d$，其中 u_2 為鏡片二的物距，d 為兩鏡片的間距。若不考慮鏡片一的成像位置可以直接用$U_2 = \frac{V_1}{1-dV_1}$，其中 V_1 為鏡片一的出射聚散度，U_2 為鏡片二的入射聚散度。

1-3. 鏡片二成像：$V_2 = P_2 + U_2$，其中$U_2 = \frac{1}{u_2}$，$V_2 = \frac{1}{v_2}$。

1-4. 橫向放大率：$m = m_1 m_2 = \frac{U_1}{V_1}\frac{U_2}{V_2}$。

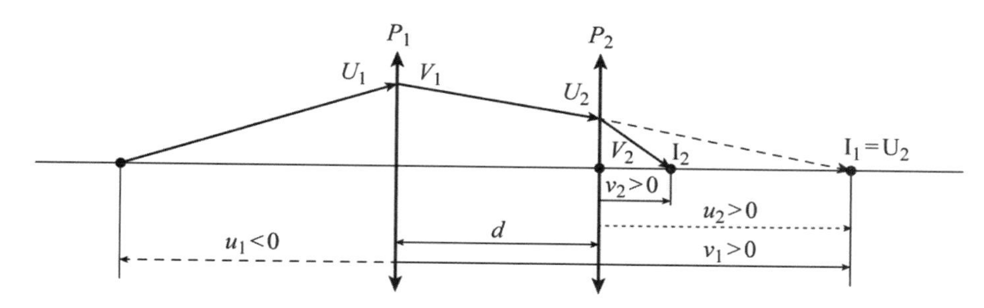

【練習 28　雙鏡片成像】 EXAMPLE

一光學系統在空氣中含兩薄鏡片，第一個鏡片+6.00D，第二個鏡片+15.00D，兩鏡片間隔距離為 35 公分，一物體在距離第一個鏡片左側 50 公分處，下列敘述何者錯誤？

(A)最後成像在第二個鏡片右側 20 公分處

(B)中間成像在第二個鏡片左側 10 公分處

(C)最後成像為原物體 1/2 大小

(D)最後成像為正立實像。 （106 專高）

解題攻略》

鏡片一的成像：

u_1 = -0.5m → $U_1 = \frac{1}{-0.5m} = -2D$ → V_1 = (+6D) + (-2D) = +4D →

$v_1 = \frac{1}{+4D} = +0.25m$ → $m_1 = \frac{-2D}{+4D} = -0.5$。

鏡片一的影像在鏡片一右（後）方 25cm。

過渡：

u_2 = (+0.25m) – 0.35m = -0.1m，即在鏡片二左（前）方 10cm。

鏡片二成像：

u_2 = -0.1m → $U_2 = \frac{1}{-0.1m} = -10D$ → V_2 = (+15D) + (-10D) = +5D →

$v_2 = \frac{1}{+5D} = +0.2m$ → $m_2 = \frac{-10D}{+5D} = -2$。

鏡片二的影像在鏡片二右（後）方 20cm。

總橫向放大率：$m = m_1m_2$ = (-0.5) × (-2) = +1，為正立相等實像。

所以選項(C)的敘述是錯的。

正確答案為(C)。

歷屆試題

1. 有兩個鏡片置於空氣中，相距 20cm，第一個鏡片屈光力為-4.75DS，第二片鏡片屈光力為+20.00DS，物體放置於第一片鏡片前面 4m，最後形成的影像為下列何者？
   (A)放大倒立實像　(B)縮小倒立實像
   (C)縮小正立虛像　(D)放大正立虛像。　（109 一特師）

2. 兩薄鏡片置於空氣中，一物體放置於第一片鏡片+5.00D 的鏡片前 40 公分，第二片鏡片-13.00D 位於第一片鏡片後方 20 公分，有關最後影像的敘述何者正確？
   (A)像在第二片鏡片前，為放大實像　(B)像在第二片鏡片前，為縮小虛像
   (C)像在第二片鏡片後，為放大虛像　(D)像在第二片鏡片後，為縮小實像。
   （109 一特師）

3. 一個+10.00D 透鏡位於+5.00D 透鏡前 10 公分處。如果有一個實物體位於+10.00D 透鏡前 4 公分處，其全側向放大率(total lateral magnification)約為多少？
   (A) 1　(B) 3.6　(C) 6　(D) 10。　（109 二特師）

4. 一個由兩片透鏡所組成光學透鏡組，已知第一個透鏡屈光度為+5.00D，第二個透鏡的屈光度為-15.00D，兩透鏡間距為 20cm，若物體位於第一個透鏡前方 40cm 時，下列敘述何者正確？

(A)此透鏡組可用來作為克普勒望遠鏡
(B)成像位於第二個透鏡右方 10cm 處
(C)此系統的放大率為 1/2
(D)其成像的性質為倒立實像。 （108 專高）

5. 兩片透鏡組成的透鏡組，其中一-6.00D 的透鏡位於+9.00D 的透鏡左方 10cm 處，當物體位於透鏡左方 25cm 處時，請問成像的位置為何？
(A) +9.00D 的透鏡右方 25cm 處 (B) +9.00D 的透鏡右方 11.1cm 處
(C) -6.00D 的透鏡右方 15cm 處 (D) -6.00D 的透鏡左方 10cm 處。
（107 專高）

解答及解析

1. 解析：(B)。
鏡片一成像：u_1 = -4m → U_1 = -0.25D →
V_1 = -5D → v_1 = -0.2m → m_1 = +0.05。
過渡：$u_2 = v_1 - d$ = -0.2m – 0.2m = -0.4m。
鏡片二成像：u_2 = -0.4m → U_2 = -2.5D →
V_2 = +17.5D → v_2 = +0.057m（實像）→ m_2 = -0.143。
總橫向放大率：(+0.05) × (-0.143) = -0.0072 →倒立縮小實像。

2. 解析：(B)。
鏡片一成像：
u_1 = -0.4m → U_1 = -2.5D → V_1 = +2.5D → v_1 = +0.4m → m_1 = -1。
過渡：$u_2 = v_1 - d$ = +0.4m – 0.2m = +0.2m。
鏡片二成像：u_2 = +0.2m → U_2 = +5D → V_2 = -8D →
v_2 = -0.125m（虛像，在鏡前）→ m_2 = -0.625。
總橫向放大率：(-1) × (-0.625) = +0.625 →正立縮小虛像。

3. 解析：(D)。
鏡片一成像：$U_1 = \frac{1}{-0.04m} = -25D$，$V_1 = (+10D) + (-25D) = -15D$ → $m_1 = \frac{-25D}{-15D} = +1.67$。

鏡片二成像：$U_2 = \frac{-15D}{1-0.1m\times(-15D)} = -6D$，$V_2 = (+5D) + (-6D) = -1D$ → $m_2 = \frac{-6D}{-1D} = +6$。

總放大率為$m = m_1 m_2 = (+1.67) \times (+6) = +10$。

4. 解析：(C)。

   (A)克卜勒式望遠鏡的物鏡和目鏡都是正鏡片；

   (B)(C)(D)鏡片一成像：

   u_1 = -0.4m → U_1 = -2.5D → V_1 = +2.5D → v_1 = +0.4m → m_1 = -1。

   過渡：$u_2 = v_1 - d$ = 0.4m – 0.2m = +0.2m。

   鏡片二成像：u_2 = +0.2m → U_2 = +5D → V_2 = -10D → v_2 = -0.1m（虛像）→ m_2 = -0.5。

   總横向放大率：(-1) × (-0.5) = +0.5 → 成像在第二鏡片左方 10cm 處，為縮小正立虛像。

5. 解析：(A)。

   鏡片一成像：u_1 = -0.25m → U_1 = -4D → V_1 = -10D → v_1 = -0.1m →成像在鏡片一左方 10cm。

   過渡：$u_2 = v_1 - d$ = (-0.1m) – 0.1m = -0.2m。

   鏡片二成像：u_2 = -0.2m → U_2 = -5D → V_2 = +4D → v_2 = +0.25m →成像在鏡片二右（後）方 25cm。

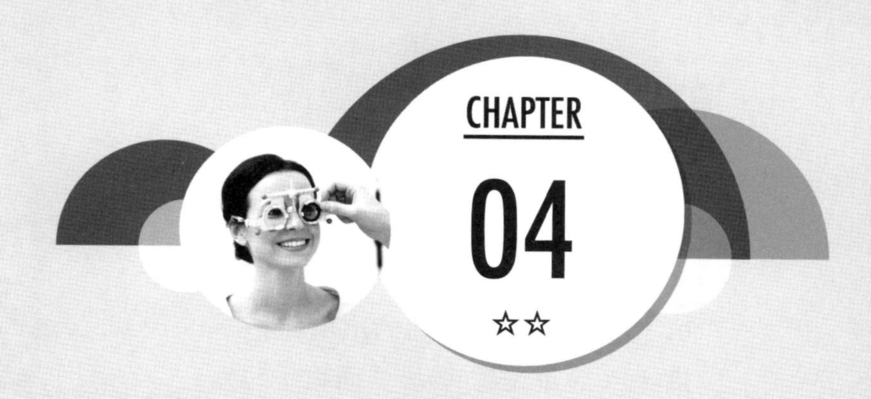

厚球面鏡片

一、頂點屈光力

二、高斯系統的成像

三、主平面位置

四、垂度、中心厚度與邊緣厚度

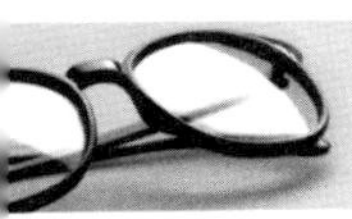

重點彙整

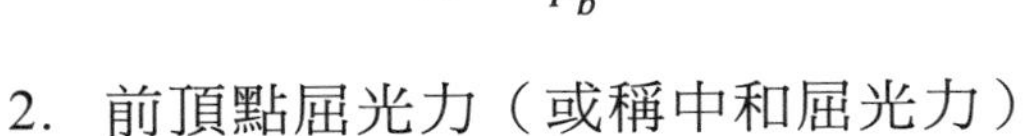

一、頂點屈光力

1. 後頂點屈光力

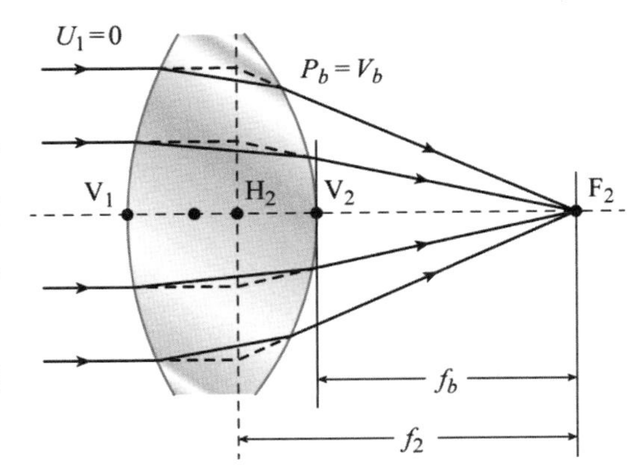

1-1. 一個系統的後頂點屈光力(P_b)是指當平行光入射在前表面時(U_1 = 0)，離開系統後表面的出射聚散度 V_b；也就是對 U_1 = 0 而言，P_b = V_b。

1-2. 後焦距(back focal length) f_b 定義為系統後頂點到 F_2 的有向距離，因此，$f_b=\frac{n_2}{P_b}$。

2. 前頂點屈光力（或稱中和屈光力）

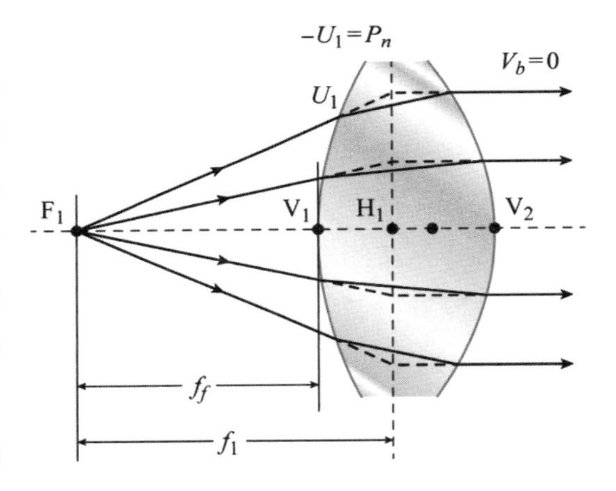

2-1. 假設 U_1 為入射在系統前表面的入射聚散度，若能使光線以平行光的方式離開系統後表面時(V_b = 0)，我們說光學系統中和了 U_1 的聚散度或說系統有-U_1 的中和屈光力(P_n)。換句話說，對 V_b = 0 而言，P_n = -U_1。

2-2. 前焦距(front focal length) f_f 定義為系統前頂點到 F_1 的有向距離，因此，$f_f=-\frac{n_1}{P_n}$。

3. 對厚鏡片而言，假設 P_1 為前表面屈光力，P_2 為後表面屈光力，d 為鏡片中心厚度，n 為鏡片折射率。

3-1. 後頂點屈光力公式：$P_b=\frac{P_1}{1-\frac{d}{n}P_1}+P_2=\frac{P_1+P_2-\frac{d}{n}P_1P_2}{1-\frac{d}{n}P_1}$。

3-2. 前頂點屈光力（或中和屈光力）公式：$P_n=P_1+\frac{P_2}{1-\frac{d}{n}P_2}=\frac{P_1+P_2-\frac{d}{n}P_1P_2}{1-\frac{d}{n}P_2}$。

4. 中和：假設光學系統 A 和 B 彼此接觸組合並且 A 在 B 之前，當平行光入射在 A 時，就可以得到平行光離開 B，我們就說 A、B 兩個系統彼此互相中和，也就是說，系統 B 的前頂點屈光力可以中和系統 A 的後頂點屈光力：

$-(P_b)_A = (P_n)_B$。

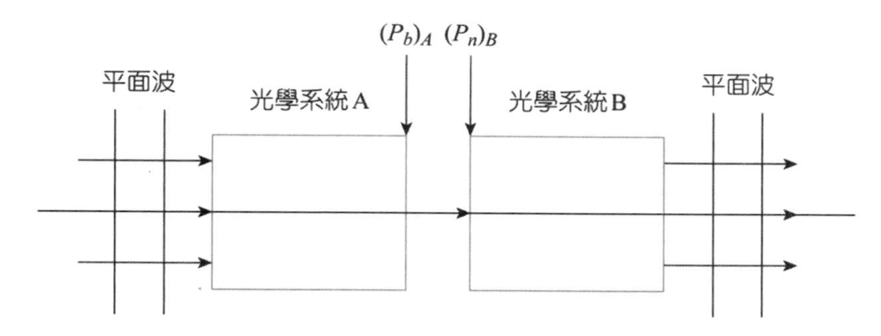

【練習 1 後頂點屈光力】 EXAMPLE

空氣中(n = 1)兩個薄透鏡(F_1 = +6.00D；F_2 = -4.00D)構成一透鏡組，兩個透鏡之間相距 20mm。若物體在遠方，此透鏡組的後頂點屈光力(BVP)為多少 D？

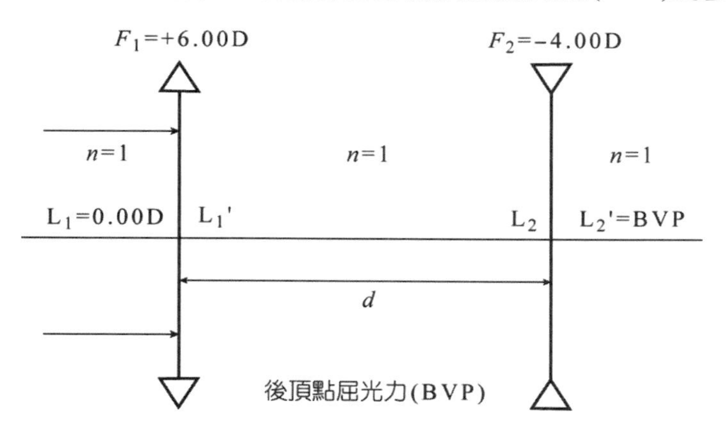

(A) +4.52D (B) +6.00D (C) +2.80D (D) +3.50D。 （107 專普）

解題攻略 》

公式：$P_b = \frac{P_1}{1-\frac{d}{n}P_1} + P_2 = \frac{P_1+P_2-\frac{d}{n}P_1P_2}{1-\frac{d}{n}P_1}$。

$P_b = \frac{+6D}{1-\frac{0.02m}{1}\times(+6D)} + (-4D) = +2.82D$。

正確答案為(C)。

EXAMPLE

【練習 2　比較各鏡片的後頂點屈光力】

折射率 1.5，中心厚度均為 3mm 的三種透鏡：①雙凸透鏡，前表面屈光力+3D，後表面屈光力+10D ②新月形透鏡，前表面屈光力+15D，後表面屈光力-2D ③平凸透鏡，前表面屈光力+13D，後表面屈光力 0D。實測屈光力大小為：

(A) ①>②>③　(B) ②>③>①　(C) ③>①>②　(D) ①>③>②。

（106 專高[補]）

解題攻略

解法一

公式：$P_b = \frac{P_1}{1-\frac{d}{n}P_1} + P_2 = \frac{P_1+P_2-\frac{d}{n}P_1P_2}{1-\frac{d}{n}P_1}$。

實測屈光力即鏡片的後頂點屈光力，直接計算可得：

$P_{b1} = \frac{+3D}{1-\frac{0.003m}{1.5}\times(+3D)} + (+10D) = +13.02D$。

$P_{b2} = \frac{+15D}{1-\frac{0.003m}{1.5}\times(+15D)} + (-2D) = +13.46D$。

$P_{b3} = \frac{+13D}{1-\frac{0.003m}{1.5}\times(+13D)} + (0D) = +13.35D$。

故實測屈光力大小順序為②＞③＞①。

解法二

三者的前後表面屈光力和皆為 $P_1 + P_2 = +13D$。當 P_1 的正屈光力越大時，$\frac{P_1}{1-\frac{d}{n}P_1}$的正屈光力就更大，因此造成後頂點屈光力$P_b = \frac{P_1}{1-\frac{d}{n}P_1} + P_2$的正屈光力愈多。

故實測屈光力大小順序為②＞③＞①。

正確答案為(B)。

【練習 3　前頂點屈光力】 EXAMPLE

光在一材質中傳播速度為 15 萬公里／秒，拿此材質來製作鏡片，前表面研磨成+4.00D，後表面研磨成-10.00D，中心厚度為 4mm，其鏡片之前頂點球面度數屈光度(front vertex power)約為多少？

(A) -5.80D　(B) -5.90D　(C) -6.00D　(D) -6.20D。　（109 專高）

解題攻略 》

公式：$P_n = \frac{P_2}{1-\frac{d}{n}P_2} + P_1$、$n = \frac{c}{v}$。

$n = \frac{300000km/s}{150000km/s} = 2 \rightarrow P_n = \frac{-10D}{1-\frac{0.004m}{2}\times(-10D)} + 4D = -5.80D$。

正確答案為(A)。

【練習 4　計算鏡片厚度】 EXAMPLE

在空氣中的一個雙凸厚透鏡，其前表面屈光力為$+2D$，後表面屈光力為$+5D$，透鏡折射率為1.6，等效屈光力為$+6.875D$，則透鏡的厚度為何？

(A) $2cm$　(B) $3cm$　(C) $4cm$　(D) $5cm$。　（113 專高）

解題攻略 》

$P_{eff} = P_1 + P_2 - \frac{t}{n}P_1P_2 \rightarrow +6.875D = +2D + 5D - \frac{t}{1.6} \times 2D \times 5D$

$\rightarrow t = 0.02m = 2cm$。

正確答案為(A)。

歷屆試題

1. 一透鏡前、後表面屈光力分別為+8.00D、-3.00D，中心厚度為 5mm，折射率為 1.6，其後頂點屈光力為多少？
   (A) +4.60D (B) +4.80D (C) +5.00D (D) +5.20D。 （112 專高）
2. 折射率 1.5 的鏡片研磨時，前表面設定為+10.00DS，後表面設定為-2.00DS，中心厚度為 5mm，其鏡片之後頂點屈光度數(back vertex power)為何？
   (A) +8.00DS (B) +8.16DS (C) +8.32DS (D) +8.50DS。 （109 一特師）
3. 一高折射率的玻璃鏡片(n = 1.70)，有 4 公分的中心厚度，前表面屈光度為+4.00D，後表面屈光度為-10.00D，它的前頂點屈光度(front vertex power)為多少？
   (A) -4.10D (B) -8.10D (C) -9.07D (D) -13.07D。 （109 二特師）
4. 有關鏡片的前頂點屈光力(front vertex power)及後頂點屈光力(back vertex power)的敘述，下列何者錯誤？
   (A)在測量多焦點的近用區域時，必須測量後頂點屈光力
   (B)對於正鏡片，當鏡片的前表面越彎，後頂點屈光力越大
   (C)前頂點屈光力為從鏡片的前表面被測量出，又稱中和(neutralizing)屈光力
   (D)前／後頂點屈光力受到折射率、中心厚度及表面屈光度三個因素影響。
   （108 專高）
5. 一眼用玻璃鏡片(n = 1.6)，前表面屈光度為+10.00D，後表面屈光度為-3.00D，中心厚度為 3cm。此鏡片的後頂端屈光度(back vertex power)為多少？
   (A) +8.42D (B) +9.31D (C) +12.31D (D) +15.31D。 （108 特師）
6. 三組鏡片的中心厚度均為 2mm，分別如下：①前表面屈光度+2.00D；後表面屈光度-8.00D ②前表面屈光度+4.00D；後表面屈光度-10.00D ③前表面屈光度+6.00D；後表面屈光度-12.00D。有關後頂點屈光力(back vertex power)絕對值大小的比較，下列何者正確？
   (A) ②＞① (B) ③＞② (C) ①＞③ (D) ①＝②＝③。 （107 特師）

解答及解析

1. 解析：(D)。

   $P_b = \frac{P_1}{1-\frac{t}{n}P_1} + P_2 = \frac{8D}{1-\frac{0.005m}{1.6}\times 8D} + (-3D) = 5.21D$。

2. 解析：(C)。

   $P_b = \frac{+10D}{1-\frac{0.005m}{1.5}\times(+10D)} + (-2D) = +8.34D$。

3. 解析：(A)。

   $P_n = (+4D) + \frac{-10D}{1-\frac{0.04m}{1.7}\times(-10D)} = -4.10D$。

4. 解析：(A)。

   (A)鏡片近用區屈光力是測量其前頂點屈光力。

5. 解析：(B)。

   $P_b = \frac{+10D}{1-\frac{0.03m}{1.6}\times(+10D)} + (-3D) = +9.31D$。

6. 解析：(C)。

   實際計算的結果分別為 P_{b1} = -5.99D，P_{b2} = -5.98D，P_{b3} = -5.95D。所以後頂點屈光力的絕對值大小順序為①＞②＞③。

   另解：三者的前後表面屈光力和皆為 $P_1 + P_2$ = -6D。當 P_1 的正屈光力越大時，$\frac{P_1}{1-\frac{d}{n}P_1}$的正屈光力就更大。因此造成後頂點屈光力$P_b = \frac{P_1}{1-\frac{d}{n}P_1} + P_2$的負屈光力愈少，故後頂點屈光力的絕對值大小順序為①＞②＞③。

二、高斯系統的成像

1. 主平面與主點

1-1. 第二主平面與第二主點(H_2)：在給定的光學系統下，平行光軸入射的光線之延伸與其對應之出射光線之延伸的所有交會點形成第二主平面(secondary principal plane)。第二主平面與光軸的交點稱為第二主點(secondary principal point)，而對應之出射光線皆顯示出朝向第二焦點或從第二焦點發出。

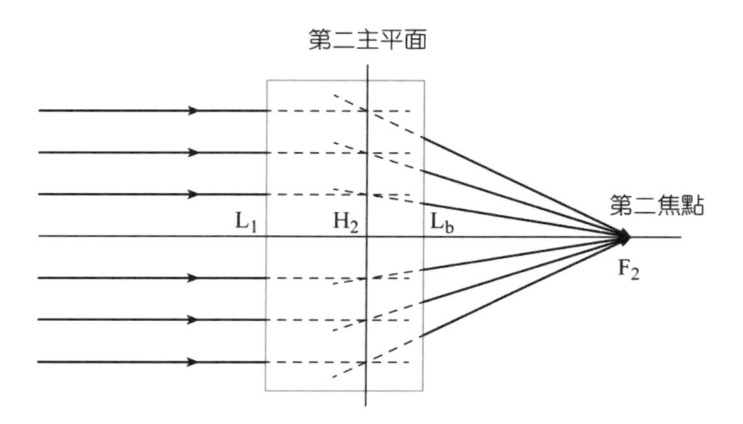

1-2. 第一主平面與第一主點(H_1)：在給定的光學系統下，最後平行光軸出射的光線之延伸與其對應之入射光線之延伸的所有交會點形成第一主平面(primary principal plane)。第一主平面與光軸的交點稱為第一主點(primary principal point)，而對應之入射光線皆顯示出從第一焦點發出或朝向第一焦點入射。

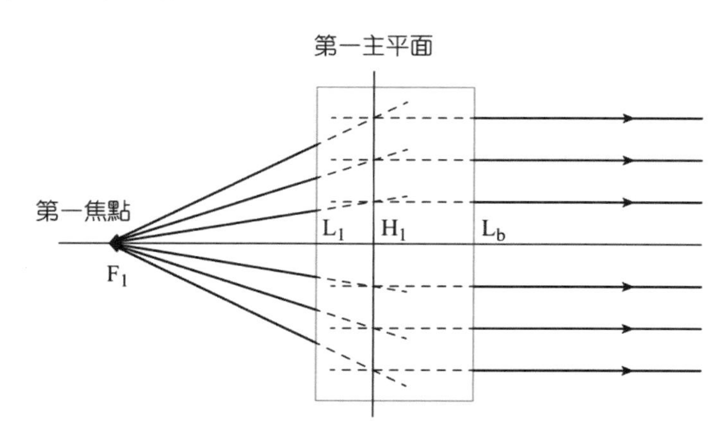

1-3. 只要知道主平面的和焦點的位置，就可以知道離開系統的光線情形。

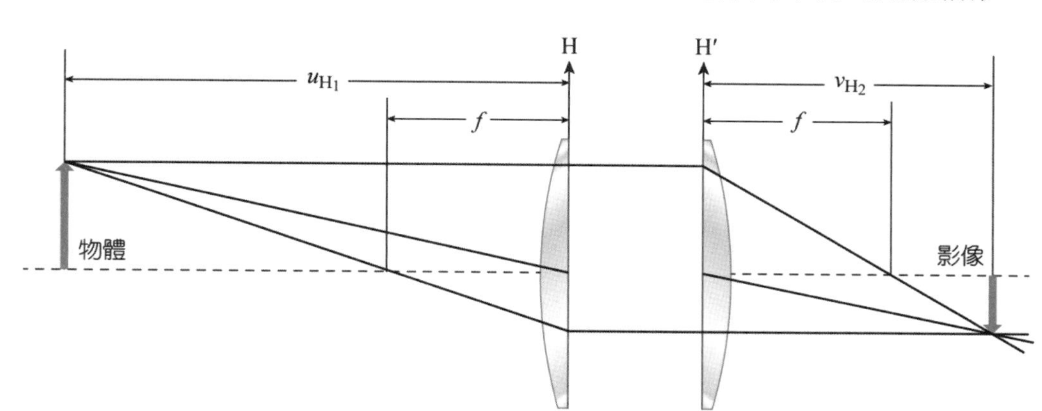

1-4. 當物體位於第一主平面位置時，會在第二主平面形成相等正立影像，即總橫向放大率為+1。換句話說，即第一主平面和第二主平面為物像共軛平面。

2. 成像公式

2-1. 入射聚散度：想像入射光朝向第一主平面傳播，其入射聚散度為 $U_{H_1}=\frac{n_1}{u_{H_1}}$，其中$u_{H_1}$是從第一主平面（或說第一主點 H_1）量起的物距，n_1 是入射（物空間）介質折射率。

2-2. 出射聚散度：想像出射光從第二主平面遠離，其出射聚散度為$V_{H_2}=\frac{n_2}{v_{H_2}}$，其中$v_{H_2}$是從第二主平面（或說第二主點 H_2）量起的像距，n_2 是出射（像空間）介質折射率。

2-3. 聚散度方程式：$V_{H_2}=P_e+U_{H_1}$，其中 P_e 稱為系統的等價屈光力。

2-4. 厚鏡片的等價屈光力：$P_e=P_1+P_2-\frac{d}{n}P_1P_2$。

2-5. 橫向放大率：$m=\frac{U_{H_1}}{V_{H_2}}$。

3. 等價焦距

3-1. 等價第一焦距：由第一主點(H_1)測量至第一焦點(F_1)的距離$\overrightarrow{H_1F_1}=f_1=-\frac{n_1}{P_e}$。

3-2. 等價第二焦距：由第二主點(H_2)測量至第二焦點(F_2)的距離$\overrightarrow{H_2F_2}=f_2=\frac{n_2}{P_e}$。

4. 節點與主點的距離：$\overrightarrow{HN} = f_1 + f_2 = \frac{n_2 - n_1}{P_e}$。

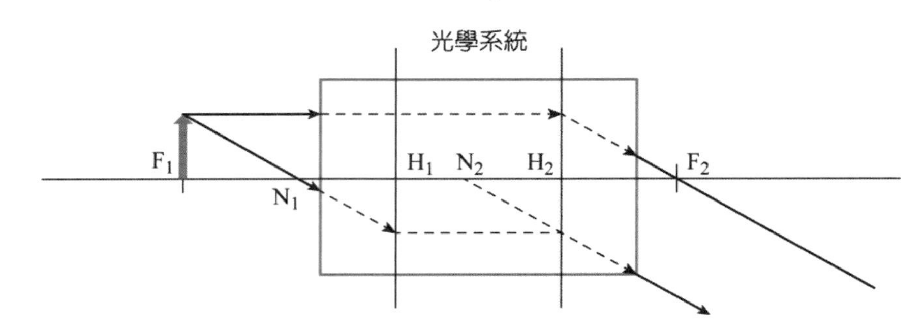

4-1. 當系統前後介質折射率不同時，節點和主點不一致。

4-2. 若物空間和像空間的折射率相等時，節點和主點一致。

4-3. 當光學系統等價屈光力為正時，節點向高折射率介質偏移。

4-4. 當光學系統等價屈光力為負時，節點向低折射率介質偏移。

【練習 5　厚鏡片焦距與等價屈光力】 EXAMPLE

厚透鏡之焦點決定於：

(A)前弧屈光度、後弧屈光度、透鏡厚度及物距

(B)前弧屈光度、後弧屈光度、透鏡厚度及其折射率

(C)物體光線之強度、入射角、反射角及物距

(D)物體光線之強度、入射角、反射角及透鏡厚度。 （106 專高）

解題攻略》

公式：$P_e = P_1 + P_2 - \frac{d}{n} P_1 P_2$。

由公式可知厚透鏡的屈光力和前弧、後弧、厚度、折射率有關，所以焦距（即焦點的位置）也是。

正確答案為(B)。

【練習 6 等價屈光力】

EXAMPLE

配戴一個+3.00D 的近用眼鏡，搭配一 +10.00D 的放大鏡觀察文字，已知眼鏡與放大鏡之間的距離為 10cm，則此光學系統的等效屈光力(equivalent power)為多少？

(A) +10.00D (B) +11.00D (C) +12.50D (D) +15.00D。 （107 專高）

解題攻略

公式：$P_e = P_1 + P_2 - \frac{d}{n}P_1P_2$。

$P_e = 3D + 10D - \frac{0.1m}{1} \times 3D \times 10D = 10D$。

正確答案為(A)。

【練習 7 光學系統的成像】

EXAMPLE

空氣中有一個光學系統，中心厚度是 6.00cm，並且有等價屈光力+10.00D。第一主平面位在前表面的後方 2.0cm 而第二主平面在前表面的後方 5.00cm（或後表面的前方 1.00cm），當物體放在系統前表面前方 23.00cm 處，影像在哪裡？

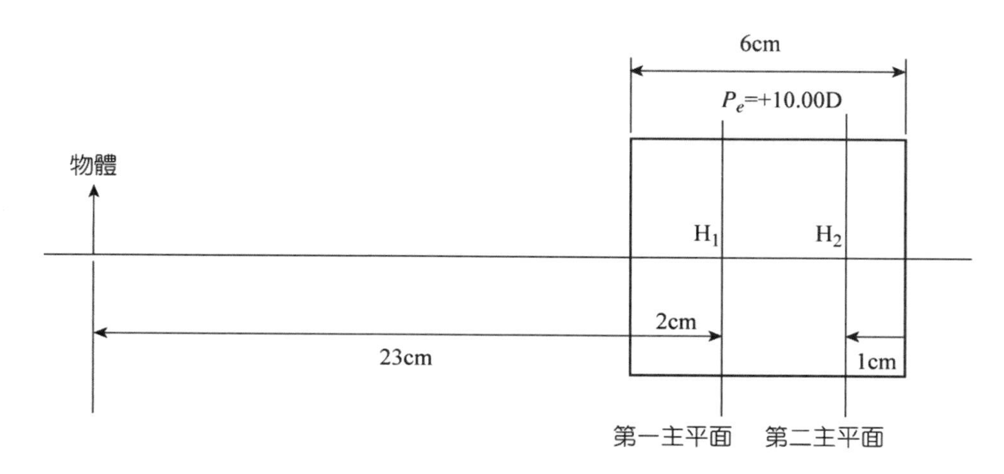

(A)前表面後方 22.7cm (B)後表面前方 16.7cm

(C)後表面後方 16.7cm (D)後表面後方 15.7cm。

解題攻略

公式：$V_{H_2} = P_e + U_{H_1}$、$U_{H_1} = \frac{n_1}{u_{H_1}}$、$V_{H_2} = \frac{n_2}{v_{H_2}}$。

物體在第一主平面左（前）方(23.00+2.00)cm 處，

所以$u_{H_1} = -0.25m \rightarrow U_{H_1} = \frac{1}{-0.25m} = -4D$。

$V_{H_2} = (+10D) + (-4D) = +6D \rightarrow v_{H_2} = \frac{n_2}{V_{H_2}} = \frac{1}{+6D} = +0.167m = +16.7cm$。

正號代表影像在第二主平面右（後）方 16.7cm，也可以說在後表面右（後）方 15.7cm，或前表面右（後）方 21.7cm。

正確答案為(D)。

【練習 8　光學系統的節點】

EXAMPLE

眼睛的角膜和水晶體是空氣（物空間介質）和玻璃體（像空間介質）之間的一個屈光系統。在 Gullstrand #1 模型眼中，等價屈光力是+58.64D，第一和第二主平面分別在角膜前表面的後方 1.348mm 和 1.602mm 處。相對於主平面而言，眼睛的節點在哪裡？（玻璃體的折射率是 1.336）

(A)與主點位置相同　(B)在主點前方 5.73mm

(C)在主點後方 5.73mm　(D)在角膜前方 5.73mm。

解題攻略

公式：$\overrightarrow{HN} = \frac{n_2 - n_1}{P_e}$。

$\overrightarrow{HN} = \frac{1.336-1}{+58.64D} = +0.00573m = +5.73mm$，

正號代表節點(N)在主點(H)的右（後）方。

正確答案為(C)。

歷屆試題

1. 某患者赴眼科診所做視力檢查，當水晶體在放鬆時的前表面曲率半徑為10mm，後表面曲率半徑為-6mm，水晶體厚度為 3.6mm，房水及玻璃體折射率為 1.336，水晶體平均折射率為 1.4085，則此時水晶體的屈光力約為何？
(A) 18.41D (B) 18.76D (C) 19.11D (D) 19.46D。 （112 專高）
2. 依照厚透鏡公式(thick lens equation)，折射率為 1.5，前表面曲率半徑為7.5mm 後表面曲率半徑為 8.0mm，透鏡中心厚度為 0.4mm 的隱形眼鏡，置於空氣中的度數最接近下列何者？
(A) +11.75 屈光度(diopter) (B) +128.00 屈光度
(C) +4.00 屈光度 (D) +5.25 屈光度。 （109 專高）
3. 使用試鏡片插片驗光時，若在患者眼前置入之二鏡片間有 2 公分的距離，第一片鏡片為+7.00D，第二片鏡片為+2.25D，此時之等效屈光力為何？
(A) +9.37D (B) +9.25D (C) +8.94D (D) +8.65D。 （109 二特師）

解答及解析

1. 解析：(C)。
$P_1=\frac{n_2-n_1}{r}=\frac{1.4085-1.336}{0.01m}=7.25D$，$P_2=\frac{1.336-1.4085}{-0.006m}=12.08D$。
$P_e=P_1+P_2-\frac{t}{n}P_1P_2=7.25D+12.08D-\frac{0.0036m}{1.4085}\times 7.25D\times 12.08D=19.11D$。
2. 解析：(D)。
前表面屈光力：$P_1=\frac{1.5-1}{0.0075m}=66.67D$；
後表面屈光力：$P_2=\frac{1-1.5}{0.008m}=-62.5D$。
$P_e=66.67D+(-62.5D)-\frac{0.0004m}{1.5}\times 66.67D\times(-62.5D)=+5.28D$。
3. 解析：(C)。
$P_e=(+7D)+(+2.25D)-0.02m\times(+7D)\times(+2.25D)=+8.94D$。

三、主平面位置

1. 第一主平面位置：由前頂點(V_1)至第一主平面(H_1)的距離為$\overrightarrow{V_1H_1} = f_f - f_1 = \left(-\frac{n_1}{P_n}\right) - \left(-\frac{n_1}{P_e}\right) = \frac{n_1dP_2}{nP_e}$，其中 f_f、f_1 分別為前焦距、等價第一焦距，P_e、P_2 分別為等價屈光力、後表面屈光力，n_1 為系統前方的介質折射率，n 為鏡片折射率。

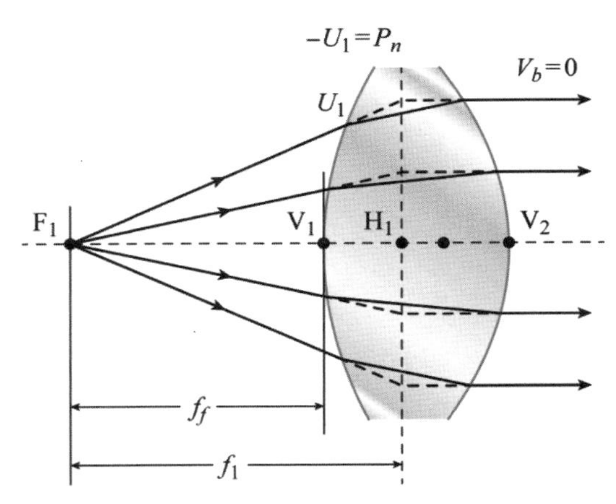

1-1. 若 P_2 與 P_e 同號，則 H_1 在 V_1 的後（右）方。

1-2. 若 P_2 與 P_e 異號，則 H_1 在 V_1 的前（左）方。

2. 第二主平面位置：由後頂點(V_2)至第二主平面(H_2)的距離為$\overrightarrow{V_2H_2} = f_b - f_2 = \frac{n_2}{P_b} - \frac{n_2}{P_e} = -\frac{n_2dP_1}{nP_e}$，其中 f_b、f_2 分別為後焦距、等價第二焦距，P_e、P_1 分別為等價屈光力、前表面屈光力，n_2 為系統後方的介質折射率，n 為鏡片折射率。

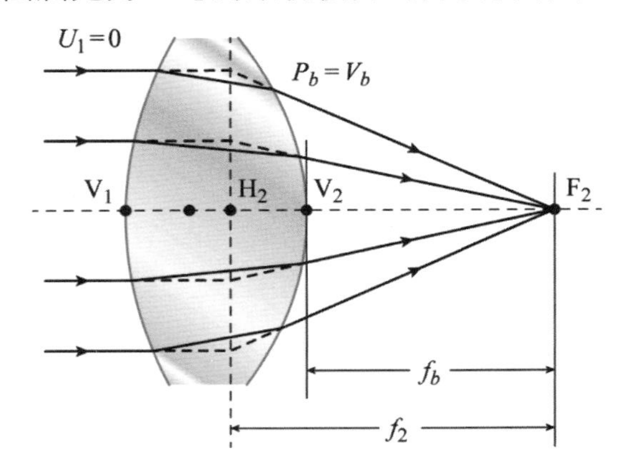

2-1. 若 P_1 與 P_e 同號，則 H_2 在 V_2 的前（左）方。

2-2. 若 P_1 與 P_e 異號，則 H_2 在 V_2 的後（右）方。

【練習 9　主平面位置】 EXAMPLE

空氣中有一個光學系統，系統的中央厚度為 6.00cm。P_e、P_b和 P_n分別是 -10.00D、-12.00D 和-11.00D。有關主平面之敘述何者正確？
(A)第一主平面在前表面後方 9mm　(B)第一主平面在前表面前方 17mm
(C)第二主平面在後表面後方 9mm　(D)第二主平面在後表面後方 17mm。

解題攻略

公式：$\overrightarrow{V_2H_2}=f_b-f_2=\frac{n_2}{P_b}-\frac{n_2}{P_e}$、$\overrightarrow{V_1H_1}=f_f-f_1=\left(-\frac{n_1}{P_n}\right)-\left(-\frac{n_1}{P_e}\right)$。

第一主平面：

$\overrightarrow{V_1H_1}=f_f-f_1=\left(-\frac{1}{-11D}\right)-\left(-\frac{1}{-10D}\right)=-0.009m=-9mm$，

負號代表第一主平面在前表面左（前）方。

第二主平面：

$\overrightarrow{V_2H_2}=f_b-f_2=\frac{1}{-12D}-\frac{1}{-10D}=+0.017m=+17mm$，

負號代表第二主平面在後表面右（後）方。

正確答案為(D)。

四、垂度、中心厚度與邊緣厚度

1. 垂度（矢深）(sagitta)：$s=r-\sqrt{r^2-h^2}$，其中 h 是半弦長，r 是曲率半徑。
   - 1-1. 球面曲率半徑固定時，鏡片直徑（尺寸）越大，垂度越大。
   - 1-2. 鏡片直徑（尺寸）固定時，球面曲率半徑越大（球面越平坦），垂度越小。
2. 近似公式：$s=\frac{h^2}{2r}$，當 s、h＜＜r。

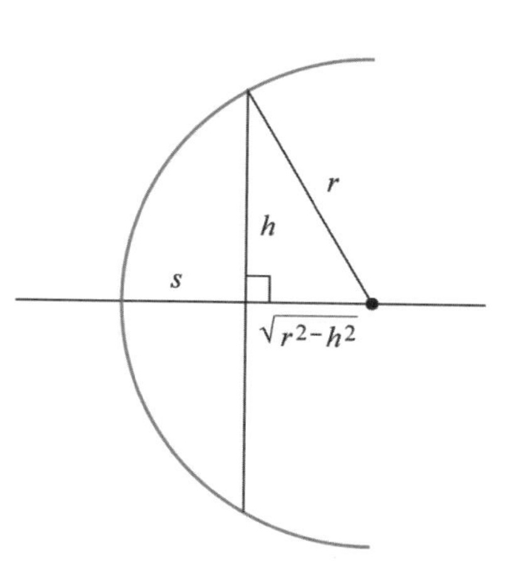

3. 球面屈光力與垂度的近似關係：$P = \frac{n_2 - n_1}{r} = \frac{2s(n_2 - n_1)}{h^2}$。

   3-1. 當鏡片尺寸固定時，垂度越大（表示球面越彎曲），球面的屈光力越強。

4. 邊緣厚度(e)與中心厚度(t)：$t = e + s_1 - s_2$，其中 s_1 代表鏡片前表面垂度，s_2 代表鏡片後表面垂度。

   4-1. 中心厚度固定時，凸球面垂度越大（正屈光力越強），邊緣厚度越小。

   4-2. 中心厚度固定時，凹球面垂度越大（負屈光力越強），邊緣厚度越大。

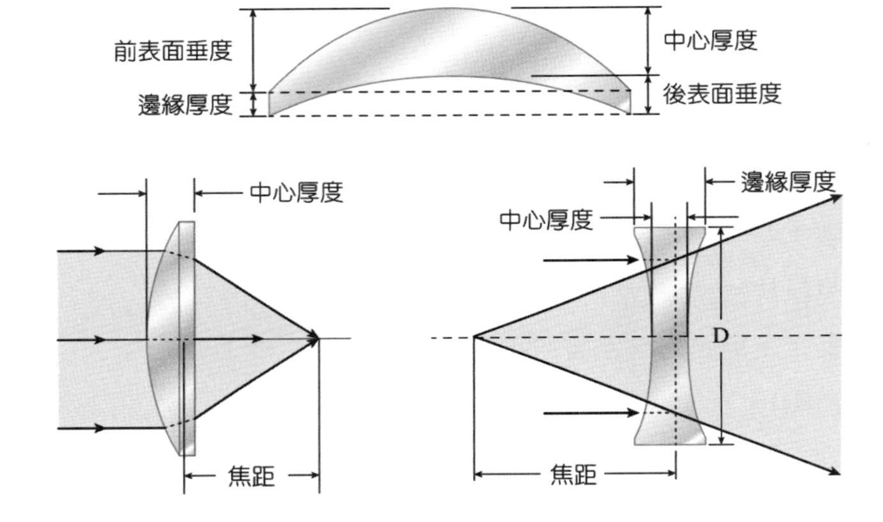

EXAMPLE

【練習 10　鏡片厚度與屈光力】

有關正鏡片與負鏡片厚度的敘述，下列何者錯誤？

(A)正鏡片有會變動的中心厚度

(B)正鏡片的屈光度越高，中心厚度越薄

(C)負鏡片的鏡片直徑越大，邊緣厚度會越厚

(D)負鏡片的折射率越高，邊緣厚度會越薄。　（106 專高）

解題攻略

(A)正鏡片的中心厚度可以根據前、後弧曲率半徑、鏡片尺寸直徑以及鏡片折射率的不同而有所變動；

(B)正鏡片的屈光度越高，中心厚度越厚；

(C)負鏡片的鏡片直徑越大，邊緣厚度越厚；

(D)負鏡片的折射率越高，前後表面越平，邊緣厚度越薄。

正確答案為(B)。

【練習 11　邊緣厚度】

EXAMPLE

有一個眼鏡鏡片的中心厚度為 5mm，其前表面的矢深(sagittal depth)為 2mm，後表面的矢深為 4mm，這個鏡片的邊緣厚度最可能是多少？

(A) 7mm　(B) 11mm　(C) 3mm　(D) 9mm。　（108 特師）

解題攻略

公式：$t = e + s_1 - s_2 \rightarrow e = t - s_1 + s_2$。

邊緣厚度為 $e = 5\text{mm} - 2\text{mm} + 4\text{mm} = 7\text{mm}$。

正確答案為(A)。

【練習 12　邊緣厚度】

EXAMPLE

有一副度數為-6.00D 的光學矯正鏡片，鏡框的尺寸為 52mm，鏡片的中心厚度為 1.5mm，若是鏡片最厚處距離光學中心 30mm 時，並選用折射率為 1.60 的鏡片時，則此鏡片的最大邊緣厚度約為多少？

(A) 5.5mm　(B) 6.0mm　(C) 6.5mm　(D) 6.8mm。　（108 專普）

解題攻略》

公式：$s = r - \sqrt{r^2 - h^2}$，$e = t - s_1 + s_2$。

題目並未說明鏡片型式，所以用平凹鏡片來估計。

平面的垂度為 $s_1 = 0$。

凹面的曲率半徑為$r = \frac{n_2 - n_1}{P} = \frac{1.6-1}{-6D} = -0.1m = -100mm$，負號代表凹球面。

$s_2 = 100mm - \sqrt{(100mm)^2 - (30mm)^2} = 4.6mm$，

則 $e = 1.5mm - 0 + 4.6mm = 6.1mm$。

正確答案為(B)。

EXAMPLE

【練習 13　中心厚度】

一個折射率為 1.6 的新月型凹鏡片，其前表面曲率半徑為 300mm，後表面曲率半徑為 150mm，鏡片直徑為 70mm，邊緣厚度是 4mm，則中心厚度為多少？

(A) 2.05mm　(B) 4.14mm　(C) 6.09mm　(D) 1.91mm。

解題攻略》

公式：$s = r - \sqrt{r^2 - h^2}$、$t = e + s_1 - s_2$。

$s_1 = 300mm - \sqrt{(300mm)^2 - (35mm)^2} = 2.05mm$，

$s_2 = 150mm - \sqrt{(150mm)^2 - (35mm)^2} = 4.14mm$。

中心厚度為 $t = 4mm + 2.05mm - 4.14mm = 1.91mm$。

正確答案為(D)。

歷屆試題

1. 某近視鏡片由下列四種鏡片材質製成，在相同度數、直徑、中心厚度及球面設計下，其邊緣厚度由小至大的順序為何？①冕牌玻璃(crown glass) ② CR-39 樹脂 ③聚碳酸酯(polycarbonate) ④聚甲基丙烯酸甲酯(polymethylmethacrylate)。

   (A) ③<①<②<④　(B) ④<③<①<②

   (C) ①<②<④<③　(D) ②<③<④<①。　（107 專普）

解答及解析

1. 解析：(A)。

   折射率越大，厚度越薄。

   聚碳酸酯(1.586) < 冕牌玻璃(1.523) < CR-39(1.498) < 聚甲基丙烯酸甲酯(1.49)。

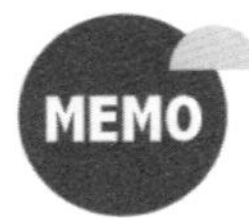

球面反射面鏡

一、反射率

二、會聚和發散球面鏡

三、反射成像

四、平面鏡成像

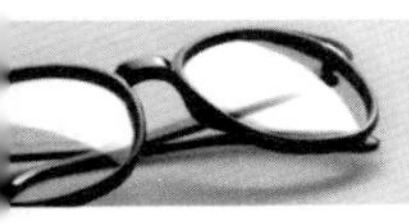

重|點|彙|整

一、反射率

1. 菲涅耳定律(Fresnel's law)：當光線從折射率 n_1 的透明介質垂直入射在折射率 n_2 的透明介質時，其反射光線比例 R 為$R=\left(\frac{n_2-n_1}{n_2+n_1}\right)^2$。
2. 若界面無任何吸收作用，則穿透光線比例 T 為 $T = 1 - R$。
3. 兩介質折射率差愈大，反射比例愈高。
4. 當入射角度增加時，反射比例也增加。
5. 在鏡片表面反射的光會在該處形成本來不想要的影像，稱為鬼影(ghost images)。
   5-1. 鏡片任何反射中強度最高的。當鏡片尺寸比較小的時候問題不大；當鏡片尺寸較大的時候的確會造成影響。配鏡時，頂點距短並搭配鏡框面形，可以降低反射進入眼睛的可能性。

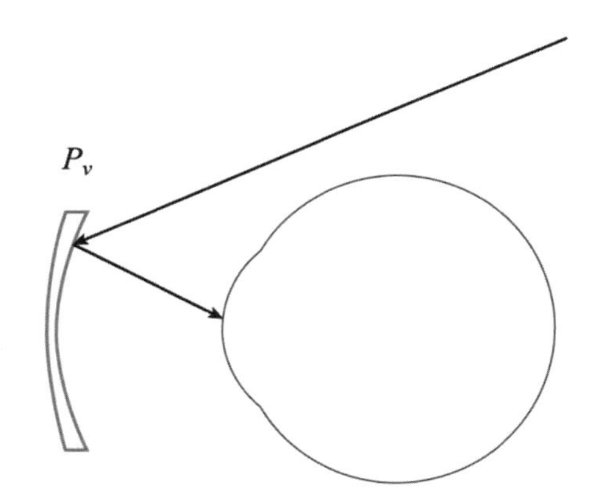

5-2. 反射強度會比 5-1 再低一些。

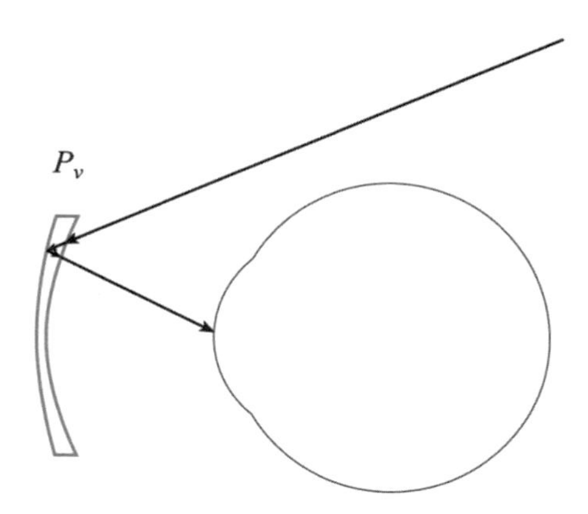

5-3. 反射強度比前兩者小。雖然強度較低，但卻是最困擾的鬼影問題，尤其在前方暗背景下有強烈光源時，會更明顯。

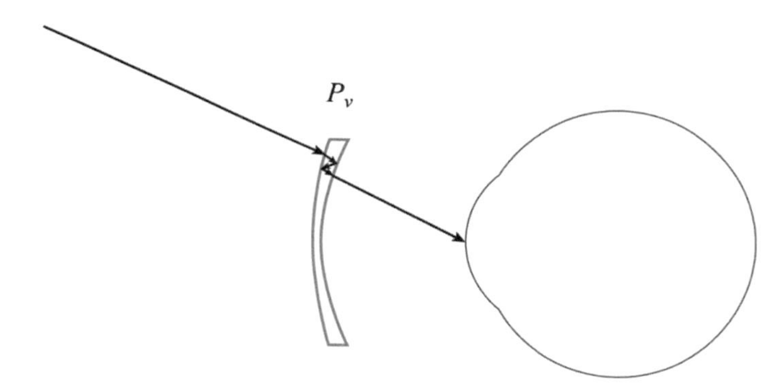

5-4. 角膜前表面對物體所形成的反射影像被鏡片後表面反射進入眼睛造成鬼影。解決方法包括：彎曲鏡片面形使得鬼影位置改變或是改變鏡片基弧和頂點距使得鬼影變模糊不清。

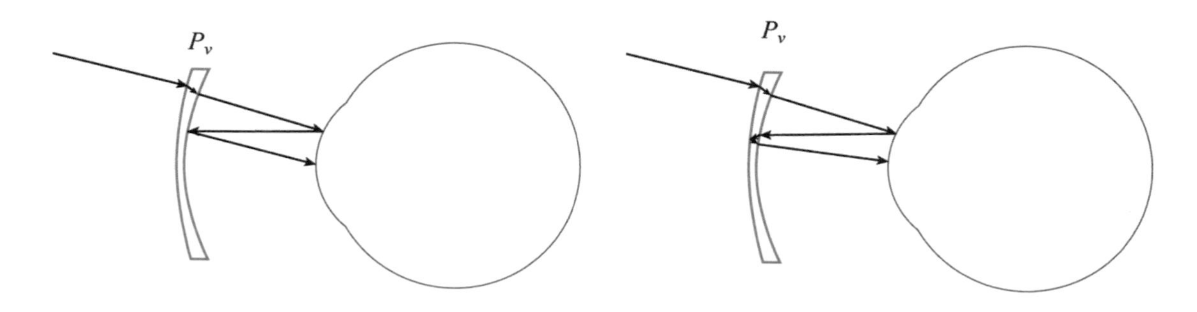

EXAMPLE

【練習 1　表面反射率】

一個折射率為 1.7 的未鍍膜樹脂透鏡，其前表面可以反射大約多少百分比的入射光線？

(A) 4.2%　(B) 5.8%　(C) 7.9%　(D) 6.7%。　（106 專高[補]）

解題攻略

公式：$R = \left(\frac{n_2 - n_1}{n_2 + n_1}\right)^2$。

$R = \left(\frac{1.7-1}{1.7+1}\right)^2 = 0.067 = 6.7\%$。

正確答案為(D)。

EXAMPLE

【練習 2　鏡片反射率】

使用折射率 1.9 未鍍膜之透鏡，當光線通過透鏡時，其總反射率為何？

(A) 10.4%　(B) 12.3%　(C) 15.7%　(D) 18.3%。　（107 專高）

解題攻略

公式：$R = \left(\frac{n_2 - n_1}{n_2 + n_1}\right)^2$、T = 1 - R。

表面反射率為$R = \left(\frac{1.9-1}{1.9+1}\right)^2 = 0.096$ →穿透率為 $T = 1 - 0.096 = 0.904$。

經過鏡片的穿透率為 $T^2 = 0.904^2 = 0.817$，

故總反射率為：$R = 1 - 0.817 = 0.183 = 18.3\%$。

正確答案為(D)。

EXAMPLE

【練習 3　由反射率求折射率】

某一鏡片的單一表面反射率為 5%，則此一鏡片的折射率最接近下列何者？

(A) 1.50　(B) 1.57　(C) 1.60　(D) 1.67。　（111 專高）

解題攻略

公式：$R=\left(\frac{n_2-n_1}{n_2+n_1}\right)^2$。

$0.05=\left(\frac{n_2-1}{n_2+1}\right)^2 \rightarrow \frac{n_2-1}{n_2+1}=\sqrt{0.05}=0.224 \rightarrow n_2=\frac{1+0.224}{1-0.224}=1.58$。

正確答案為(B)。

【練習 4　穿透率】 EXAMPLE

在下列物質中，何者光線的穿透率最低？

(A)水　(B) CR-39 樹脂鏡片（折射率 ＝1.498）

(C) MR-7（折射率 ＝1.67）　(D)冕牌玻璃（折射率 ＝1.52）。（109 一特生）

解題攻略

折射率越高，反射率越大，穿透率越小。

正確答案為(C)。

【練習 5　反射現象】 EXAMPLE

有關鏡片的反光之敘述，下列何者錯誤？

(A) 以光線經過鏡片後，經由眼球前表面的反射後再被鏡片的後表面反射回來為最亮

(B) 可透過鍍膜來減少影響

(C) 其中鬼影最常見的是反射式濾藍光鏡片後表面反光

(D) 可降低後表面反射係數來減少鬼影現象。（106 專高[補]）

解題攻略

(A)來自後方的光線直接被鏡片後表面反射回來的才是最亮的。

正確答案為(A)。

歷屆試題

1. 下列為未鍍膜光學透鏡在空氣中之表面反射率，其光線在那個透鏡的行進速度最快？
   (A) 4% (B) 5.3% (C) 6.7% (D) 8.2%。（113 專高）

2. 光在某材質之行進速度為 2×10^8m/s，此材質於水中單一面反射率為下列何者？（光在空氣中的行進速度為 3×10^8m/s）
   (A) 3.4% (B) 1.5% (C) 0.35% (D) 0.72%。（112 專高）

3. 未鍍膜的樹脂透鏡(n=1.72)，約有多少百分比的入射光線，可通過其前表面不被反射？
   (A) 91.7% (B) 93.0% (C) 94.9% (D) 96.0%。（112 專高）

4. 若有一個高折射率為 1.740 的樹脂鏡片前表面的反射率與另一個折射率為 1.498 的樹脂鏡片前表面的反射率相比較（表面皆無鍍膜），則兩者的反射率相差多少？
   (A) 2.8% (B) 3.3% (C) 3.8% (D) 4.2%。（109 一特師）

5. 在沒有任何鍍膜處理下,將下列鏡片依表面產生光反射強度排序？①冕牌玻璃(n = 1.523) ②高折射率樹酯(n = 1.66) ③ CR-39 樹脂(n = 1.498) ④聚碳酸酯(n = 1.586)。
   (A) ④>②>①>③ (B) ②>④>①>③
   (C) ①>②>③>④ (D) ②>①>④>③。（109 二特生）

6. 若光入射於未鍍膜之光學矯正鏡片（折射率為 1.498）表面時，則其在可見光波段的平均透射率約為多少？
   (A) 92% (B) 94% (C) 96% (D) 98%。（108 專普）

7. 置於眼房水(aqueous)中的壓克力(acrylic)人工水晶體與矽利康(silicone)人工水晶體相比，光遇到此兩介面的反射量約相差幾倍（壓克力比矽利康）？（壓克力的折射率為 1.55，矽利康的折射率為 1.43，眼房水的折射率為 1.33）
   (A) 0.7 倍 (B) 1.5 倍 (C) 2.5 倍 (D) 4.5 倍。（108 特生）

解答及解析

1. 解析：(A)。
   折射率越低，反射率越低，光速越快。
2. 解析：(C)。
   $n=\frac{3\times10^8}{2\times10^8}=1.5$。
   $R=\left(\frac{1.5-1.333}{1.5+1.333}\right)^2=0.0035=0.35\%$。
3. 解析：(B)。
   $R=\left(\frac{1.72-1}{1.72+1}\right)^2=0.07=7\%$，$T=1-R=93\%$。
4. 解析：(B)。
   $R_{1.74}=\left(\frac{1.74-1}{1.74+1}\right)^2=0.073$，$R_{1.498}=\left(\frac{1.498-1}{1.498+1}\right)^2=0.04$，
   $R_{1.74}-R_{1.498}=0.073-0.04=0.033=3.3\%$。
5. 解析：(B)。
   折射率越大，反射率越高。因此，②(1.66) > ④(1.586) > ①(1.523) > ③(1.498)。
6. 解析：(A)。
   $R=\left(\frac{1.498-1}{1.498+1}\right)^2=0.04$，故 $T=1-0.04=0.96=96\%$。
   因為通過鏡片兩個表面，所以穿透率為 $T^2=0.96^2=0.92=92\%$。
7. 解析：(D)。
   $R_a=\left(\frac{1.55-1.33}{1.55+1.33}\right)^2=0.00584$，$R_s=\left(\frac{1.43-1.33}{1.43+1.33}\right)^2=0.00131$，$\frac{R_a}{R_s}=\frac{0.00584}{0.00131}=4.46$。

二、會聚和發散球面鏡

1. 凸反射面鏡將反射光線發散；凹反射面鏡將反射光線會聚。

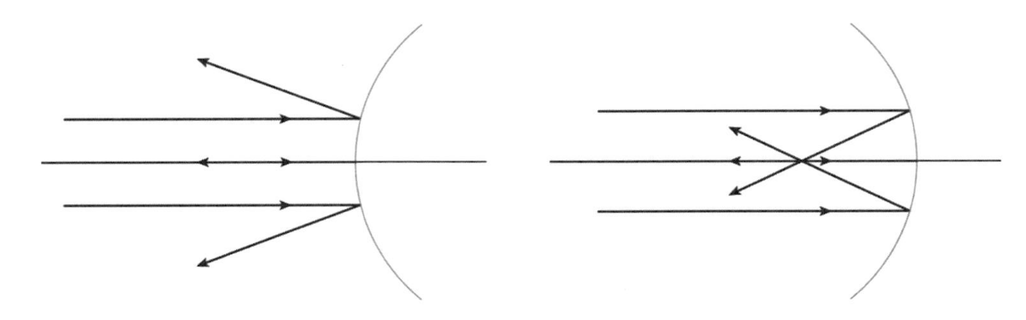

2. 焦距：$f = \frac{r}{2}$，即 F_2 是曲率中心 C 和面鏡之間的中點。
3. 反射屈光力：$P = \frac{n}{f} = \frac{2n}{r}$，n 為介質折射率。
4. 反射時的距離符號規定為向左為正，向右為負，與折射時不同，請特別注意。

EXAMPLE

【練習 6　反射屈光力】

角膜曲率計主要是利用角膜前表面的反射性質來測量，如果角膜前表面的曲率半徑為 7.7mm，估算其前表面反射屈光度(reflecting power)為：

(A) -260D　(B) -130D　(C) -60D　(D) -45D。　　（106 專高）

解題攻略 》

公式：$P = \frac{n}{f} = \frac{2n}{r}$。

角膜向空氣凸出去，所以反射的曲率半徑為-7.7mm，

因此，$P = \frac{2\times1}{-0.0077m} = -260D$。

正確答案為(A)。

歷屆試題

1. 已知一凹面鏡的曲率半徑為 50cm，則其屈光效果與下列何者相同？
   (A) -2.00D 的凹透鏡 (B) -4.00D 的凹透鏡
   (C) +2.00D 的凸透鏡 (D) +4.00D 的凸透鏡。 （107 特師）

解答及解析

1. 解析：(D)。
   凹面鏡的曲率半徑為+50cm，所以$P=\frac{2\times1}{0.5m}=+4D$。
   （註：在反射計算時，距離是向左為正，向右為負）

三、反射成像

1. 反射的聚散度方程式為 $V=P+U$，其中 P 為反射面鏡的屈光力，入射聚散度為$U=\frac{-n}{u}$，出射聚散度為$V=\frac{n}{v}$，其中 n 為反射面鏡前方介質的折射率，u、v 分別為物距、像距。
2. V = P + U → $\frac{1}{v}=\frac{1}{f}+\frac{-1}{u}$或$\frac{1}{v}=\frac{2}{r}+\frac{-1}{u}$，其中 f 為反射面鏡的（第二）焦距。
   注意符號規定，反射時規定向左為正，向右為負。
3. 橫向放大率：$m=\frac{U}{V}=-\frac{v}{u}$。
4. 凹面鏡成像整理：可參考凸透鏡成像，但成像前後位置相反。

物體位置	影像位置	影像性質
面鏡前光學無窮遠	面鏡前焦點(F)上	實像
面鏡前曲率中心(C)外〔箭頭 1〕	面鏡前曲率中心(C)和焦點(F)之間	縮小、倒立、實像
面鏡前曲率中心(C)上	面鏡前曲率中心(C)上	相等、倒立、實像
面鏡前曲率中心(C)和焦點(F)之間〔箭頭 2〕	面鏡前曲率中心(C)外	放大、倒立、實像

物體位置	影像位置	影像性質
面鏡前焦點(F)上	面鏡前光學無窮遠	-
面鏡前焦點(F)與面鏡之間〔箭頭 3〕	面鏡後	放大、正立、虛像
面鏡後（虛物）〔箭頭 4〕	面鏡前焦點(F)與面鏡之間	縮小、正立、實像

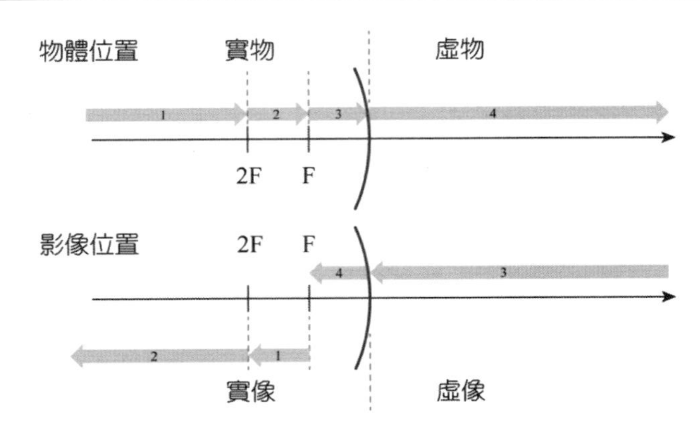

5. 凸面鏡成像整理：可參考凹透鏡成像，但成像前後位置相反。

物體位置	影像位置	影像性質
面鏡前光學無窮遠	面鏡後焦點(F)上	虛像
面鏡前〔箭頭 1〕	面鏡後焦點(F)和面鏡之間	縮小、正立、虛像
面鏡後焦點(F)和面鏡之間（虛物）〔箭頭 2〕	面鏡前	放大、正立、實像
面鏡後焦點(F)上（虛物）	面鏡前光學無窮遠	-
面鏡後焦點(F)和曲率中心(C)之間（虛物）〔箭頭 3〕	面鏡後曲率中心(C)外	放大、倒立、虛像
面鏡後曲率中心(C)上（虛物）	面鏡後曲率中心(C)上	相等、倒立、虛像
面鏡後曲率中心(C)外（虛物）〔箭頭 4〕	面鏡後焦點(F)和曲率中心(C)之間	縮小、倒立、虛像

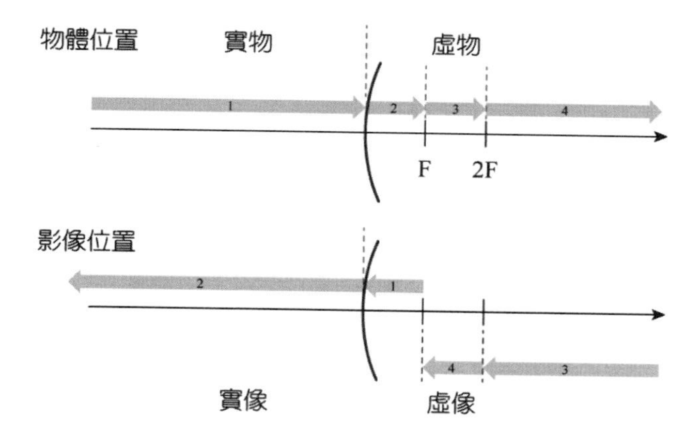

【練習 7 反射成像】 EXAMPLE

一物體在一曲率半徑為一公尺凹面鏡左側 25cm 處，下列有關成像的敘述何者正確？

(A)為一橫向放大率 2 倍的虛像　(B)為一橫向放大率-0.56 倍的虛像

(C)為一橫向放大率-1.77 倍的實像　(D)為一橫向放大率 0.56 倍的實像。

（106 專高[補]）

解題攻略

公式：$\frac{1}{v}=\frac{2}{r}+\frac{-1}{u}$、$m=\frac{U}{V}=-\frac{v}{u}$。

注意符號規定→凹面鏡曲率半徑為+1m；物體在左側 25cm，

所以 u = +0.25m。

$\frac{1}{v}=\frac{2}{+1m}+\frac{-1}{0.25m}$ → v = -0.5m = -50cm，負號代表在面鏡右（後）方。

橫向放大率為$m=-\frac{50cm}{25cm}=+2$，為正立放大虛像。

正確答案為(A)。

【練習 8 反射成像分類】 EXAMPLE

一實物體放在凹面鏡的焦距內，其成像為何？

(A)縮小正立虛像　(B)縮小倒立實像　(C)放大倒立實像　(D)放大正立虛像。

（106 特生）

解題攻略

凹面鏡成像類似凸透鏡，但影像位置相反。

凹面鏡前方焦距內物體，形成正立放大虛像，在反射面鏡後方。

正確答案為(D)。

歷屆試題

1. 一凹面鏡的曲率半徑為 50 公分，若一物體位於該凹面鏡左側 1 公尺處，其成像位於此鏡片何處？
(A)鏡片左側 33 公分處 (B)鏡片右側 33 公分處
(C)鏡片左側 66 公分處 (D)鏡片右側 66 公分處。 （109 專高）

2. 十字路口架設的廣角反射鏡是：
(A)凸面鏡，造成放大正立虛像 (B)凸面鏡，造成縮小正立虛像
(C)凸面鏡，造成放大正立實像 (D)凹面鏡，造成縮小正立虛像。
（109 一特師）

3. 一物體位於曲率半徑 40cm 的凹面鏡前 100cm 處。物體將於何處成像？
(A)鏡前 25cm (B)鏡後 25cm (C)鏡前 50cm (D)鏡後 50cm。 （108 特師）

4. 一凹面鏡的曲率半徑為 50cm，若一物體位於該凹面鏡左側 1m 處，其放大率為何？
(A) 1/2 (B) 1/3 (C) 1/4 (D) 1/5。 （106 特師）

解答及解析

1. 解析：(A)。
$\frac{1}{v} = \frac{2}{50cm} + \frac{-1}{100cm}$ → $v = +33.3$cm，正號代表在左（前）方。

2. 解析：(B)。
縮小正立虛像且視野較廣，所以是凸面鏡。

3. 解析：(A)。

注意距離的正負符號規定：向左為正，向右為負。

因為是凹面鏡，所以 $r = +40\text{cm}$，則$\frac{1}{v} = \frac{2}{+40cm} + \frac{-1}{+100cm} \rightarrow v = +25\text{cm}$。

故成像在反射面鏡前方（左方）25cm 處。

4. 解析：(B)。

$\frac{1}{v} = \frac{2}{+50cm} + \frac{-1}{100cm} \rightarrow v =$ （100/3)cm，$m = -\frac{(\frac{100}{3})cm}{100cm} = -\frac{1}{3}$，負號代表倒立。

四、平面鏡成像

1. 平面鏡的反射屈光力為 0，因此 $V = U \rightarrow v = -u$。影像和物體與面鏡的距離相等，但在異側。
2. 橫向放大率為+1，影像是正立相等虛像。
3. 透過平面鏡反射時，影像是左右相反的。

【練習 9　平面反射的像距】 EXAMPLE

假設一個人站在平面鏡前 50cm 處，則此人的影像會在鏡子後面多少距離？

(A) 25cm　(B) 35cm　(C) 50cm　(D) 100cm。　（106 專普）

解題攻略

平面鏡的成像，物距大小等於像距大小，並且在平面鏡的異側，故影像在鏡後 50cm。

正確答案為(C)。

歷屆試題

1. 一個人站在平面鏡之前，此平面鏡只有此人身高的一半並垂直置於地上，有關此人在平面鏡之成像的敘述，下列何者錯誤？
   (A)為原來身高的一半大小
   (B)位於鏡後，其與鏡面之距離等於物體與鏡面之距離
   (C)為正立
   (D)為虛像。（109 一特生）

解答及解析

1. 解析：(A)。
   (A)平面鏡成像，影像與物體一樣大。

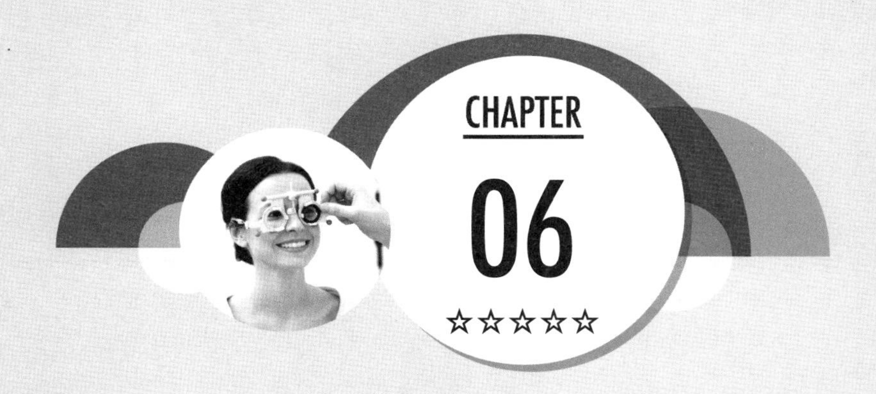

球柱鏡片

一、柱面鏡片

二、鏡片組合與處方轉換

三、環曲面鏡片

四、斜向子午線上的屈光力

五、鏡片成像

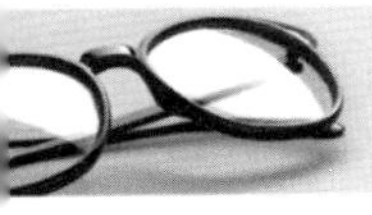

重|點|彙|整

一、柱面鏡片

1. 凸柱面鏡片(A)與凹柱面鏡片(B)。

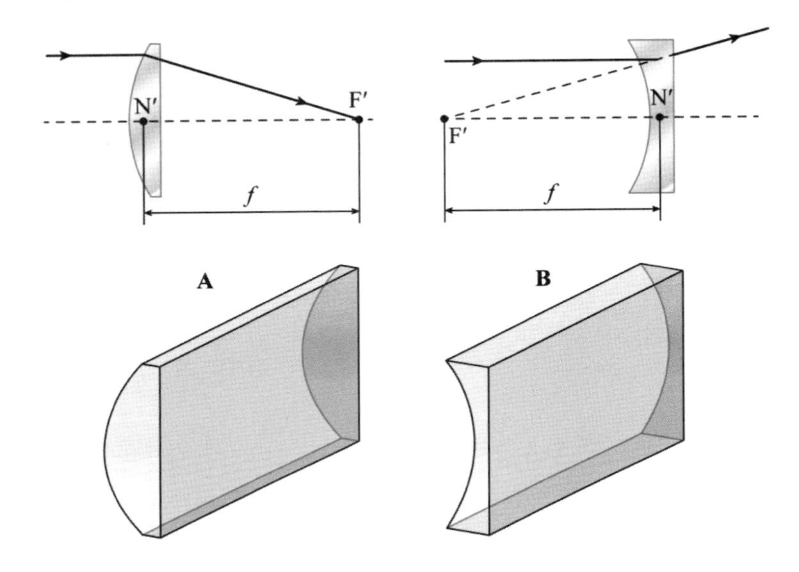

2. 主子午線（經線）：軸子午線方向沒有屈光力；屈光子午線具有最強屈光力。

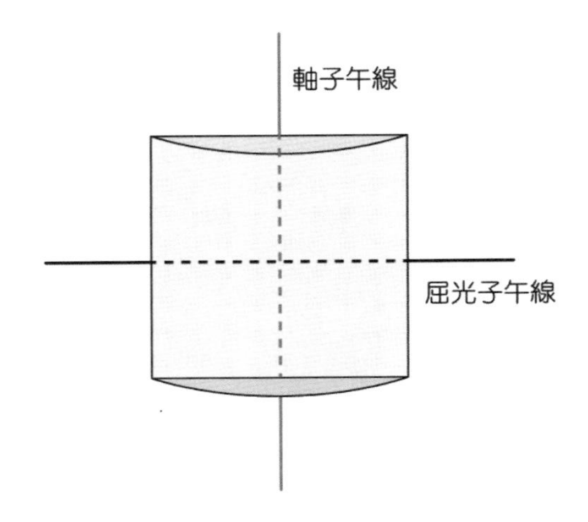

3. 焦線（線影像）一定與軸子午線平行，與屈光子午線垂直。

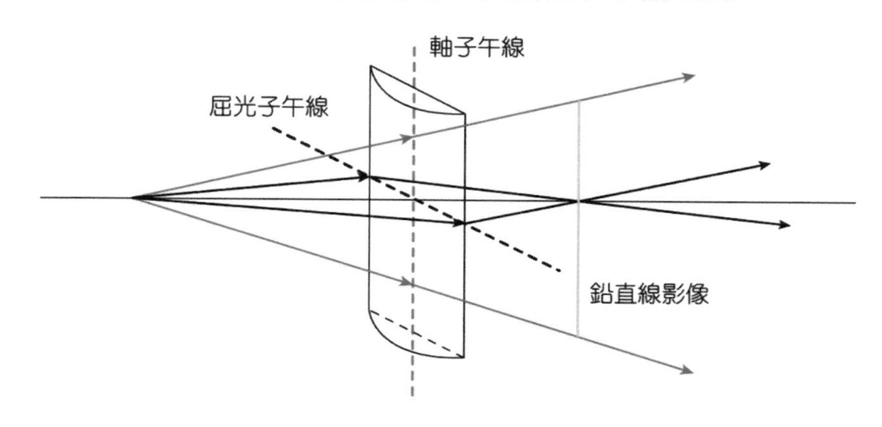

4. 屈光力：軸子午線方向沒有屈光力；屈光子午線方向有最強屈光力（可能正可能負）。

5. 光學十字：+5.00DC×90 → +5.00D 軸 90 的柱面鏡片。

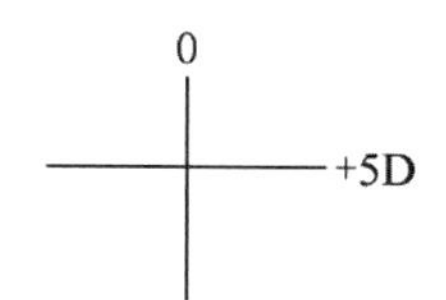

註：+5.00D@180 代表在 180 方向上有+5.00D 的屈光力。

【練習 1　規格記法】 EXAMPLE

有一圓柱透鏡為「-1.50DC×090」，請問屈光力為 0 時，其位置與柱軸夾角為幾度？

(A) 0 度　(B) 90 度　(C) 120 度　(D) 175 度。　（106 特生）

解題攻略

軸在 90 度方向，又屈光力為 0 的方向就是軸的方向，即 90 度，

所以兩者的夾角為 0 度。

正確答案為(A)。

二、鏡片組合與處方轉換

1. 鏡片組合

1-1. 軸子午線對齊的薄柱面鏡片組合：屈光力直接相加。

例：+5.00DC×90/ +10.00DC × 90 = +15.00DC × 90。

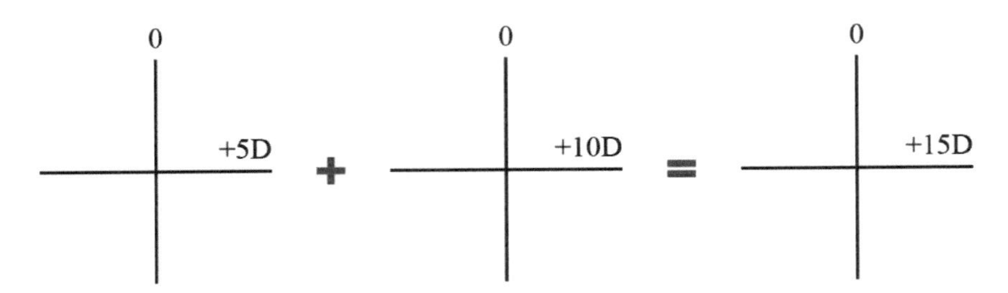

1-2. 軸子午線垂直交叉的柱面鏡片組合。

例：+5.00DC × 90/ +10.00DC × 180。

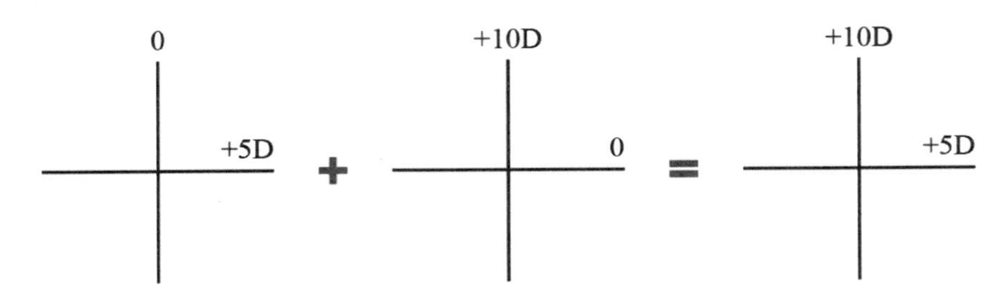

1-3. 當兩主子午線之屈光力相等時，等價於相同屈光力的球面鏡片。

例：+5.00DC×90/ +5.00DC × 180 = +5.00DS。

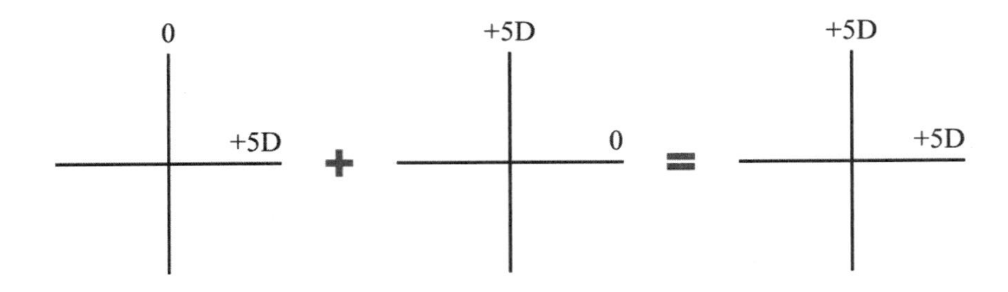

1-4. 球面鏡片與正柱面鏡片組合。

例：+2.00DS/ +5.00DC × 180。

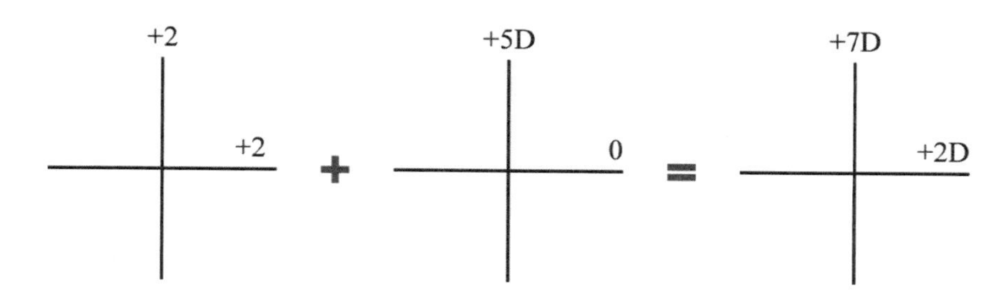

1-5. 球面鏡片與負柱面鏡片組合。

例：+7.00DS/ -5.00DC × 90。

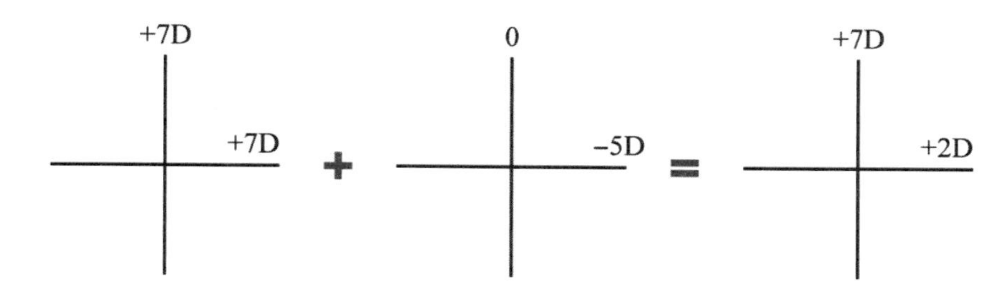

2. 處方轉換

2-1. 球／正柱組合和球／負柱組合之轉換：S/C×θ ⇔ (S + C)/(-C) ×(θ ± 90)。

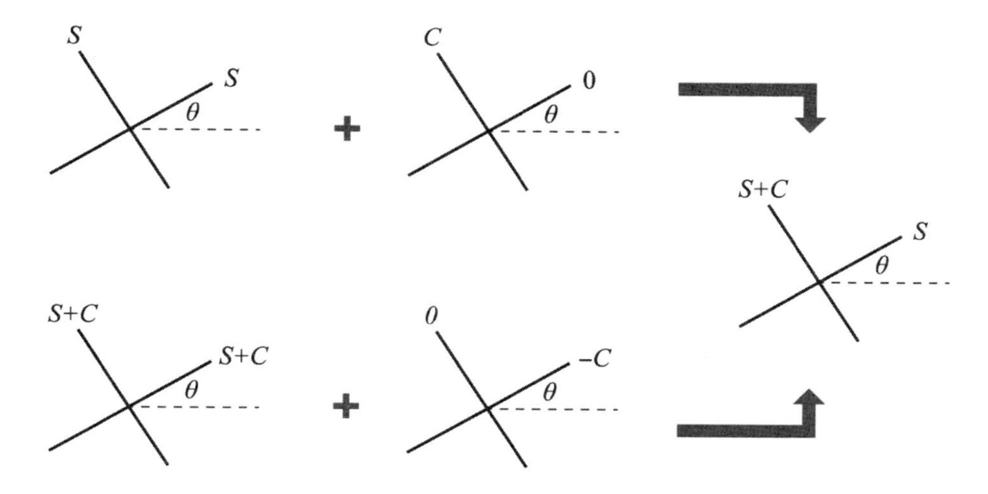

2-2. 球／柱組合轉換成垂直交叉柱鏡組合：S/C×θ ⇨ S×(θ ± 90)/(S + C)×θ。

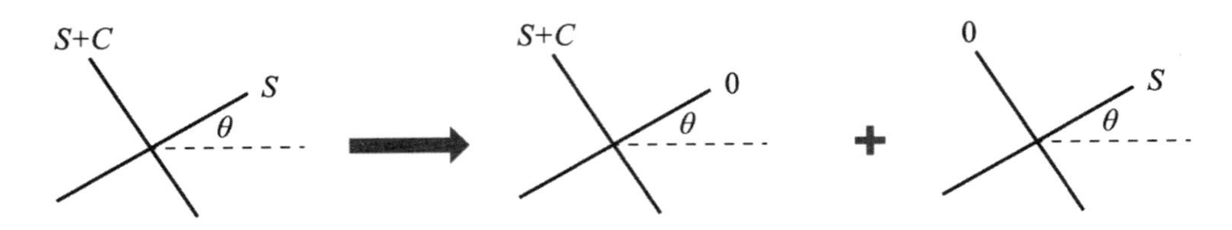

2-3. 垂直交叉柱鏡組合處方轉換成球／柱組合處方：

$C_1\times(\theta \pm 90)/ C_2\times\theta$ ⇨ $C_1/(C_2 - C_1)\times\theta$。

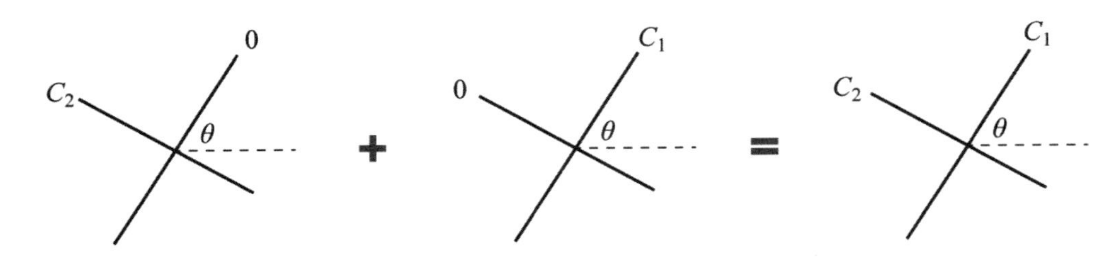

3. 非垂直交叉柱鏡組合：$S_1/C_1 \times \theta_1$與$S_2/C_2 \times \theta_2$的組合，其中$|\theta_1 - \theta_2| < 90$。
   3-1. 將C分解成J_0和J_{45}，其中$J_0 = -\frac{C}{2}\cos 2\theta$，$J_{45} = -\frac{C}{2}\sin 2\theta$。
   3-2. 加總J_0和J_{45} → $\sum J_0$和$\sum J_{45}$。
   3-3. 新的柱面屈光力：$C = -2\sqrt{(\sum J_0)^2 + (\sum J_{45})^2}$。
   3-4. 新的球面屈光力：$S = \left(S_1 + \frac{C_1}{2}\right) + \left(S_2 + \frac{C_2}{2}\right) - \frac{C}{2}$。
   3-5. 新的軸度：$\theta = \frac{1}{2}\tan^{-1}\frac{\sum J_{45}}{\sum J_0}$。（若為負值，加上 180。）

EXAMPLE

【練習 2　軸對齊的柱鏡組合】

兩柱鏡疊合時，-3.00DC×120 合併-5.00DC×120，其效果等於下列何者？

(A) -8.00DC×030　(B) -2.00DC×030

(C) -2.00DC×120　(D) -8.00DC×120。　（107 特生）

解題攻略

軸對齊的柱面鏡片組合時，屈光力直接相加。(-3D) + (-5D) = -8D。

正確答案為(D)。

EXAMPLE

【練習 3 光學十字寫處方規格】

下方以光學十字法表示的鏡片度數等同於下列何者？

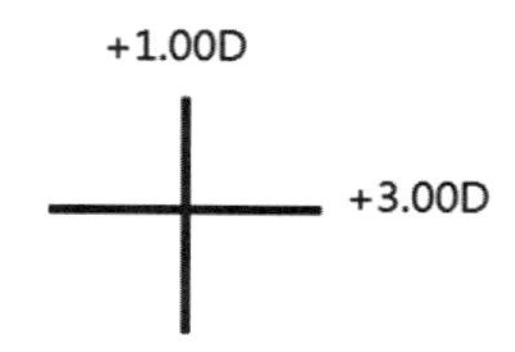

(A) +3.00DS/-2.00DC×090 (B) +3.00DS/-2.00DC×180
(C) +1.00DS/-2.00DC×090 (D) +1.00DS/+2.00DC×180。 （111 專高）

解題攻略 ≫

選擇軸度 90，將 90 方向的屈光力寫在球面度數 ⇨ +1.00DS/C×90；然後將另一方向的屈光力減去 90 方向的屈光力，即(+3D) – (+1D) =+2D，作為柱面度數，故結果為+1.00DS/+2.00DC×90。

無選項可以選擇，再做處方轉換 ⇨ +3.00DS/-2.00DC×180

正確答案為(B)。

EXAMPLE

【練習 4 由軸度寫處方規格】

用插片式驗光方法，視網膜鏡檢影在矯正工作距離後，在 30 軸度得到的屈光度是-11.00DS，而在 120 軸度得到的屈光度是-3.00DS。寫成正式的處方為：

(A) -11.00DS/-8.00DC×030 (B) +11.00DS/-8.00DC×030
(C) -3.00DS/+8.00DC×120 (D) -3.00DS/-8.00DC×120。 （106 專高）

解題攻略 ≫

畫光學十字，如下圖。

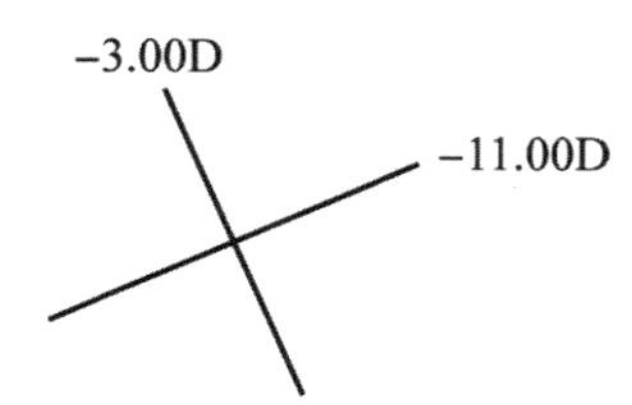

正確答案為(D)。

EXAMPLE

【練習 5　處方規格判斷屈光力】

電腦驗光得到一處方為+3.75DS/-1.50DC×035，以光學十字標示法來看，下列敘述何者正確？

(A) -1.50DS 在軸度 035 度上，+2.25DS 在軸度 125 度上

(B) +2.25DS 在軸度 035 度上，+3.75DS 在軸度 125 度上

(C) +3.75DS 在軸度 035 度上，+2.25DS 在軸度 125 度上

(D) +5.25DS 在軸度 035 度上，-2.50DS 在軸度 125 度上。（107 特師）

解題攻略

畫光學十字判斷，如下圖。

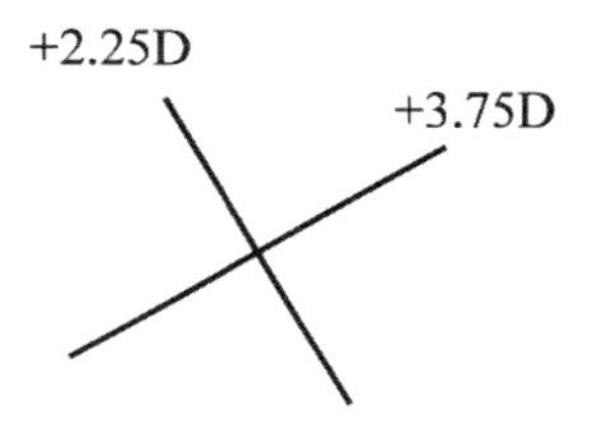

正確答案為(C)。

EXAMPLE

【練習 6　球柱處方互換】

將+2.00DC×090/-2.00DC×180 轉變為正柱面形式，應為下列何者？

(A) plano/+2.00DC×180　(B) -2.00DS/+2.00DC×090

(C) -2.00DS/+4.00DC×090　(D) -2.00DS/+4.00DC×180。（110 專普）

解題攻略

公式：$C_1\times(\theta \pm 90)/\ C_2\times\theta \Leftrightarrow C_1/(C_2 - C_1)\times\theta$。

+2.00DC×090/-2.00DC×180=+2.00DS/-4.00DC×180=-2.00DS/+4.00DC×090。

正確答案為(C)。

EXAMPLE

【練習 7　球柱處方轉換成垂直交叉柱鏡】

將-2.00DS/-1.00DC×180 轉變為柱面＋柱面形式，應該為下列何者？
(A) -2.00DC×090/-3.00DC×180　(B) -2.00DC×090/-1.00DC×180
(C) -3.00DC×090/-2.00DC×180　(D) -1.00DC×090/-2.00DC×180。（107 特生）

解題攻略 》

公式：S/C×θ ⇨ S×(θ ± 90)/(S + C)×θ。

-2.00DS/-1.00DC×180 ⇨ -2.00DC×90/-3.00DC×180。

正確答案為(A)。

EXAMPLE

【練習 8　垂直交叉柱鏡轉換成球柱處方】

當-1.00DC×180 與+1.50DC×090 兩柱面鏡重疊在一起，與下列何者具有等效的光學特性？
(A) +1.50DS/-2.50DC×090　(B) -1.00DS/+2.50DC×180
(C) +1.50DS/-2.50DC×180　(D) +0.50DS/-1.00DC×180。（107 專普）

解題攻略 》

公式：C_1×(θ ± 90)/ C_2×θ ⇨ C_1/(C_2 - C_1)×θ。

-1.00DC×180/+1.50DC×90 ⇨ -1.00DS/+2.50DC×90。

無此選項，再作球柱處方互換 ⇨ +1.50DS/-2.50DC×180。

正確答案為(C)。

EXAMPLE

【練習 9　光學十字計算】

兩個薄透鏡+1.50DS/-0.50DC×080 和+2.00DS/-1.00DC×170 緊密相疊加的屈光度數，下列何者正確？
(A) +2.50DS/+0.50DC×080　(B) +3.00DS/-0.50DC×080
(C) +3.50DS/-0.50DC×170　(D) +3.50DS/-1.00DC×170。（111 專高）

解題攻略

先將其中之一的處方轉換到相同軸度，再合併屈光力。

$(+1.50DS/-0.50DC \times 080) + (+2.00DS/-1.00DC \times 170)$

$= (+1.50DS/-0.50DC \times 080) + (+1.00DS/+1.00DC \times 080)$

$= +2.50DS/+0.50DC \times 080 = +3.00DS/-0.50DC \times 170$。

正確答案為(A)。

【練習 10　傑克森交叉圓柱鏡】 EXAMPLE

下列哪一個處方可算是傑克森交叉圓柱鏡(Jackson cross cylinder)的一種？

(A) -2.00DS/+4.00DC×180　(B) -1.00DS/+1.00DC×090

(C) +2.00DS/+2.00DC×180　(D) +1.00DS/-0.50DC×090。　（110 專普）

解題攻略

傑克森交叉圓柱鏡在主子午線上的屈光力大小相等，但一正一負。

(A) -2.00DS/+4.00DC×180 = +2.00DS/-4.00DC×090

(B) -1.00DS/+1.00DC× 090 = PL/-1.00DC×180

(C) +2.00DS/+2.00DC×180 = +4.00DS/-2.00DC×090

(D) +1.00DS/-0.50DC×090 = +0.50DS/+0.50DC×180

正確答案為(A)。

【練習 11　J_0與J_{45}之計算】 EXAMPLE

散光度數可依空間維度再細分為兩個向量J_0及J_{45}。則-2.75DS/+1.50DC×010 鏡片的J_0及J_{45}的值分別為何？

(A) $J_0 = -0.705$；$J_{45} = -0.257$　(B) $J_0 = -0.628$；$J_{45} = -0.287$

(C) $J_0 = -0.809$；$J_{45} = -0.311$　(D) $J_0 = -0.645$；$J_{45} = -0.264$。　（112 專高）

解題攻略

$J_0=\frac{-C\cos 2\theta}{2}=\frac{-1.5D\times\cos 20^o}{2}=-0.705D$；

$J_{45}=\frac{-C\sin 2\theta}{2}=\frac{-1.5D\times\sin 20^o}{2}=-0.257D$。

正確答案為(A)。

【練習 12　斜向交叉柱鏡組合】 EXAMPLE

以下兩個處方度數$-4.00DC\times 180$及$-4.00DC\times 135$組合後之處方為下列何者？

(A) $-1.25DS/-5.75DC\times 22.5$　(B) $-1.25DS/-5.75DC\times 45$

(C) $-5.75DS/-1.75DC\times 22.5$　(D) $-5.75DS/-1.75DC\times 45$。　（113 專普）

解題攻略

$-4.00DC\times 180 \rightarrow -4.00DS/+4.00DC\times 90$。

$-4.00DC\times 135 \rightarrow -4.00DS/+4.00DC\times 45$。

$J_0=-\frac{4D}{2}\cos(2\times 90°)-\frac{4D}{2}\cos(2\times 45°)=2D$，

$J_{45}=-\frac{4D}{2}\sin(2\times 90°)-\frac{4D}{2}\sin(2\times 45°)=-2D$，

$C=-2\sqrt{(2D)^2+(-2D)^2}=-5.66D$。

$S=\left(-4D+\frac{4D}{2}\right)+\left(-4D+\frac{4D}{2}\right)-\frac{-5.66D}{2}=-1.17D$。

$\theta=\frac{1}{2}\tan^{-1}\frac{-2D}{2D}=-22.5° \rightarrow 180°+(-22.5°)=157.5°$。

組合結果為$-1.17DS/-5.66DC\times 157.5$。

無正確答案（考選部公告本題一律給分）。

歷屆試題

1. 下列兩個光學十字疊加後，其屈光度與選項中何式一致？

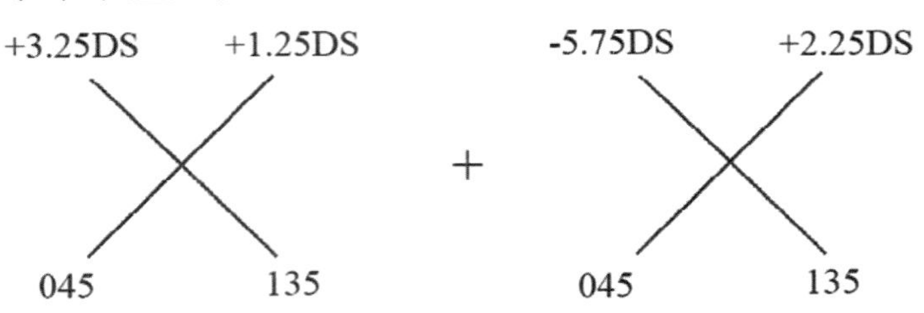

(A) $+3.50DS/-6.00DS \times 045$ (B) $+9.00DS/-5.50DC \times 135$
(C) $-2.50DS/-6.00DC \times 135$ (D) $+3.50DS/-2.50DC \times 045$。 （113 專高）

2. 下列哪兩者的鏡片度數是一模一樣的？
(A) $-4.75DS/-1.75DC \times 180$與$-4.75DS/-1.75DC \times 90$
(B) $-3.50DS/-0.75DC \times 180$與
(C) $+6.25DS/+1.25DC \times 90$與$+7.50DS/-1.25DC \times 90$
(D) $-1.50DS/+3.00DC \times 180$與$+1.50DS/-3.00DC \times 90$。 （113 專普）

3. 利用光學十字(optical crosses)的觀念，一個球面圓柱透鏡(spherocylindrical lens)若有$+6.00D$在垂直的經緯度(vertical meridian)與$+3.00D$在水平的經緯度(horizontal meridian)，則此鏡片可以想像成為下列哪一個球面鏡片(spherical lens)與柱狀鏡片(cylindrical lens)的組合？

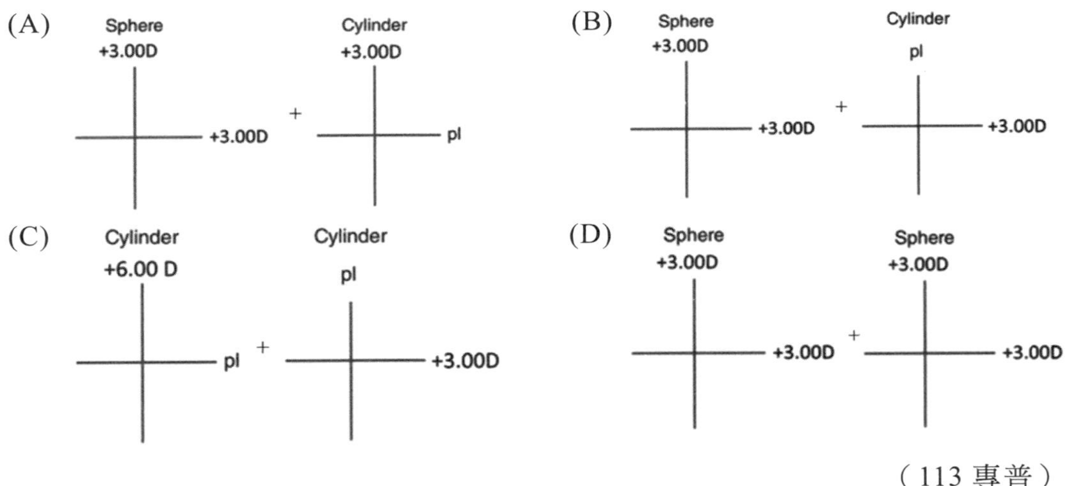

（113 專普）

4. 下列處方都代表相同的光學效果，何者例外？

(A) -5.00DS/-2.00DC×180　(B) -7.00DS/-2.00DC×090

(C) -5.00DC×090/-7.00DC×180　(D) -7.00DS/+2.00DC×090。（112 專高）

5. 下圖光學十字之處方度數為何？

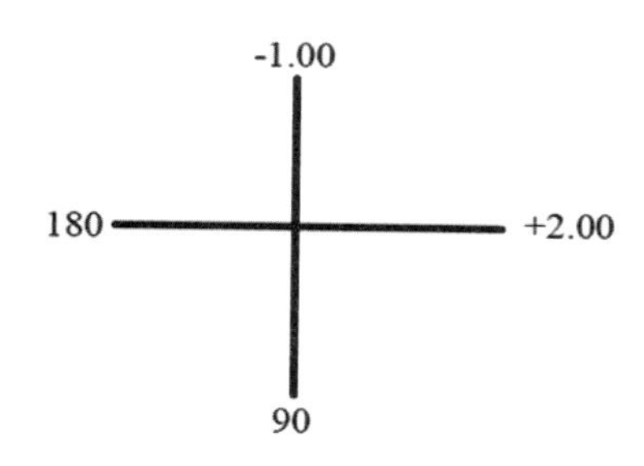

(A) +2.00DS/-3.00DC×180 或-1.00DS/+3.00DC×090

(B) +2.00DS/-1.00DC×180 或-1.00DS/+2.00DC×090

(C) +2.00DS/-3.00DC×090 或-1.00DS/+3.00DC×180

(D) +2.00DS/-1.00DC×090 或-1.00DS/+2.00DC×180。（112 專高）

6. 下列何者能表示此光學十字？

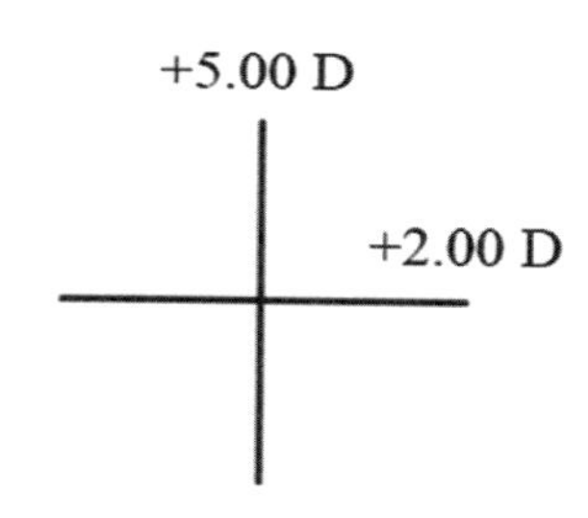

(A) +5.00DS/+2.00DC×090　(B) +5.00DS/-3.00DC×090

(C) +2.00DS/+5.00DC×090　(D) +2.00DS/-3.00DC×090。（112 專普）

7. 李小姐左眼處方為-2.00DS/+3.00DC×090，下列何者為該處方的負柱鏡表示法？

(A) -1.00DS/-3.00DC×180　(B) +5.00DS/-3.00DC×180

(C) +1.00DS/-3.00DC×180　(D) -5.00DS/-3.00DC×180。（112 專普）

8. 下圖以光學十字法表示之兩個透鏡，緊密接合後的屈光度等同於下列何者？

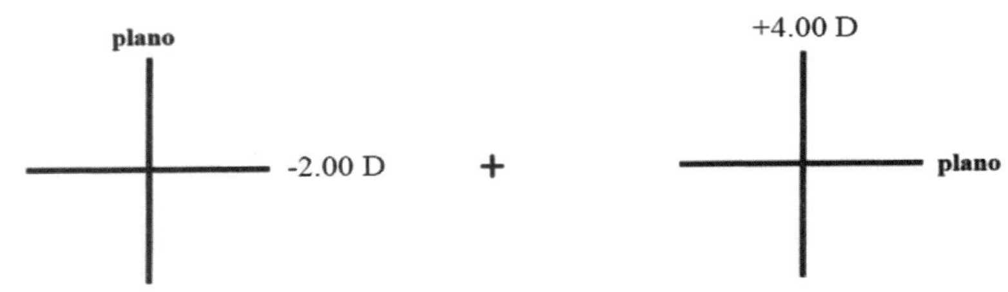

(A) -2.00DS/+6.00DC×180　(B) +4.00DS/+6.00DC×180
(C) -2.00DS/+4.00DC×180　(D) -4.00DS/+6.00DC×090。　（112 專普）

9. 李醫師開出處方給病人，下列何者不具有相同的光學效果？
(A) +3.00DS/-8.00DC×180　(B) -5.00DS/+8.00DC×180
(C) -5.00DS/+8.00DC×090　(D) +3.00DC×090/-5.00DC×180。　（111 專高）

10. 圖示之光學十字轉換為眼鏡處方應為下列何者？

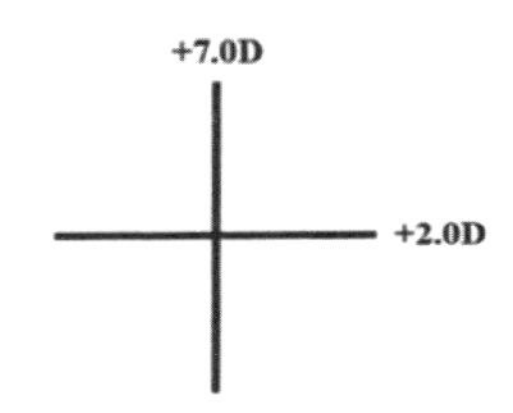

(A) +7.00DS/-5.00DC×090　(B) +7.00DS/-2.00DC×090
(C) +7.00DS/+5.00DC×180　(D) +7.00DS/+2.00DC×180。　（111 專普）

11. 將+2.00DS/+5.00DC×180 轉變為負圓柱面透鏡形式，應為下列何者？
(A) +7.00DS/-5.00DC×090　(B) +7.00DS/-2.00DC×090
(C) +7.00DS/+5.00DC×180　(D) +7.00DS/+2.00DC×180。　（111 專普）

12. 使用 Vogel's 公式估算，下列基弧中，何者是製作+1.00D 球面度數鏡片的最佳選擇？
(A) +4.00D　(B) +5.00D　(C) +6.00D　(D) +7.00D。　（111 專普）

13. 下列度數的表示方式中，何者度數與其他三者不同？
(A) -5.25DS/-1.25DC×015　(B) -5.25DC×015 與-6.50DC×105
(C) -6.50DS/+1.25DC×105　(D)-3.25DS/-0.75DC×015 與-2.00DS/-0.50DC×015
（110 專高）

14. +3.00DS/+1.00DC×050 轉換為負性散光的處方為：

(A) +3.00DS/-1.00DC×050 (B) +4.00DS/-1.00DC×140

(C) +4.00DS/-1.00DC×050 (D) +3.00DS/-1.00DC×140。 （110 專普）

15. 下圖中此兩組鏡片緊密結合後，最終的度數為何？

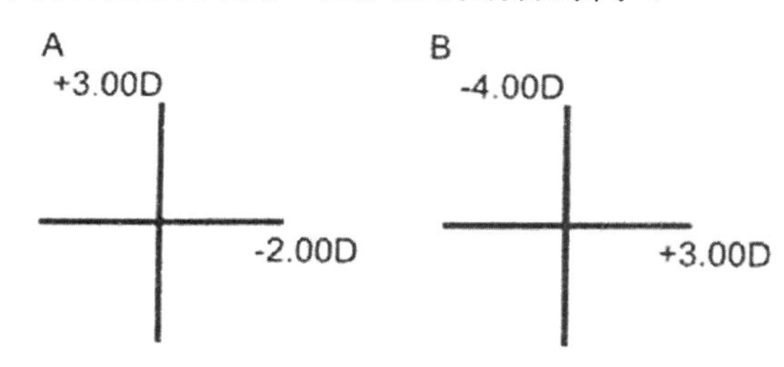

(A) -1.00DS/+2.00DC×180 (B) +1.00DS/-2.00DC×090

(C) -1.00DS/-2.00DC×180 (D) -1.00DS/+2.00DC×090。 （110 專普）

16. 下列哪組鏡片，代表的度數是一樣的？

(A) -1.00DS/+2.00DC×090；+1.00DS/-1.00DC×180

(B) -2.00DS/+2.00DC×180；+2.00DS/-2.00DC×090

(C) +2.00DS/-1.00DC×180；+1.00DS/+1.00DC×090

(D) +1.00DS/-2.00DC×180；-1.00DS/-2.00DC×090。 （110 專普）

17. 球柱面透鏡屈光力以正交圓柱面形式表示為+5.00DC×090 合併+4.00DC×180，與下列哪種表示法相同？

(A) +4.00DS/+1.00DC×090 (B) +4.00DS/-1.00DC×090

(C) +5.00DC/+1.00DC×180 (D) +1.00DC/-1.00DC×180。 （109 專高）

18. 下列哪一組配鏡處方度數相同？

(A) +2.00DS/-2.00DC×090 與-4.00DS/+6.00DC×180

(B) +2.00DS/+1.00DC×090 與+3.00DS/-1.00DC×180

(C) -2.00DS/+2.00DC×090 與 plano/+2.00DC×180

(D) +3.00DS/-3.00DC×180 與 plano/-3.00DC×090。 （109 一特師）

19. 下列表示法都代表相同的光學十字處方，何者例外？

(A) +2.00DS/+10.00DC×180 (B) +6.00DS/+2.00DC×180

(C) +6.00DC×090 合併+8.00DC×180 (D) +8.00DS/-2.00DC×090。

（108 特師）

20. 電腦驗光得 OD 的處方是+1.50DS/-2.50DC×015，在十字坐標表示應為何？
(A) +1.50DS 在 15 軸度上，+1.00DS 在 105 軸度上
(B) +1.50DS 在 15 軸度上，-1.00DS 在 105 軸度上
(C) -2.50DS 在 15 軸度上，+1.50DS 在 105 軸度上
(D) -2.50DS 在 15 軸度上，-1.50DS 在 105 軸度上。 （106 專高）

21. -2.00DC×090 和+4.00DC×180 兩柱狀鏡相疊加的光學十字，下列何者正確？
(A) -2.00DS/+6.00DC×180 (B) +4.00DS/-6.00DC×180
(C) -2.00DS/+4.00DC×180 (D)+2.00DS/-4.00DC×090。 （106 專高）

解答及解析

1. 解析：(A)。
135方向−2.50D，45方向+3.50D → +3.50DS/−6.00DC × 045。
2. 解析：(D)。
3. 解析：(A)。
4. 解析：(B)。
(C)(-5DC×090)/(-7DC×180)=(-5DS)/(-2DC)×180。與(A)同。
(D)(-7DS)/(+2DC)×090=(-5DS)/(-2DC)×180。與(A)同。
5. 解析：(A)。
6. 解析：(B)。
+5.00DS/-3.00DC×090 或+2.00DS/+3.00DC×180。
7. 解析：(C)。
-2.00DS/+3.00DC×090 → +1.00DS/-3.00DC×180。
8. 解析：(A)。
+4.00DS/-6.00DC×090 或-2.00DS/+6.00DC×180。
9. 解析：(B)。
(A) +3.00DS/−8.00DC × 180 → −5.00DS/+8.00DC × 090。
與(B)不同，但與(C)相同。
10. 解析：(A)。
11. 解析：(A)。

12. 解析：(D)。

因為是正鏡片，所以基弧選擇為$1D + 6D = 7D$。

13. 解析：(B)。

(B) -5.25DC×015/-6.50DC×105=-5.25DS/-1.25DC×105；

(C) -6.50DS/+1.25DC×105= -5.25DS/-1.25DC×015；

(D) (-3.25DS/-0.75DC×015)+(-2.00DS/-0.50DC×015)=-5.25DS/-1.25DC×015。

14. 解析：(B)。

+3.00DS/+1.00DC×050 = +4.00DS/-1.00DC×140。

15. 解析：(D)。

垂直屈光力為-1.00D，水平屈光力為+1.00D，所以-1.00DS/+2.00DC×090。

或是(+3.00DS/-5.00DC×090) + (-4.00DS/+7.00DC×090)

= -1.00DS/+2.00DC×090。

16. 解析：(C)。

(A) -1.00DS/+2.00DC×090 = +1.00DS/-2.00DC×180；

(B) -2.00DS/+2.00DC×180 = PL/-2.00DC×090；

(C) +2.00DS/-1.00DC×180 = +1.00DS/+1.00DC×090；

(D) +1.00DS/-2.00DC×180 = -1.00DS/+2.00DC×090。

17. 解析：(A)。

+5.00DC×090/+4.00DC×180 可以轉換成+5.00DS/-1.00DC×180

或是+4.00DS/+1.00DC×090。

18. 解析：(B)。

(A) +2.00DS/-2.00DC×090 與+2.00DS/-6.00DC×090；

(B) +2.00DS/+1.00DC×090 與+2.00DS/+1.00DC×090；

(C) -2.00DS/+2.00DC×090 與+2.00DS/-2.00DC×090；

(D) plano/+3.00DC×090 與 plano/-3.00DC×090。

19. 解析：(A)。

(B)(C)(D)可以互相轉換。

(A)選項的轉換：+12.00DS/-10.00DC×090 以及+2.00DC×090/+12.00DC×180。

20. 解析：(B)。

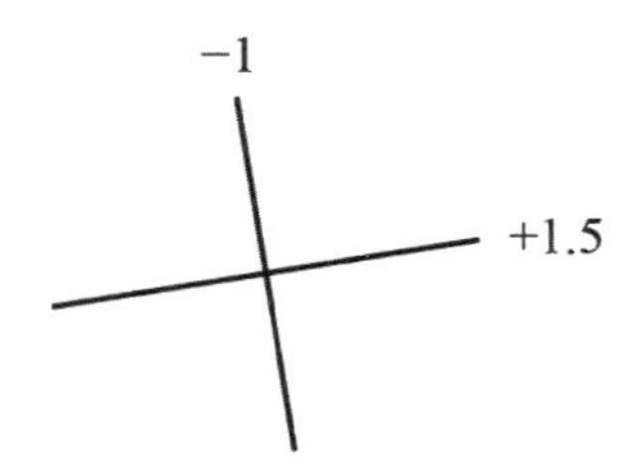

所以+1.50D 在 15 軸度上，-1.00D 在 105 軸度上。

21. 解析：(A)。

-2.00DC×90/+4.00DC×180 ⇨ -2.00DS/+6.00DC×180。

三、環曲面鏡片

1. 環曲面。

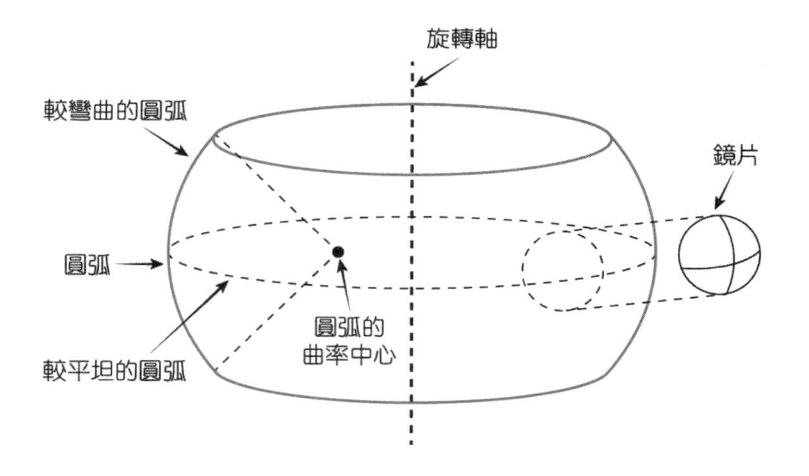

2. 正環曲面鏡片（外散片）

2-1. 前表面為環曲面（正屈光力），後表面為球面（負屈光力）。

2-2. 記法：$\frac{\text{基弧／正交弧}}{\text{球弧}}$。

例：$\frac{+2.00DC\times90/+3.00DC\times180}{-4.00DS}=-1.00DS/-1.00DC\times90$，其中環曲基弧是+2.00D@180。

3. 負環曲面鏡片（內散片）

3-1. 前表面為球面（正屈光力），後表面為環曲面（負屈光力）。

3-2. 記法：$\frac{\text{球弧}}{\text{基弧／正交弧}}$。

例：$\frac{+6.00DS}{-4.00DC\times 90/-5.00DC\times 180}=+2.00DS/-1.00DC\times 180$，其中環曲基弧是 -4.00D@180。

4. 根據教科書“System For Ophthalmic Dispensing”對基弧之定義

4-1. 對球面鏡片而言，前表面的球弧(spherical curve)稱為基弧(base curve)。

4-2. 對正環曲面鏡片而言，前表面屈光力最弱（較平）的弧度稱為基弧(base curve)，與之垂直的弧度稱為正交弧(cross curve)。

4-3. 對負環曲面鏡片而言，前表面的球弧是基弧(base curve)，而後表面屈光力最弱（較平）的弧度稱為環曲基弧(toric base curve)。

5. 基弧的 Vogel's 公式

5-1. 正鏡片：基弧＝等價球面＋6D。

5-2. 負鏡片：基弧＝（等價球面／2）＋6D。

（註：等價球面請參見後面「五、鏡片成像」之 5.等價球面）

【練習 13　散光片規格】 EXAMPLE

量測鏡片，其前表面屈光度量測值為+5.50DS，後表面最高及最低屈光度分別為 -4.75DS 與-3.75DS，在不考慮鏡片厚度下，下列何者為此鏡片的屈光度？

(A) +1.75DS/-1.00DC　(B) +1.00DS/-1.75DC

(C) -1.00DS/+1.75DC　(D) -1.75DS/+1.00DC。　（107 特師）

解題攻略》

內散片規格：$\frac{+5.50DS}{-4.75DC/-3.75DC}$。

後表面屈光力轉換成球柱組合：S/C = -3.75DS/-1.00DC。

鏡片屈光力：S/C = (+5.50DS) + (-3.75DS/-1.00DC) = +1.75DS/-1.00DC。

正確答案為(A)。

EXAMPLE

【練習 14　斜向屈光力公式】

假設一個鏡片的處方是+3.50DS/-1.00DC×070，利用 Vogel's 公式計算基弧應該約為多少？

(A) +3.50D　(B) +5.50D　(C) +6.50D　(D) +9.00D。　（106 專普）

解題攻略

公式：正鏡片基弧＝等價球面＋6D；負鏡片基弧＝（等價球面／2）＋6D。

因為是正鏡片，所以基弧＝$\left(+3.5D+\frac{-1D}{2}\right)+6D=+9D$。

正確答案為(D)。

歷屆試題

1. 一球面鏡片處方$+1.50D$，使用沃格爾公式(Vogel's Formula)估算出球面鏡片的前表面基弧度數為何？

   (A) $+6.00D$　(B) $+7.00D$　(C) $+7.50D$　(D) $+8.50D$。　（113 專普）

2. 承上題，試求此球面鏡片的後表面屈光度數為多少？

   (A) $-5.50D$　(B) $-6.00D$　(C) $-7.00D$　(D) $-7.50D$。　（113 專普）

3. 一鏡片處方為-2.50DS/+1.75DC×165，若選擇以負圓柱鏡型式(minus cylinder form)製作，基弧(base curve)為+2.25D，則鏡片前、後表面弧度下列何者正確？

   (A)前表面軸度 75 度處-0.25D，軸度 165 度處+4.00D；後表面軸度 75 度處-0.75D，軸度 165 度處-2.50D

   (B)前表面軸度 75 度處+2.25D，軸度 165 度處+2.25D；後表面軸度 75 度處-3.00D，軸度 165 度處-4.75D

   (C)前表面軸度 75 度處+2.25D，軸度 165 度處+2.25D；後表面軸度 75 度處-0.25D，軸度 165 度處+4.00D

   (D)前表面軸度 75 度處-3.00D，軸度 165 度處-4.75D；後表面軸度 75 度處+2.25D，軸度 165 度處+2.25D。　（112 專高）

4. 某鏡片的度數為+2.00DS/-1.00DC × 180，將其磨成正柱面形式。若選擇+5.00D 的基弧，則其後弧應為幾度？
   (A) -3.00D (B) -4.00D (C) -5.00D (D) -6.00D。 （112 專普）

5. 有一鏡片，處方為-6.00DS/-2.00DC×165，使用 Vogel 公式估，此鏡片的基弧應為：
   (A) +2.50D (B) +3.00D (C) +4.00D (D) +6.00D。 （110 專普）

6. 量鏡片時，其鏡片前表面屈光度為+6.00DS，後表面最高及最低屈光度分別為-4.50D 與-3.25D，在不考慮鏡片厚度下，此鏡片的屈光度為：
   (A) +1.25DS/-2.75DC (B)-2.75DS/+1.25DC
   (C)-1.25DS/+2.75DC (D)+2.75DS/-1.25DC。 （109 專普）

7. 利用 Vogel's 公式計算，處方為+1.75DS/-1.50DC×030 鏡片的基弧度數為下列何者？
   (A) +6.00D (B) +7.00D (C) +8.00D (D) +9.00D。 （109 專普）

8. 用球面計(lens measure or lens gauge)測試一片鏡片在前弧 180 軸度得到+6.00D 而在 90 軸度得到+8.00D；後弧得到-3.00D，則鏡片的處方為何？
   (A) +5.00DS/+2.00DC×090 (B) +5.00DS/-2.00DC×180
   (C) +3.00DS/+2.00DC×180 (D) +3.00DS/-2.00DC×090。 （107 專高）

解答及解析

1. 解析：(C)。
   $+1.50D > 0$，所以基弧為$1.5D + 6D = 7.5D$。

2. 解析：(B)。
   $+1.5D = +7.5D + P_2 \rightarrow P_2 = -6D$。

3. 解析：(B)。
   $-2.50DS/+1.75DC \times 165 = -0.75DS/-1.75DC \times 75 = \frac{+2.25DS}{-3.00DC\times165/-4.75DC\times75} = \frac{+2.25DS}{-3.00D@75/-4.75D@165}$。

4. 解析：(B)。
   $+2.00DS/-1.00DC \times 180 = \frac{+5.00D\times180/+6.00D\times090}{-4.00D}$。

5. 解析：(A)。
處方的等價球面為$S+\frac{C}{2}=(-6D)+\frac{-2D}{2}=-7D$，為負值。
根據 Vogel 公式，基弧為$\frac{\text{等價球面}}{2}+6D=\frac{-7D}{2}+6D=+2.5D$。

6. 解析：(D)。
後表面屈光力：-3.25DC/-4.50DC → -3.25DS/-1.25DC。
前表面屈光力：+6DS。鏡片屈光力：+2.75DS/-1.25DC。

7. 解析：(B)。
等價球面為(+1.75D) + (-1.5D/2) = +1D > 0，所以基弧為(+1D) + 6D = +7D。

8. 解析：(C)。
$\frac{+6.00DC\times90/+8.00DC\times180}{-3.00DS}$ ⇨ $\frac{+6.00DS/+2.00DC\times180}{-3.00DS}$ ⇨ +3.00DS/+2.00DC×180。

四、斜向子午線上的屈光力

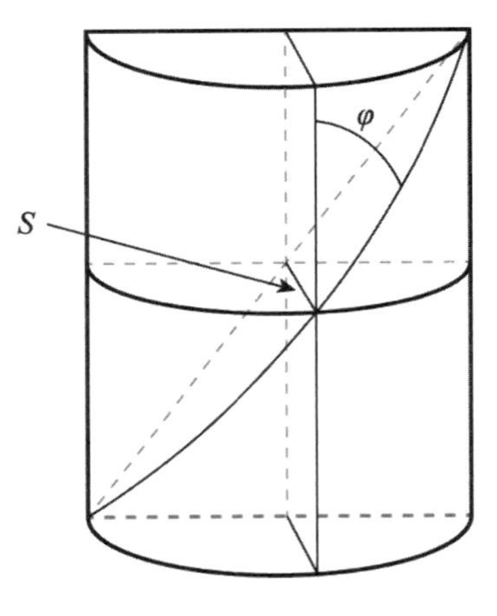

1. 柱面鏡片：子午線方向 m 與軸(θ)形成夾角 φ 的屈光力曲率組成為$P_m=\mathrm{C}\sin^2\varphi$，其中$\varphi=m-\theta$。
2. 球柱鏡片：S/C×θ 的環曲面上，子午線方向 m 上的屈光力曲率組成為 $P_m=S+C\sin^2\varphi$，其中$\varphi=m-\theta$是子午線 m 與軸子午線 θ 的夾角。
3. 在環曲面上，對於任何兩個互相垂直的子午線方向而言，其屈光力的曲率組成總和等於一個定值，稱為尤拉常數(Euler constant)，以 E 標記，其大小為 $E=P_m+P_{m\pm90}=2S+C$。

EXAMPLE

【練習 15　斜向屈光力公式】

一個屈光力為$-1.00DS/-2.00DC\times120^o$的透鏡在垂直子午面的屈光力為何？

(A) $-1D$　(B) $-1.5D$　(C) $-2D$　(D) $-4D$。　（113 專高）

解題攻略》

公式：$P_m = S + C\sin^2\varphi$。

$P_m = -1D + (-2D) \times \sin^2(90^o - 120^o) = -1.5D$。

正確答案為(B)。

歷屆試題

1. 下圖透鏡在 60 度方向上的屈光度是多少？

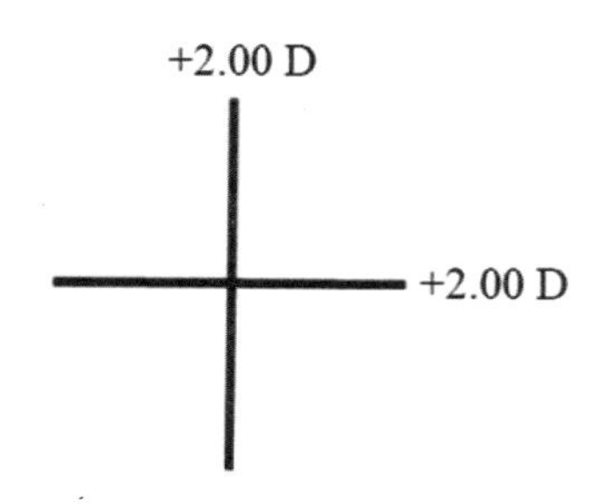

(A) +2.00D (B) +1.00D (C) +3.00D (D) +1.50D。 （112 專普）

2. 一球柱鏡+3.00DS/-4.00DC×160，其在垂直方向之屈光度約為多少？
(sin20° = 0.34; sin70° = 0.94)
(A) +0.46D (B) -0.53D (C) -2.53D (D) -3.53D。 （109 一特師）

解答及解析

1. 解析：(A)。
因為是球面鏡片，所以任何子午線方向的屈光力皆為+2.00D。

2. 解析：(B)。
$P_m = (+3D) + (-4D) \times \sin^2(90° - 160°) = -0.53D$。

五、鏡片成像

1. 線影像（焦線）位置：假設 V_1、V_2 分別代表主子午線方向 1 和方向 2 的出射聚散度，則方向 1 聚焦在 $v_1=\frac{1}{V_1}$ 的位置上，直線方向在方向 2 上。方向 2 聚焦在 $v_2=\frac{1}{V_2}$ 的位置上，直線方向在方向 1 上。

   例如：如果主子午線在水平和鉛直的方向上，則水平方向聚焦處，形成鉛直線影像；鉛直方向聚焦處，形成水平線影像。

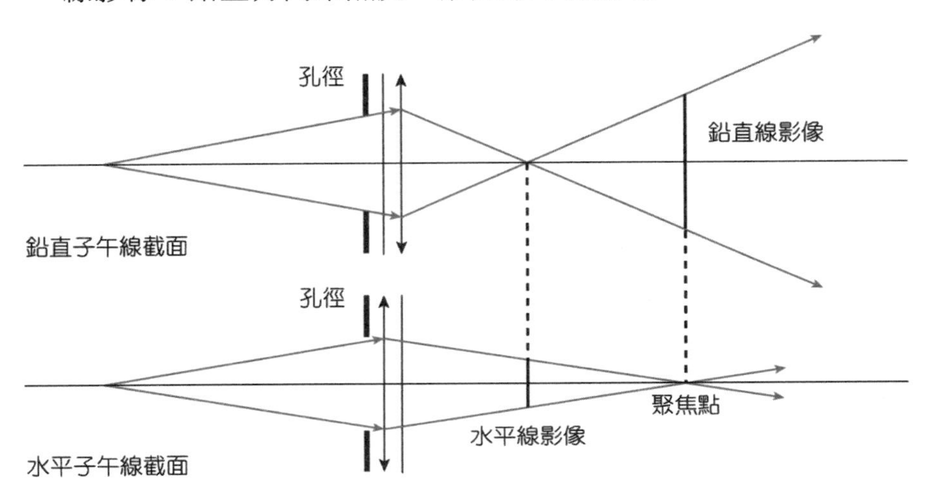

2. 史得姆錐體(Sturm's Conoid)

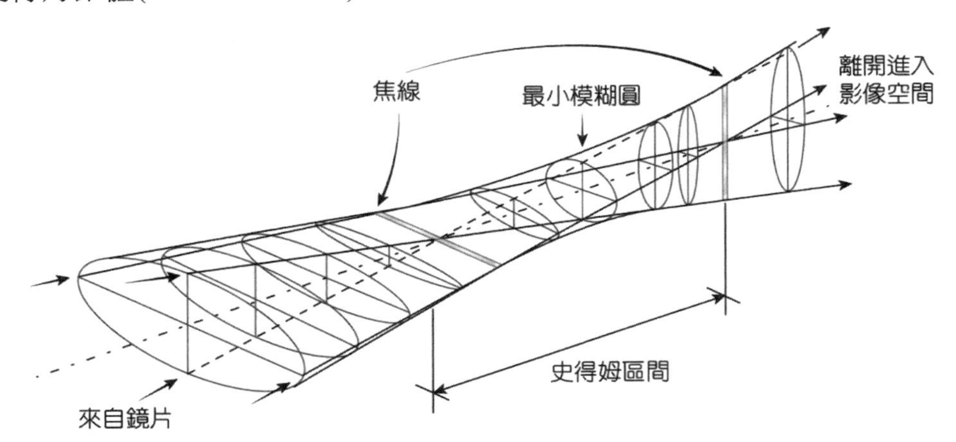

3. 史得姆區間：兩條焦線（線影像）之間的距離 ⇨ $d=|v_2-v_1|=\left|\frac{1}{V_1}-\frac{1}{V_2}\right|$。

4. 最小模糊（混亂）圓

4-1. 對一般物體而言，最佳影像在最小模糊圓上。

4-2. 位置在$v_c = \frac{1}{V_c}$的位置上，其中$V_c = \frac{V_1+V_2}{2} = \left(S + \frac{C}{2}\right) + U$，為兩條線影像的屈光中點。

4-3. 屈光中點不是兩條線影像的線性中點，也就是不在兩條線影像的正中間。

5. 等價球面：球柱鏡片 S/C×θ 的等價球面($SpEq$)為$SpEq = S + \frac{C}{2} = \frac{P_1+P_2}{2}$，相當於可以聚焦在最小模糊圓的球面鏡片。

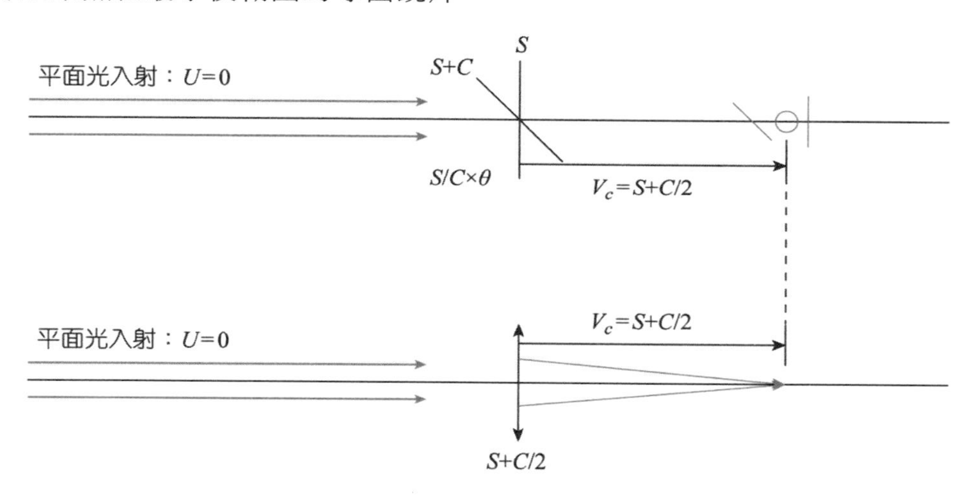

【練習 16　柱面鏡片成像】

EXAMPLE

有一個點光源位於一平凸柱面透鏡前方$40cm$處，此鏡片折射率為1.50且具有水平和垂直子午面，若柱面透鏡前表面屈光力的曲率半徑為$10cm$，則其焦線成像位置為何？

(A) $25cm$　(B) $30cm$　(C) $35cm$　(D) $40cm$。　（113 專高）

解題攻略

公式：V = P + U，$U = \frac{1}{u}$，$v = \frac{1}{V}$（空氣中）。

$$V = P + U = \frac{1.5-1}{0.1m} + \frac{1}{-0.4m} = +2.5D \rightarrow v = \frac{1}{+2.5D} = +0.4m = +40cm。$$

正確答案為(D)。

EXAMPLE

【練習 17　球柱鏡片成像】

在+5.50DS/+3.00DC×090 的透鏡前 50cm 處有一個點狀物體，最靠近透鏡的成像線與透鏡的距離為何？

(A) 15.38cm　(B) 28.57cm　(C) 33.33cm　(D) 11.76cm。　（107 專高）

解題攻略

利用光學十字作 $V = P + U$ 的計算。

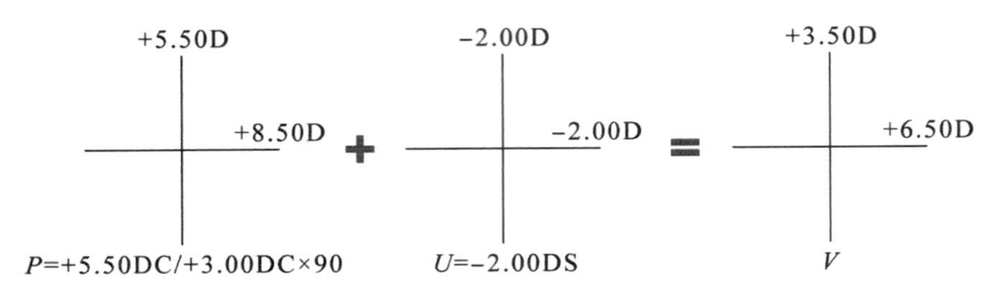

水平方向出射聚散度(+6.50D)最大，所以聚焦位置離透鏡最近，位置在 $v = \frac{1}{+6.5D} = +0.1538m = +15.38cm$。

正確答案為(A)。

EXAMPLE

【練習 18　由成像反推鏡片屈光力】

有一未知度數的透鏡，當平行光線由左側進入時，以屏幕於透鏡右側 10cm 處可見 135° 有一線呈像；將屏幕移至透鏡右側 20cm 處，見 45° 有一線呈像（如下圖所示）。該透鏡度數應為何？

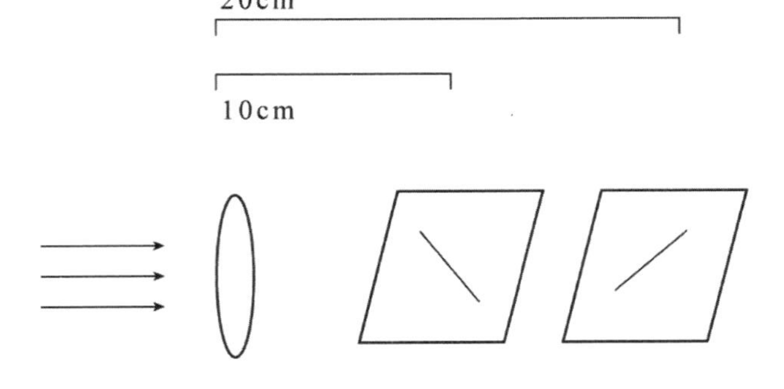

(A) +10.00DS/+5.00DC×045　(B) +10.00DS/-5.00DC×135

(C) +10.00DS/-5.00DC×045　(D) +5.00DS/+5.00DC×045。　（107 專普）

解題攻略

公式：$V = P + U$。

因為平行光入射($U = 0$) → $V = P$，

135° 線影像聚焦在鏡後 10cm 處，代表 45° 方向有+10.00D 的出射聚散度，

即鏡片在 45° 方向的屈光力為+10.00D；

45° 線影像聚焦在鏡後 20cm，代表 135° 方向有+5.00D 的出射聚散度，

即鏡片在 135° 方向的屈光力為+5.00D，

因此鏡片的屈光力為+10.00DS/-5.00DC×45。

正確答案為(C)。

【練習 19　史得姆區間（間隔）】 EXAMPLE

一點光源位於處方為：+2.00DS/+2.00DC×180 的眼鏡前 100cm 處，其成像的史得姆間隔(interval of Sturm)為何？

(A) 25.0cm　(B) 33.3cm　(C) 50.0cm　(D) 66.7cm。　（107 專高）

解題攻略

公式：$d = |v_2 - v_1| = \left|\frac{1}{V_1} - \frac{1}{V_2}\right|$。

利用光學十字計算：

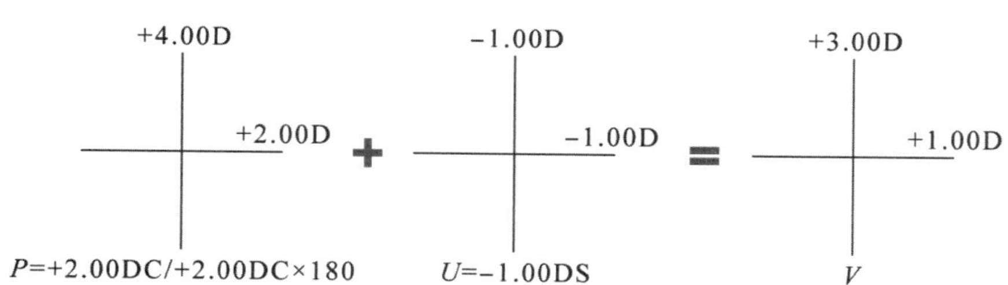

$d = \left|\frac{1}{+1D} - \frac{1}{+3D}\right| = 0.667m = 66.7cm$。

正確答案為(D)。

EXAMPLE

【練習 20　結合模型眼計算史得姆間隔】

Gullstrand 的模型眼(n = 1.333)，眼軸長為 22.22mm，屈光性屈光不正為 +2.00DS/-3.00DC×090，則平行光在眼內形成水平焦線與垂直焦線的史特爾姆間隔(interval of Sturm)為何？

(A) 0.99mm　(B) 1.09mm　(C) 1.13mm　(D) 2.47mm。　（110 專高）

解題攻略

眼睛水平屈光力$P_{180} = V - U = \frac{1.333}{+0.02222m} - (-1D) = +61D$，

鉛直屈光力$P_{090} = V - U = \frac{1.333}{+0.02222m} - (+2D) = +58D$。

史特爾姆區間為$d = \left|\frac{1.333}{+58D} - \frac{1.333}{+61D}\right| = 1.13 \times 10^{-3}m = 1.13mm$。

正確答案為(C)。

EXAMPLE

【練習 21　最小模糊圓】

一點光源放置於+2.00DS/+3.00DC×180 的透鏡前 66.7cm，則其形成的最小模糊圈(circle of least confusion)的位置應距離透鏡多遠？

(A) 20cm　(B) 25cm　(C) 33cm　(D) 50cm。　（107 專高）

解題攻略

公式：$V_c = \frac{V_1+V_2}{2} = \left(S + \frac{C}{2}\right) + U \rightarrow v_c = \frac{1}{V_c}$。

$V_c = \left(2D + \frac{3D}{2}\right) + \frac{1}{-0.667m} = +2D \rightarrow v_c = \frac{1}{+2D} = +0.5m = +50cm$。

正確答案為(D)。

EXAMPLE

【練習 22　等價球面】

下列何者表示的等價球面度數最大？

(A) +5.00D 在 90 軸度上，-3.00D 在 180 軸度上

(B) +5.00D 在 90 軸度上，+3.00D 在 180 軸度上

(C) +5.00DS/-3.00DC×090

(D) +5.00DS/+3.00DC×090。　（111 專高）

解題攻略

公式：$SpEq = S + \frac{C}{2} = \frac{P_1+P_2}{2}$。

(A) $\frac{+5D+(-3D)}{2} = +1D$；(B) $\frac{+5D+3D}{2} = +4D$

(C) $5D + \frac{-3D}{2} = 3.5D$；(D) $5D + \frac{3D}{2} = 6.5D$。

正確答案為(D)。

歷屆試題

1. 在檢測患者散光度數時常使用傑克森交叉圓柱鏡(Jackson crossed-cylinder test, JCC)，下列何者為 JCC 鏡片之處方？

   (A) $-0.25DS/+0.25DC$　(B) $+0.25DS/+0.25DC$

   (C) $-0.25DS/+0.50DC$　(D) $+0.25DS/+0.50DC$。　（113 專高）

2. 王小姐右眼的眼鏡處方是$-5.00DS/+1.00DC \times 170$，因為一些因素王小姐無法配戴散光鏡片，此時最佳的球面鏡面處方應是多少？

   (A) $-5.50D$　(B) $-4.00D$　(C) $-4.50D$　(D) $-2.00D$。　（113 專高）

3. 下列哪個鏡片的最小模糊圈(circle of least confusion)與鏡面的相對位置最近？

   (A) $-2.00DS/-1.00DC \times 180$　(B) $-2.00DS/+2.00DC \times 180$

   (C) $-1.00DS/-1.00DC \times 180$　(D) $-1.00DS/-2.00DC \times 180$。　（113 專普）

4. 下列哪個鏡片的等效球鏡度(spherical equivalent)跟其他的不一樣？

   (A) $-1.00DS/+2.00DC \times 180$　(B) $+2.00DS/-4.00DC \times 180$

   (C) $-0.50DS/+1.00DC \times 090$　(D) $-0.50DS/-0.50DC \times 090$。　（113 專普）

5. 空氣中，在一透鏡前 50 公分處有一點光源，若其光線形成的最小模糊圈(circle of least confusion)距離透鏡 33 公分，下列何種鏡片組合不可能為此透鏡？

   (A) +5.00DS/-2.00DC×090　(B) +6.00DS/-2.00DC×180

   (C) +6.50DS/-3.00DC×090　(D) +7.00DS/-4.00DC×180。　（112 專高）

6. 關於此透鏡系統的光束聚散度敘述，下列何者錯誤？

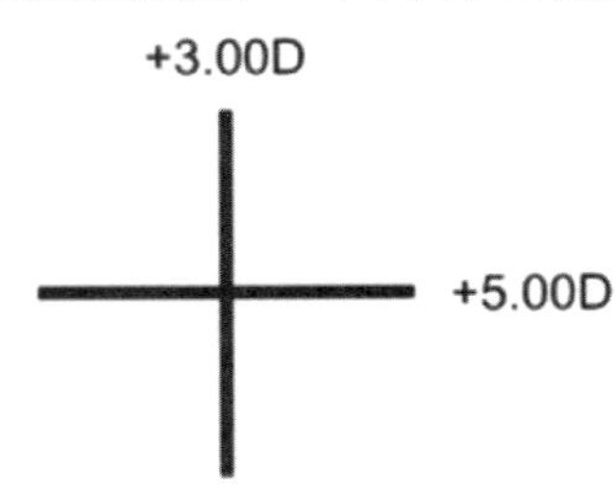

(A)位於無窮遠的點光源經過此透鏡垂直子午面的折射，會形成聚散度+3.00D

(B)位於無窮遠的點光源經過此透鏡水平子午面的折射，會形成聚散度+5.00D

(C)位於 1m 遠的點光源經過此透鏡垂直子午面的折射，會形成聚散度+2.00D

(D)位於 1m 遠的點光源經過此透鏡垂直子午面的折射，會形成聚散度+4.00D。 （112 專高）

7. 有一個十字位於薄透鏡前左側 20cm，透鏡屈光力為+8.00DS/-2.00DC×090，則十字的水平線成像於何處？

(A)右側 25cm (B)右側 33.3cm

(C)左側 25cm (D)左側 33.3cm。 （112 專普）

8. 承上題，史特爾姆間隔(interval of Sturm)為多少？

(A) 33.3cm (B) 50cm

(C) 66.7cm (D) 100cm。 （112 專普）

9. 張醫師開出的眼鏡處方是-6.00DS/+3.00DC×090，其等價球面度(spherical equivalent)為多少？

(A) -1.50D (B) -3.00D (C) 0D (D) -4.50D。 （112 專普）

10. 若一平行光源由一鏡片之左方發出，此鏡片之度數為+5.00DS/-2.00DC×090，則其最小模糊圈(circle of least confusion)應位於下列何處？

(A)鏡片右方 33.33cm 處 (B)鏡片左方 33.33cm 處

(C)鏡片左方 25cm 處 (D)鏡片右方 25cm 處。 （110 專高）

11. 點光源入射在兩個垂直相交的柱面鏡片上，其中水平焦線於鏡片後方 25cm 處，垂直焦線位於鏡片後方 50cm 處，以光學十字法表示為下列何者？
(A) +2.00DC×180/+4.00DC×090
(B) +2.50DC×180/+5.00DC×090
(C) +4.00DC×180/+2.00DC×090
(D) +5.00DC×180/+2.50DC×090。 （110 專高）

12. 病友眼鏡處方左眼是-5.00DS/-2.00DC×170，在只能用球面透鏡(spherical lens)的情況下，你應該用多少的球面透鏡屈光度，讓病友的左眼有最佳的矯正視力？
(A) -7.00DS (B) -6.00DS (C) -4.50DS (D) -3.50DS。 （110 專高）

13. 位於透鏡左方 1 公尺的點光源，經+3.00DS/+3.00DC×180 的圓柱透鏡(spherocylindrical lens)聚焦後，它的最小模糊圈(circle of least confusion)位於鏡片右方多遠之處？
(A) 22.22 公分 (B) 25.00 公分 (C) 28.57 公分 (D) 33.33 公分。 （109 專高）

14. 下列何者的等效球鏡度(spherical equivalent)值與其他選項不一樣？
(A) -1.00DS/+2.00DC×180 (B) +1.00DS/-2.00DC×090
(C) +1.50DS/-3.00DC×120 (D) -1.50DS/+2.00DC×060。 （109 專高）

15. 點光源位於一透鏡前 50 公分，該透鏡屈光度是+7.00DS/-2.00DC×090，則形成垂直線(vertical line)的影像，距離透鏡多少公分？
(A) 14.29 (B) 20.00 (C) 33.33 (D) 50.00。 （109 專高）

16. 無窮遠處之點狀物體，經一球柱透鏡(spherocylindrical lens)折射後，分別在透鏡後方 33.33 及 50.00 公分處形成一水平與一垂直之焦線。此鏡片所形成之最小模糊圈(circle of least confusion)位於鏡後幾公分處？
(A) 16.67 公分 (B) 40.00 公分 (C) 41.67 公分 (D) 83.33 公分。 （109 專普）

17. 一個點光源位於一個+3.00DS/+2.00DC×180 的透鏡前方無限遠處。最接近透鏡的焦線與透鏡之距離為何？
(A)鏡後 10cm (B)鏡後 12.50cm (C)鏡後 20cm (D)鏡後 25cm。 （109 專普）

18. 承上題，最小模糊圈的位置為何？
(A)鏡後 10cm (B)鏡後 12.50cm (C)鏡後 20cm (D)鏡後 25cm。 （109 專普）

19. 承上題，史特爾姆間距(interval of Sturm)之線性距離為多少？
(A) 5cm (B) 13.33cm (C) 20cm (D) 25cm。 （109 專普）

20. 無限遠處的平行光經過一處方為+2.50DS/+2.50DC×180 的球柱面透鏡時，下列敘述何者正確？
(A)光線會在透鏡後 20cm 處匯聚成一水平焦線
(B)光線會在透鏡後 20cm 處匯聚成一垂直焦線
(C)光線會在透鏡後 35cm 處形成最小模糊圈(circle of least confusion)
(D)此透鏡的處方為單純性遠視散光。 （108 專高）

21. 物體位於透鏡前 50cm，透鏡屈光度是+7.00DS/-2.00DC×090，則水平線(horizontal line)成像距離透鏡多少 cm？
(A) 11.11 (B) 14.29 (C) 20.00 (D) 33.33。 （108 專高）

22. 有關最小模糊圈的敘述，下列何者錯誤？
(A)若為規則散光，最小模糊圈上的影像之各方向經線的清晰程度是一樣的
(B)若一平行光源由一鏡片之左方發出，此鏡片之度數為+2.00DS/-5.00DC×180 其最小模糊圈位於鏡片左方 200cm 處
(C)當一規則性的散光，其最小模糊圈落在視網膜上時，未矯正之裸眼視力最佳
(D)若為規則散光，最小模糊圈都是位於兩主經線聚焦位置之中點。
（108 特師）

23. 在+5.50DS/+3.00DC×090 的透鏡前 50cm 處有一個點狀物體，最遠離透鏡的成像線與透鏡的距離為何？
(A) 11.76cm (B) 15.38cm (C) 28.57cm (D) 33.33cm。 （108 特師）

24. 一點光源位於眼鏡處方：+2.00DS/+2.00DC×180 前 100cm 處，其成像中較遠離眼鏡者的形狀為何？
(A)點 (B)圓 (C)水平線 (D)垂直線。 （107 專高）

25. 無限遠方的點光源經+8.00DS/-4.00DC×180 球面圓柱透鏡(spherocylindrical lens)折射後，所形成的垂直與水平焦線之間的距離是多少？
(A) 8.33cm (B) 12.50cm (C) 16.66cm (D) 25.00cm。 （107 特師）

解答及解析

1. 解析：(C)。
   等價球面為0。
2. 解析：(C)。
   $SpEq = S + \frac{C}{2} = -5D + \frac{1}{2} = -4.5D$。
3. 解析：(A)。
   等價球面(A)為$-2.50D$，(B)為$-1.00D$，(C)為$-1.50D$，(D)為$-2.00D$。
   假設平行光入射，則(A)之出射光線最發散，其（虛）最小模糊圈離鏡面最近。
4. 解析：(D)。
   等價球面(A)為$0D$，(B)為$0D$，(C)為$0D$，(D)為$-0.75D$。
5. 解析：(A)。
   $SpEq = \frac{1}{0.33m} - \frac{1}{-0.5m} = 5D$。
   (A)的等價球面為 4.00D，所以不可能。
6. 解析：(D)。
   (A)垂直子午面：$V = 0D + 3D = 3D$。
   (B)水平子午面：$V = 0D + 5D = 5D$。
   (C)(D)垂直子午面：$V = (-1D) + 3D = 2D$。
7. 解析：(B)。
   水平線聚焦，由垂直屈光力造成。
   $v = \frac{1}{V} = \frac{1}{P+U} = \frac{1}{+8D+\frac{1}{-0.2m}} = 0.333m = 33.3cm$。正號代表右側。
8. 解析：(C)。
   $d = \left|\frac{1}{V_1} - \frac{1}{V_2}\right| = \left|\frac{1}{-5D+8D} - \frac{1}{-5D+6D}\right| = 0.667m = 66.7cm$。
9. 解析：(D)。
   $SpEq = S + \frac{C}{2} = -6D + \frac{3D}{2} = -4.5D$。
10. 解析：(D)。
   $V_c = \left(S + \frac{C}{2}\right) + U = \left(+5D + \frac{-2D}{2}\right) + 0 = +4D \rightarrow$
   $v_c = \frac{1}{V_c} = \frac{1}{+4D} = +0.25m = +25cm$，正號表示在鏡片右（後）方。

11. 解析：(C)。

水平焦線於鏡片後方 25cm 處，表示屈光力為+4.00DC×180；

垂直焦線於鏡片後方 50cm 處，表示屈光力為+2.00DC×090。

12. 解析：(B)。

以等價球面度數矯正，$SpEq = S + \frac{C}{2} = (-5D) + \frac{-2D}{2} = -6D$。

13. 解析：(C)。

$V_c = \left(+3D + \frac{+3D}{2}\right) + \frac{1}{-1m} = +3.5D$，$v_c = \frac{1}{+3.5D} = +0.2857m = +28.57cm$。

14. 解析：(D)。

(A) $SE = (-1D) + \frac{+2D}{2} = 0D$；(B) $SE = 1D + \frac{-2D}{2} = 0D$；

(C) $SE = 1.5D + \frac{-3D}{2} = 0$；(D) $SE = (-1.5D) + \frac{2D}{2} = -0.5D$。

15. 解析：(C)。

垂直線位在水平屈光聚焦處。水平屈光力為+5D，入射聚散度為-2D，

所以出射聚散度為+3D，聚焦在 1/(+3D) = +0.3333m = +33.33cm。

16. 解析：(B)。

$V_1 = \frac{1}{+0.3333m} = +3D$、$V_2 = \frac{1}{+0.5m} = +2D \rightarrow V_C = \frac{3D+2D}{2} = 2.5D \rightarrow$

$v_C = \frac{1}{2.5D} = 0.4m = 40cm$。

17. 解析：(C)。

水平屈光力+3D，垂直屈光力+5D，所以垂直方向聚焦最近。

$v = \frac{1}{+5D} = +0.2m = +20cm$，正號代表右（後）方。

18. 解析：(D)。

光源在無窮遠處，$U = 0$。$V_C = \left(3D + \frac{2D}{2}\right) + 0 = 4D \rightarrow$

$v_C = \frac{1}{+4D} = +0.25m = +25cm$，正號代表在右（後）方。

19. 解析：(B)。

水平屈光力+3D，垂直屈光力+5D，光源在無窮遠處，$U = 0$，

所以 $V_1 = +3D$，$V_2 = +5D$。$d = \left|\frac{1}{+3D} - \frac{1}{+5D}\right| = 0.1333m = +13.33cm$。

20. 解析：(A)。

水平屈光力+2.50D，所以平行光聚焦在鏡後 40cm，形成鉛直焦線；

鉛直屈光力+5.00D，所以平行光聚焦在鏡後 20cm，形成水平焦線。

最小模糊圓對應的聚散度：$V_c = +2.5D + \frac{+2.5D}{2} = +3.75D$，
所以位置在$v_c = \frac{1}{+3.75D} = 0.267m = +26.7cm$。

21. 解析：(C)。

水平線由鉛直屈光力形成。
鉛直方向屈光力為+7.00D，所以$V = (+7D) + \frac{1}{-0.5m} = +5D$，
成像在$v = \frac{1}{+5D} = +0.2m = +20cm$。

22. 解析：(D)。

(D)最小模糊圓位於兩主子午線聚焦的屈光中點，不是位置的中點。

23. 解析：(C)。

成像位置離透鏡最遠表示該主子午線聚焦的屈光力要最小，所以是+5.50D。
$V = (+5.5D) + \frac{1}{-0.5m} = +3.5D$，$v = \frac{1}{+3.5D} = +0.2857m = +28.57cm$。

24. 解析：(D)。

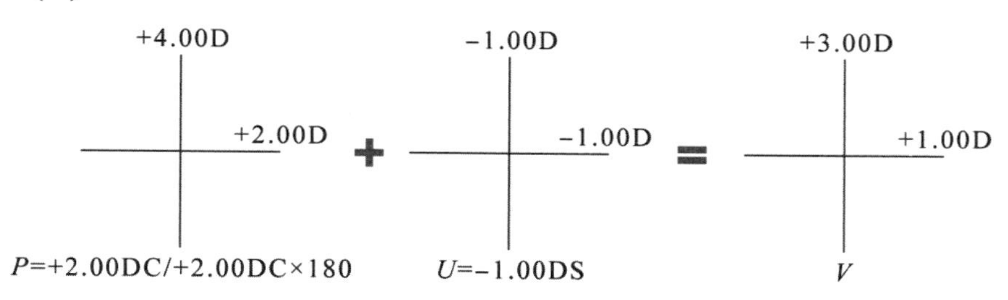

水平方向的出射聚散度最小，成像的聚焦位置離鏡片最遠，形成鉛直線影像。

25. 解析：(B)。

光學十字運算，如下圖所示。

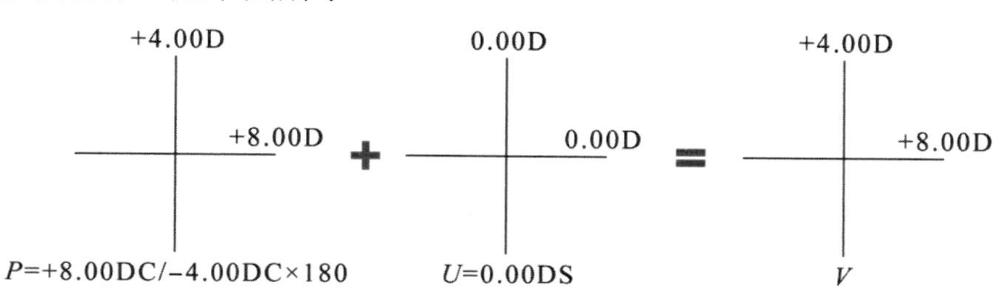

$d = \left|\frac{1}{+4D} - \frac{1}{+8D}\right| = +0.125m = +12.5cm$。

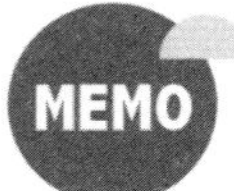
MEMO

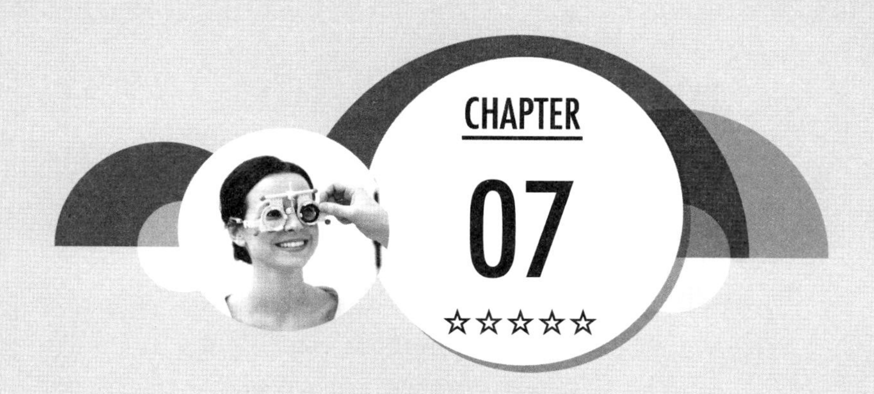

稜鏡與稜鏡效應

一、稜鏡的基本觀念

二、稜鏡基底方向

三、稜鏡的分解與組合

四、稜鏡效應與光心偏移

五、稜鏡與眼動的關係

六、菲涅耳稜鏡

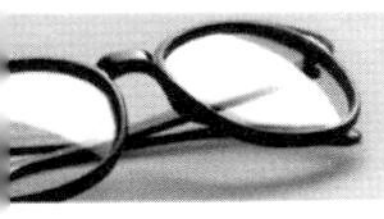

重點彙整

一、稜鏡的基本觀念

1. 光線通過稜鏡時，光線偏向底邊；虛像偏向頂點；眼睛向頂點旋轉觀看影像。

2. 薄稜鏡的偏向角：當頂角非常小（通常少於 10°）並且使得穿越稜鏡內部的厚度可忽略時，薄稜鏡在近軸近似下的偏向角為$\delta = (n-1)A$，其中 n 是稜鏡折射率，A 是稜鏡頂角角度。

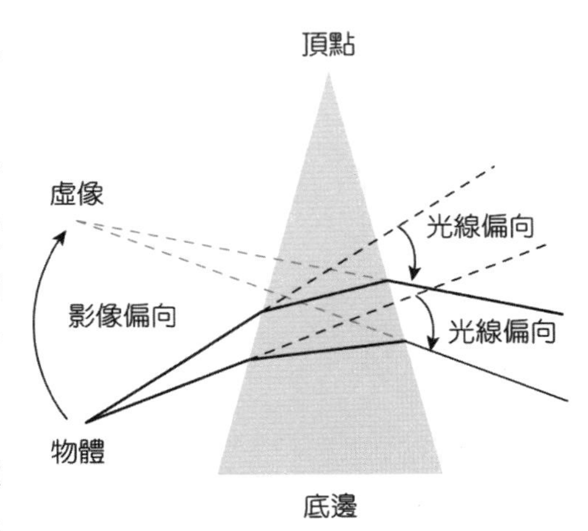

3. 稜鏡度(prism diopter)：當光線通過稜鏡後，在稜鏡後方 100cm 處所產生的線性偏向距離（以 cm 表示）定義為該稜鏡的稜鏡度($^{\Delta}$)。

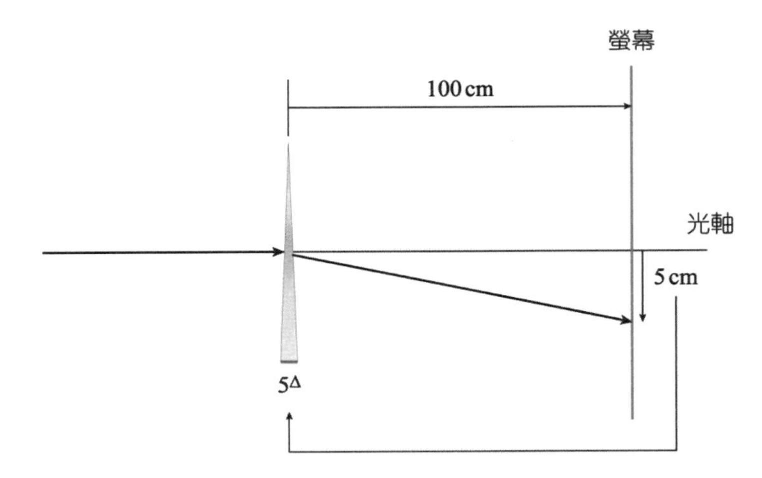

所以，一個 5^{Δ} 稜鏡會在光束通過稜鏡後在離稜鏡 100cm 處將光偏移 5cm。

4. 假設偏向角為δ，則稜鏡度為$Z = 100\tan\delta = 100\frac{y}{x}$。

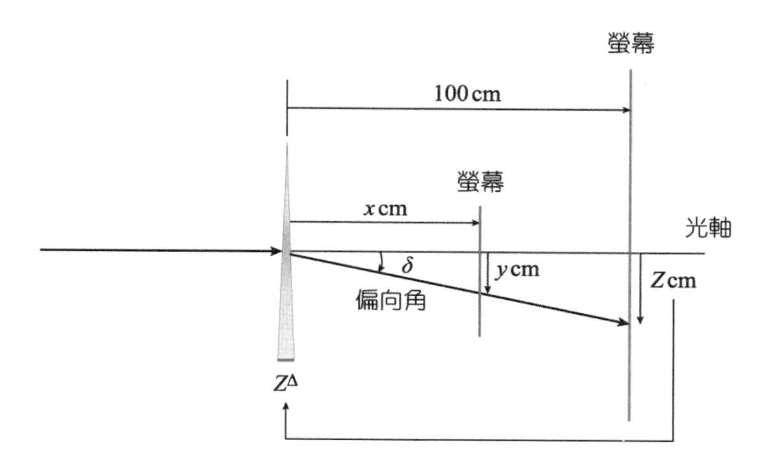

【練習 1　稜鏡偏向性質】 EXAMPLE

有關稜鏡的特性，下列敘述何者正確？

(A)稜鏡所造成的光線聚散度(vergence)效果與其稜鏡度成正比

(B)光線通過稜鏡時會往鏡尖(apex)的方向折射

(C)透過稜鏡看物體時，其影像位置會往鏡尖的方向偏移

(D)同一稜鏡不會因擺放的位置不同而改變其稜鏡效果(prismatic effect)。

（107 專高）

解題攻略》

(A)稜鏡不具球面屈光力，無法改變光線的聚散度；

(B)光線通過稜鏡時會偏向基底；

(C)稜鏡的虛像會偏向鏡尖；

(D)同一稜鏡的稜鏡效果會因為基底方向的位置不同而有所改變。

另外，在不同距離的稜鏡會使眼睛旋轉不同的角度。

正確答案為(C)。

EXAMPLE

【練習 2　稜鏡度定義】

光線經過稜鏡，在 200cm 距離處，光線偏移了 20mm，所以這個稜鏡的稜鏡度數是？

(A) 1^{Δ}　(B) 4^{Δ}　(C) 10^{Δ}　(D) 40^{Δ}。　（107 專普）

解題攻略

200cm 偏移 2cm，相當於 100cm 偏移了 1cm，所以稜鏡的稜鏡度為 1^{Δ}。

正確答案為(A)。

EXAMPLE

【練習 3　偏向角與稜鏡度】

眼位偏移 45 度角約相當於多少稜鏡度？

(A) 22.5^{Δ}　(B) 45^{Δ}　(C) 90^{Δ}　(D) 100^{Δ}。　（106 專高）

解題攻略

公式：$Z = 100tan\delta$。

$Z = 100 \times \tan 45° = 100^{\Delta}$。

正確答案為(D)。

EXAMPLE

【練習 4　偏向角與稜鏡度】

配戴一個可以使入射光線偏折 15^{Δ}的稜鏡觀看 2m 遠的物體，眼球需轉動多少角度？（以角膜平面計算）

(A) 4.29°　(B) 8.53°　(C) 11.31°　(D) 16.69°。　（111 專高）

解題攻略

公式：$Z = 100tan\delta \ \rightarrow \ \delta = \tan^{-1}\frac{Z}{100}$。

$\tan\theta = \frac{15}{100} \ \rightarrow \ \theta = \tan^{-1}0.15 = 8.53°$。

正確答案為(B)。

【練習 5　偏向角與偏移距離】 EXAMPLE

光線在空氣中經過偏向角為 30 度的稜鏡鏡片，當光線行經 2 公尺後，偏移了多少公尺？(tan30° = 0.5774)

(A) 0.8 公尺　(B) 1.15 公尺　(C) 3.26 公尺　(D) 6 公尺。　（109 一特師）

解題攻略》

公式：$Z = 100\tan\delta = 100\frac{y}{x}$。

$\tan 30° = \frac{y}{2m} \rightarrow y = 2m \times \tan 30° = 1.15m$。

正確答案為(B)。

【練習 6　薄稜鏡偏向角】 EXAMPLE

一材質為樹脂（折射率為 1.50）之稜鏡，其頂角(apical angle)為 25°，此稜鏡之最小偏移角度(minimal angle of deviation)為多少？

(A) 37.50°　(B) 25.00°　(C) 16.67°　(D) 12.50°。　（111 專高）

解題攻略》

公式：$\delta = (n-1)A°$

$\delta = (1.5-1) \times 25° = 12.5°$。正確答案為(D)。

【練習 7　薄稜鏡折射率】 EXAMPLE

光束直照未知材質製成的稜鏡。稜鏡頂角為 8°。如果光束路徑偏向 4.6°，則材質的折射率為：

(A) 1.825　(B) 1.575　(C) 1.485　(D) 1.325。

解題攻略

公式：$\delta = (n-1)A$。

$n = 1 + \frac{\delta}{A} = 1 + \frac{4.6}{8} = 1.575$。

正確答案為(B)。

EXAMPLE

【練習 8　薄稜鏡的稜鏡度】

一個折射率為 1.617 稜鏡，其頂角為 5°，則稜鏡屈光力為何？

(A) 3.1^{Δ}　(B) 8.1^{Δ}　(C) 8.7^{Δ}　(D) 5.4^{Δ}。

解題攻略

公式：$\delta = (n-1)A$、$Z = 100\tan\delta$。

$\delta = (1.617-1)\times 5^o = 3.085^o \ \rightarrow \ Z = 100\times\tan 3.085^o = 5.4^{\Delta}$。

正確答案為(D)。

EXAMPLE

【練習 9　薄稜鏡頂角】

實驗中使用了一個折射率為 1.523 的 6^{Δ} 薄稜鏡，其頂角大約為何？

(A) 6.6°　(B) 3.4°　(C) 9.9°　(D) 7.3°。

解題攻略

公式：$\delta = (n-1)A$、$Z = 100\tan\delta$。

$\delta = \tan^{-1}\frac{Z}{100} = \tan^{-1}\frac{6}{100} = 3.43° \rightarrow \ A = \frac{\delta}{n-1} = \frac{3.43}{1.523-1} = 6.6°$。

正確答案為(A)。

歷屆試題

1. 關於稜鏡之敘述，下列何者正確？
(A)光線通過稜鏡後，向頂點方向偏折
(B)眼睛通過稜鏡看東西時，影像會往基底方向跑
(C)如果想讓眼睛向上轉，則置於眼前的稜鏡基底應該朝下
(D)如果想讓眼睛向上轉，則置於眼前的稜鏡基底應該朝上。 （113 專普）

2. 一光線經過聚碳酸酯稜鏡後，可使光線在距離稜鏡 40cm 處偏移 5cm，則該稜鏡之稜鏡度為何？
(A) 8^{Δ} (B) 12.5^{Δ} (C) 0.125^{Δ} (D) 0.08^{Δ}。 （111 專高）

3. 患者配戴+5.00D 的鏡片，當患者視線偏離鏡心後產生 2^{Δ}基底向下，求患者眼睛視線偏移幾度角(degree)？（以角膜平面計算）
(A)向上偏移 0.57° (B)向上偏移 1.14° (C)向下偏移 0.57° (D)向下偏移 1.14°。 （111 專高）

4. 如果給一個正常眼位者，於其左眼前放置一個 5^{Δ}基底向內的稜鏡，則其左眼看到的影像會偏向哪個方向？
(A)左方 (B)右方 (C)上方 (D)下方。 （111 專高）

5. 若稜鏡度數為 0.5^{Δ}，使物體位移了 50mm，則該物體與稜鏡之距離為何？
(A) 5m (B) 50cm (C) 100cm (D) 10m。 （111 專普）

6. 光線在空氣中經過一折射率為 1.6，頂角為 8°的薄稜鏡，其最小偏向角為何？
(A) 12.8° (B) 4.8° (C) 2° (D) 0.8°。 （110 專高）

7. 光束經一 12 稜鏡度(prism diopter)之稜鏡折射後，在多遠的距離此光束偏移幅度為 80cm？
(A) 15m (B) 150m (C) 66.67m (D) 6.67m。 （110 專高）

8. 當光線通過有 10 個稜鏡度的稜鏡之後，光線在 10m 處會偏移多少距離？
(A) 1cm (B) 10cm (C) 1m (D) 10m。 （110 專普）

9. 有關三稜鏡的物理特性，下列何者有誤？
(A)光束穿過稜鏡引起的偏移效果與稜鏡的擺放方式有關
(B)光束穿過稜鏡時會往基底(base)的方向折射

(C)透過稜鏡觀看物體，物體會往鏡尖(apex)方向偏移

(D)形狀完全相同的兩個稜鏡不會因為折射率不同造成不同的稜鏡效應。

（109 專高）

10. 下列關於稜鏡的光學性質的敘述，何者正確？
(A)會形成偏向基底的實像　(B)光線經過稜鏡不會產生色散
(C)會形成偏向基底的虛像　(D)會形成偏向頂點的虛像。　（109 二特師）

11. 光線穿過一稜鏡，在稜鏡後方 0.5 公尺產生 10 公分的偏折，則此稜鏡的稜鏡度數為多少？
(A) 5^{Δ}　(B) 10^{Δ}　(C) 20^{Δ}　(D) 50^{Δ}。　（109 二特師）

12. 有關稜鏡的光學特性，下列敘述何者錯誤？
(A)可以改變光束的方向　(B)光線向稜鏡基底方向偏折
(C)影像朝向頂角偏移　(D)可以改變聚散度。　（108 專高）

解答及解析

1. 解析：(C)。
(A)光線通過稜鏡後，向基底方向偏折。
(B)眼睛通過稜鏡看東西時，影像會往頂點方向跑。
(C)(D)如果想讓眼睛向上轉，則置於眼前的稜鏡基底應該朝下。

2. 解析：(B)。
$Z=\frac{5cm}{40cm}\times 100cm=12.5\Delta$。

3. 解析：(B)。
$\theta=\tan^{-1}\frac{Z}{100}=\tan^{-1}\frac{2}{100}=1.145^{o}$。

4. 解析：(A)。
基底向內稜鏡，影像向外，左眼的外側為左方。

5. 解析：(D)。
$Z=100\frac{y}{x}\rightarrow 0.5=100\times\frac{5cm}{x}\rightarrow x=1000cm=10m$。

6. 解析：(B)。
$\delta=(n-1)A=(1.6-1)\times 8^{o}=4.8^{o}$。

7. 解析：(D)。

   1m 偏 12cm，所以$\frac{12cm}{1m}=\frac{80cm}{d}$ → $d=\frac{80}{12}=6.67(m)$。

8. 解析：(C)。

   $Z=\frac{10cm}{1m}=\frac{x}{10m}$ → $x=100cm=1m$。

9. 解析：(D)。

   材質折射率不同，偏折程度就不同。

   (D)形狀完全相同的兩個稜鏡會因為折射率不同而有不同的稜鏡度，因而造成不同的稜鏡效應。

10. 解析：(D)。

    (A)(C)會形成偏向頂點的虛像；(B)光線經過稜鏡會產生色散。

11. 解析：(C)。

    稜鏡後方 0.5 公尺產生 10 公分的偏折相當於稜鏡後方 1 公尺產生 20 公分的偏折，所以有 20^{Δ}。

12. 解析：(D)。

    (D)稜鏡不具有球面屈光力，所以不會改變光線的聚散度。

二、稜鏡基底方向

1. 面對被檢者（病患）的方向：被檢者的右眼呈現在左方，被檢者的左眼呈現在右方，如下圖所示。

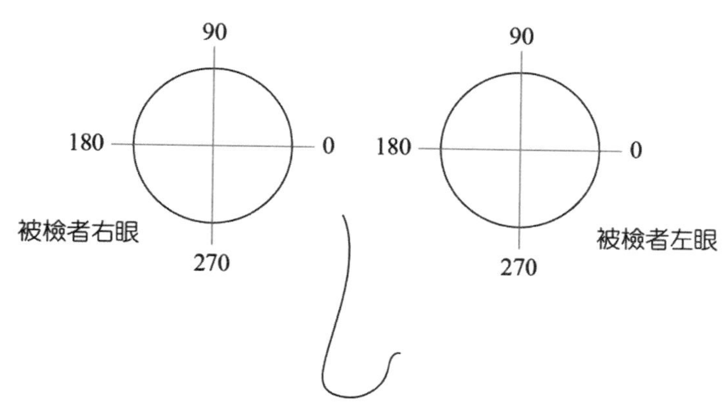

2. 四個基本方向：基底向上(BU)、基底向下(BD)、基底向內(BI)、基底向外(BO)。

3. 斜向基底描述：如下圖所示。

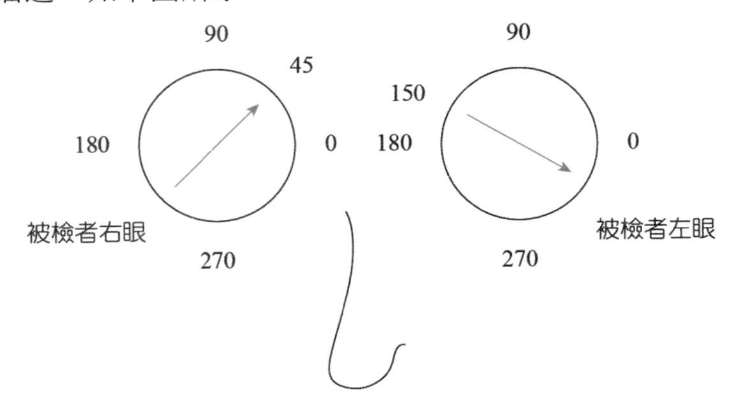

3-1. 老式英國記法：分四個象限，方向角度不超過 180。OD：BU&I@45；OS：BD&O@150。

3-2. 新式英國記法：分上下兩個部分，方向角度不超過 180。OD：BU@45；OS：BD@150。

3-3. 360°記法：OD：B45；OS：B330。

EXAMPLE

【練習 10　360°記法】

左眼用 3^{Δ}基底朝鼻側之稜鏡，若欲以 360°底向標示法表示，應為下列何者？

(A) 3^{Δ}B0 (3^{Δ}base0)　(B) 3^{Δ}B90 (3^{Δ}base90)

(C) 3^{Δ}B180 (3^{Δ}base180)　(D) 3^{Δ}B270 (3^{Δ}base270)。　（108 專普）

解題攻略》

面對病患，左眼稜鏡基底朝鼻側，表示基底方向指向左方，所以 B180。

正確答案為(C)。

歷屆試題

1. 在右眼產生 5^{Δ} 基底朝外的稜鏡度，以 360° 基底方向表示為何？
   (A) 5^{Δ}base 0 (B) 5^{Δ}base 90 (C) 5^{Δ}base 180 (D) 5^{Δ}base 270。

（109 二特生）

解答及解析

1. 解析：(C)。

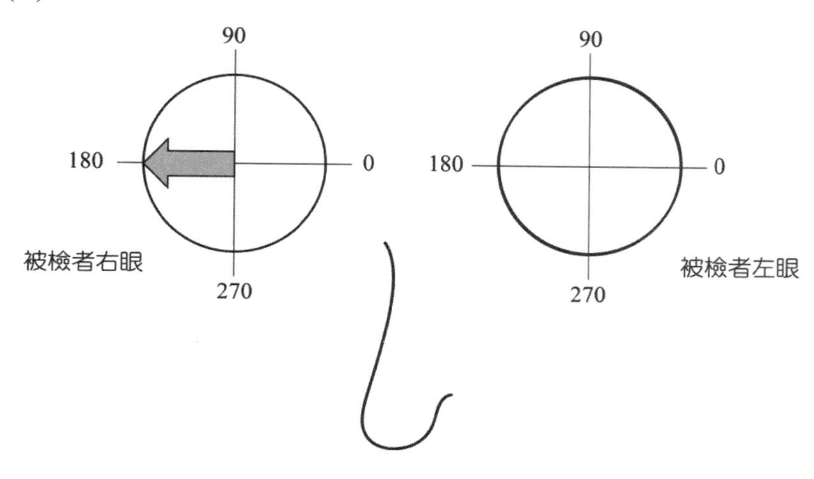

三、稜鏡的分解與組合

1. 稜鏡分解：$Z^{\Delta}@\theta$ 可分解出水平組成和鉛直組成。

   1-1. 水平稜鏡：$Z_x = Z\cos\theta$。

   1-2. 鉛直稜鏡：$Z_y = Z\sin\theta$。

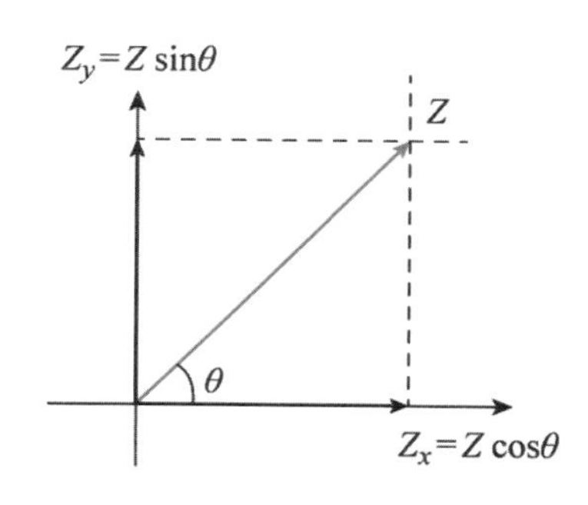

2. 稜鏡組合：水平稜鏡 Z_x 和鉛直稜鏡 Z_y 組合成單一等效稜鏡 Z_r。

   2-1. 大小結果：$Z_r = \sqrt{{Z_x}^2 + {Z_y}^2}$。

   2-2. 基底方向：先計算等效稜鏡 Z_r 與水平方向的夾角$\alpha = \tan^{-1}\frac{Z_x}{Z_y}$，再由其所在象限決定方向 θ。

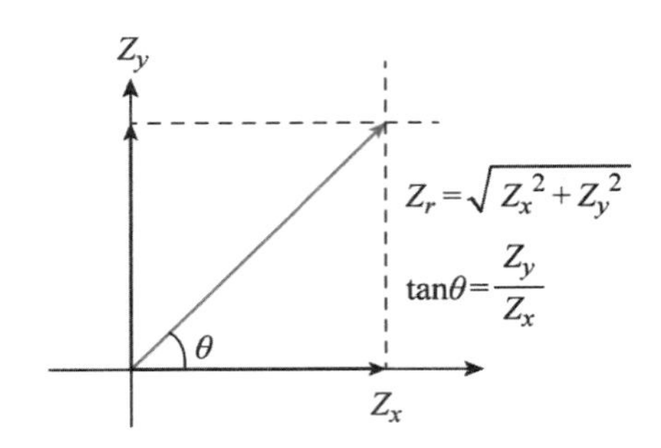

3. 旋轉稜鏡(rotary prisms)（又稱雷斯利稜鏡(Risley prisms)）

   3-1. 由一對可以互相反方向旋轉的相等稜鏡組合。

   3-2. 可得 0 到 2 倍稜鏡度的稜鏡屈光力。

   3-3. 當兩稜鏡基底方向相同時，具有最大稜鏡度（2 倍稜鏡度）。

   3-4. 當兩稜鏡基底方向相反時，具有最小稜鏡度 0。

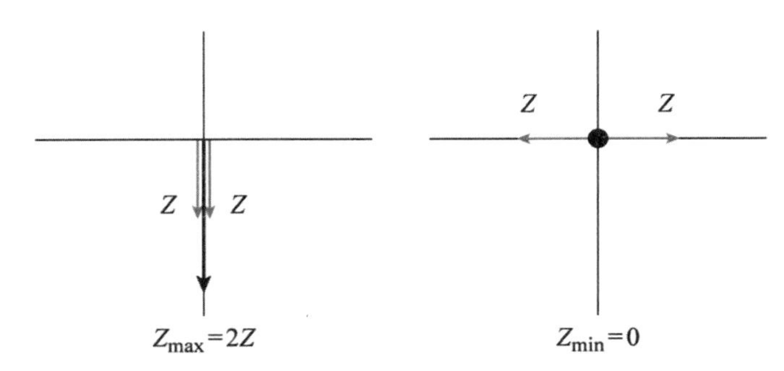

   3-5. 若由最小稜鏡度旋轉 α_{min} 或由最大稜鏡度旋轉 α_{max}，所得到的稜鏡度結果為$Z_r = 2Z\sin a_{min} = 2Z\cos a_{max}$。

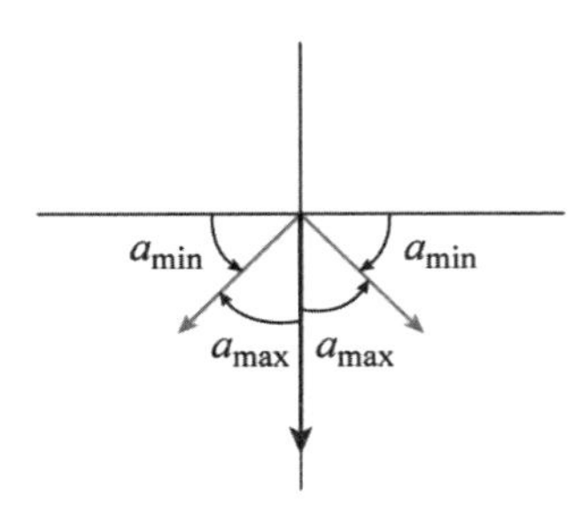

【練習 11 稜鏡的分解】

EXAMPLE

量測一患者發現其右眼的稜鏡處方為 8^{Δ}B150，若要使用稜鏡合成的方式來矯正患者，相當於下列何者的搭配？(sin30° = 0.5, cos30° = 0.866)

(A) 6.9^{Δ}BO、4^{Δ}BU (B) 6.9^{Δ}BI、4^{Δ}BD

(C) 4^{Δ}BO、6.9^{Δ}BU (D) 4^{Δ}BI、6.9^{Δ}BD。 （109 一特師）

解題攻略

公式：水平稜鏡$Z_x = Z\cos\theta$、

鉛直稜鏡$Z_y = Z\sin\theta$。

如右圖所示。

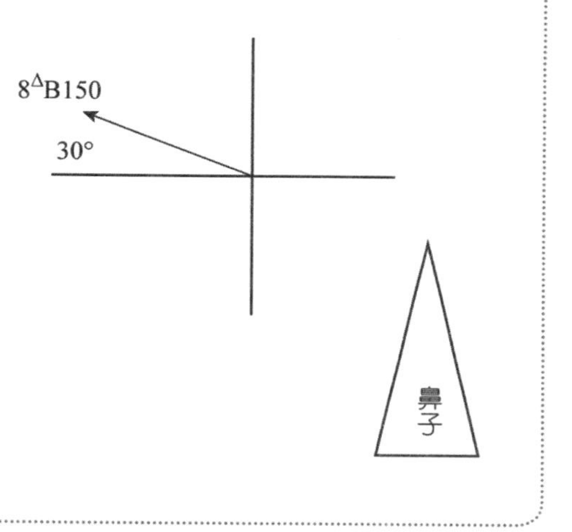

水平稜鏡：$Z_x = 8^{\Delta} \times \cos 30^{o} = 8^{\Delta} \times 0.866 = 6.9^{\Delta}$，基底朝外(BO)。

鉛直稜鏡：$Z_y = 8^{\Delta} \times \sin 30^{o} = 8^{\Delta} \times 0.5 = 4^{\Delta}$，基底朝上(BU)。

正確答案為(A)。

【練習 12 稜鏡組合】

EXAMPLE

驗配稜鏡時，將稜鏡的後表面與病人的顏面平行，若將兩個基底朝下分別為 10^{Δ}（稜鏡度）和 40^{Δ} 的稜鏡互相疊貼一起，有關合成的稜鏡度數，下列敘述何者正確？

(A)大於 50^{Δ} 且基底朝下

(B)小於 50^{Δ} 且基底朝下

(C)等於 50^{Δ} 且基底朝下

(D)以上三者都有可能，依照稜鏡的折射率不同而有不同的結果。 （109 專高）

解題攻略

在薄稜鏡時，組合稜鏡才可以將稜鏡度相加。

10^{Δ}的偏向角為$\alpha = \tan^{-1}\frac{10}{100} = 5.71^{\circ}$，$40^{\Delta}$的偏向角為$\beta = \tan^{-1}\frac{40}{100} = 21.8^{\circ}$，

合併偏向角為$\theta = 5.71^{\circ} + 21.8^{\circ} = 27.51^{\circ}$，

則稜鏡度為$Z = 100\tan 27.51^{\circ} = 52.1^{\Delta}$，所以 $10^{\Delta} + 40^{\Delta} > 50^{\Delta}$。

（註：一般，稜鏡度不具加成性。在薄稜鏡情況下才可以相加來近似）

正確答案為(A)。

EXAMPLE

【練習 13　稜鏡組合】

試求左眼前方 3.00^{Δ}BO 結合 3.00^{Δ}BU 的單一等價稜鏡？

(A) 6^{Δ}BO&U@45°　(B) 4.24^{Δ}BO&U@45°

(C) 3^{Δ}BO&U@45°　(D) 4.24^{Δ}BO&U@135°。

解題攻略

公式：$Z_r = \sqrt{{Z_x}^2 + {Z_y}^2}$、$\alpha = \tan^{-1}\frac{Z_x}{Z_y}$。

如下圖所示。

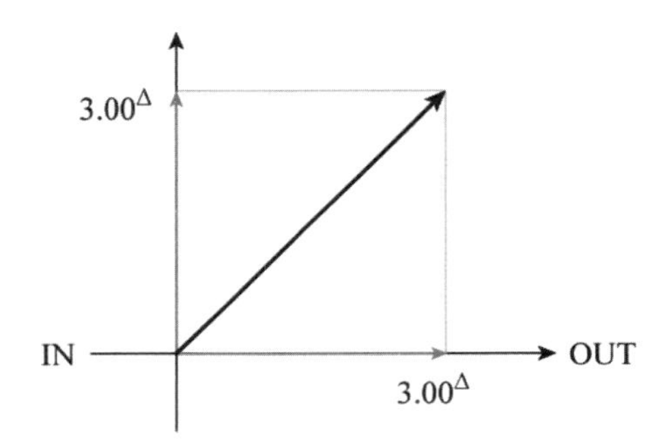

$Z_r = \sqrt{3^2 + 3^2} = 4.24^{\Delta}$。

$\alpha = \tan^{-1}\frac{3}{3} = 45^{o}$，因為組合稜鏡在第一象限，所以方向就在 $\theta = 45^{\circ}$。

因此，結果為 4.24^{Δ}B45 或 4.24^{Δ}BU&O@45°。

正確答案為(B)。

【練習 14 旋轉稜鏡】

EXAMPLE

假設雷斯利稜鏡的組合一開始是零的位置，並且其中有一個稜鏡是 8.00^{Δ}BU。當它們互相反向旋轉 30°時，稜鏡屈光力為何？

(A) 16.00^{Δ} (B) 13.86^{Δ} (C) 8.00^{Δ} (D) 6.93^{Δ}。

解題攻略

公式：$Z_r = 2Z\sin a_{min} = 2Z\cos a_{max}$。

因為是從零位（最小稜鏡度）開始旋轉 30° → $a_{min} = 30^{o}$，

所以$Z_r = 2\times 8^{\Delta}\times \sin 30^{o} = 8^{\Delta}$。

正確答案為(C)。

歷屆試題

1. 兩個稜鏡處方分別為2^{Δ}基底方向90^{o}及3^{Δ}基底方向270^{o}，將兩個稜鏡的稜鏡度向量合成後，其稜鏡度為何？
   (A) 1^{Δ}基底方向90° (B) 1^{Δ}基底方向270°
   (C) 5^{Δ}基底方向90° (D) 5^{Δ}基底方向270°。 （113 專高）

2. 一患者右眼的稜鏡處方為 6^{Δ}B135，若要使用稜鏡合成的方式來矯正患者，需要下列何者的搭配？($\sin 45° = \cos 45° = 0.71$)
   (A) 4.26^{Δ}BI、4.26^{Δ}BD (B) 4.26^{Δ}BO、4.26^{Δ}BU
   (C) 4.26^{Δ}BI、4.26^{Δ}BU (D) 4.26^{Δ}BO、4.26^{Δ}BD。 （112 專普）

解答及解析

1. 解析：(B)。
   $3^{\Delta} - 2^{\Delta} = 1^{\Delta}$，方向270°。

2. 解析：(B)。
   右眼 135 方向，朝外且朝上。
   水平稜鏡：$6^{\Delta}\times\cos 45° = 4.24^{\Delta}$(BO)，
   垂直稜鏡：$6^{\Delta}\times\sin 45° = 4.24^{\Delta}$(BU)。

四、稜鏡效應與光心偏移

1. 普林提斯規則(Prentice's rule)：P 是鏡片的屈光力，h 是偏離光學中心的距離，則該位置的稜鏡效應為 $Z = Ph$（h 以公分表示）。
2. 光心偏移量：$d = \frac{Z}{P}$（d 以公分表示）。
3. 球面鏡片的稜鏡效應

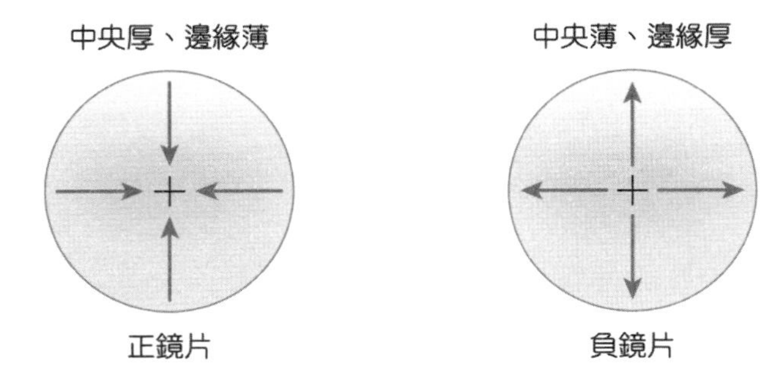

3-1. 對正鏡片而言，點位置的方向與基底方向相反（例如點在光心上方，基底方向向下）。

3-2. 對正球鏡而言，光心的偏移方向與基底方向相同（例如視線上要 BO 稜鏡，光心要向外移）。

3-3. 對負鏡片而言，點的位置方向與基底方向相同（例如點在光心上方，基底方向向上）。

3-4. 對負球鏡而言，光心的偏移方向與基底方向相反（例如視線上要 BO 稜鏡，光心樣向內移）。

4. 柱面鏡片的稜鏡效應

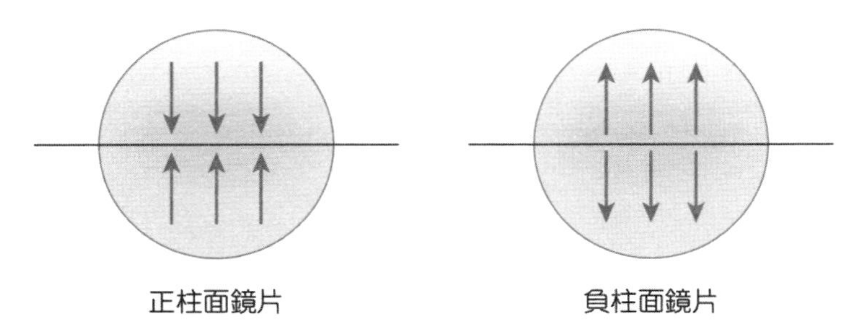

4-1. 稜鏡效應大小：$Z = Ch_{\perp}$，C 是柱面鏡片屈光力，$h_{\perp}$為與光學中心線（軸線）的垂直偏移距離，以公分為單位。

4-2. 對正柱面鏡片而言，稜鏡效應的基底方向以垂直方式指向光學中心線（軸線）。

4-3. 對負柱面鏡片而言，稜鏡效應的基底方向以垂直方式指離光學中心線（軸線）。

4-4. 光心偏移在計算上與球面鏡片相同，但是偏移距離是以垂直於軸的方向來偏移。

5. 球柱鏡片的稜鏡效應

5-1. 沿主子午線計算：假設 θ 代表軸的方向，而⊥代表垂直於軸的方向，則對 S/C×θ 的球柱鏡片而言，沿 θ、⊥方向的稜鏡效應分別為 Z_θ、$Z_\perp$，並且$Z_\theta = P_\theta h_\theta = Sh_\theta$，$Z_\perp = P_\perp h_\perp = (S+C)h_\perp$。

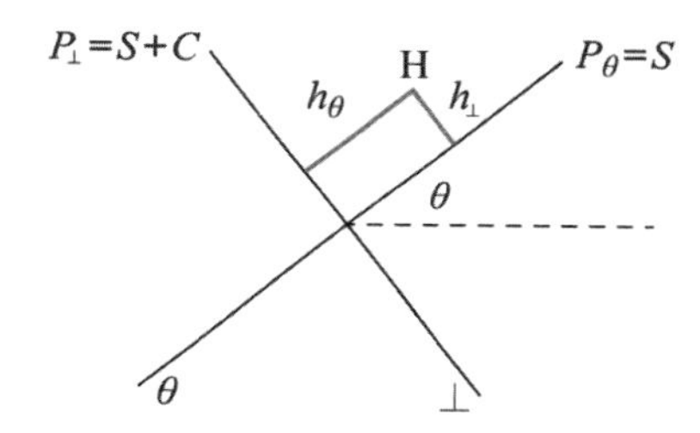

5-2. 沿水平和鉛直方向的計算：首先在正負符號規定上，無論距離或基底方向，一律向右為正，向左為負；向上為正，向下為負，則水平稜鏡效應(Z_x)與鉛直稜鏡效應(Z_y)分別為：$Z_x = -P_x h_x - P_t h_y$，$Z_y = -P_t h_x - P_y h_y$，其中$P_x = S + C\sin^2\theta$，$P_y = S + C\cos^2\theta$，$P_t = -C\sin\theta\cos\theta$。

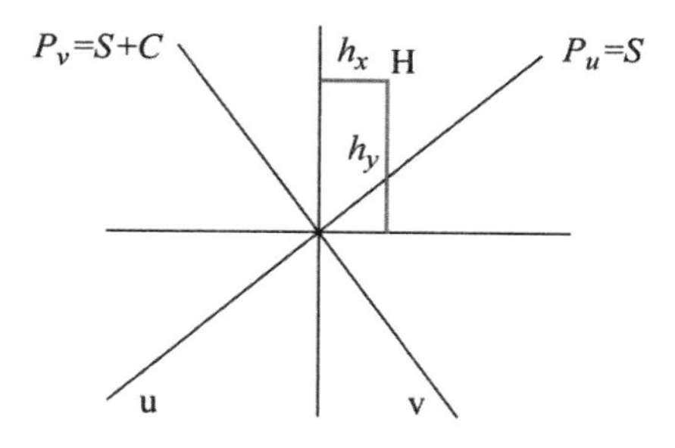

（註：當主子午線剛好在水平和垂直方向時，也就是 $\theta = 180^\circ$ 或 $\theta = 90^\circ$，P_t 為 0。上述計算簡化$Z_x = -P_x h_x$，$Z_y = -P_y h_y$，注意正負符號規定）

5-3. 沿水平方向和鉛直方向的光心偏移：$h_x = \frac{P_y Z_x - P_t Z_y}{S(S+C)}$、$h_y = \frac{-P_t Z_x + P_y Z_y}{S(S+C)}$。

EXAMPLE

【練習 15　球面鏡片的鉛直稜鏡效應】

當一近視眼鏡(-5.00D)在配戴時，鏡片向上偏移 10mm 時，會在視軸產生下列何種稜鏡效果？

(A) 5^{Δ}基底向下　(B) 5^{Δ}基底向上　(C) 50^{Δ}基底向下　(D) 50^{Δ}基底向上。

（107 專普）

解題攻略

公式：$Z = Ph$。

$Z = 5\text{D} \times 1\text{cm} = 5^{\Delta}$。

因為鏡片往上移，視線在負鏡片光心的下方，所以基底向下，如右圖所示。

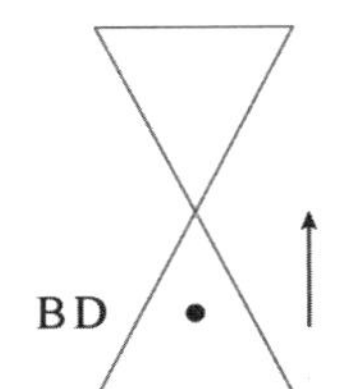

正確答案為(A)。

EXAMPLE

【練習 16　球面鏡片的水平稜鏡效應】

一個凹透鏡度數-5.00D 的鏡片，透鏡光學中心向外偏移瞳孔中心 4mm，將會產生怎樣的稜鏡效果？

(A) 4^{Δ}基底向外　(B) 4^{Δ}基底向內　(C) 2^{Δ}基底向外　(D) 2^{Δ}基底向內。

（111 專高）

解題攻略

公式：$Z = Ph$。

$Z = Ph = 5D \times 0.4cm = 2^{\Delta}$。

因為是負鏡片，光心向外偏移產生基底向內稜鏡。

正確答案為(D)。

【練習 17　稜鏡效應基底方向】

EXAMPLE

一位高度遠視的小朋友配戴一副正確的遠方矯正的眼鏡，當他閱讀時最可能產生怎樣的稜鏡效應？

(A)雙眼基底朝下朝內的稜鏡效應　(B)雙眼基底朝上朝外的稜鏡效應

(C)雙眼基底朝下朝外的稜鏡效應　(D)雙眼基底朝上朝內的稜鏡效應。

（107 特師）

解題攻略

閱讀時，眼睛的視線向下且向內，所以正鏡片會產生向上且向外稜鏡，如右圖所示。

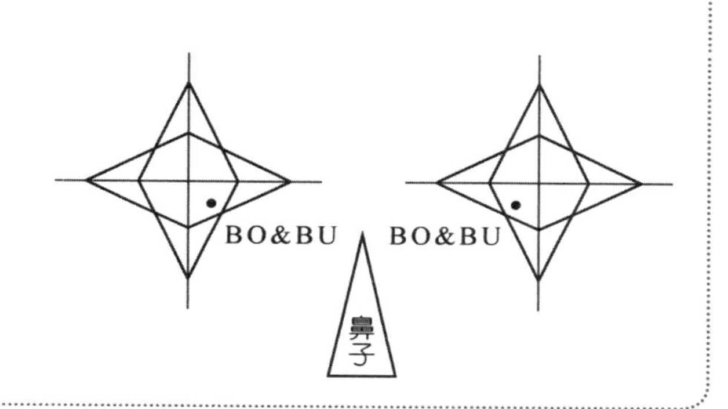

正確答案為(B)。

【練習 18　稜鏡效應與鏡片屈光力】

EXAMPLE

配戴一單光球面鏡片，鏡片的光學中心向下偏移 4mm，產生 2^{Δ} 基底朝上的稜鏡效應，此鏡片的屈光度數是多少？

(A) +0.50D　(B) -0.50D　(C) +5.00D　(D) -5.00D。　（109 一特生）

解題攻略

公式：Z = Ph → $P = \frac{Z}{h}$。

$P = \frac{2^{\Delta}}{0.4cm} = 5D$。

因為光心向下移得基底朝上稜鏡，為負鏡片（如右圖所示），所以是-5.00D。

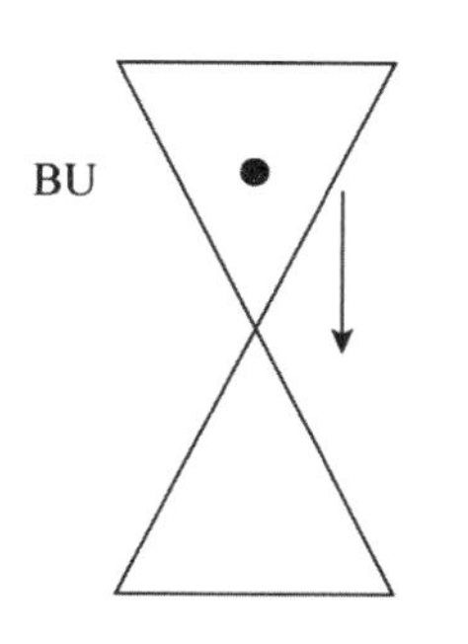

正確答案為(D)。

EXAMPLE

【練習 19　球面鏡片的光心偏移】

一患者右眼如需要處方為+5.00DS 及 2^{Δ} 稜鏡基底朝內，可以將鏡片中心位置如何調整來達到效果？

(A)向外偏心 4mm　(B)向內偏心 4mm
(C)向外偏心 0.4mm　(D)向內偏心 0.4mm。　（106 專高）

解題攻略

公式：$d=\frac{Z}{P}$。

$d=\frac{2^{\Delta}}{5D}=0.4cm=4mm$。

因為基底要 BI，所以正鏡片的光心向同方向偏移，即向內移，如右圖所示。

正確答案為(B)。

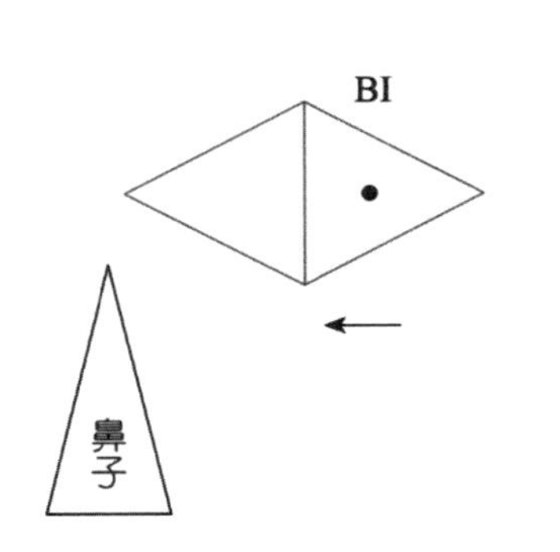

EXAMPLE

【練習 20　光心偏移與瞳距(PD)】

一個病人有右眼外隱斜視，他的近視度數是-6.00D，此病人需要右眼 4^{Δ} 基底朝內的稜鏡處方才能緩解眼睛疲勞症狀，病人原先瞳孔間距是 60mm，若完全使用偏心的方法將稜鏡的處方加入透鏡中，則兩鏡片光學中心距離應該為多少？

(A) 72.6mm　(B) 66.6mm　(C) 58.6mm　(D) 60.2mm。　（106 專普）

解題攻略

公式：$d=\frac{Z}{P}$。

光心偏移：$d=\frac{4^{\Delta}}{6D}=0.67cm=6.7mm$。

因為視線上要 BI，所以負鏡片光心向外移。

原 PD 是 60mm，新的鏡片中心距離(FPD)為 66.7mm，如下圖所示。

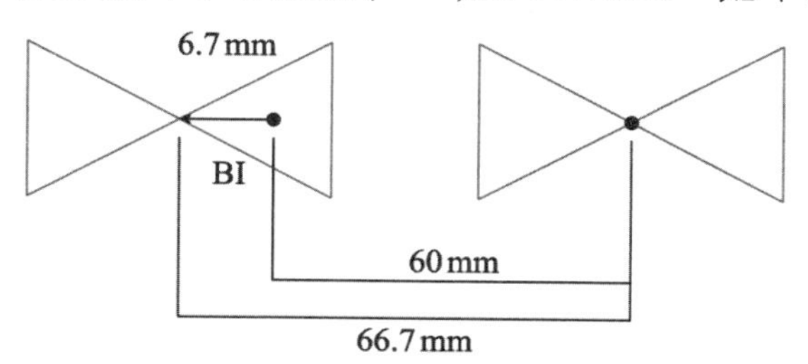

正確答案為(B)。

【練習 21　球柱鏡片的稜鏡效應】 EXAMPLE

透過鏡片-8.00DS/-2.00DC×180 的光學中心點上方 3mm 左方 5mm 之處，觀看 10m 外之物體，請問其影像位置偏移情況如何？

(A)物體影像往上偏移 30cm，往左偏移 40cm

(B)物體影像往上偏移 40cm，往左偏移 30cm

(C)物體影像往下偏移 30cm，往右偏移 40cm

(D)物體影像往下偏移 40cm，往右偏移 30cm。 （107 專高）

解題攻略

公式：$Z_\theta = P_\theta h_\theta = Sh_\theta$，$Z_\perp = P_\perp h_\perp = (S+C)h_\perp$。

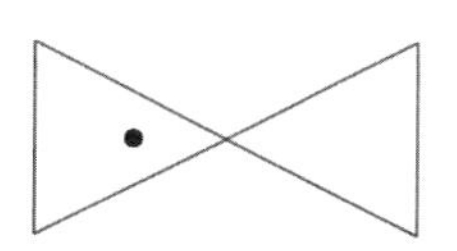

水平稜鏡效應：P_θ = -8D，h_θ = 0.5cm → $Z_\theta = 8D \times 0.5cm = 4^\Delta$。

如上圖，稜鏡基底向左，影像偏右，所以在 10m 處影像向右偏移 40cm。

鉛直稜鏡效應：$P_\perp = -10D$，$h_\perp = 0.3cm$ → $Z_\perp = 10D \times 0.3cm = 3^\Delta$。

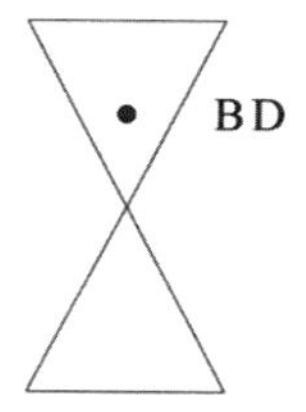

如右圖，稜鏡基底向上，影像偏下，所以在 10m 處影像向下偏移 30cm。

正確答案為(C)。

EXAMPLE

【練習 22　柱面鏡片的稜鏡效應】

某人右眼框架鏡片是-5.00×30。當此人閱讀時，他的視線通過鏡片中心下方12mm 的點，則該點的稜鏡屈光力為何？

(A) 5.2^{Δ}BD&I@120　(B) 5.2^{Δ}B120　(C) 5.2^{Δ}BD&I@60　(D) 5.2^{Δ}B60。

解題攻略

公式：$Z = Ch_{\perp}$。

如圖，θ = 60° → $h_{\perp} = 1.2cm \times \sin 60° = 1.04cm$ → $Z = 5D \times 1.04cm = 5.2^{\Delta}$。

因為是右眼且為負柱鏡片，所以基底向內且向下沿 120°方向或說沿 300°方向。最後結果為 5.2^{Δ}BD&I@120 或 5.2^{Δ}B300。

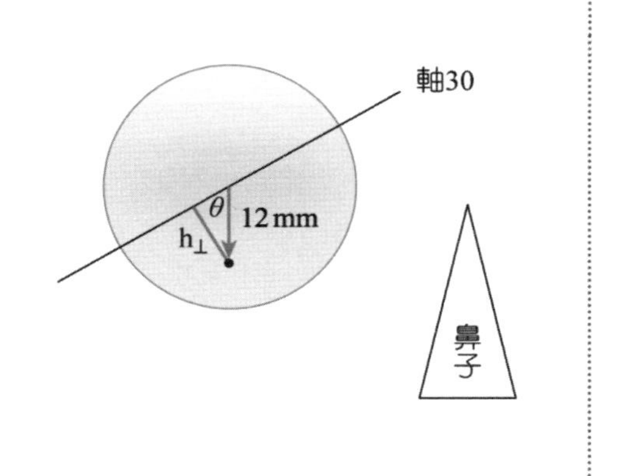

正確答案為(A)。

EXAMPLE

【練習 23　斜軸球柱鏡片的稜鏡效應】

左眼框架眼鏡矯正是+3.00/-4.00×150，在光學中心鉛直下方 10.00mm 的點上，稜鏡是多少？

(A) 1.732^{Δ}BO　(B) 1.732^{Δ}BI　(C) 1.732^{Δ}BU　(D) 1.732^{Δ}BD。

解題攻略

公式：$Z_x = -P_x h_x - P_t h_y$，$Z_y = -P_t h_x - P_y h_y$，其中

$P_x = S + C\sin^2\theta$，$P_y = S + C\cos^2\theta$，$P_t = -C\sin\theta\cos\theta$。

首先計算

$P_x = (+3D) + (-4D) \times \sin^2 150° = 2D$，

$P_y = (+3D) + (-4D) \times \cos^2 150° = 0D$，

$P_t = -(-4D) \times \sin 150° \cos 150° - 1.732D$。

由題目知 $h_x = 0cm$、$h_y = -1cm$，

則$Z_x = -2D \times 0cm - (-1.732D) \times (-1cm) = -1.732^{\Delta}$，負號代表向左，

因為是左眼，所以是 BI。

$Z_y = -(-1.732D) \times 0cm - 0D \times (-1cm) = 0^{\Delta}$。

正確答案為(B)。

歷屆試題

1. 一透鏡第一焦距長為+25 公分，透過光學中心上方 4 公分處觀看物體時，會產生多少稜鏡效應？
   (A) 1.6^{Δ}基底朝下　(B) 1.6^{Δ}基底朝上
   (C) 16^{Δ}基底朝下　(D) 16^{Δ}基底朝上。　（112 專高）
2. 根據 Prentice's rule，若一眼睛透過處方+2.50DS/-4.00DC×180 的鏡片，觀看眼前方 100cm 處的目標物，則當視線往內偏移鏡片中心 2mm 時會產生多少稜鏡度？
   (A) 0.25^{Δ}　(B) 0.5^{Δ}　(C) 1.25^{Δ}　(D) 2.0^{Δ}。　（112 專高）
3. 一個病患的眼鏡(plano/-2.00DC×180)相對瞳孔中心往鼻側位移了 5mm，往下方位移 3mm。這時將引起多少稜鏡效應？
   (A) 1 稜鏡度 BO 及 0.6 稜鏡度 BU　(B) 1 稜鏡度 BI 及 0.6 稜鏡度 BU
   (C) 0.6 稜鏡度 BU　(D) 0.6 稜鏡度 BD。　（112 專高）
4. 當+3.00DS/-5.00DC×090 的鏡片從瞳孔中心朝鼻側偏移 4mm，合併朝上側偏移 2mm，在水平面和垂直面會產生多少稜鏡效應？
   (A)水平面 0.6^{Δ}、垂直面 0.8^{Δ}　(B)水平面 0.8^{Δ}、垂直面 0.6^{Δ}
   (C)水平面 1.2^{Δ}、垂直面 0.4^{Δ}　(D)水平面 0.4^{Δ}、垂直面 1.2^{Δ}。　（112 專高）
5. 將-5.00 DS 的透鏡置於左眼，若要產生 2^{Δ}基底朝外的稜鏡量，要如何移心？
   (A)向外偏心 4mm　(B)向內偏心 4mm
   (C)向外偏心 2mm　(D)向內偏心 2mm。　（112 專普）

6. 個案兩眼皆為-4.00DS/-1.00DC×180，若要使左眼產生 2^{Δ}BU，左眼鏡片的光學中心點與右眼的相對位置為何？
(A)左眼比右眼的光心高 2cm (B)左眼比右眼的光心高 2mm
(C)左眼比右眼的光心低 4cm (D)左眼比右眼的光心低 4mm。 （112 專普）

7. 鏡片度數為-5.50D，其向外偏移 2mm，向下偏移 3mm，其產生的稜鏡效應為何？
(A) 1.1^{Δ} 基底朝內，1.65^{Δ} 基底朝下 (B) 1.1^{Δ} 基底朝內，1.65^{Δ} 基底朝上
(C) 1.65^{Δ} 基底朝外，1.1^{Δ} 基底朝上 (D) 1.65^{Δ} 基底朝外，1.1^{Δ} 基底朝下。
（111 專普）

8. 一位患者的右眼需要處方-8.00DS 及 4^{Δ} 基底朝內的鏡片，應如何調整鏡片中心來達到效果？
(A)向外偏心 2mm (B)向內偏心 2mm
(C)向內偏心 5mm (D)向外偏心 5mm。 （110 專高）

9. 光束分別通過距離光學中心點 5mm 之+8.00DS 與-8.00DS 的透鏡，其所得到的稜鏡效應為何？
(A)兩者有相同稜鏡度數
(B)凸透鏡的稜鏡效應大於凹透鏡的稜鏡效應
(C)凸透鏡的稜鏡效應小於凹透鏡的鏡效應
(D)兩者均不會產生稜鏡效應。 （110 專高）

10. 根據普倫提西氏法則(Prentice's rule)，下列哪一項敘述正確？
(A)度數高的球透鏡比度數低的球透鏡造成的稜鏡效應低
(B)柱鏡在不同的軸度所產生的稜鏡效應是相同的
(C)稜鏡效應與透鏡的屈光度有關，與透鏡光學中心點的距離無關
(D)平光鏡片(plano lens)不會產生稜鏡效應。 （110 專高）

11. 有關透鏡的稜鏡效應，下列敘述何者錯誤？
(A)沿著透鏡光軸，不會有稜鏡度
(B)透鏡越厚處，稜鏡度高
(C)透鏡稜鏡度隨著與光軸的距離增加而變大
(D)凹透鏡可以視為一個頂點對頂點集合而成的鏡片。 （110 專高）

12. 某右眼鏡片度數為 plano/-4.00DC×180，右 PD = 32mm，若眼鏡的右 PD 誤做為 37mm 其產生的稜鏡效應為何？
(A) 2^{Δ}BI　(B) 2^{Δ}BO　(C) 2^{Δ}BU　(D)無稜鏡效應。　（110 專普）

13. 個案兩眼皆為-5.00DS，若要使左眼產生 2^{Δ}BU，兩眼的光學中心點的位置為何？
(A)左眼比右眼的光心高 2cm　(B)左眼比右眼的光心高 2mm
(C)左眼比右眼的光心低 4cm　(D)左眼比右眼的光心低 4mm。　（110 專普）

14. 右眼的鏡片處方為-1.00DS/-1.00DC×180，當右眼配戴後產生 0.4^{Δ} 基底朝上的稜鏡量，則鏡片的光學中心偏移多少？
(A)向上 2mm　(B)向下 2mm　(C)向上 4mm　(D)向下 4mm。　（110 專普）

15. 左眼配戴+4.00D/-1.00DC×090 的眼鏡，如果視線是在眼鏡鏡片中心的鼻側 10mm 處，則會產生什麼稜鏡效應？
(A) 3^{Δ}BO（基底朝外）　(B) 4^{Δ}BO（基底朝外）
(C) 3^{Δ}BI（基底朝內）　(D) 4^{Δ}BI（基底朝內）。　（109 專高）

16. 單眼透過+7.50D 之球面鏡觀看 8 公尺外之物體，其影像往右往下分別偏移了 36 及 48 公分，請問其瞳孔及鏡片光學中心之相對位置如何？
(A)鏡片光學中心點位於瞳孔右方 6mm，上方 8mm
(B)鏡片光學中心點位於瞳孔左方 6mm，下方 8mm
(C)鏡片光學中心點位於瞳孔右方 6mm，下方 8mm
(D)鏡片光學中心點位於瞳孔左方 6mm，上方 8mm。　（109 專高）

17. 一位垂直性複視的成年人，經測量有垂直斜視且其偏斜角度為 7^{Δ}，此成年人右眼左眼分別有-5.00DS 及-7.00DS 之近視，下列哪一項配鏡可能消除其複視之現象？
(A)右眼鏡片光學中心往上偏移 7mm，左眼鏡片光學中心往下偏移 5mm
(B)右眼鏡片光學中心往上偏移 7mm，左眼鏡片光學中心往上偏移 5mm
(C)右眼鏡片光學中心往下偏移 5mm，左眼鏡片光學中心往上偏移 7mm
(D)右眼鏡片光學中心往下偏移 5mm，左眼鏡片光學中心往下偏移 7mm。
（109 專高）

18. 遠視成年人，測量其所戴眼鏡之鏡片光學中心點相距 68mm，而實際測量其雙眼瞳距(interpupillary distance, IPD)為 62mm，戴上此副遠視眼鏡時產生的稜鏡效應為何？（假設鏡片光學中心與瞳孔在同一水平線上）
(A)基底朝內　(B)基底朝外
(C)無稜鏡效應　(D)稜鏡效應過大，無法計算。（109 一特師）

19. 一透鏡第一焦距長為 20 公分，若透過光學中心上方 3 公分處觀看物體，會產生多少稜鏡效應？
(A) 1.5^{Δ} 基低朝下　(B) 1.5^{Δ} 基底朝上
(C) 15^{Δ} 基底朝下　(D) 15^{Δ} 基底朝上。（109 二特師）

20. 當光線經過眼鏡片光學中心以外的點時，光線會發生偏折，因此所注視的物體的成像位置與實際位置會發生偏離之現象稱為下列何者？
(A)斜向散光(oblique astigmatism)
(B)畸變(distortion)
(C)橫向色像差(tansverse chromatic aberration)
(D)稜鏡效應(prismatic effects)。（109 專普）

21. 某患者有外斜視，右眼鏡片屈光處方為-4.00DS/-1.00DC×180，並給予稜鏡處方 4^{Δ} 基底朝內(BI)，稜鏡處方將讓鏡片的光學中心產生多少偏移？
(A)向鼻側偏移 8mm　(B)向顳側偏移 8mm
(C)向鼻側偏移 10mm　(D)向顳側偏移 10mm。（109 專普）

22. 有一處方，OD：-3.75DS/-1.25DC×180 2^{Δ}BD，OS：-4.25DS/-0.75DC×180 2^{Δ}BU，則配鏡時移心量和方向為何？
(A)右眼向上移 5.3mm，左眼向下移 4.7mm
(B)右眼向下移 5.3mm，左眼向上移 4.7mm
(C)右眼向上移 4mm，左眼向下移 4mm
(D)右眼向下移 4mm，左眼向上移 4mm。（109 一特生）

23. 一個右眼近視，左眼遠視的病人配戴眼鏡矯正，當他向下閱讀書報時會感覺到什麼樣的稜鏡效應？
(A)右眼基底朝下且朝內，左眼基底朝上且朝外
(B)右眼基底朝上且朝外，左眼基底朝上且朝內

(C)右眼基底朝下且朝外，左眼基底朝下且朝外

(D)右眼基底朝上且朝內，左眼基底朝下且朝內。（108 專高）

24. 一成年人右眼配戴-5.00DS/-1.00DC×180 之鏡片，請問當其鏡片光學中心位於瞳孔鼻側 4mm，上方 5mm 時，所得到的稜鏡效應為何？

(A)基底朝外 2.4^{Δ} 加上基底朝下 2.5^{Δ} 之稜鏡效應

(B)基底朝外 2.0^{Δ} 加上基底朝下 3.0^{Δ} 之稜鏡效應

(C)基底朝內 2.4^{Δ} 加上基底朝上 2.5^{Δ} 之稜鏡效應

(D)基底朝內 2.0^{Δ} 加上基底朝上 3.0^{Δ} 之稜鏡效應。（108 專高）

25. 雙眼均配戴+7.50D 的遠視眼小孩，瞳距為 58mm，其兩眼鏡片的光學中心經測量相距 62mm，戴這副眼鏡時會造成怎樣的稜鏡效應？

(A)基底朝外，總共 3.0^{Δ} 的稜鏡效應　(B)基底朝內，總共 3.0^{Δ} 的稜鏡效應

(C)基底朝外，總共 6.0^{Δ} 的稜鏡效應　(D)基底朝內，總共 6.0^{Δ} 的稜鏡效應。

（108 專高）

26. 一片-8.00D 屈光度的冕牌玻璃鏡片，影像產生稜鏡度 2.0^{Δ} 的偏移，那物體偏離鏡片光學中心約為多少 cm？

(A) 0.25cm　(B) 0.4cm　(C) 2.5cm　(D) 4cm。（108 專高）

27. 透過鏡片 plano/+5.00DC×090 的光學中心點下方 5mm、右方 5mm 之處，觀看 6m 外之物體，其影像位置偏移情況如何？

(A)物體影像往上偏移 15cm，左右不偏移

(B)物體影像往下偏移 2.5cm，左右不偏移

(C)物體影像往左偏移 2.5cm，上下不偏移

(D)物體影像往右偏移 15cm，上下不偏移。（108 特師）

解答及解析

1. 解析：(D)。

$Z = \frac{1}{0.25m} \times 4cm = 16^{\Delta}$。

第一焦距為正，為負鏡片，因此其光學中心的上方產生基底朝上稜鏡。

2. 解析：(B)。

$Z = 2.5D \times 0.2cm = 0.5^{\Delta}$。

3. 解析：(C)。

   水平稜鏡：0^{Δ}；垂直稜鏡：$Z = 2 \times 0.3 = 0.6^{\Delta}$。

   眼鏡向下拉，視線在光學中心上方，負度數產生基底朝上。

4. 解析：(B)。

   水平稜鏡：$Z = 2D \times 0.4cm = 0.8^{\Delta}$；垂直稜鏡：$Z = 3D \times 0.2cm = 0.6^{\Delta}$。

5. 解析：(B)。

   水平偏心$d = \frac{Z}{P} = \frac{2\Delta}{5D} = 0.4cm = 4mm$。因為是負鏡片且要求 BO 稜鏡，所以光學中心向內移。

6. 解析：(D)。

   垂直偏心$d = \frac{Z}{P} = \frac{2\Delta}{5D} = 0.4cm = 4mm$。因為是負鏡片且要求 BU 稜鏡，所以左眼光學中心向下移。

7. 解析：(B)。

   水平稜鏡：5.5D×0.2cm=1.1^{Δ}，BI。

   垂直稜鏡：5.5D×0.3cm=1.65^{Δ}，BU。

8. 解析：(D)。

   $d = \frac{Z}{P} = \frac{4^{\Delta}}{8D} = 0.5cm = 5mm$。

   因為是負鏡片，所以鏡片中心往外移可得到基底朝內。

9. 解析：(A)。

   因為屈光力強度和偏心距離都相同，所以稜鏡效應程度相同，但基底方向相反。

10. 解析：(D)。

    (A)度數高的球透鏡比度數低的球透鏡造成的稜鏡效較高；

    (B)柱鏡在不同的軸度所產生的稜鏡效應不同；

    (C)稜鏡效應與透鏡的屈光度有關，與透鏡光學中心點的距離也相關；

    (D)平光鏡片沒有屈光力，所以不會產生稜鏡效鏡。

11. 解析：(B)。

    (B)偏離光學中心越多才會稜鏡度越高。

12. 解析：(D)。

    水平屈光力 0D，所以不會產生稜鏡效應。

13. 解析：(D)。

$d=\frac{Z}{P}=\frac{2^{\Delta}}{5D}=0.4cm=4mm$。

因為左眼是負度數且基底朝上，光學中心向下移，即左眼的光心比右眼低4mm。

14. 解析：(B)。

$d=\frac{Z}{P}=\frac{0.4^{\Delta}}{2D}=0.2cm=2mm$。

因為是負度數且基底朝上，所以光學中心向下偏移 2mm。

15. 解析：(A)。

水平稜鏡：$Z=3D\times1cm=3^{\Delta}$。因為是正鏡片，所以基底朝外。

16. 解析：(D)。

影像在 8m 外往右偏移 36cm，相當於 4.5$^{\Delta}$，基底朝左。

因為是正鏡片，所以光心向左偏移$d=\frac{4.5^{\Delta}}{7.5D}=0.6cm=6mm$。

影像在 8m 外往下偏移 48cm，相當於 6$^{\Delta}$，基底朝上。

因為是正鏡片，所以光心向上偏移$d=\frac{6^{\Delta}}{7.5D}=0.8cm=8mm$。

17. 解析：(A)。

左右平均分配 3.5$^{\Delta}$，且稜鏡基底一上一下。

右眼：$d=\frac{3.5^{\Delta}}{5D}=0.7cm=7mm$；左眼：$d=\frac{3.5^{\Delta}}{7D}=0.5cm=5mm$。

18. 解析：(B)。

光心距離大於瞳距，視線從光心內側看出去。因為是遠視，度數為正，所以基底朝外。

19. 解析：(D)。

鏡片屈光力為$P=-\frac{1}{f_1}=-\frac{1}{0.2m}=-5D$。

稜鏡效應：$Z=5D\times3cm=15^{\Delta}$。因為是負鏡片，

所以光心上方的稜鏡基底向上，如右圖所示。

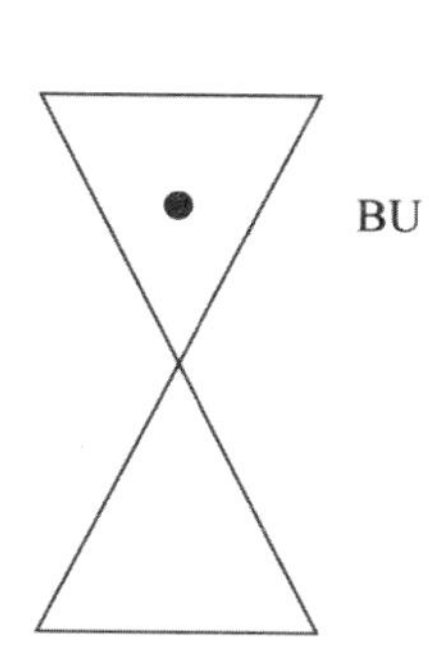

20. 解析：(D)。

鏡片的稜鏡效應使物體的影像往側向偏移。

21. 解析：(D)。

$d=\frac{4^{\Delta}}{4D}=1cm=10mm$。因為是負鏡片，所以光心向外（顳側）偏移。

22. 解析：(C)。

右眼：鉛直屈光力為-5D，偏心量$d = \frac{2^{\Delta}}{5D} = 0.4cm = 4mm$。因為是負度數且基底向下，故光心向上移。

左眼：鉛直屈光力為-5D，偏心量$d = \frac{2^{\Delta}}{5D} = 0.4cm = 4mm$。因為是負度數且基底向上，故光心向下移。

23. 解析：(A)。

向下閱讀時，近視會產生向下且向內的稜鏡效應；遠視則產生向上且向外的稜鏡效應。

24. 解析：(B)。

水平稜鏡：$Z_x = 5D \times 0.4cm = 2^{\Delta}$，因為是負屈光力且光心偏向鼻側，所以基底朝外；

鉛直稜鏡：$Z_y = 6D \times 0.5cm = 3^{\Delta}$，因為是負屈光力且光心偏向上方，所以基底朝下。

25. 解析：(A)。

光心中心距離較大，所以視線從光心內側看出去，稜鏡基底朝外。

因為兩眼屈光狀態一樣，所以合併計算稜鏡效應：$Z = (6.2cm - 5.8cm) \times 7.5D = 3^{\Delta}$。

26. 解析：(A)。

$d = \frac{2^{\Delta}}{8D} = 0.25cm$。

27. 解析：(D)。

水平稜鏡效應：$Z_x = 5D \times 0.5cm = 2.5^{\Delta}$，基底向左。

影像像右偏$2.5^{\Delta} \times 6m = 15cm$。

鉛直稜鏡效應：$Z_y = 0D \times 0.5cm = 0^{\Delta}$，無稜鏡效應，影像不偏移。

五、稜鏡與眼動的關係

1. 同向運動(conjugate movement)與異向運動(disjunctive movement)
   - 1-1. 遮閉左眼，右眼前放置 10^{Δ}BD 稜鏡時，右眼向上旋轉觀看前方物體，此時（遮蔽的）左眼也向上旋轉。這種雙眼往相同方向運動，稱為同向運動。
   - 1-2. 雙眼不遮蔽，但右眼前放置 10^{Δ}BD 稜鏡時，雙眼看見一上一下影像，無法融像，造成複視。
   - 1-3. 雙眼不遮蔽，但右眼前放置 2^{Δ}BD 稜鏡時，由於鉛直融像運動，可以融像。這種雙眼往相反方向運動，稱為異向運動。
   - 1-4. 雙眼前各放置 5^{Δ}BO 稜鏡時，由於正融像運動，可以融像。影像會因為了雙眼單視使得調節系統被刺激而產生模糊。
   - 1-5. 雙眼前各放置 5^{Δ}BI 稜鏡時，因為負融像運動的最大量大約是 10^{Δ}，所以可能產生複視。
   - 1-6. 雙眼前各放置 5^{Δ} 稜鏡，基底方向相同時，雙眼做共軛運動。

2. 稜鏡有效性(prism effectivity)
   - 2-1. 當眼睛透過稜鏡觀看眼前一個物點時，虛像的位置偏向頂點，所以眼睛必須轉動來維持影像繼續在中心凹上。眼睛所必須轉動的角度稱為稜鏡在眼睛上的有效性(effectivity)。

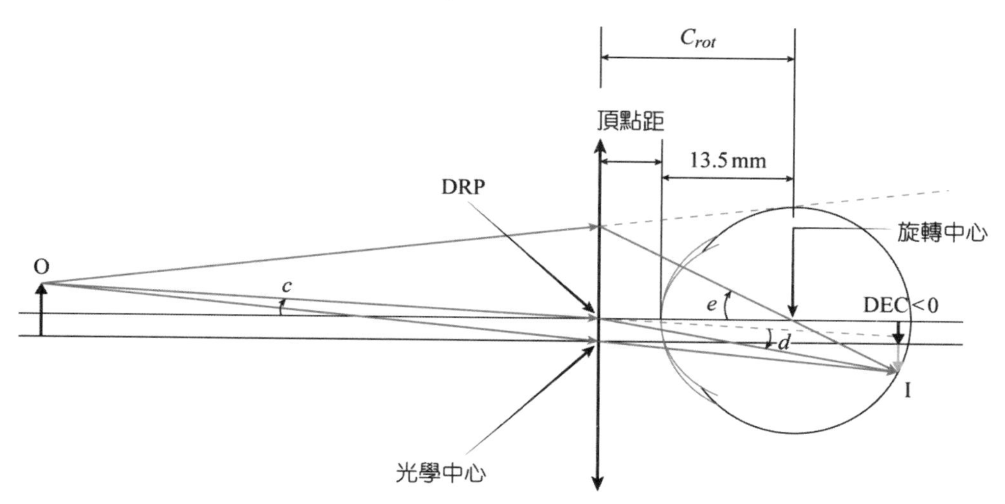

2-2. 假設鏡片的球面屈光力為 P，其所造成的稜鏡效應為 Z，鏡片到眼睛旋轉中心的距離為 c_{rot}，物體離稜鏡的距離（物距）為 u 並且在眼鏡平面上與視線形成角度（以稜鏡度表示）為 Z_c，光線離開稜鏡的出射聚散度為 V，則此稜鏡造成眼睛轉動的角度 Z_e（以稜鏡度表示）為$Z_e = \frac{Z_c+Z}{1-C_{rot}V}$。

2-3. 正視眼轉動的角度不超過稜鏡處方的稜鏡度（偏向角）。

2-4. 物體越靠近鏡片，眼睛轉動的角度越少。

2-5. 矯正處方具有正鏡片時，眼睛轉動的角度會增加。

2-6. 矯正處方具有負鏡片時，眼睛轉動的角度會減少。

2-7. 若配戴隱形鏡片，原則上隱形鏡片會跟隨眼睛轉動，所以此時眼睛所需要轉動的角度和不戴鏡片所需要轉動的角度相同。

2-8. 遠視者的眼睛所需要轉動的角度以利用框架眼鏡矯正比較多，而利用隱形鏡片矯正比較少（因為遠視者的框架眼鏡矯正可以得到比較大的視網膜影像）。

2-9. 近視者的眼睛所需要轉動的角度以利用框架眼鏡矯正比較少，而利用隱形鏡片矯正比較多（因為近視者的框架眼鏡矯正可以得到比較小的視網膜影像）。

3. 與雙眼視的關係

3-1. 雙眼過聚：眼睛向內旋轉過多，致使無法正確聚焦在物體上，造成複視。基底向外稜鏡可以協助有過聚問題的人達到無壓力的雙眼視覺。

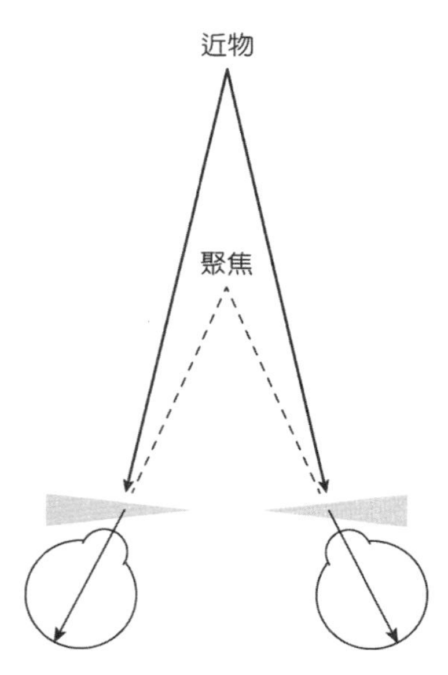

3-2. 雙眼內聚不足：眼睛向內旋轉不足致使無法聚焦在近物上，造成複視。利用基底向內的稜鏡可以幫助有內聚不足問題的人達到無壓力的雙眼視覺。

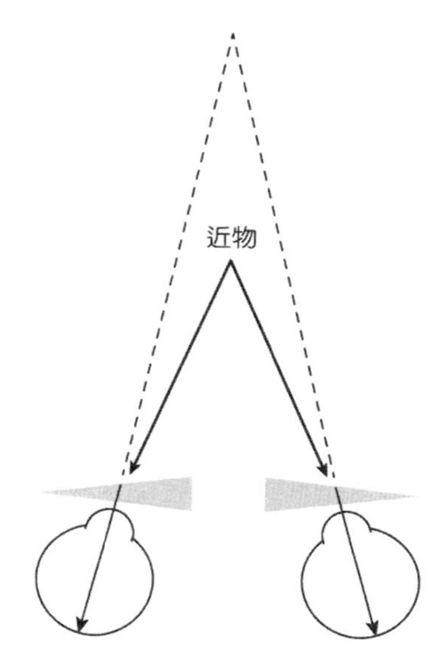

3-3. 緩解內斜視症狀，使用基底向外稜鏡；緩解外斜視症狀，使用基底向內稜鏡。

3-4. 調整頭位，稜鏡基底方向與頭位偏向相同。

4. 雙眼稜鏡合併與均分

4-1. 水平稜鏡合併：基底相同，稜鏡度相加；基底相反，稜鏡度相減。
例如：1^{Δ}BO OD，2^{Δ} BO OS 合併成 3^{Δ} BO OD（或 OS）。
例如：1^{Δ}BO OD，2^{Δ} BI OS 合併成 1^{Δ} BI OS（或 OD）。

4-2. 垂直稜鏡合併：基底相同，稜鏡度相減；基底相反，稜鏡度相加。
例如：1^{Δ}BU OD，2^{Δ} BU OS 合併成 1^{Δ} BU OS 或 1^{Δ} BD OD。
例如：1^{Δ}BU OD，2^{Δ} BD OS 合併成 3^{Δ} BU OD 或 3^{Δ} BD OS。

【練習 24　稜鏡效應感受】 EXAMPLE

下列所造成的稜鏡效應何者感受最輕微？

(A)右眼$4^{\Delta}BU$，左眼$4^{\Delta}BU$　(B)右眼$4^{\Delta}BU$，左眼$4^{\Delta}BD$

(C)右眼$4^{\Delta}BI$，左眼$2^{\Delta}BO$　(D)右眼$0.5^{\Delta}BO$，左眼$2^{\Delta}BO$。（113 專高）

解題攻略

(A)雙眼皆向下轉。

正確答案為(A)。

EXAMPLE

【練習 25　眼球轉動方向】

一位先天性眼球震顫的患者其頭部在正常狀況下水平向右偏轉 8°，下列何項矯正可幫助他頭部變正？

(A)右眼配戴約 15^{Δ} 基底朝內，左眼配戴約 15^{Δ} 基底朝外的矯正眼鏡

(B)右眼配戴約 8^{Δ} 基底朝外，左眼配戴約 8^{Δ} 基底朝內的矯正眼鏡

(C)雙眼均配戴約 8^{Δ} 基底朝外的矯正眼鏡

(D)右眼配戴約 15^{Δ} 基底朝外，左眼配戴約 15^{Δ} 基底朝內的矯正眼鏡。

（107 專高）

解題攻略

公式：$Z = 100\tan\delta$。

病人的頭向右偏轉 8°，表示面向病人觀察時，病人頭部向左轉，視線向前，如下圖所示。

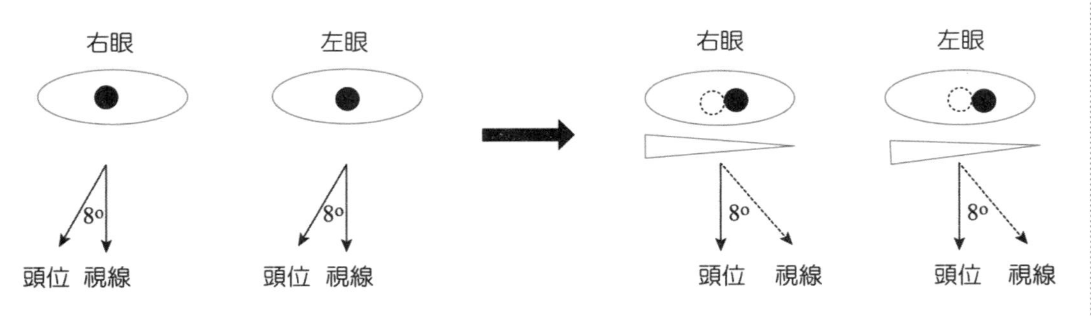

要將頭位調整回來，必須讓視線向病人的左側，所以使用基底朝向病人右側的稜鏡，也就是說病人右眼的基底朝外，左眼的基底朝內。

又 8°相當於$Z = 100 \times \tan 8^{o} = 14^{\Delta}$。

正確答案為(D)。

【練習 26　眼球轉動角度（有效性）】 EXAMPLE

觀看一個 1m 處的物體時，配戴一個可以使入射的光線偏折角度 20 度的稜鏡，則有關眼球需要轉動角度的敘述，下列何者正確？

(A)大於 20 度　(B)小於 20 度　(C)等於 20 度

(D)以上三者皆有可能，依照鏡片的折射率而定。（107 專高）

解題攻略》

正視眼透過稜鏡觀看物體時，眼睛旋轉角度不超過稜鏡的稜鏡度（偏向角），並且物體越靠近眼睛，眼睛的轉動角度越少。

正確答案為(B)。

【練習 27　稜鏡有效性】 EXAMPLE

有關稜鏡效益(prism effectivity)的敘述，下列何者最正確？

(A) 配戴稜鏡的眼鏡，觀看遠處物體較觀看近處物體時，稜鏡效益明顯較大

(B) 配戴稜鏡的隱形眼鏡，觀看遠處物體較觀看近處物體時，稜鏡效益明顯較小

(C) 觀看近處物體，配戴稜鏡的眼鏡較配戴稜鏡的隱形眼鏡時，稜鏡效益明顯較大

(D) 觀看遠處物體，配戴稜鏡的眼鏡較配戴稜鏡的隱形眼鏡時，稜鏡效益明顯較小。（109 專高）

解題攻略》

(A)配戴稜鏡的眼鏡，觀看遠處物體較觀看近處物體時，稜鏡效益明顯較大；

(B)配戴稜鏡的隱形眼鏡，觀看遠處物體較觀看近處物體時，稜鏡效益明顯較大；

(C) 觀看近處物體，配戴稜鏡的眼鏡較配戴稜鏡的隱形眼鏡時，遠視眼的稜鏡效益明顯較大，正視眼、近視眼的稜鏡效益較小；

(D) 觀看遠處物體，配戴稜鏡的眼鏡較配戴稜鏡的隱形眼鏡時，遠視眼的稜鏡效益較大，正視眼大約一樣，近視眼的稜鏡效益較小。

正確答案為(A)。

EXAMPLE

【練習 28　調整眼球轉動（視線）方向】

一位 30^{Δ} 內斜視的病人，測量時右眼前置放 15^{Δ} 基底朝右，請問左眼的稜鏡應如何擺放方能矯正該病人之視線？

(A) 15^{Δ} 基底朝右　(B) 45^{Δ} 基底朝左　(C) 15^{Δ} 基底朝左　(D) 45^{Δ} 基底朝右。

（107 專高）

解題攻略》

如下圖（面向病人），內斜視的眼睛視線方向向內，測量時使用基底向外稜鏡讓光線通過時向基底方向偏移而能進入眼睛瞳孔，所以左眼需要 15^{Δ} 基底向外。因此，右眼的稜鏡朝向病人的右方，左眼的稜鏡朝向病人的左方。

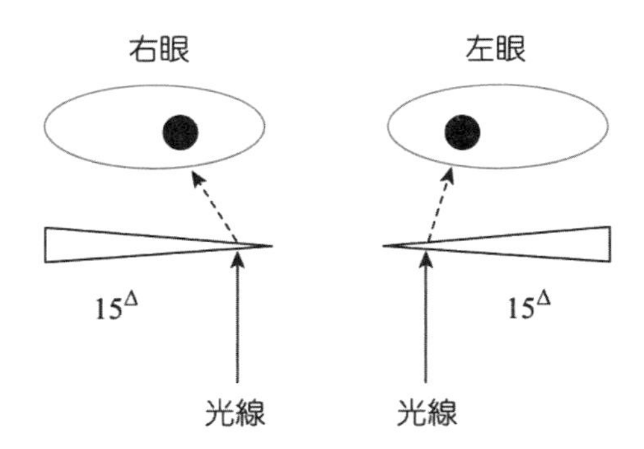

正確答案為(C)。

【練習 29　判斷稜鏡效應】 EXAMPLE

使用聚碳酸酯(n=1.586)製成-3.00D 的鏡片，鏡框水平寬度為 40mm，鏡片在鼻側邊緣厚度為 4.5mm、在顳側邊緣厚度為 6.2mm，求此鏡片中心產生的稜鏡度為哪一種斜視的矯正處方？

(A)單眼上斜視　(B)單眼下斜視　(C)內斜視　(D)外斜視。　（111 專普）

解題攻略》

如下圖，負鏡片的鼻側比顳側薄，表示鏡片的光學中心偏內側，所以鏡片中心產生 BO 稜鏡，所以是內斜視的矯正處方。

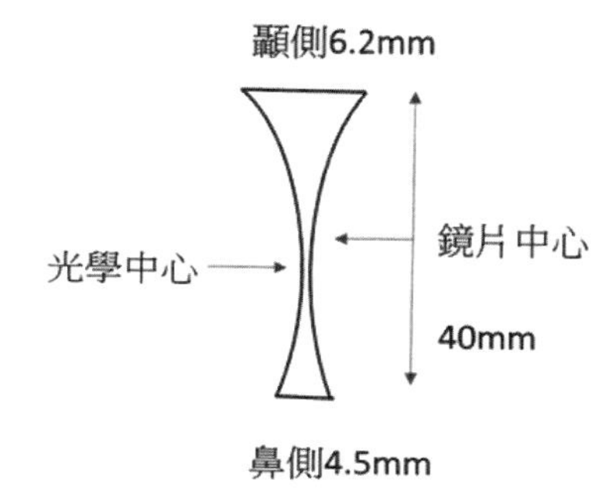

正確答案為(C)。

【練習 30　稜鏡有效性計算】 EXAMPLE

若一患者配戴 5^{Δ} 基底向上稜鏡，在距離物體 15cm，則患者的眼睛旋轉中心為 30mm，此稜鏡有效度數為何？

(A) 4.17^{Δ}　(B) 2.5^{Δ}　(C) 4.52^{Δ}　(D) 3.5^{Δ}。　（109 一特生）

解題攻略》

公式：$Z_e=\frac{Z_c+Z}{1-C_{rot}V}$。

$Z_c=0^{\Delta}$、$Z=5^{\Delta}$、$c_{rot}=0.03m$、出射聚散度$V=U=\frac{1}{-0.15m}=-6.67D$（無球面屈光力 $P=0$）。

$Z_e=\frac{5^{\Delta}}{1-0.03m\times(-6.67D)}=4.17^{\Delta}$。

正確答案為(A)。

EXAMPLE

【練習 31　遠視眼的稜鏡有效性】

某人的配鏡處方為頂點距 12.00mm 之+10.00D 與 4.00^{Δ}BD 組合。當看著正前方的遠物時，此人的眼睛要轉多少角度？（假設眼睛旋轉中心離角膜頂點 13.50mm）

(A)向上轉 4.00^{Δ}　(B)向上轉 5.37^{Δ}　(C)向下轉 4.00^{Δ}　(D)向下轉 5.37^{Δ}。

解題攻略

公式：$Z_e = \frac{Z_c+Z}{1-C_{rot}V}$。

物體為正前方遠物，同時有稜鏡處方 4.00^{Δ}BD，所以 $Z_c = 0^{\Delta}$、$Z = 4^{\Delta}BD$、$c_{rot} = 0.012m + 0.0135m = 0.0255m$、出射聚散度 $V = P + U = +10D (U = 0D)$。

$Z_e = \frac{0+4^{\Delta}BD}{1-0.0255m\times 10D} = 5.37^{\Delta}BD$，BD 代表眼睛向上轉。

正確答案為(B)。

EXAMPLE

【練習 32　近視眼的稜鏡有效性】

某人的配鏡處方為頂點距 12.00mm 之-10.00D 與 4.00^{Δ}BD 組合。當看著正前方的遠物時，此人的眼睛要轉多少角度？（假設眼睛旋轉中心離角膜頂點 13.50mm）

(A)向上轉 3.19^{Δ}　(B)向上轉 4.00^{Δ}　(C)向下轉 3.19^{Δ}　(D)向下轉 4.00^{Δ}。

解題攻略

公式：$Z_e = \frac{Z_c+Z}{1-C_{rot}V}$。

物體為正前方遠物，同時有稜鏡處方 4.00^{Δ}BD，所以 $Z_c = 0^{\Delta}$、$Z = 4^{\Delta}BD$、$c_{rot} = 0.012m + 0.0135m = 0.0255m$、出射聚散度 $V = P + U = +10D (U = 0D)$。

$Z_e = \frac{0+4^{\Delta}BD}{1-0.0255m\times(-10D)} = 3.19^{\Delta}BD$，BD 代表眼睛向上轉。

正確答案為(A)。

歷屆試題

1. 患者透過一個 6Δ基底朝下(BD)的稜鏡觀看此鏡片前方 10cm 的物體。若此稜鏡與患者眼球的旋轉中心相距 25mm，患者將感受到多少有效稜鏡屈光力(effective power of the prism)？
   (A) 4.61^{Δ}BU (B) 4.61^{Δ}BD (C) 4.80^{Δ}BU (D) 4.80^{Δ}BD。 （112 專普）
2. R 4^{Δ}Base Up/L 2^{Δ}Base Out 欲將此稜鏡度分至兩眼時，可處方為：
   (A) R：2^{Δ}Base Up/1^{Δ}Base Out 及 L：2^{Δ}Base Up/1^{Δ}Base Out
   (B) R：2^{Δ}Base Down/1^{Δ}Base In 及 L：2^{Δ}Base Down/1^{Δ}Base In
   (C) R：2^{Δ}Base Up/1^{Δ}Base In 及 L：2^{Δ}Base Down/1^{Δ}Base In
   (D) R：2^{Δ}Base Up/1^{Δ}Base Out 及 L：2^{Δ}Base Down/1^{Δ}Base Out。 （112 專普）
3. 在病人的右眼前面配戴一個基底朝向鼻子的稜鏡，則入射的光線和看到的影像會有什麼變化？
   (A)入射的光線經過鏡會朝向病人的右邊偏折，看到的影像會往病人的左邊偏移
   (B)入射的光線經過鏡會朝向病人的左邊偏折，看到的影像會往病人的右邊偏移
   (C)入射的光線經過鏡會朝向病人的左邊偏折，看到的影像會往病人的左邊偏移
   (D)入射的光線經過鏡會朝向病人的右邊偏折，看到的影像會往病人的右邊偏移。
   （110 專高）
4. 一個有雙眼複視的內斜視患者，驗光師欲用稜鏡配鏡矯正，使患者右眼配戴稜鏡片時，雙眼看到影像往內偏移，此稜鏡應如何擺放？
   (A)基底朝右 (B)基底朝左 (C)基底朝下 (D)基底朝上。 （110 專普）
5. 一患者經醫師診斷後發現為腦下垂體腫瘤壓迫視交叉，造成雙眼顳側偏盲，希望透過稜鏡貼片協助患者，可將貼片之基底朝向何種方向？
   (A)基底朝外 (B)基底朝內 (C)基底朝上 (D)基底朝下。 （109 專高）
6. 一位頭部外傷的男性，觀看 6 公尺遠的目標物，產生垂直複視現象，而複視的物體相距 24 公分，應如何減輕他複視的困擾？

(A)兩眼均配戴 2 稜鏡度，基底朝上之矯正眼鏡
(B)兩眼均配戴 2 稜鏡度，基底朝下之矯正眼鏡
(C)一眼配戴 4 稜鏡度基底朝下，另一眼配戴 4 稜鏡度基底朝上之矯正眼鏡
(D)一眼配戴 2 稜鏡度基底朝上，另一眼配戴 2 稜鏡度基底朝下之矯正眼鏡。
（109 一特師）

7. 一位 10^{Δ} 右眼上斜視的病人，測量時右眼前置放基底朝下的 5^{Δ} 稜鏡，則左眼的稜鏡應如何擺放？
(A) 15^{Δ} 基底朝下　(B) 5^{Δ} 基底朝下　(C) 15^{Δ} 基底朝上　(D) 5^{Δ} 基底朝上。
（109 二特師）

8. 對於有輕微外斜視的老花眼，配鏡給予正透鏡處方，下列何種方法可以減緩看近所產生的雙眼內聚疲勞？
(A)增加眼鏡的光學中心間距　(B)減少眼鏡的光學中心間距
(C)給予基底朝外的稜鏡處方　(D)眼鏡的光學中心向上偏移。（109 專普）

9. 一位內斜視的病人觀看 6m 遠的物體，呈現相距 48cm 的水平複視現象，可以採用下列何方式來減輕他複視的困擾？
(A)兩眼各配戴 4^{Δ}，基底朝內的矯正眼鏡
(B)兩眼各配戴 4^{Δ}，基底朝外的矯正眼鏡
(C)右眼配戴 4^{Δ} 基底朝內，左眼配戴 4^{Δ} 基底朝外的矯正眼鏡
(D)右眼配戴 4^{Δ} 基底朝外，左眼配戴 4^{Δ} 基底朝內的矯正眼鏡。（108 專高）

10. 低視力患者使用眼鏡型放大鏡時，因鏡片屈光力的關係，需要長時間非常近距離閱讀文字，將可能對低視力患者的內聚力造成負擔。在光學上可以考慮加入何種基底方向的稜鏡來放鬆其內聚？
(A)基底朝外　(B)基底朝內　(C)基底朝上　(D)基底朝下。（108 特師）

11. 近視眼鏡的雙眼鏡片光心間距離(distance between optic centers)與配戴者瞳距不等，鏡片光心間距小於瞳孔間距，戴上眼鏡後，下列敘述何者正確？
(A)將產生基底朝內的稜鏡　(B)物體會感覺變小了
(C)眼位朝外方向移動　(D)可能會間接放鬆調節。（108 專普）

解答及解析

1. 解析：(D)。
   $Z_e = \frac{Z}{1-c_{rot}V} = \frac{6^{\Delta}BD}{1-0.025m\times\frac{1}{-0.1m}} = 4.80^{\Delta}BD$。
2. 解析：(D)。
   雙眼平分：R：$2^{\Delta}BU/1\Delta BO$，L：$2^{\Delta}BD/1^{\Delta}BO$。
3. 解析：(B)。
   光線向鼻子（基底方向）偏，所以向左偏折；
   影像向顳側（基底相反方向）偏，所以向右偏移。
4. 解析：(A)。
   內斜視使用基底朝外稜鏡，所有右眼稜鏡基底朝右。
5. 解析：(A)。
   雙眼顳側偏盲，所以稜鏡基底朝向外側。
6. 解析：(D)。
   6 公尺共偏 24 公分，相當於 1 公尺共偏 4 公分，即 4^{Δ}。
   雙眼各配 2^{Δ}並且基底一上一下。
7. 解析：(D)。
   右眼上斜 → 10^{Δ}BD OD。測量時右眼放置 5^{Δ}BD，則左眼放置 5^{Δ}BU，如此合併才會與 10^{Δ}BD OD 一致。
8. 解析：(B)。
   外斜用基底朝內稜鏡。正鏡片光心向鼻側偏移，或減少光學中心間距。
9. 解析：(B)。
   6m 偏移 48cm，相當於 1m 偏移 8cm，所以稜鏡度為 8^{Δ}。
   分離稜鏡，每隻眼睛 4^{Δ}。又內斜使用基底向外的稜鏡緩解。
10. 解析：(B)。
    內聚不足，使用基底向內稜鏡緩解。
11. 解析：(B)。
    (A)(C)鏡片光心間距小於瞳孔間距表示視線從外側看出，所以近視會產生基底向外稜鏡效應，眼睛向內轉；(D)負鏡片會使調節增加。

六、菲涅耳稜鏡

1. 厚度只有 1mm，可避免傳統稜鏡的厚度問題。
2. 聚氯乙烯(PVC)材質，折射率為 1.525，注塑或壓塑製造。
3. 優點：薄、極輕、柔軟可彎曲、可剪成任何形狀、可降低放大率差異。
4. 缺點：外觀明顯（可輕微染色或使用變色鏡片稍作改善）、較難清潔、視力稍降（大概降一行）。
5. 視力稍降的原因
   5-1. 大部分是因為色像差和畸變（扭曲）。
   5-2. 溝槽產生的散射光：越窄解析越好，但太窄會產生繞射問題。
   5-3. 稜鏡表面的反射。
6. 使用時機：高稜鏡屈光力；用後可再使用；子片應用；視野缺陷（基底方向朝視野缺陷方向）；義眼或盲眼的美觀；減緩震顫。

應用	說明
高稜鏡度	保持薄的鏡片厚度
暫用稜鏡	・臨床醫師可以確認實際可用之稜鏡後才進行訂製 ・可以不再重做眼鏡下改變稜鏡量
麻痺肌肉的子片應用	可用在半個鏡片或鏡片的任何部位
視野缺陷 （例如同側偏盲）	將扇形稜鏡置於盲區，並且將基底方向朝向盲區
雙光部分的稜鏡	可以是水平稜鏡和／或鉛直稜鏡
外觀改善	使用逆向稜鏡 （若眼睛向外轉，則給予基底向外稜鏡）
眼球震顫處置	使用共軛稜鏡減少眼睛運動 （例如基底同向左或基底同向右的稜鏡）
無法在床上坐起來	使用 15-30$^{\Delta}$BD 的共軛稜鏡（也有臥位眼鏡）
作為部分遮蔽器	將菲涅耳處方稜鏡置於非弱視眼前來使視力稍位下降

註：菲涅耳鏡片：1. 類似一系列不同稜鏡屈光力的同心圓稜鏡。
2. 優、缺點與菲涅耳稜鏡相同。

菲涅耳鏡片使用時機：非眼鏡使用；短期配戴；產生附加度數(ADD)。

應用	說明
產生薄鏡片	無論屈光力多少，菲涅耳鏡片總是薄的
暫用鏡片	在視覺訓練或是不穩定糖尿病患經常更換屈光力時特別方便
水下的潛水面具、游泳鏡等	容易在光學表面使用
子片應用	・一般或高度數正鏡片可做為多焦鏡片的附加度數 ・可暫時使用、特定職業或低視力所需的永久使用
雙光試鏡	・可用+1.00D 到+6.00D ・用於子片高度的精準確認、暫時配戴、或是開立雙光的太陽眼鏡處方

【練習 33　菲涅耳稜鏡性質】 EXAMPLE

關於菲涅耳稜鏡(Fresnel prisms)，下列何者錯誤？

(A)不管需要改正的稜鏡屈光度為多少，其厚度都約為 1.0mm

(B)可以減輕第四對和第六對腦神經麻痺所造成的複視感覺

(C)可以幫助視野偏盲的病人，減輕其症狀

(D)唯一的缺點就是會增加光學像差。（106 專高）

解題攻略》

(A)菲涅耳稜鏡的厚度約為 1mm；

(B)第四對腦神經為滑車神經，第六對腦神經為外展神經（或稱外旋神經），與眼睛的轉動有關，而適當的稜鏡可以造成眼睛旋轉減輕複視的問題；

(C)基底朝向盲區可以減輕相關症狀；

(D)除了光學像差外，還有散射、繞射、外觀的缺點。

正確答案為(D)。

EXAMPLE

【練習 34　菲涅耳稜鏡的應用】

實務上，稜鏡經常使用的時機為何？

(A)近視眼檢查　　(B)遠視眼檢查

(C)瞳孔距離(interpupillary distance)檢查　(D)複視檢查。　（109 二特師）

解題攻略

複視有可能與雙眼眼位有關，所以以稜鏡檢查。

正確答案為(D)。

歷屆試題

1. 王醫師幫小明驗配了菲涅耳稜鏡(Fresnel prism)後，下列哪個情況較不會發生？

   (A)眼鏡鏡片重量改變不大　(B)視覺的品質變差

   (C)外觀上不好看　(D)稜鏡很容易掉下來。　（109 二特師）

解答及解析

1. 解析：(D)。

   (D)稜鏡不容易掉下來。

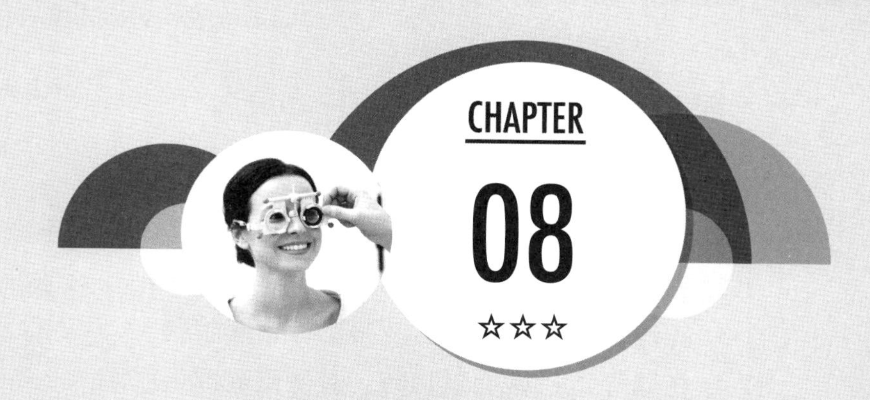

眼鏡度數測量和有效度數

一、鏡片的像移與剪動

二、手動中和

三、鏡表（曲度計）

四、鏡片驗度儀

五、有效度數

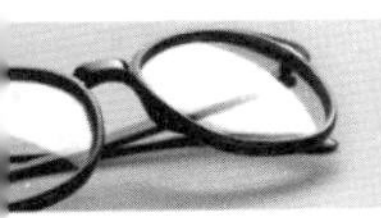

重點彙整

一、鏡片的像移與剪動

1. 球面鏡片的像移
   - 1-1. 透過球面鏡片，若看到倒立或放大影像，則為正球面鏡片。
   - 1-2. 透過球面鏡片，若看到縮小正立影像，則為負球面鏡片。
   - 1-3. 正球面鏡片靠近眼睛時，影像遠離眼睛。
   - 1-4. 負球面鏡片靠近眼睛時，影像跟著靠近眼睛。
   - 1-5. 正球面鏡片側向移動時，影像往相反方向移動，即逆動。
   - 1-6. 負球面鏡片側向移動時，影像往相同方向移動，即順動。

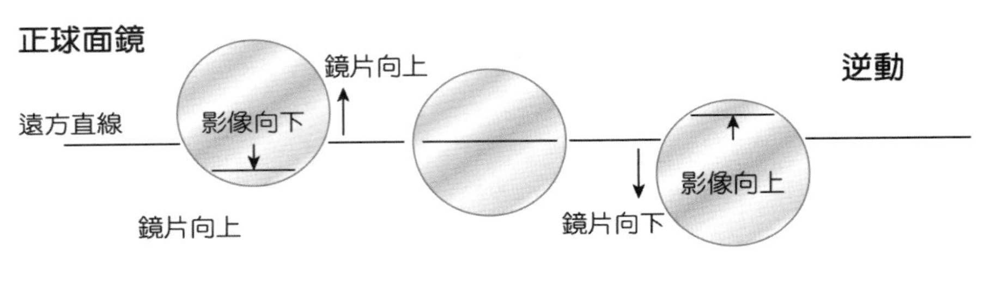

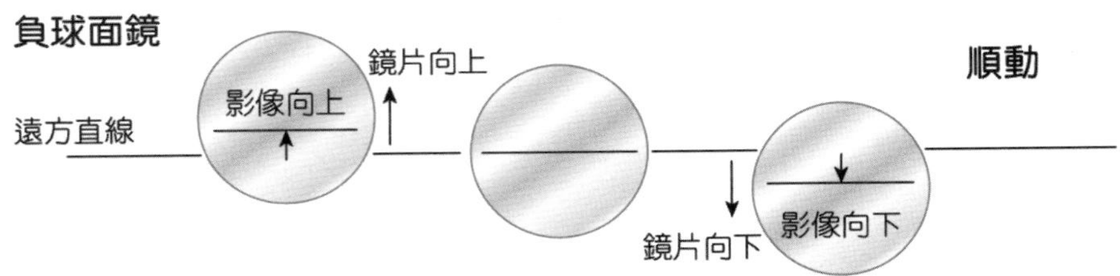

2. 球柱鏡片的像轉

2-1. 與負柱軸對齊的線影像跟隨鏡片順轉；與負柱軸垂直的線影像跟隨鏡片逆轉（即轉向負柱軸）。

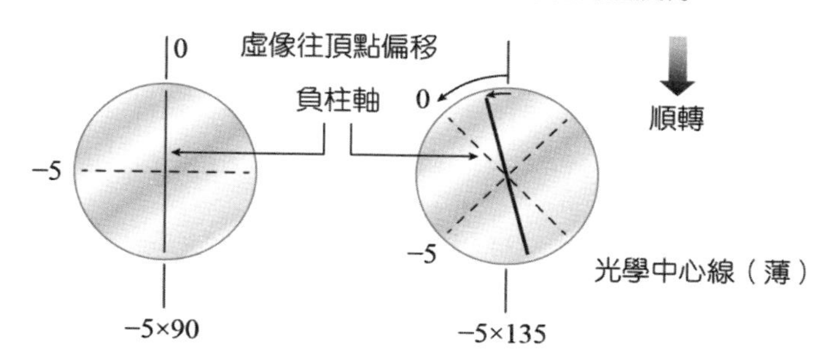

2-2. 與正柱軸對齊的線影像跟隨鏡片逆轉；與正柱軸垂直的線影像跟隨鏡片順轉（即轉離開正柱軸）。

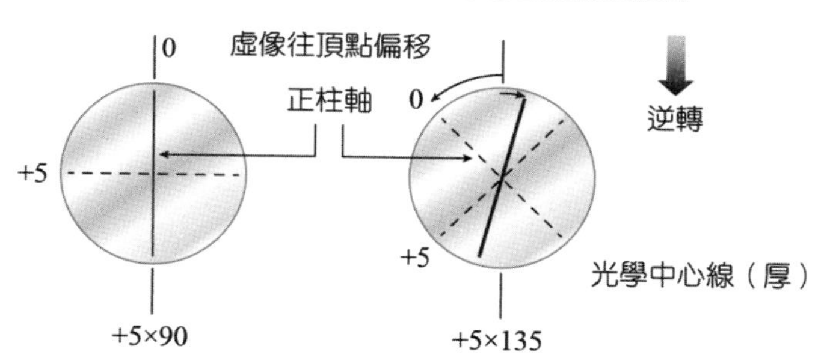

2-3. 剪刀效應（剪動）：對齊的線影像轉向負柱軸，轉離正柱軸（剪刀剪負柱軸）。

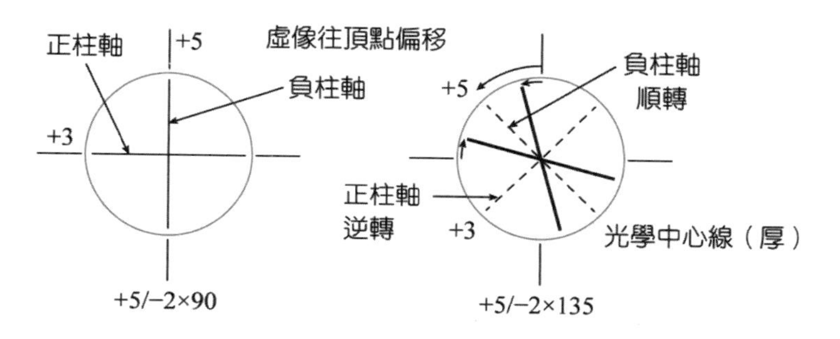

EXAMPLE

【練習 1　鏡片的逆動、順動】

當凹柱面透鏡沿軸的垂直方向移動時，像的移動方向應為下列何者？

(A)沿軸的垂直方向逆動　(B)沿軸的垂直方向順動

(C)沿軸的垂直方向不動　(D)沿軸的方向順動。　（107 特生）

解題攻略

柱面鏡在軸的垂直方向上具有負屈光力，

所以沿著軸的垂直方向移動時會產生順動。

正確答案為(B)。

EXAMPLE

【練習 2　鏡片的像移與像轉】

透過鏡片觀察十字線的位移時，下列敘述何者錯誤？（起始位置是鏡片光心對齊十字線交叉點，請注意答案選項裡的轉動與移動是不同的含意）

(A) 單性負散鏡片的軸與垂直線對齊，然後順時鐘旋轉鏡片時，在鏡片範圍內的垂直線會順時鐘轉動

(B) 單性正散鏡片的軸與水平線對齊，然後順時鐘旋轉鏡片時，在鏡片範圍內的垂直線會順時鐘轉動

(C) 正球面鏡片往左邊移動時，在鏡片範圍內的垂直線會往左邊移動

(D) 基底 225°的稜鏡鏡片，在鏡片範圍內的十字線會整個往 45°的方向位移。

（107 專普）

解題攻略

(A)與負柱（垂直）軸對齊的線影像跟隨鏡片順轉，所以當鏡片順時鐘旋轉時與軸對齊的（垂直）線影像也順時鐘旋轉（順轉）；

(B)與正柱（水平）軸垂直的線影像跟隨鏡片順轉，所以當鏡片順時鐘旋轉時，與軸垂直的（垂直）線影像也順時鐘旋轉（順轉）；

(C)正球面鏡片產生逆動，所以鏡片往左移動，垂直線會往右移動；

(D)稜鏡的影像偏向頂點，也就是基底的反方向，所以往 45°方向偏移。

正確答案為(C)。

【練習 3　球柱鏡片的剪動】 EXAMPLE

+5.00DS/+2.00DC×90 的球柱鏡片一開始對準遠方鉛直與水平交叉的十字線，此時可以從鏡片中看到一樣的鉛直與水平交叉的十字線。當鏡片逆時鐘方向旋轉 45 度時，鏡中的影像為下列何者？

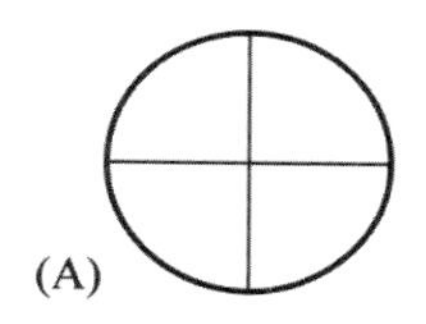
(A)
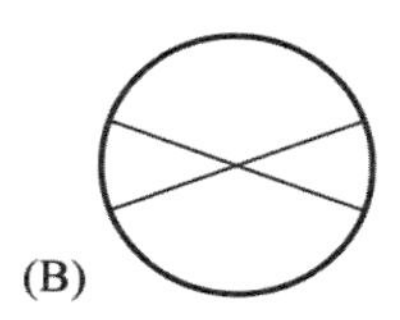
(B)
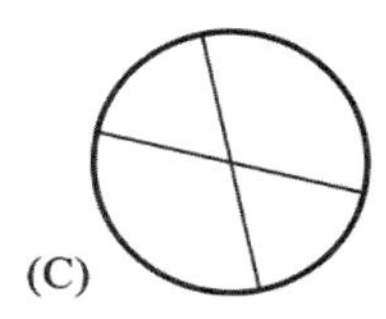
(C)
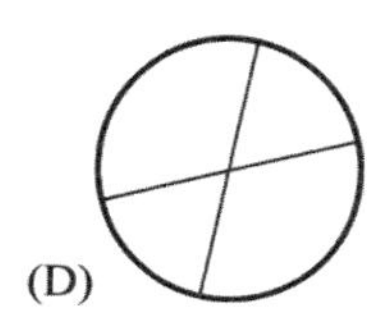
(D)

解題攻略》

利用剪刀剪負柱軸。先將+5.00DS/+2.00DC×90 轉換成+7.00DS/-2.00DC×180。

當鏡片做逆時鐘方向旋轉 45 度後，鏡片變成+7.00DS/-2.00DC×45，負柱軸在 45 度上，所以剪刀剪在 45 度方向。

正確答案為(D)。

歷屆試題

1. 手工中和鏡片度數時(hand neutralization)，若手持圓柱鏡片-2.00DC 置於眼前，當透鏡與人眼的距離小於其焦距，觀察一條垂直線，不可能看到下列何種變化？
   (A)透鏡內的影像移動和鏡片水平移動方向相反
   (B)透鏡內的影像不隨著鏡片移動
   (C)透鏡內的影像在鏡片中央和周邊部分的位移程度不同
   (D)透鏡內的影像會傾斜。 （112 專高）

2. 有關透鏡之敘述，下列何者正確？
(A)正透鏡沿豎直方向平移，影像沿水平方向逆動
(B)正透鏡沿豎直方向平移，影像沿豎直方向順動
(C)負透鏡沿豎直方向平移，影像沿水平方向逆動
(D)負透鏡沿豎直方向平移，影像沿豎直方向順動。（110 專普）

3. 當一透鏡對著十字光標旋轉時，若十字光標產生剪刀動態 (scissors movement)，則該透鏡屬於下列何者？
(A)負透鏡 (B)正透鏡 (C)平光鏡 (D)柱面透鏡。（107 特生）

解答及解析

1. 解析：(A)。
因為是負度數，所以可能產生順動，不是逆動。

2. 解析：(D)。
正鏡片平移，在平移方向逆動；負鏡片平移，在平移方向順動。

3. 解析：(D)。
柱面透鏡才會出現剪動。

二、手動中和

1. 由於鏡片多為新月形鏡片，所以找到的結果是未知鏡片的前頂點屈光力。

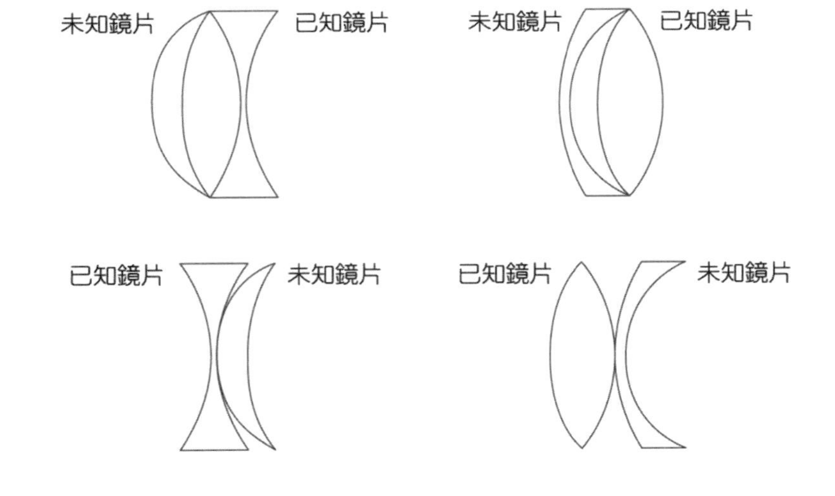

2. 對負鏡片和低度數正鏡片而言，前頂點屈光力和後頂點屈光力幾乎一樣。
3. 對較高度數正鏡片而言，前頂點屈光力較弱，所以中和結果屈光力較少。
4. 中和時，先確認鏡片的主子午線，再沿主子午線方向，以球面鏡片中和。
5. 若看到逆動，表示還有正屈光力，此時增加已知鏡片的負度數。
6. 若看到順動，表示還有負屈光力，此時增加已知鏡片的正度數。
7. 未知鏡片屈光力越大，影像的移動速率也會越快。所以當中和鏡片越接近未知鏡片時，影像移動的速率就會越慢。

【練習 4　手動中和現象】 EXAMPLE

用手工法進行球面鏡的識別方法，我們手持鏡片，凸面朝外，置於眼前，緩慢地做上下左右平移鏡片，可觀察到什麼（假設像移時，透鏡與人眼的距離小於該透鏡焦距）？

(A) 如果像的移動方向和鏡片移動方向相反，表示此透鏡是凸透鏡

(B) 透過凹透鏡看，物像變大

(C) 透鏡的屈光力越大，則像的移動速度越慢

(D) 將鏡片由遠處往眼前移動時，透過鏡片看到的物像也向前移動，表示此透鏡是凸透鏡。（106 特師）

解題攻略 》

(A)影像逆動，所以是正鏡片；

(B)凹透鏡使物像變小；

(C)鏡片屈光力愈大，影像的移動也愈快；

(D)鏡片靠近眼睛時，影像也跟著靠近眼睛。

正確答案為(A)。

EXAMPLE

【練習 5　手動中和結果】

鏡片在進行手動中和時，發現當與-1.75D 鏡片組合時，在水平子午線上沒有發生影像運動。當與-1.50D 鏡片組合時，在鉛直子午線上沒有發生影像運動。此鏡片的處方是？

(A) +1.75DS/+0.25DC×180　(B) +1.75DS/+1.25DC×180

(C) -1.75DS/-0.25DC×180　(D) +1.75DS/-0.25DC×180。

解題攻略

未知鏡片在水平方向與-1.75D 鏡片中和，所以未知鏡片的水平屈光力為+1.75D；

未知鏡片在鉛直方向與-1.50D 鏡片中和，所以未知鏡片的鉛直屈光力為+1.50D。

故鏡片的處方為+1.75DS/-0.25DC×180。

正確答案為(D)。

三、鏡表（曲度計）

1. 光學原理：$P=\frac{n_2-n_1}{r}=\frac{2s(n_2-n_1)}{h^2}$，其中 r 為球面曲率半徑，h 為半弦長（相當於最外側兩隻針腳的距離的一半），s 為垂度（弧矢距）。

註：上述公式只在垂度遠小於半弦長時，即 $s \ll h$，才成立。
　　精確計算應先計算出曲率半徑 $r=\frac{h^2+s^2}{2s}$，再代入 $P=\frac{n_2-n_1}{r}$。

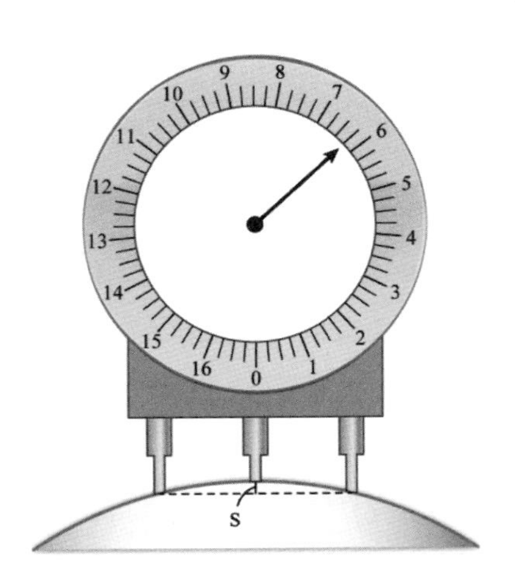

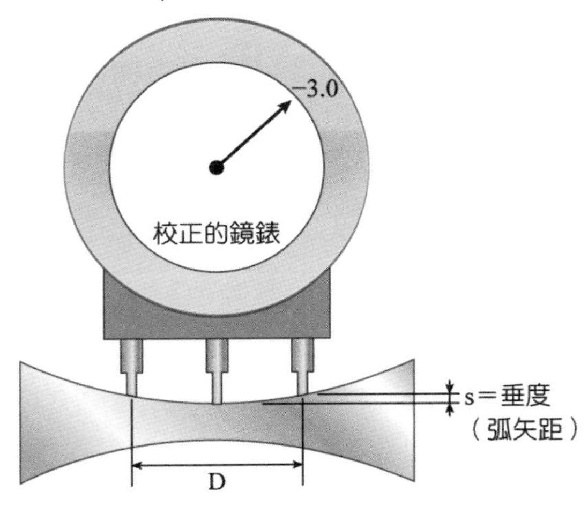

2. 屈光力與介質折射率差成正比：$\frac{P\prime}{P}=\frac{n'_2-n\prime_1}{n_2-n_1}$。（請複習第二章「二、球面屈光力」）

3. 早期多為冕牌玻璃鏡片，所以鏡表多設定折射率為：1.53 → $P=\frac{2s(1.53-1)}{h^2}=\frac{1.06s}{h^2}$。

4. 當鏡片材質折射率是 n'而不是 1.53，則由 1.53 校正的鏡表所得到的屈光力($P_{n'}$)可以重新計算實際的屈光力(P_n)：$\frac{P_{n\prime}}{P_n}=\frac{n'-1}{n-1}$ → $\frac{P_{n\prime}}{P_{1.53}}=\frac{n'-1}{0.53}$。

5. 當 $n'>1.53$ 時，實際的屈光力($P_{n'}$)會比測量的屈光力(P_n)多，也就是測量結果較少。

6. 當 $n'<1.53$ 時，實際的屈光力($P_{n'}$)會比測量的屈光力(P_n)少，也就是測量結果較多。

【練習 6　不同折射率的屈光力】 EXAMPLE

使用球徑計(lens clock)測量鏡片(n = 1.6)的表面，讀數顯示-7.00DS，假設此球徑計讀數設定折射率 1.53 使用，試問此鏡片表面屈光度為何？

(A) -6.18DS　(B) -6.69DS　(C) -7.32DS　(D) -7.92DS。　（107 專高）

解題攻略

公式：$\frac{P_{n\prime}}{P_{1.53}}=\frac{n'-1}{0.53}$。

$\frac{P_{n\prime}}{-7D}=\frac{1.6-1}{0.53}$ → $P_{n'}$ = -7.92D。

正確答案為(D)。

【練習 7　蛙鏡】 EXAMPLE

使用球面計(lens clock)量測一蛙鏡(n = 1.53)之表面屈光力，前表面為+4.00DS，後表面為-8.00DS。在不考慮厚度的情況下戴上蛙鏡跳入水中(n = 1.33)，蛙鏡之屈光力約為何？

(A) -1.51DS　(B) -3.02DS　(C) -5.51DS　(D) -6.49DS。　（109 一特師）

解題攻略

公式：$\frac{P\prime}{P}=\frac{n'_2-n\prime_1}{n_2-n_1}$。

蛙鏡前表面的前方介質為水，所以鏡片前表面屈光力不同，

因此$\frac{P_{n\prime}}{+4D}=\frac{1.53-1.33}{1.53-1}=0.38$ → $P_{n'}$ = 0.38×4D=1.51D。

蛙鏡後表面的後方仍是空氣，所以後表面屈光力相同，

總屈光力為(+1.51D) + (-8D) = -6.49D。

正確答案為(D)。

EXAMPLE

【練習 8　能計算曲度計的測量結果】

在測量某球面鏡片（折射率為 1.53）時發現，前表面的弧矢距(sag)為 4.23mm 而後表面的弧矢距為 1.23mm，鏡片尺寸是 70.00mm。則由弧矢距近似公式得到此鏡片屈光力為：

(A) -4.23D　(B) -1.25D　(C) +2.60D　(D) +3.87D。

解題攻略

公式：$P=\frac{n_2-n_1}{r}=\frac{2s(n_2-n_1)}{h^2}$。

前表面屈光力：$P_1=\frac{2\times0.0023m\times(1.53-1)}{0.035m^2}=+3.66D$。

後表面屈光力：$P_2=\frac{2\times0.00123m\times(1.53-1)}{0.035m^2}=-1.06D$。

鏡片總屈光力約為+2.60D。

正確答案為(C)。

EXAMPLE

【練習 9　鏡片屈光力】

有一平凸鏡片的折射率為 1.52，若測得鏡片的直徑為 60mm 其垂度(sag)為 10mm，則此鏡片精確的屈光力為多少？

(A) +8.56D　(B) +9.50D　(C) +10.40D　(D) +11.56D。　（110 專普）

解題攻略》

本題垂度並沒有遠小於鏡片的半直徑（半弦長），所以不能用近似公式計算。

凸球面的曲率半徑：$r = \frac{h^2+s^2}{2s} = \frac{(0.03m)^2+(0.01m)^2}{2\times0.01m} = 0.05m$。

屈光力：$P = \frac{n-1}{r} = \frac{1.52-1}{0.05m} = +10.40D$。

正確答案為(C)。。

歷屆試題

1. 有一經折射率為1.53鏡片校正之鏡片中測量到前表面數值為$+4.00D$，後表面在90度軸線上測得為$-6.87D$，在180度軸線上測得為$-6.00D$。當鏡片折射率為1.66時，此鏡片處方為下列何者？
   (A) $-5.00DS/-1.00DC\times180$　(B) $-4.00DS/-1.00DC\times90$
   (C) $-3.50DS/-1.00DC\times180$　(D) $-3.50DS/-1.00DC\times90$。　（113 專普）

2. 使用球面計(lens clock)測量鏡片(n=1.74)的表面，讀數顯示-8.00DS，假設此球面計讀數設定為折射率 1.53 使用，此鏡片表面屈光度為何？
   (A) -11.17DS　(B) -10.69DS　(C) -9.10DS　(D) -8.17DS。　（111 專高）

解答及解析

1. 解析：無答案（一律給分）。
   90 軸線測量屈光力$-2.87D$，180 軸線測量屈光力$-2D$。
   90 軸線實際屈光力$-2.87D\times\frac{1.66-1}{1.53-1} = -3.57D$，
   180 軸線實際屈光力$-2D\times\frac{1.66-1}{1.53-1} = -2.49D$。
   鏡片處方為$-2.49Ds/-1.08DC\times180$或$-3.57Ds/+1.08DC\times90$。

2. 解析：(A)。
   $\frac{P_1}{P_2} = \frac{n_1-1}{n_2-1} \rightarrow \frac{P_1}{-8D} = \frac{1.74-1}{1.53-1} \rightarrow P_1 = -11.17D$。

四、鏡片驗度儀

1. 鏡片驗度儀是一種可以測量鏡片球面度數、鏡片散光（柱面）度數及散光（柱）軸、定稜鏡度以及稜鏡基底方向的儀器設備。

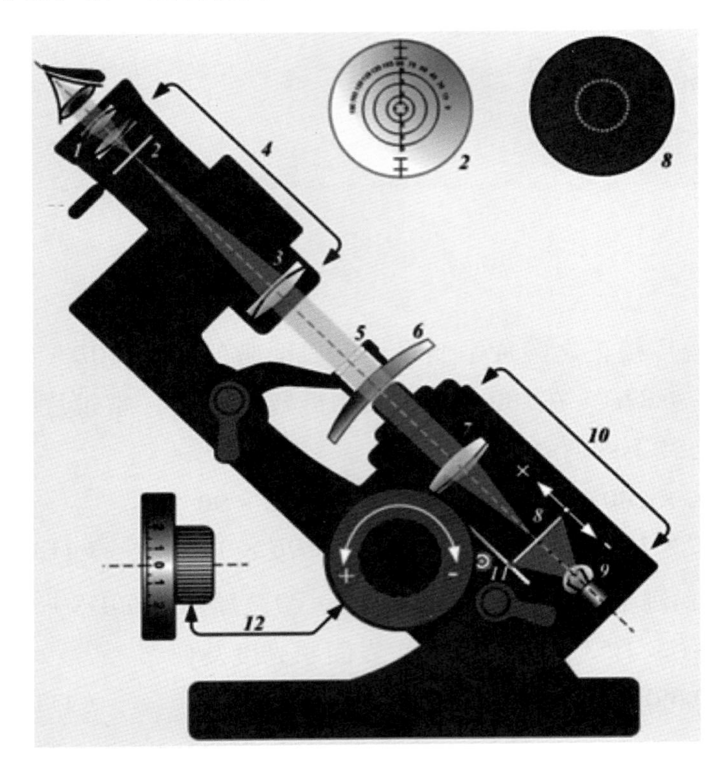

1. 目鏡
2. 固定分劃板
3. 物鏡
4. 望遠系統
5. 置片座
6. 待測鏡片
7. 準直物鏡
8. 移動分劃板
9. 光源與濾色片
10. 準直系統
11. 基座傾斜度調整鈕
12. 鏡片度數調整鈕

2. 歸零時

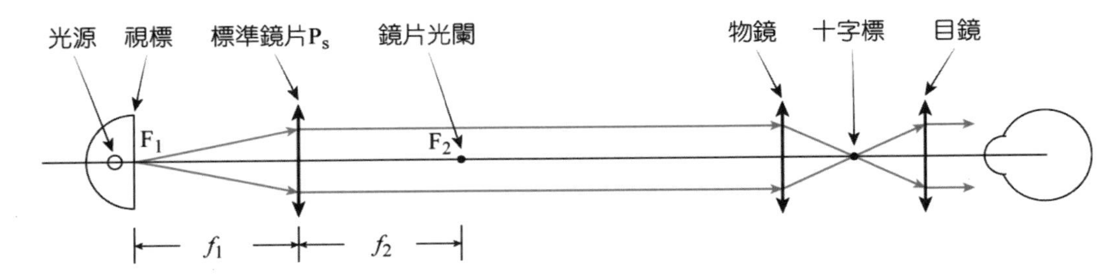

3. 測量正鏡片時：將視標靠近標準鏡片。

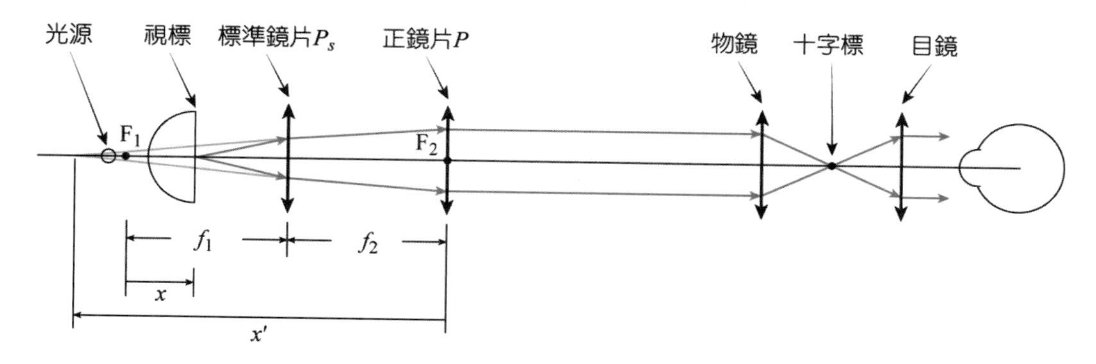

4. 測量負鏡片時：將視標遠離標準鏡片。

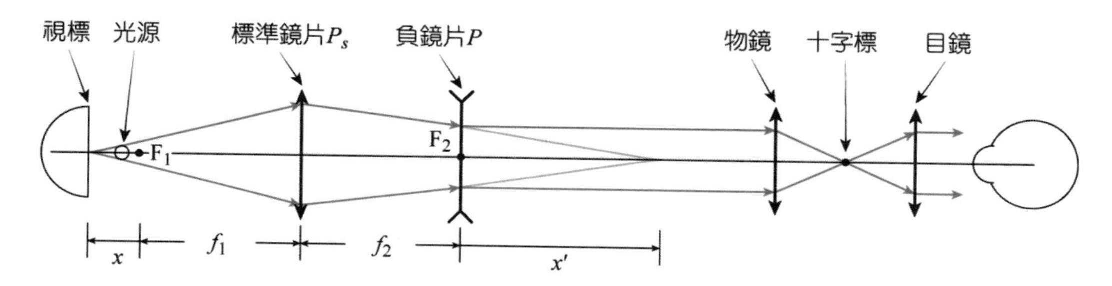

5. 光學原理：利用牛頓式得$P=-\frac{x}{f_1f_2}=x(P_s)^2$。
   5-1. 當視標向右（即在儀器往上方）移動時，$x>0$，待測鏡片為正鏡片。
   5-2. 當視標向左（即在儀器往下方）移動時，$x<0$，待測鏡片為負鏡片。

6. 觀察系統為克卜勒式望遠鏡，所觀察的影像是倒立的情形。因此，觀察鏡中的稜鏡偏向與基底方向相同。

【練習 10　稜鏡屈光力】 EXAMPLE

使用光學式鏡片驗度儀測量眼鏡的度數時，先測量右眼鏡片+1.50D，再測量左眼鏡片-2.50D 時發現驗度儀裡面的光標中心在水平中線下方 2 稜鏡度的位置，請問，左眼鏡片光心在右眼相對位置的何處，相距多少？

(A)上 0.8cm　(B)上 0.5cm　(C)下 0.8cm　(D)下 0.5cm。　　（107 專普）

解題攻略》

公式：$d=\frac{Z}{P}$。

在驗度儀中，光標中心在水平線下方 2^{Δ}，表示左眼鏡片的稜鏡屈光力為 2^{Δ}BD，所以鏡片光心向上移。

（注意：驗度儀中看到的偏向就是稜鏡的基底方向，這是因為克卜勒式的觀察系統導致）

偏移距離為$d=\frac{2^{\Delta}}{2.5D}=0.8cm$。

正確答案為(A)。

EXAMPLE

【練習 11　驗度儀中的像移】

使用鏡片驗度儀檢測鏡片屈光度，量測下列何種鏡片時，會使鏡片移動方向與觀察畫面的十字光標產生逆動？

(A)稜鏡　(B)正透鏡　(C)負透鏡　(D)正柱面透鏡。　（109 專普）

解題攻略》

鏡片驗度儀的觀察系統是克卜勒式望遠鏡，影像為倒立的，所以逆動實際上是順動，為負透鏡。

正確答案為(C)。

【練習 12　驗度儀稜鏡判斷】

EXAMPLE

使用鏡片驗度儀量測某鏡片度數，儀器顯示畫面如下圖所示，依顯示畫面判斷此鏡片有多少稜鏡度與基底方向？

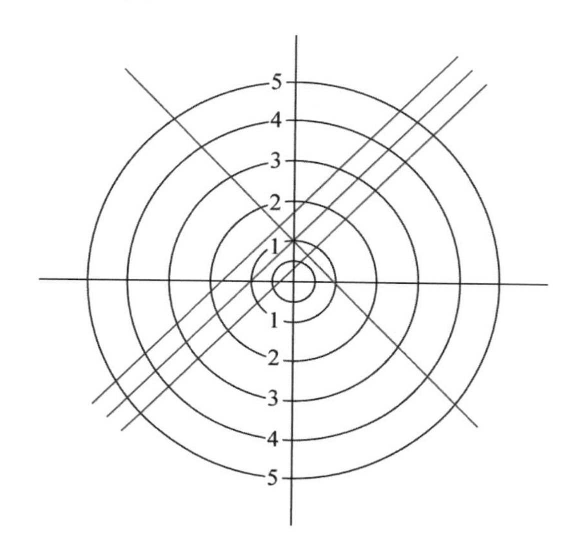

(A) 0.5^{Δ}基底朝上　(B) 0.5^{Δ}基底朝下　(C) 1^{Δ}基底朝上　(D) 1^{Δ}基底朝下。

（109 專普）

解題攻略

十字標位於上方刻度 1 的位置，所以 1^{Δ}BU。

正確答案為(C)。

【練習 13　球面鏡片屈光力】

EXAMPLE

假設鏡片驗度儀中的標準鏡片屈光力為+60.00D。測量鏡片時，發現視標向下移動 1mm 才能從觀察系統清楚看見，則待測鏡片的屈光力為多少？

(A) +3.60D　(B) +6.00D　(C) -6.00D　(D) -3.60D。

解題攻略

公式：$P = -\frac{x}{f_1 f_2} = x(P_s)^2$。

因為視標向下移動 1mm，所以 x = -0.001m，

因此，$P = (-0.001m) \times (60D)^2 = -3.6D$。

正確答案為(D)。

歷屆試題

1. 使用半自動驗度儀測量左眼鏡片，此鏡片為平光鏡片但觀看到影像如下圖，下列敘述何者正確？

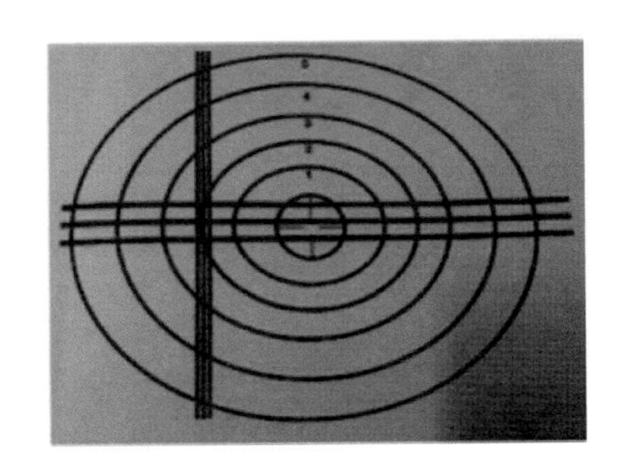

(A) OS：$2^{\Delta}BI$ (B) OS：$2^{\Delta}BO$ (C) OS：$2^{\Delta}BD$ (D) OS：$2^{\Delta}BU$。（113 專普）

2. 在測量單焦點透鏡時，度數量度儀(lensometer)主要是測量透鏡的何種參數？
(A)前頂點屈光度 (B)後頂點屈光度 (C)折射率 (D)焦距。（112 專普）

3. 稜鏡應用在驗度儀(lensometer)來測試鏡片的屈光強度，光線經過這稜鏡折射影像會是：
(A)直接向頂點 (B)直接向基底
(C)先向基底再向頂點 (D)先向頂點再向基底。（106 專高）

解答及解析

1. 解析：(A)。
   半自動驗度儀測量左眼鏡片交會點在左側 → *BI*。
2. 解析：(B)。
   鏡片驗度儀測量後頂點屈光力。
3. 解析：(B)。
   驗度儀中影像偏移方向即為稜鏡基底方向。

五、有效度數

1. 有效度數(effective power)，或稱等效度數，定義為鏡片將平行光聚焦在某一給定平面的能力。換句話說，鏡片的第二焦點必須在聚焦平面上，因此兩者之間的距離為第二焦距。
2. 正鏡片：聚焦平面在正鏡片右（後）方。若正鏡片距離聚焦平面越近（越往右方移動），則所需要的鏡片屈光力要越強，即增加正度數。

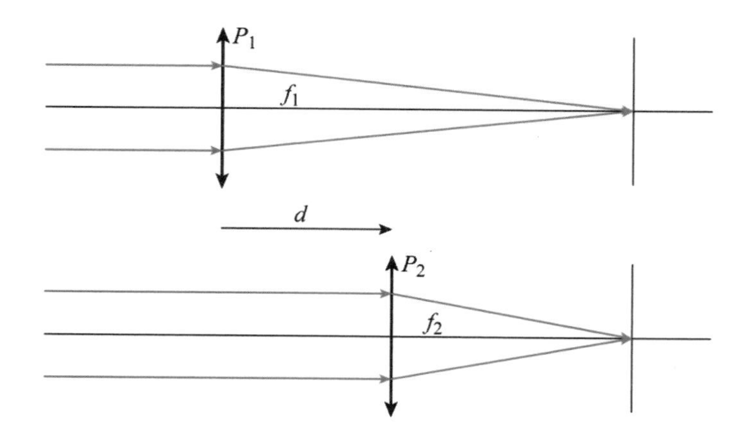

3. 負鏡片：聚焦平面在負鏡片左（前）方。若負鏡片距離聚焦平面越遠（越往右方移動），則所需要的鏡片屈光力要越弱，即減少負度數。

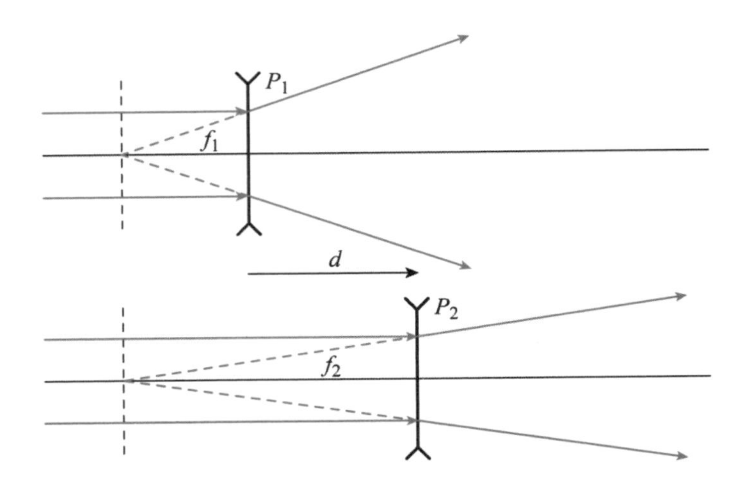

4. 有效度數公式：$P_2 = \frac{P_1}{1-dP_1}$，其中遠離眼睛 d＜0；接近眼睛 d＞0。
5. 當正鏡片接近遠視眼時，所需矯正之正度數要增加，所以隱形眼鏡矯正遠視眼的正度數多於框架眼鏡矯正遠視眼的正度數。
6. 當負鏡片接近近視眼時，所需矯正之負度數要減少，所以隱形眼鏡矯正近視眼的負度數少於框架眼鏡矯正近視眼的負度數。
7. 相同度數的正鏡片接近眼睛時，所能矯正遠視眼的度數會減少，意即將完全矯正的正鏡片移向遠視眼時會產生欠矯。
8. 相同度數的負鏡片接近眼睛時，所能矯正近視眼的度數會增加，意即將完全矯正的負鏡片移向近視眼時會產生過矯。

EXAMPLE

【練習 14　鏡片的有效度數】

關於鏡片的有效屈光度，下列敘述何者正確？

(A)把鏡片移離開眼睛遠一點，有效屈光度絕對值上升

(B)把鏡片移離開眼睛遠一點，正鏡片需要減少配鏡度數

(C)把鏡片移靠近眼睛近一點，負鏡片需要增加配鏡度數

(D)鏡片移動不會影響有效屈光度。　（106 專普）

解題攻略

(A)(B)正鏡片遠離眼睛，正度數要減少，絕對值變小；負鏡片遠離眼睛，負度數要增加，絕對值變大；

(C)負鏡片靠近眼睛，負度數要減少；

(D)鏡片移動會影響有效屈光度。

正確答案為(B)。

【練習 15　過矯與欠矯】 EXAMPLE

鏡片距離眼睛的位置與其造成的效應，下列何者正確？

(A)同樣的凹透鏡片，不管距離眼睛多遠，其可矯正的近視度數是一樣的

(B)同樣的凹透鏡片，距離眼睛越遠，其可矯正的近視度數越少

(C)同樣的凹透鏡片，距離眼睛越遠，其可矯正的近視度數越多

(D)近視眼應用凸透鏡矯正。 （106 特師）

解題攻略

(A)(B)(C)相同度數的負鏡片遠離眼睛，能矯正近視的度數變少，所以產生欠矯；(D)近視眼應用凹透鏡矯正。

正確答案為(B)。

【練習 16　遠離的鏡片有效度數】 EXAMPLE

一個病人原先是戴著+9.00D 球面透鏡（頂點距離是 12mm），他因為接受鼻手術需要新的眼鏡，新眼鏡的頂點距離必須調整到 22mm 病人才能接受，則新眼鏡的度數要調整到多少？

(A) +7.25D　(B) +8.25D　(C) +9.25D　(D) +10.25D。 （106 專普）（106 專高[補]）

解題攻略

公式：$P_2 = \frac{P_1}{1-dP_1}$，，其中遠離眼睛 d＜0；接近眼睛 d＞0。

因為鏡片遠離眼睛 10mm，所以 d = -0.01m，

則有效度數為：$P_2 = \frac{+9D}{1-(-0.01m)\times(+9D)} = +8.26D$。

正確答案為(B)。

EXAMPLE

【練習 17　接近的鏡片有效度數】

某患者一隻眼睛配戴+8.00D 眼鏡作為遠視矯正，而後頂點至角膜距離為 10mm，若後頂點至角膜縮短為 5mm，則後頂點屈光度(back vertex power)為多少？

(A) +8.13D　(B) +8.23D　(C) +8.33D　(D) +8.43D。　（111 專普）

解題攻略

公式：$P_2 = \frac{P_1}{1-dP_1}$，其中遠離眼睛 d＜0；接近眼睛 d＞0。

因為鏡片接近眼睛 5mm，所以 d = +0.005m，

則後頂點屈光度（即有效度數）為：$P = \frac{+8D}{1-0.005m\times 8D} = 8.33D$。

正確答案為(C)。

EXAMPLE

【練習 18　球柱鏡片的有效度數】

一位患者配戴+13.00DS/-3.00DC×180 眼鏡，如將其眼鏡調整，拉近眼睛 5mm，則其度數如何變化？

(A) +12.50DS/-2.75DC×180　(B) +14.00DS/-3.50DC×180

(C) +13.00DS/-1.50DC×180　(D) +12.00DS/-3.50DC×180。　（106 專高）

解題攻略 ≫

公式：$P_2 = \frac{P_1}{1-dP_1}$，其中遠離眼睛 d<0；接近眼睛 d>0。

分別計算兩主子午線方向的有效度數。

水平方向：$P_H = \frac{+13D}{1-0.005m\times(+13D)} = +13.90D$。

鉛直方向：$P_V = \frac{+10D}{1-0.005m\times(+10D)} = +10.53D$。

所以有效度數約為：+14.00DS/-3.50DC×180。

正確答案為(B)。

歷屆試題

1. 一個病人原先是戴著+8.00DS 球面透鏡（頂點距離是 12mm），他因為接受鼻樑手術需更換新的眼鏡，新眼鏡的頂點距離為 22mm，新眼鏡的度數為何？
   (A) +7.11DS (B) +7.41DS (C) +8.25DS (D) +8.51DS。 （110 專高）
2. 驗光師收到一張處方箋：-5.00DS/-5.00DC×180，頂點距離 12mm，最後鏡片要配戴在頂距離 16mm 處，該鏡片應有少屈光力，才能與原處方箋效果相同？
   (A) -4.90DS/-4.68DC×180 (B) -5.10DS/-5.10DC×180
   (C) -5.10DS/-5.32DC×180 (D) -5.30DS/-5.52DC×180。 （110 專高）
3. 屈光不正在 4.00D 以上的人戴隱形眼鏡和框架眼鏡的處方度數不同之主要因素為何？
   (A)頂點距離 (B)鏡框傾斜角 (C)鏡框弧度面彎 (D)鏡片基弧彎度。
   （109 一特師）
4. 有關鏡片的敘述，下列何者錯誤？
   (A)矯正同樣度數的高度遠視，隱形眼鏡較眼鏡度數度數多
   (B)矯正同樣度數的高度近視，眼鏡度數較隱形眼鏡度數少
   (C)如近視者眼鏡度數不足，減少頂點距離可改善視力
   (D)如遠視者眼鏡度數不足，看遠時增加頂點距離可改善視力。
   （109 一特師）

5. 增加頂點距離的長度時，透鏡要如何處理，才會有相同矯正效果？
①增加凸透鏡的度數　②增加凹透鏡的度數　③減少凹透鏡的度數
④減少凸透鏡的度數。
(A) ①②　(B) ②④　(C) ①③　(D) ③④。　（108 專普）

6. 眼鏡度數為-10.00DS/-2.00DC×180，假設其頂點距離為 12mm，配戴等效度隱形眼鏡的處方，為下列何者？
(A) -8.50DS/-1.75DC×180　(B) -9.50DS/-1.00DC×180
(C) -9.00DS/-1.50DC×180　(D) -8.75DS/-1.25DC×180。　（106 專高）

7. 假設一隱形眼鏡度數為+4.00DS，如改為頂點距離為 12.00mm 的眼鏡鏡片，則需要多少屈光度之眼鏡鏡片才可以矯正？
(A) +2.70DS　(B) +3.82DS　(C) +4.20DS　(D) +7.69DS。　（106 專高）

8. 一位顧客眼鏡度數為-20.00D，當其將眼鏡往前推 10mm 時，此時的等效屈光力為何？
(A) -10.00D　(B) -15.00D　(C) -25.00D　(D) -30.00D。　（106 專高[補]）

解答及解析

1. 解析：(B)。
眼鏡頂點距離增加 10mm，所以$P = \frac{P_S}{1+dP_S} = \frac{+8D}{1+0.01m\times(+8D)} = +7.41D$。

2. 解析：(C)。
眼鏡頂點距增加 4mm，因此
水平屈光力：$P_{180} = \frac{P_S}{1+dP_S} = \frac{-5D}{1+0.004m\times(-5D)} = -5.10D$。
垂直屈光力：$P_{090} = \frac{P_S}{1+dP_S} = \frac{-10D}{1+0.004m\times(-10D)} = -10.42D$。
處方為-5.10DS/-5.32DC×180。

3. 解析：(A)。
頂點距不同改變矯正鏡片的有效度數。

4. 解析：(B)。
(B)矯正同樣度數的高度近視，眼鏡度數較隱形眼鏡度數多。

5. 解析：(B)。
增加頂點距（遠離眼睛），減少正鏡片度數，增加負鏡片度數。

6. 解析：(C)。

水平方向度數的調整：$P_H = \frac{-10D}{1-0.012m\times(-10D)} = -8.93D$；

鉛直方向度數的調整：$P_V = \frac{-12D}{1-0.01m\times(-12D)} = -10.49D$。

所以有效度數為-9.00DS/-1.50DC×180。

7. 解析：(B)。

$P = \frac{+4D}{1-(-0.012m)\times(+4D)} = +3.82D$。

8. 解析：(C)。

$P = \frac{-20D}{1-(-0.01m)\times(-20D)} = -25D$。

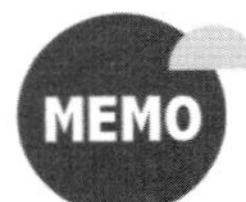
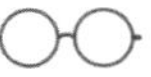

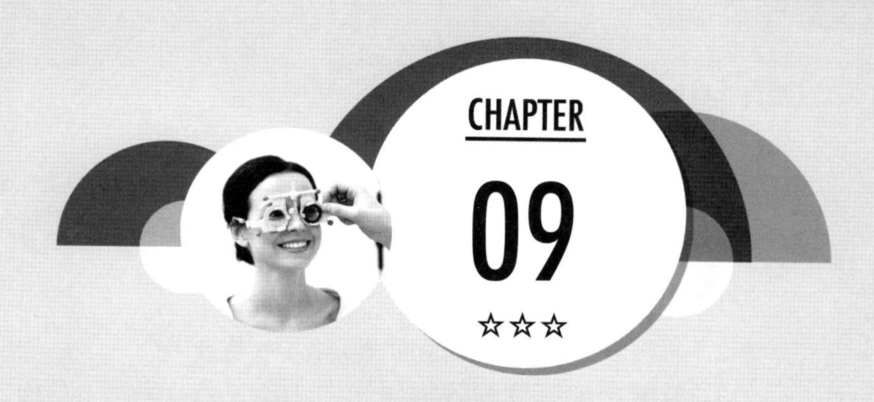

眼屈光組成與參數測量

一、眼屈光組成

二、眼球反射影像與軸線

三、角膜的測量

四、視力

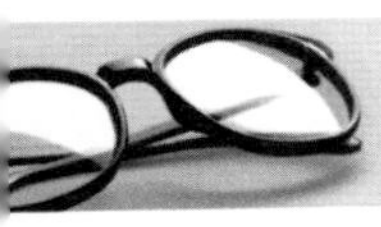

重｜點｜彙｜整

一、眼屈光組成

1. 角膜提供大約三分之二的眼睛屈光能力（大約 40D）。
2. 角膜屈光力的計算
   2-1. 球面屈光力：$P=\frac{n_2-n_1}{r}$。
   2-2. 前後表面屈光力總和：$P_{approx}=P_1+P_2$。
   2-3. 考慮角膜厚度的等價屈光力：$P_e=P_1+P_2-\frac{t}{n}P_1P_2$。
3. 一般離角膜頂點越遠，曲率半徑會越大，曲率漸漸變小，表面越平，屈光力也就愈小，可降低球面像差。
4. 若其他因素不變，則前房變淺，眼睛總屈光力增加。前方深度每減少 1mm，屈光力增加 1.4D。
5. 影響瞳孔大小的因素
   5-1. 照度：照度變大，瞳孔縮小；照度變小，瞳孔放大。
   5-2. 視近三連動：調節增加、雙眼內聚、瞳孔縮小。
   5-3. 年紀：年紀越大，瞳孔越小，對光度變化的反應也比較小。
   5-4. 藥物：散瞳劑使瞳孔放大；縮瞳劑使瞳孔縮小。
   5-5. 心理因素：情緒狀態、害怕、歡樂、驚訝等都會使瞳孔放大。
6. 瞳孔大小的意義
   6-1. 景深：瞳孔越大，景深越窄；瞳孔越小，景深越寬。
   6-2. 瞳孔直徑控制視網膜光度。
   6-3. 瞳孔越大，像差越明顯導致視網膜影像品質惡化；瞳孔越小，繞射明顯限制視網膜影像品質。
7. 水晶體貢獻大約三分之一的眼睛屈光力（大約 20D）。
8. 透過調節，水晶體的屈光力增加從而將近物聚焦在視網膜上。

9. 調節時，睫狀肌收縮，水晶體懸韌帶放鬆，使得水晶體在中心部位變厚並且增加前表面的曲率（或說減少前表面的曲率半徑）。

10. 隨著年紀增長，水晶體彈性降低，造成調節力下降，形成老花現象。

11. 因年齡增長，水晶體變得不透明形成白內障。

12. 紫外光分類
    12-1. UVC：100~280nm。
    12-2. UVB：280~315nm。
    12-3. UVA：315~400nm。

13. 眼組成的紫外光吸收
    13-1. 大氣中的臭氧層可以吸收 UVC 輻射。
    13-2. 角膜可吸收 200~320nm。
    13-3. 結膜吸收 270~310nm。
    13-4. 葡萄膜吸收 295~310nm。
    13-5. 水晶體吸收 295~320nm。水晶體主要吸收 UVB 的輻射。
    13-6. 視網膜吸收 310~380nm。

【練習 1　角膜屈光力】 EXAMPLE

光線由空氣射向角膜前表面，已知角膜的折射率為 1.376，角膜前表面的曲率半徑為 7.5mm，則角膜前表面的屈光度為何？

(A) 44.00D　(B) 46.00D　(C) 48.00D　(D) 50.00D。　（106 專高[補]）

解題攻略》

公式：$P=\frac{n_2-n_1}{r}$。

$P=\frac{1.376-1}{0.0075m}=50.13D$。

正確答案為(D)。

EXAMPLE

【練習 2　角膜前後表面屈光力】

角膜的前表面曲率半徑為 8.0mm，後表面曲率半徑為 6.5mm。若角膜介質折射率為 1.376，房水折射率為 1.336，則該角膜的屈光力為何？

(A) 40.85D　(B) 41.42D　(C) 42.36D　(D) 53.15D。（107 專高）

解題攻略

公式：$P=\frac{n_2-n_1}{r}$、$P_{approx.}=P_1+P_2$。

$P_{approx.}=\frac{1376-1}{0.008m}+\frac{1.336-1.376}{0.0065m}=40.85D$。

正確答案為(A)。

EXAMPLE

【練習 3　角膜厚度與屈光力】

已知角膜的前表面曲率半徑為 7.7mm，後表面曲率半徑為 6.8mm，角膜厚度為 0.5mm，如果浸在水中，此角膜在水中的屈光力為（角膜的折射率為 1.376，水的折射率為 1.333）：

(A) -6.73D　(B) -0.29D　(C) +7.47D　(D) +14.3D。（106 專高）

解題攻略

公式：$P_e=P_1+P_2-\frac{t}{n}P_1P_2$。

前表面屈光力：$P_1=\frac{1.376-1.333}{0.0077m}=+5.58D$。

後表面屈光力：$P_2=\frac{1.336-1.376}{0.0068m}=-5.88D$。

等價屈光力：

$P_e=(+5.58D)+(-5.88D)-\frac{0.0005m}{1.376}\times(+5.58D)\times(-5.88D)=-0.29D$。

（註：角膜厚度 0.5mm 能影響的屈光力極微(0.01D)，其實可忽略，只計算前後表面屈光力的總和即可，比較省時間）

正確答案為(B)。

【練習 4　角膜曲率半徑】

EXAMPLE

如果以角膜弧度儀(keratometry)測得角膜 K 值為 46.00D，則其曲率半徑(radii)為多少？（角膜折射率 = 1.3375）

(A) 7.20mm　(B) 7.34mm　(C) 7.40mm　(D) 7.44mm。　（108 特師）

解題攻略

公式：$P = \frac{n_2 - n_1}{r} \rightarrow r = \frac{n_2 - n_1}{P}$。

$r = \frac{1.3375-1}{+46D} = +0.00734m = +7.34mm$。

正確答案為(B)。

【練習 5　瞳孔成像】

EXAMPLE

瞳孔與角膜的距離 3.6mm，瞳孔直徑 3mm，房水折射率 1.333，角膜曲率半徑為 7.8mm，請問瞳孔看起來距離角膜多遠？其大小看起來為何？

(A)瞳孔距離角膜 3.32mm，大小 3.46mm

(B)瞳孔距離角膜 3.05mm，大小 3.39 mm

(C)瞳孔距離角膜 3.85mm，大小 3.52mm

(D)瞳孔距離角膜 3.73mm，大小 3.28mm。　（112 專高）

解題攻略

公式：$V = P + U \rightarrow \frac{n_2}{v} = \frac{n_2 - n_1}{r} + \frac{n_1}{u}$。

因為瞳孔在房水介質中，$n_1 = 1.33$ 且 $n_2 = 1$，

所以$\frac{1}{v} = \frac{1.333-1}{7.8mm} + \frac{1.333}{-3.6mm} \rightarrow v = -3.05mm$，負號代表在左邊（房水中），為虛像。

另外，影像大小為$I = mO = \frac{n_1 v}{n_2 u} O = \frac{1.333\times(-3.05)}{1\times(-3.6)} \times 3mm = 3.39mm$。

正確答案為(B)。

EXAMPLE

【練習 6　能依環境介質折射率的改變計算新的屈光力】

已知角膜前表面在空氣中的屈光力為 48.83D，如果此人去游泳，角膜浸在水中，此時角膜前表面的屈光力為何？（角膜的折射率為 1.376，水的折射率為 1.333，空氣的折射率為 1.0）

(A) +42.0D　(B) +32.0D　(C) +5.58D　(D) -0.29D。

（109 一特師）（106 專高[補]）

解題攻略

公式：$\frac{P'}{P}=\frac{n'_2-n'_1}{n_2-n_1}$。

$\frac{P'}{48.83D}=\frac{1.333-1.376}{1-1.376}=0.114 \rightarrow P'=0.114\times 48.83D=5.57D$。

正確答案為(C)。

EXAMPLE

【練習 7　瞳孔基本知識】

有關正常人眼瞳孔(pupil)的敘述，下列何者錯誤？

(A)可以調節人眼的進光量

(B)當亮度(luminance)改變時瞳孔會有直接反射(reflex)動作

(C)瞳孔大小隨著年齡的增加而變大

(D)瞳孔大小會受外在因素（如藥物、情緒等）所影響。（109 二特生）

解題攻略

(C)瞳孔大小隨著年齡的增加而變小。

EXAMPLE

【練習 8　超音波測量】

以超音波儀測量眼球參數，超音波圖像估計從角膜後表面至晶體前表面的時間間隔為$4.0\mu S$，以人體體溫為37 ^oC當作基礎條件，請問該眼球之前房深度為多少？（體溫37 ^oC情況下，各介質的超音波穿透速率分別是：角膜1,550 m/s；房水1,532 m/s；水晶體1,641 m/s）

(A) 3.06mm　(B)3.25mm　(C) 3.80mm　(D) 4.16mm。（113 專高）

解題攻略

距離等於波速與時間間隔的乘積。

角膜後表面至晶體前表面的時間間隔為超音波來回的時間間隔的一半，所以眼球之前房深度為

$d = vt = 1.532\,m/s \times \frac{4.0\times10^{-6}s}{2} = 3.064 \times 10^{-3}m = 3.064mm$。

正確答案為(A)。

歷屆試題

1. 下列關於水晶體的敘述何者錯誤？
(A)隨著老化其中心厚度增加，曲率半徑(radius)變長
(B)為雙凸構造，前表面的曲率半徑約為後表面的1.7倍
(C)中心核的折射率比周圍皮質大
(D)位於水晶體後面的是玻璃體，其折射率可視為與前房相同。 （113 專高）

2. 下列哪一種方法為客觀性的測量散光？
(A)鐘面圖 (B) Jackson 交叉圓柱鏡
(C)視網膜檢影鏡(retinoscopy) (D)裂孔板。 （113 專高）

3. 關於眼球參數測量（包括眼介質弧度、厚度，眼球尺寸大小等）之方法，下列何者不適用？
(A)光學儀器測量法(optical methods) (B)超音波測量法(ultrasonography)
(C) X 光測量法(X-ray) (D)視覺誘發電位法(visual evoked potential)。
（113 專高）

4. 使用模型眼計算屈光力，已知角膜前表面曲率半徑為7.6mm，後表面曲率半徑為6.8mm，角膜介質折射率為1.376，房水折射率為1.336。假設眼軸不變、介質折射率和後表面曲率半徑不變，若目標為近視減少6.0DS，則角膜的前表面曲率半徑需改變成多少？
(A) 7.9mm (B) 8.2mm (C) 8.6mm (D) 8.8mm。 （113 專高）

5. 在一模型眼(schematic eye)狀態下，近視$-1.00D$的眼睛，眼軸長較近視$-2.00D$的眼睛長或短多少？[假設為軸性近視(axial myopia)，模型眼屈光力是$+60.00D$，軸長是22.22公厘，空氣和房水的折射率(refractive index)分別是1.000和1.333]
   (A)長0.76公厘　(B)短0.76公厘　(C)長0.39公厘　(D)短0.39公厘。（113 專高）

6. 當眼睛進行調節作用(accommodation)時，不會產生下列何種現象？
   (A)物體在眼內形成的影像會往眼球前方移動
   (B)睫狀肌(ciliary muscle)收縮造成水晶體厚度變厚
   (C)睫狀肌收縮使得懸韌帶拉緊
   (D)眼球的總屈光度增加。（113 專高）

7. 造成入射眼球的光線發生散射(light scatter)的來源最不包括下列哪一項？
   (A)周邊視網膜及脈絡膜反射的斜向光
   (B)眼內部多重反射（視網膜與水晶體或角膜間的反射）
   (C)玻璃體
   (D)水晶體。（112 專高）

8. 下列敘述何者錯誤？
   (A)當眼睛調節時，聚焦在近處時，水晶體的前表面是比較彎曲的，屈光力是會提高的
   (B)當眼睛聚焦於遠處時，放鬆調節時，屈光力會是比較小的
   (C)當眼睛調節時，聚焦在近處時，水晶體的前表面是比較平的，屈光力是會提高的
   (D)當眼睛聚焦於遠處時，放鬆調節時，水晶體的前表面是比較平。
   （112 專高）

9. 眼睛調節作用的兩個因素是：
   (A)水晶體的厚度及眼角膜細胞數目
   (B)水晶體的大小及視網膜厚度
   (C)水晶體的可塑性及睫狀肌的收縮力量
   (D)視網膜厚度及眼角膜細胞數目。（112 專高）

10. 已知角膜前表面的曲率半徑為 7.60mm，後表面曲率半徑為 6.50mm，則此角膜屈光度約為何？（角膜折射率 1.376，房水折射率 1.336）
(A) +44.09D (B) +43.32D (C) +42.68D (D) +42.06D。（111 專高）

11. 關於眼球屈光系統作用的敘述，下列何者正確？
(A)眼球的總屈光力約+60 D，主要來自角膜與水晶體，水晶體約+43D
(B)一般角膜周邊的曲率半徑會比中央部分小，可降低角膜的球面像差
(C)近反射(near reflex)發生時，雙眼瞳孔縮小、雙眼向內會聚
(D)調節作用下降時，水晶體後表面屈光力減少，中心厚度減少。（111 專高）

12. 以模型眼計算眼角膜屈光力，假設角膜前表面曲率半徑為 7.7mm，後表面曲率半徑為 6.6mm，角膜介質折射率為 1.3376，水與房水介質折射率為 1.336。請問此角膜在水中的屈光力約為多少？
(A) 43D (B) -0.034D (C) 20D (D) 38D。（111 專高）

13. 王女士的角膜前表面曲率半徑為 7.7mm，後表面曲率半徑為 6.8mm，角膜厚度為 0.5mm，房水折射率為 1.336，角膜折射率為 1.376，角膜屈折力為何？
(A) 42.63D (B) 43.05D (C) 43.47D (D) 43.89D。（110 專高）

14. 假設角膜前表面曲率半徑為 7.8mm，角膜後表面曲率半徑為 6.5mm，角膜介質折射率為 1.376，房水介質折射率為 1.336，角膜厚度為 0.5mm，厚鏡片公式計算，此眼角膜(在空氣介質中)的屈折力約為多少？
(A) 42.17D (B) 46.89D (C) 40.10D (D) 48.21D。（110 專高）

15. 下列關於瞳孔大小改變之敘述，何者錯誤？
(A)當老人患有老年性瞳孔萎縮症時，瞳孔會縮很小，可改善屈光不正造的視力不良
(B)青光眼患者使用 pilocarpine，使瞳孔縮小，造成景深增加
(C)使用 atropine 控制孩童的近視時，瞳孔放大，視網膜上模糊圓的尺寸會增加
(D)當使用針孔測試時，發現患者的視力反而下降，這最可能是光線散射所導致。（110 專高）

16. 眼球的構造及特性，會改變眼球的屈光狀態。當其他變項不變的條件下，只改變下列一個變項時，下列何者不是造成眼球屈光呈現近視的原因？
(A)眼軸增長 (B)眼角膜曲率半徑減少
(C)眼睛介質之折射率改變 (D)眼球前房深度增加。 （108 專高）

解答及解析

1. 解析：(A)。
(A)中心厚度增加，表面彎度增加，曲率半徑變短。
(B)前表面半徑約為10mm，後表面半徑約為6mm，約為1.7倍。
(C)中心核折射率約為1.406，周圍皮質折射率約為1.386。
(D)玻璃體折射率與房水折射率皆約為1.336。

2. 解析：(C)。
視網膜檢影鏡不依賴被檢者的回答。

3. 解析：(D)。

4. 解析：(C)。
$P_1=\frac{n_2-n_1}{r}=\frac{1.376-1}{0.0076m}=49.47D \ \rightarrow \ r'=\frac{1.376-1}{49.47D-6D}=0.0086m=8.6mm$。

5. 解析：(D)。
利用1mm約$3D$ $\rightarrow$ $-1.00D$比$-2.00D$短約$0.33mm$。

6. 解析：(C)。
睫狀肌收縮使得懸韌帶放鬆。

7. 解析：(C)。

8. 解析：(C)。
(C)當眼睛調節時，聚焦在近處時，水晶體的前表面是比較彎曲，屈光力是會提高的。

9. 解析：(C)。

10. 解析：(B)。
$P=\frac{1.376-1}{0.0076m}+\frac{1.336-1.376}{0.0065m}=+43.32D$。

11. 解析：(C)。

(A)角膜屈光力約+43D；

(B)一般角膜周邊的曲率半徑會比中央部分大；

(C)近反射時，調節上升，雙眼內聚，瞳孔縮小；

(D)調節作用下降時，水晶體前表面屈光力減少。

12. 解析：(B)。

$P=\frac{1.3376-1.336}{0.0077m}+\frac{1.336-1.3376}{0.0066m}=-0.0346D$ 。

13. 解析：(B)。

前表面屈光力$P_1=\frac{1.376-1}{+0.0077m}=+48.83D$，

後表面屈光力$P_2=\frac{1.336-1.376}{+0.0068m}=-5.88D$。

角膜屈光力

$P=(+48.83D)+(-5.88D)-\frac{0.0005m}{1.376}\times(+48.83D)\times(-5.88D)=+43.05D$。

14. 解析：(A)。

前表面屈光力$P_1=\frac{1.376-1}{+0.0078m}=+48.21D$，

後表面屈光力$P_2=\frac{1.336-1.376}{+0.0065m}=-6.15D$。

角膜屈光力

$P=(+48.21D)+(-6.15D)-\frac{0.0005m}{1.376}\times(+48.21D)\times(-6.15D)=+42.17D$。

15. 解析：(D)。

(D)當使用針孔測試時，發現患者的視力反而下降，這最可能是光線繞射所導致。

16. 解析：(D)。

(D)前房深度增加，眼睛總屈光力下降。

二、眼球反射影像與軸線

1. Purkinje-Sanson 影像；角膜前、後表面以及水晶體前、後表面的四個反射影像(P_I、P_{II}、P_{III}、P_{IV})。

1-1. 相對大小：$P_{III}>P_I>P_{II}>P_{IV}$。

1-2. 正立虛像：P_I、P_{II}、P_{III}；倒立實像：P_{IV}。

1-3. 與角膜頂點的距離：P_{II}＜P_{I}＜P_{IV}＜P_{III}。

1-4. 相對亮度：P_{I}＞P_{III}~P_{IV}＞P_{II}。

Purkinje-Sanson 影像	相對大小	影像	與角膜頂點的距離(mm)	相對亮度
P_{I}（角膜前表面）	1.000	正立虛像	3.850	1.000（最亮）
P_{II}（角膜後表面）	0.882	正立虛像	3.765（最近）	0.008726（最暗）
P_{III}（水晶體前表面）	1.967（最大）	正立虛像	10.620（最遠）	0.0128
P_{IV}（水晶體後表面）	-0.760（最小）	倒立實像	3.979	0.0128

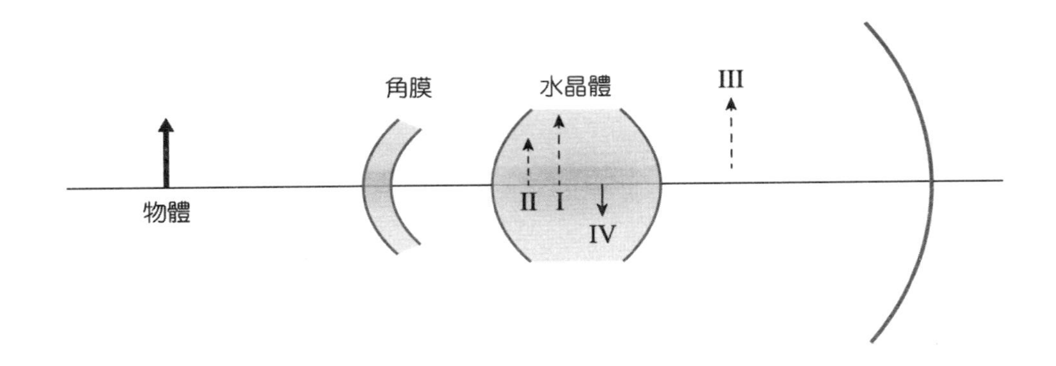

2. 眼睛軸線

2-1. 光軸(optical axis)：通過中心對齊光學系統各個折射和反射表面曲率中心的直線。

2-2. 視線(line of sight)：通過注視點和入射瞳孔中心的直線。

2-3. 視軸(visual axis)：通過注視點、節點和中心凹影像的直線。

2-4. 瞳軸(pupilary axis)：通過入射瞳孔中心且與角膜垂直的直線。

2-5. 注視軸(fixation axis)：通過注視點和眼睛旋轉中心的直線。

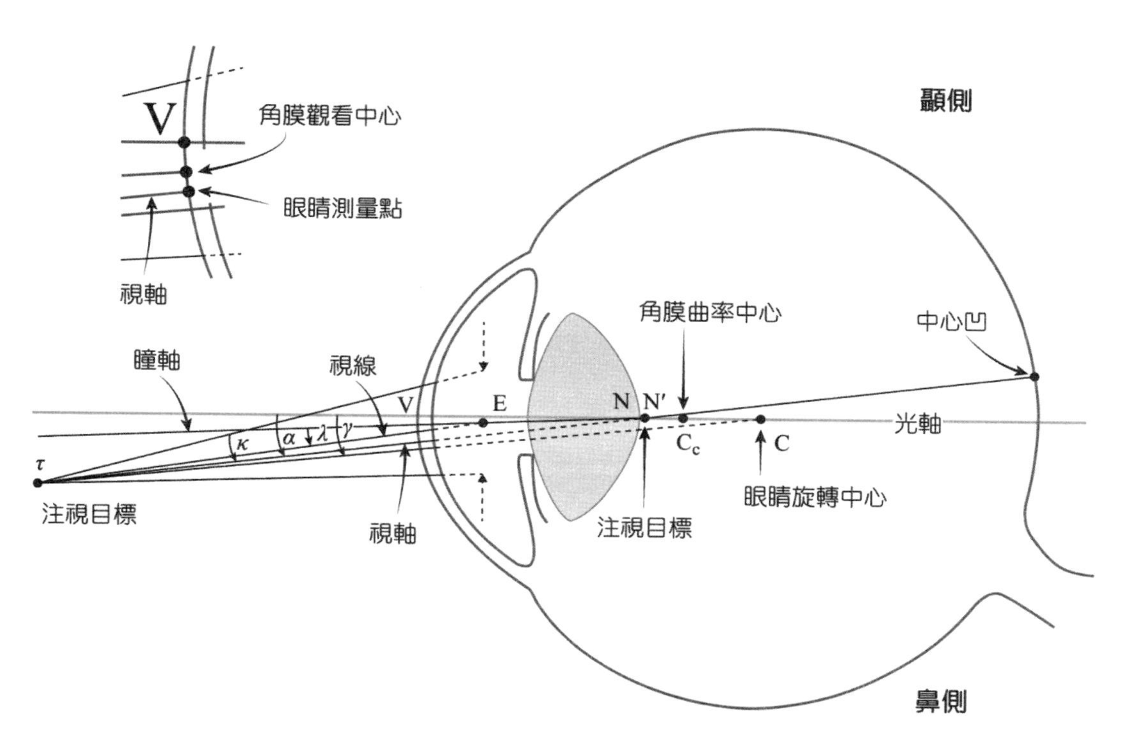

3. 軸線之間的夾角

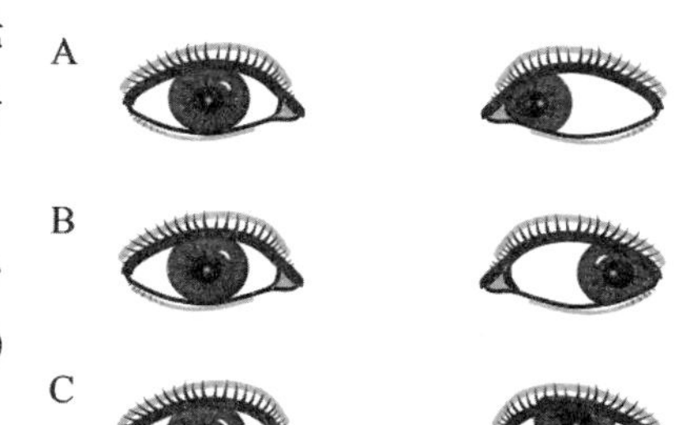

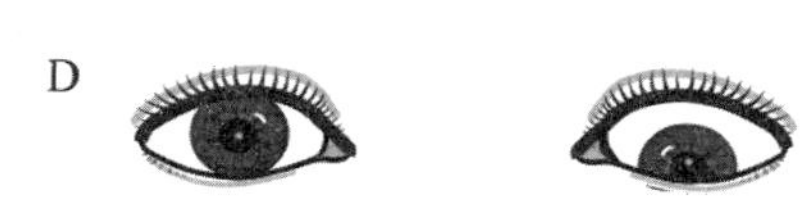

3-1. α 角：視軸與光軸之間的夾角。視軸在光軸的鼻側取正值，水平大約在+3~+5°，鉛直方向大約低於光軸+2~+3°。

3-2. λ 角：瞳軸與視線的夾角。λ 角在診斷偏心固視(eccentric fixation)和斜視(heterotropia)時很重要。

3-3. Hirschberg 測試：λ 角在雙眼打開的情形下評估斜視的方向和程度。通常角膜上的反射光大約在瞳孔中心的鼻側 0.5mm，而反射光位置每偏離 1mm 相當於眼睛旋轉 22^{Δ} (13°)。

3-4. κ 角：瞳軸與視軸的夾角。臨床上與 λ 角相同。

3-5. γ 角：注視軸和光軸的夾角。

EXAMPLE

【練習 9　Purkinje 影像性質】

關於 Purkinje 影像之敘述，下列何者錯誤？

(A) Purkinje 影像 II 比 Purkinje 影像 I 距角膜頂點遠

(B) Purkinje 影像 II 會產生正像及虛像

(C) Purkinje 影像 III 是水晶體前表面所產生的

(D) Purkinje 影像 IV 會產生實像及倒像。（106 專高[補]）

解題攻略》

(A)Purkinje 影像 II 比 Purkinje 影像 I 距角膜頂點的距離最小，所以比較近。

正確答案為(A)。

EXAMPLE

【練習 10　角膜的反射影像】

某光源位在角膜前表面 20cm，假設角膜前表面的半徑為 7.80mm，其 Purkinje 影像 I 的位置為角膜後幾 mm？

(A) +1.83　(B) +2.83　(C) +3.83　(D) +4.83。（106 專高[補]）

解題攻略》

公式：$\frac{1}{v}=\frac{2}{r}+\frac{-1}{u}$。注意：反射時，距離是向左為正，向右為負。

$\frac{1}{v}=\frac{2}{-7.8mm}+\frac{-1}{200mm}$ → v = -3.83mm，負號代表在右（後）方，即角膜後方 3.83mm。

正確答案為(C)。

EXAMPLE

【練習 11　軸線夾角】

有關 Kappa 角的敘述，下列何者正確？

(A)為光學軸與瞳孔軸的夾角　(B)為光學軸與視軸的夾角

(C)為瞳孔軸與視軸的夾角　(D) Kappa 角必為正值。（106 專高）

解題攻略

視軸與瞳軸之夾角稱為 κ 角。

正確答案為(C)。

歷屆試題

1. 在 Purkinje-Sanson 影像中，第四影像的性質為：
(A)倒立虛像 (B)倒立實像 (C)正立虛像 (D)正立實像。 （113 專普）

2. 有關 Purkinje 影像的敘述，下列何者錯誤？
(A)Purkinje I、II、III 影像為正立虛像，Purkinje IV 影像為倒立實像
(B)當眼球在調節時，水晶體前表面的曲率半徑減小，Purkinje III 影像的尺寸也會縮小
(C)透過觀察 Purkinje II 影像，可以量測斜視角度
(D)角膜地形圖是藉由 Purkinje I 影像來測定角膜的形狀。 （112 專高）

3. 某光源位於角膜前表面 50cm，假設角膜前表面的半徑為 7.80mm，其 Purkinje I 影像的位置，在角膜後幾 mm？
(A) 3.90mm (B) 3.87mm (C) 3.83mm (D) 3.75mm。 （112 專高）

4. 假設光源在無限遠處，角膜前表面曲率半徑為 7.60mm，則 Purkinje I 影像的位置相對角膜頂點有多遠？
(A) 3.6mm (B) 3.7mm (C) 3.8mm (D) 3.9mm。 （110 專高）

5. 在臨床應用中，角膜弧度儀和斜視角度測量所看到的影像是屬於下列何者？
(A) Purkinje I (B) Purkinje II (C) Purkinje III (D) Purkinje IV。 （110 專高）

6. 觀察角膜表面反射所形成的浦肯頁(Purkinje)影像，下列敘述何者錯誤？
(A)角膜曲率半徑較小的方向，所反射的影像較大
(B)可以利用角膜所反射的 Purkinje 影像來診斷斜視
(C)Purkinje 影像主要是來自於角膜跟水晶體的表面反射
(D)在調節啟動時，第三個 Purkinje 影像會隨之變小且更靠近角膜表面。
（108 專高）

7. 利用觀察 Purkinje 影像來測量角膜的相關參數，下列關於 Purkinje 影像的敘述何者錯誤？
(A)如果角膜為一個非環曲面(no toricity)則影像會呈現圓形
(B)如果為一個逆散的角膜，會形成一個水平橢圓形的虛像
(C)如果為一個順散的角膜，垂直影像的尺寸會比水平相對要小
(D)赫希柏格法(Hirschberg test)觀察角膜時，影像移動的幅度遠比眼球運動小。（107 專高）

解答及解析

1. 解析：(B)。

2. 解析：(C)。
(B)曲率半徑減小，反射負屈光力增強，反射影像變小。
(C)應觀察 Purkinje I 影像。

3. 解析：(B)。
$\frac{1}{v}=\frac{2}{r}+\frac{-1}{u} \rightarrow \frac{1}{v}=\frac{2}{-7.80}+\frac{-1}{+500} \rightarrow v=-3.87(\text{mm})$。
（採用向左為正符號規定）

4. 解析：(C)。
光源在無限遠處，遠物成像在（第二）焦點上。
反射球面的焦點在頂點與曲率中心的中間，所以離角膜 3.8mm。

5. 解析：(A)。
角膜前表面的反射影像為 Purkinje I。

6. 解析：(A)。
(A)曲率半徑越小，角膜負反射屈光力越大，所成虛像越小。

7. 解析：(B)。
(B)逆散角膜在水平方向的曲率半徑小，反射屈光力大，因為反射影像為正立縮小虛像，所以水平方向會縮得更小。因此直立形橢圓的逆散角膜，其反射影像也會是直立形的橢圓虛像。

三、角膜的測量

1. 角膜弧度儀(keratometer)
   1-1. 測量角膜前表面的形狀，測量是圍繞視軸中心的環狀區域，直徑大約 3mm 的曲率半徑。
   1-2. 假設在角膜中心交叉的兩個主子午線方向上是球面的。
   1-3. 可利用反射公式計算角膜曲率半徑。
   1-4. 假設角膜前表面的頂點與視軸一致，但實際上角膜頂點在視軸顳上方平均 0.5mm 的位置。
   1-5. 一般角膜呈環曲面，在中心處的離心率範圍從-0.4~1.0，平均值為 0.45。
   1-6. 考慮角膜後表面的貢獻，通常假設角膜折射率為 1.3375（依各廠設計），所得到角膜折射屈光力稱為 K 值。

2. 角膜地形圖(corneal topography)
   2-1. 對整個角膜表面進行分析。
   2-2. 表面標高圖(surface elevation maps)：以參考面標定每一點的相對表面高度。參考球面比參考平面更容易呈現角膜的環曲性(toricity)。在選擇適當參考參考面的情況下，可以顯示角膜表面的細節，適用於屈光手術的術前與術後管理、監控表面異常如圓錐角膜、一般隱形鏡片設計的角膜形狀描述。
   2-3. 角膜屈度圖(dioptric corneal maps)：以局部屈光度來表示角膜表面。與角膜弧度儀的概念相似。有效呈現局部輪廓的變化，適用於監控如圓錐角膜或隱形鏡片誘發扭曲的表面形狀變化。
   2-4. 角膜軸向圖(axial corneal maps)：沿著法線測量點到光軸的距離，稱為軸向曲率半徑，再轉成屈光度。特別適用於測量已知軸向中心對齊的表面幾何。
   2-5. 角膜切線圖(tangent corneal maps)或稱瞬間曲率圖(instantaneous curvature maps)：計算每一點的局部曲率半徑，再轉換成屈光度。對於微妙的變化比軸向圖敏感，但也容易受無意義的數據干擾。

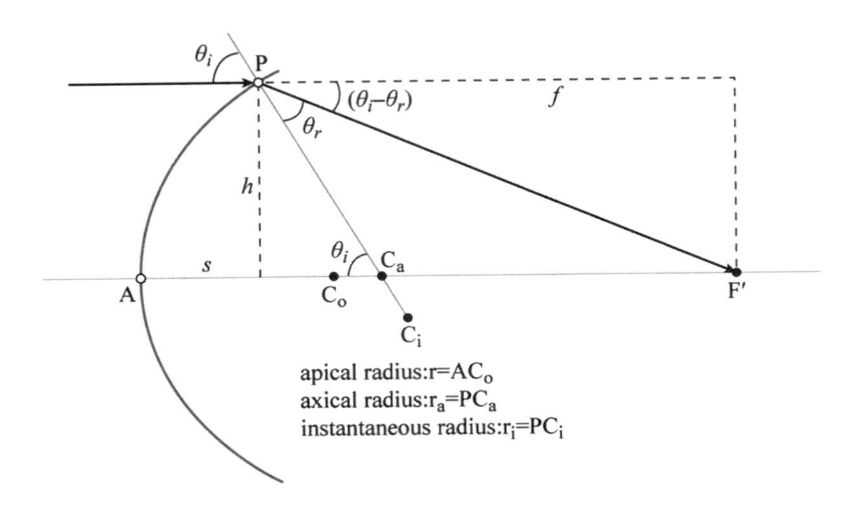

2-6. 光線追跡屈光力圖(ray-tracing refractive power map)：利用光線追跡方法（司乃耳定律）計算每一點的屈光力。可以顯示其他圖示不明顯的特定光學效應，例如球面像差或像散像差。所以可以了解表面的光學性質。

EXAMPLE

【練習 12　角膜反射屈光力與角膜曲率半徑】

角膜弧度儀器利用表面反射測量角膜，已知角膜表面反射的屈光度為 250D，則該角膜的曲率半徑為多少？

(A) 7.4mm　(B) 7.6mm　(C) 7.8mm　(D) 8.0mm。　（107 專高）

解題攻略

公式：$P=\frac{2n}{r}\rightarrow r=\frac{2n}{P}$。

暫不管正負符號，得$r=\frac{2\times1}{250D}=0.008m=8mm$。

正確答案為(D)。

EXAMPLE

【練習 13　角膜測量】

有關角膜參數之測量，下列敘述何者正確？

(A) 若是以角膜弧度儀(keratometry)測量，僅是測得中央直徑 3mm 區域

(B) 一般角膜頂點約是在視軸中心之顳下側 0.5mm 處

(C) 計算整個角膜屈光力時，常用角膜之折射係數為 1.376

(D) 一般角膜的離心率(eccentricity)平均約是-0.45。 （107 特師）

解題攻略 》

(B)一般角膜頂點約在視軸的顳上方平均 0.5mm 的位置；

(C)計算整個角膜屈光力時，常用角膜之折射係數為 1.3375；

(D)角膜中心的離心率平均值約 0.45，範圍由-0.4~1.0。

正確答案為(A)。

【練習 14　角膜地形圖】 EXAMPLE

對於一個無水晶體的患者，合併有高度角膜散光，在驗配隱形眼鏡時，輔助以角膜地形圖(corneal topography)之檢查，何種檢查資料對於驗配此患者提供最有用的資訊？

(A)角膜屈度圖(dioptric map)　(B)角膜標高圖(elevation map)

(C)角膜切線圖(tangential map)　(D)角膜軸向圖(axial map)。 （107 專高）

解題攻略 》

(D)角膜軸向圖特別適用於測量已知軸向的中心對齊表面幾何。

正確答案為(D)。

【練習 15　角膜反射影像與曲率半徑】 EXAMPLE

角膜弧度儀的視標離角膜 10.00cm，視標大小是 4.00cm，並且反射影像的測量大小是 1.55mm。請問角膜的曲率半徑為何?

(A) 8.06mm　(B) 7.75mm　(C) 7.04mm　(D) 6.58mm。

解題攻略

公式：$\frac{I}{O}=-\frac{v}{u}\ \rightarrow\ v=-\frac{I}{O}u$、$\frac{1}{v}=\frac{2}{r}+\frac{-1}{u}$。

注意：反射時，距離是向左為正，向右為負。

由反射的橫向放大率知：$v=-\frac{1.55mm}{40mm}\times 100mm=-3.875mm$。

反射成像：$\frac{1}{-3.875mm}=\frac{2}{r}+\frac{-1}{100mm}\ \rightarrow$ r = -8.06mm，

負號代表角膜是凸反射面。

正確答案為(A)。

四、視力

1. 視力是眼睛能夠分辨兩物點間最小距離的能力，以視角來衡量。
2. 視角越小，視力越好，經常以視角的倒數來表示。
3. 視標大小(h)與視角(θ)的關係：假設眼睛與視標的距離為 d，則 $h=d\tan\theta$。
   例如：6m 遠，視角張開 5’的視標大小為：$h=6m\times\tan\left(\frac{5}{60}\right)^{\circ}=8.73\times 10^{-3}m=8.73mm$。
4. 視力表示
   4-1. Snellen 分數：$\frac{\text{測試距離}}{\text{視標張開 5'的距離}}$。
   例如：6m/3m 代表測試距離 6m，而視標大小在 3m 處的張開視角 5’。
   4-2. 小數：將分數表示成小數。
   例如：6m/3m 表示成 2.0，6m/6m 表示成 1.0。
   4-3. 最小分辨角(MAR)：以弧分（minute of arc 或 minarc）為單位，與分數互為倒數。
   例如：6m/3m → MAR = 3/6 = 0.5minarc = 0.5’。
   6m/6m → MAR = 6/6 = 1minarc = 1’。
   4-4. 最小分辨角的對數表示(logMAR)：將 MAR 以對數表示 $\rightarrow logMAR=log\frac{1}{Snellen}$。
   例如：6m/3m → MAR = 0.5’ → logMAR = log0.5 = -0.3。
   6m/6m → MAR = 1’ → logMAR = log1 = 0。

【練習 16 logMAR】 EXAMPLE

當史耐倫視力表(Snellen chart)為 0.5（20/40 或 6/12），等於最小分辨角對數($logMAR$)視力值約多少？

(A) -0.3 (B) 0.3 (C) -0.5 (D) 0.5。（108 專普）

解題攻略》

公式：$logMAR = log\frac{1}{Snellen}$。

$logMAR = log\frac{1}{0.5} = 0.3$。

正確答案為(B)。

歷屆試題

1. Snellen chart 之視力為 6/30 的患者，其萬國視力、最小分辨角及 logMAR 值分別為多少？(log 1=0, log 2=0.3, log 5=0.7, log 10=1)
(A) 0.2、5.0、0.3 (B) 0.2、5.0、0.7
(C) 0.2、0.2、0.7 (D) 5.0、0.2、0.7。（112 專高）

解答及解析

1. 解析(B)。
小數 0.2，$MAR = \frac{1}{0.2} = 5.0$，$\log MAR = \log 5 = 0.7$。

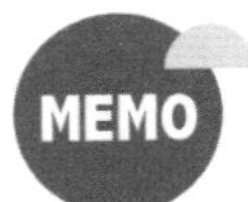
MEMO

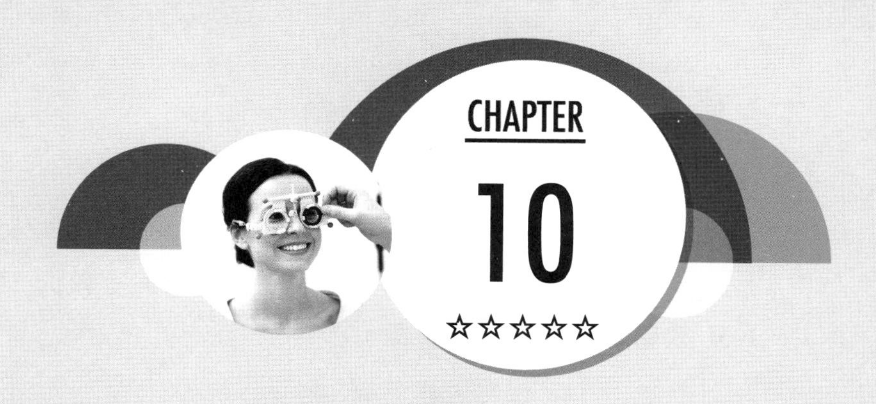

模型眼與眼屈光狀態及其矯正

一、模型眼

二、正視與屈光不正

三、球面屈光不正：近視與遠視

四、散光

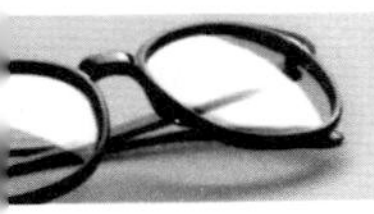

重|點|彙|整

一、模型眼

1. Gullstrand No.1 精密模型眼(exact schematic eye)

   1-1. 共有六個折射表面，角膜兩個，水晶體四個，並且分放鬆和調節兩個型式。

   1-2. 水晶體核的折射率較高，表層部分的折射率較低。

   1-3. 放鬆狀態下的各項參數

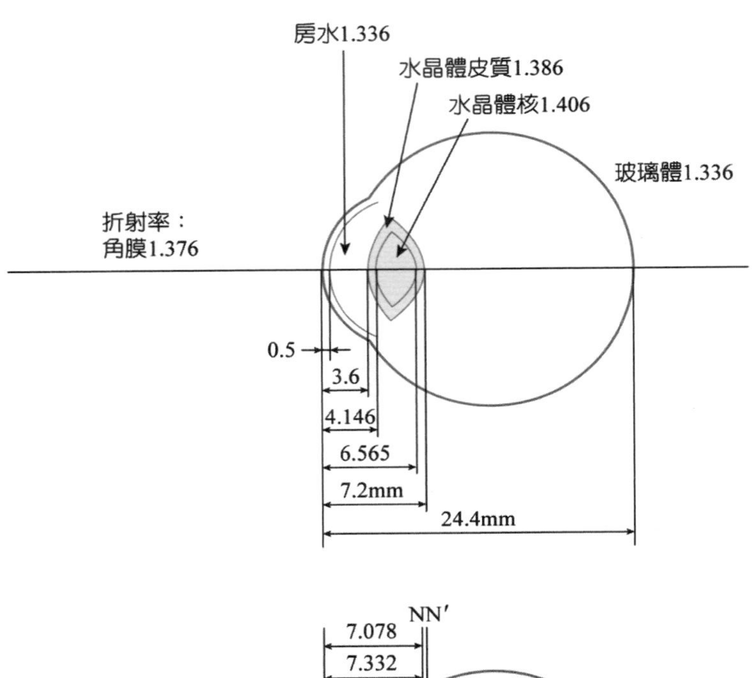

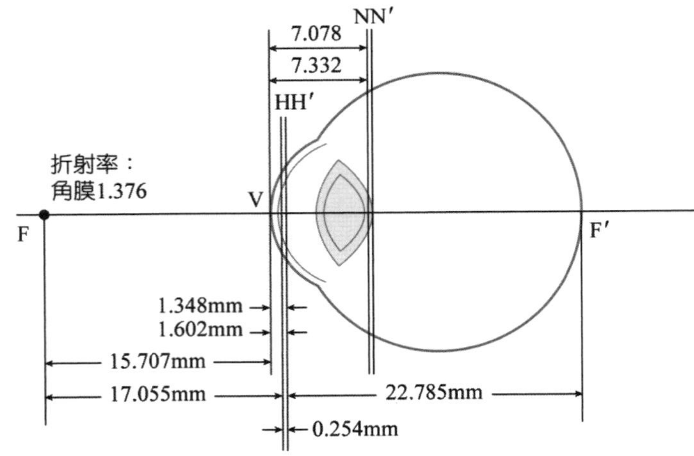

1-4. 各項參數（放鬆狀態）

1-4-1. 折射率

空氣	角膜	房水	水晶體皮質	水晶體核	玻璃體
1.000	1.376	1.336	1.386	1.406	1.336

1-4-2. 曲率半徑(mm)

角膜 前表面	角膜 後表面	水晶體皮質 前表面	水晶體核 前表面	水晶體核 後表面	水晶體皮質 後表面
7.7	6.8	10.0	7.911	-5.76	-6.0

1-4-3. 介質厚度(mm)

角膜	前房	水晶體 前皮質	水晶體核	水晶體 後皮質	玻璃體
0.5	3.1	0.546	2.419	0.635	17.1854

1-4-4. 表面屈光力(D)

角膜 前表面	角膜 後表面	水晶體皮質 前表面	水晶體核 前表面	水晶體核 後表面	水晶體皮質 後表面
48.831	-5.882	5.000	2.528	3.472	8.333

1-5. 放鬆狀態下：角膜等價屈光力為+43.053D、水晶體等價屈光力為19.111D、眼睛等價屈光力為+58.636D。

2. 簡單模型眼(simplified schematic eye)

2-1. 角膜為單折射球面。

2-2. 水晶體以厚球面鏡片描述。

3. 簡化（簡併）模型眼(reduced schematic eye)

3-1. 眼睛屈光力由單折射球面描述。

3-2. 折射球面的曲率半徑遠小於實際的角膜曲率半徑。

3-3. 以單折射球面公式進行光學計算。

3-4. 一般假設眼睛的屈光力為 60.00D，而眼內介質折射率為 1.333。

EXAMPLE

【練習 1　Gullstrand 模型眼】

下列 Gullstrand 精密模型眼（Gullstrand's No.1 (exact) schematic eye）的相關參數何者錯誤？

(A)角膜折射率 1.376　(B)角膜後表面曲率半徑 7.700mm

(C)眼球在未調節的情況下總屈光度 58.64D　(D)眼軸前後徑 24.385mm。

（109 一特師）

解題攻略

(B)角膜後表面曲率半徑為 6.8mm。

正確答案為：(B)。

歷屆試題

1. Gullstrand 模型眼中，由大到小，排出折射率順序：①房水 ②角膜 ③水晶體 ④玻璃體。
   (A) ①>②=③>④　(B) ④>①=③>②
   (C) ④>②>①=③　(D) ③>②>①=④。（111 專高）
2. 關於眼球屈光系統，下列敘述何者正確？①水晶體前表面曲率半徑較後表面大 ②水晶體前表面曲率半徑較後表面小 ③水晶體後表面屈光效果為會聚光線(convergence) ④水晶體後表面屈光效果為發散光線(divergence)。
   (A) ①③　(B) ①④　(C) ②③　(D) ②④。（111 專高）
3. 試比較下列眼球構造之折射率大小？
   (A)角膜＞水晶體＞房水　(B)水晶體＞角膜＞房水
   (C)水晶體＞房水＞角膜　(D)角膜＞房水＞水晶體。（109 專高）
4. 簡易模型眼，正視眼相關參數下列何者錯誤？
   (A)簡易模型眼的假設之一是看遠方物件時是沒有進行調節的狀態
   (B)折射率為 n = 1.333
   (C)眼軸長為 22.22mm
   (D)全眼等效屈光力為+58D。（109 二特師）

解答及解析

1. 解析：(D)。

   角膜折射率 1.376、房水、玻璃體折射率 1.336，水晶體折射率 1.38~1.42。

   所以折射率順序為水晶體＞角膜＞房水=玻璃體。

2. 解析：(A)。

   ①水晶體前表面曲率半徑（約 10mm）大於後表面曲率半徑（約 6.1mm）。

   ③水晶體後表面屈光力約為 8.333D，會聚光線。

3. 解析：(B)。

   同第 1 題。

4. 解析：(D)。

   全眼等效屈光力為+60D。

二、正視與屈光不正

1. 正視(emmetropia)是指眼睛處於放鬆狀態（沒有調節）下，平行入射光會聚焦在視網膜上形成清晰影像。

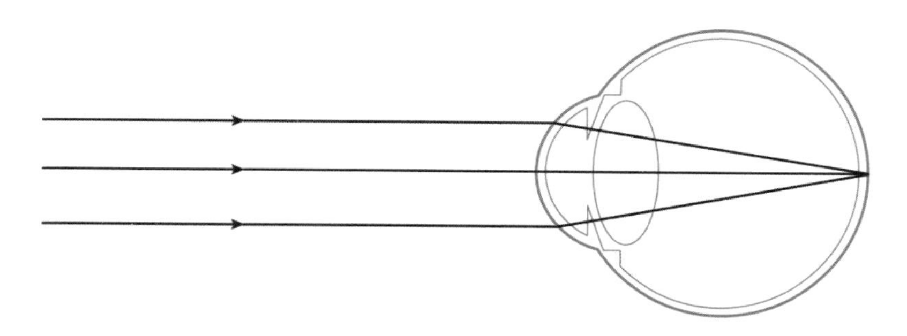

2. 遠點

   2-1. 放鬆狀態（沒有調節）下，在軸上與視網膜點共軛的物點。

   2-2. 遠點上的物體經未調節眼屈光之後會成像在視網膜上。反之，從視網膜射出的光線經眼睛屈折出來會聚焦在遠點。

   2-3. 正視眼（或完全矯正眼）的遠點在無窮遠處。

2-4. 以簡化（簡併）模型眼來描述正視眼，則眼睛軸長等於眼屈光系統的（第二）焦距。

2-5. 若眼睛的遠點不在無窮遠處，則為非正視眼或說具有屈光不正。

2-6. 遠點離眼睛越遠，屈光不正的程度越小；遠點離眼睛越近，屈光不正的程度越大。

3. 眼屈光狀態與眼軸長和眼屈光力有密切關係，其中眼屈光力和角膜屈光力、前房深度和水晶體屈光力有關。另外，眼睛介質的折射率也會關係到眼睛屈光力。

3-1. 軸長變化 1mm，眼屈光力變化約 3.00D。

EXAMPLE

【練習 2　模型眼計算】

一物體位在一正視眼角膜前方 20cm。如果頂點距離為 15mm，他需要多少的鏡片屈光度，才能把此物體聚焦到視網膜上？（不考慮調節）

(A) +2.86DS　(B) +4.56DS　(C) +5.00DS　(D) +5.41DS。　（107 專普）

解題攻略

公式：$P=-\frac{1}{f_1}$。

物體所發出的入射光，經鏡片屈光後變成平行光之後，才能經過正視眼聚焦在視網膜上。因此，物體在鏡片的第一焦點上，物距為鏡片的第一焦距($u=f_1$)。

$P=-\frac{1}{u}=-\frac{1}{-(0.2m-0.015m)}=+5.41D$。

正確答案為(D)。

EXAMPLE

【練習 3　簡併模型眼計算眼軸長】

根據眼球模型，正視眼的等效屈光力為+60D，$n=1.333$，已知某眼的遠點位於眼前 16.67cm，則該眼的眼軸長為多少？

(A) 20.20mm　(B) 22.22mm　(C) 24.68mm　(D) 25.63mm。　（107 專高）

解題攻略

公式：$\frac{n_2}{v}=P+\frac{n_1}{u}$。

遠點物體成像在視網膜上，所以像距等於軸長。

假設此眼屬於軸性（眼睛屈光力與正視眼相同），

則$\frac{1.33}{v}=60D+\frac{1}{-0.1667m}$ → v = +0.02468m = +24.68mm。

正確答案為(C)。

【練習 4　正視眼的軸長與屈光力的關係】 EXAMPLE

若將眼球視為單一屈光表面，眼球內折射率為1.333，根據眼成像關係，下列何組眼軸長與屈光力之搭配非正視眼？

(A) $22.98mm$、$+58.0DS$　(B) $22.22mm$、$+60.0DS$

(C) $21.67mm$、$61.5DS$　(D) $21.02mm$、$62.5DS$。（113 專高）

解題攻略

屈光不正$U_{FP}=V-P=\frac{n_2}{v}-P$。

(A) $U_{FP}=\frac{1.333}{0.02298m}-58D=0$，(B) $U_{FP}=\frac{1.333}{0.02222m}-608D=0$，

(C) $U_{FP}=\frac{1.333}{0.02167m}-61.5D=0$，(D) $U_{FP}=\frac{1.333}{0.02102m}-62.5D=0.9\neq 0$。

正確答案為(D)。

【練習 5　軸長與屈光力的關係】 EXAMPLE

眼軸長度大約增加多少，會導致近視增加一個屈光度？

(A) 1/3mm　(B) 1mm　(C) 3mm　(D) 10mm。（109 二特生）

解題攻略

眼軸長每增加 1mm，約增加眼睛總屈光力 3.00D。

所以增加 1.00D，眼軸長約增加 1/3mm。

正確答案為(A)。

歷屆試題

1. 一般正常人眼，每增加 1mm 眼軸長度，大約會改變多少屈光度？
   (A) -1.50D　(B) -2.70D　(C) -3.50D　(D) -4.50D。　（112 專高）
2. 人眼的光學成像可用簡化眼(reduced eye)作為類比，若前焦點的屈光度為 +60D，眼球折射率為 1.336，則其折射面的曲率半徑為多少？
   (A) +5.60mm　(B) +7.20mm　(C) +8.02mm　(D) +11.20mm。　（110 專普）
3. 有關正視眼(emmetropia)之敘述，下列何者錯誤？
   (A)未經過調節的眼睛，遠點在無限遠處
   (B)未經過調節的眼睛，第二焦點與黃斑部中心重合
   (C)指的是遠距視力，所以永遠假設眼睛是完全調節的，即屈光度最強的狀態
   (D)成像在黃斑部上，不需要矯正鏡片也能看得很清楚。　（110 專普）
4. 以簡易模型眼模式討論，以全眼屈光力+60.00D，折射率為 1.333 為參數計算，眼軸增長 1mm，會產生怎樣的度數變化？
   (A)約減少近視 1.00D　(B)約增加近視 1.00D
   (C)約增加近視 2.60D　(D)約增加近視 5.00D。　（109 專高）
5. 一個簡化的眼球模型(reduced schematic eye)，其角膜和水晶體如同一片+60D 的透鏡且不考慮透鏡的厚度，而視網膜位在此透鏡後方 20 毫米。假設介質為空氣，在未調節的狀況下，此眼球之遠點位於眼前多少公分？
   (A) 1.54　(B) 1.81　(C) 10　(D) 100。　（109 一特師）
6. 以簡化模型眼模式討論，以全眼屈光力+60D 為正視眼基準，折射率為 1.333 為參數計算，一個模型眼以近視 5.00D 眼鏡矯正（頂點距離為 12mm），如果屬於軸性近視，其眼軸長約為多少？
   (A) 23.11mm　(B) 24.11mm　(C) 25.11mm　(D) 26.11mm。　（109 一特師）
7. 在簡化模型眼狀態下，眼睛眼軸長是 20.22mm，眼睛屈光狀態約為何？（假設為軸性非正視眼(axial ametropia)，正常眼軸長是 22.22mm）
   (A)遠視+1.41D　(B)遠視+2.82D　(C)遠視+4.37D　(D)遠視+5.92D。
   （109 一特師）
8. 在簡化模型眼狀態下，用焦距(focal length)為 10cm 的薄凸透鏡可使其為正視眼，頂點距離(vertex distance)為 10mm，設為屈光性非正視眼(refractive ametropia)，則模型眼屈光力約是多少？
   (A) +48.89D　(B) +50.11D　(C) +60.10D　(D) +58.59D。　（109 一特師）

9. 簡化眼球模型，正視眼眼球的等效屈光力為+60D，平均折射率 n = 1.333，當屈光性近視-5.00D 時，其眼軸長應為多少 mm？
(A) 20.51mm (B) 22.22mm (C) 23.56mm (D) 24.24mm。 （108 專高）

解答及解析

1. 解析：(B)。
軸長增長 1 mm 大約產生-3D。

2. 解析：(A)。
$P = \frac{n_2 - n_1}{r} \rightarrow r = \frac{n_2 - n_1}{P} = \frac{1.336 - 1}{+60D} = +5.6 \times 10^{-3} m = +5.6 mm$。

3. 解析：(C)。
(C)正視眼之定義必須在未調節的狀態下。

4. 解析：(C)。
正視眼：$\frac{1.333}{v} = 60D$ → v = 0.0222 m = 22.2mm。
軸長增長 1mm：$\frac{1.333}{0.0232m} = 60D + U$ → U = -2.54D，負號表示近視 2.54D。
（註：軸長每變化 1mm，屈光力大約變化 3.00D）

5. 解析：(C)。
眼軸長即像距，為+20mm = +0.02m，眼睛介質為空氣，$n_2 = 1$。
遠點距離即物距 u，眼外為空氣，$n_1 = 1$。
$\frac{1}{0.02m} = 60D + \frac{1}{u}$ → u = -0.1m = -10cm，負號代表眼前。

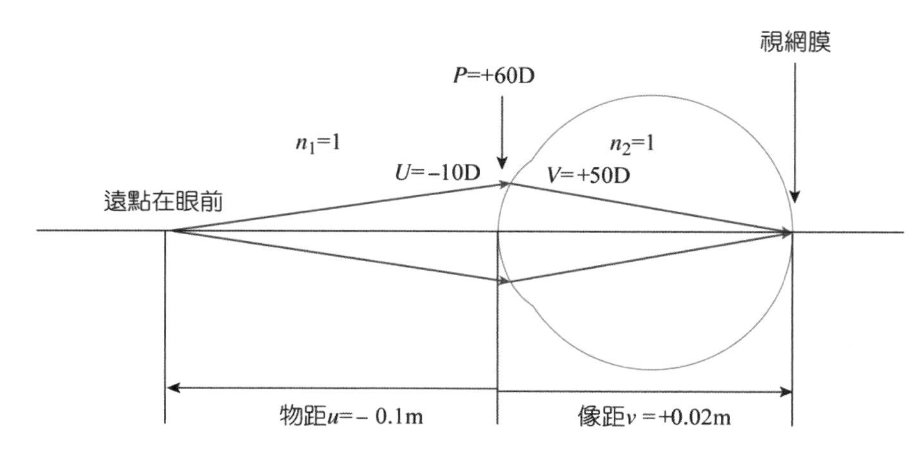

6. 解析：(B)。

   矯正眼鏡 -5.00D，則隱形鏡片度數（即眼球屈光不正 U）為 $U = P_{CL} = \frac{-5D}{1-0.012\times(-5D)} = -4.72D$。

   $\frac{1.333}{v} = 60D + (-4.72D)$ → v = 0.02411m = 24.11mm。

7. 解析：(D)。

   正常眼：$\frac{1.336}{0.02222m} = P + 0 = +60.17D$。

   非正視眼：$\frac{1.336}{0.02022m} = 60.17D + U$ → U = +5.90D。

8. 解析：(A)。

   矯正眼鏡度數為+10.00D，隱形鏡片度數（即眼球屈光不正）為：

   $U = P_{CL} = \frac{+10D}{1-0.01m\times(+10D)} = +11.11D$。

   若正視眼屈光力為+60.00D，則屈光性非正視眼屈光力為：

   (+60.00D) - (+11.11D) = +48.89D。

9. 解析：(B)。

   因為是屈光性近視，所以軸長與正視眼相同，

   $v = \frac{1.333}{+60D} = +0.02222m = +22.22mm$。

三、球面屈光不正：近視與遠視

1. 近視

   1-1. 眼睛處於休息狀態（沒有調節）時，平行光入射（無窮遠物體），影像聚焦在視網膜前。或說近視眼的遠點在眼前的有限距離上。

   1-2. 造成近視的主要原因是眼球軸長相對於屈光力太長，或是眼屈光系統的屈光力相對於眼球的軸長太強。

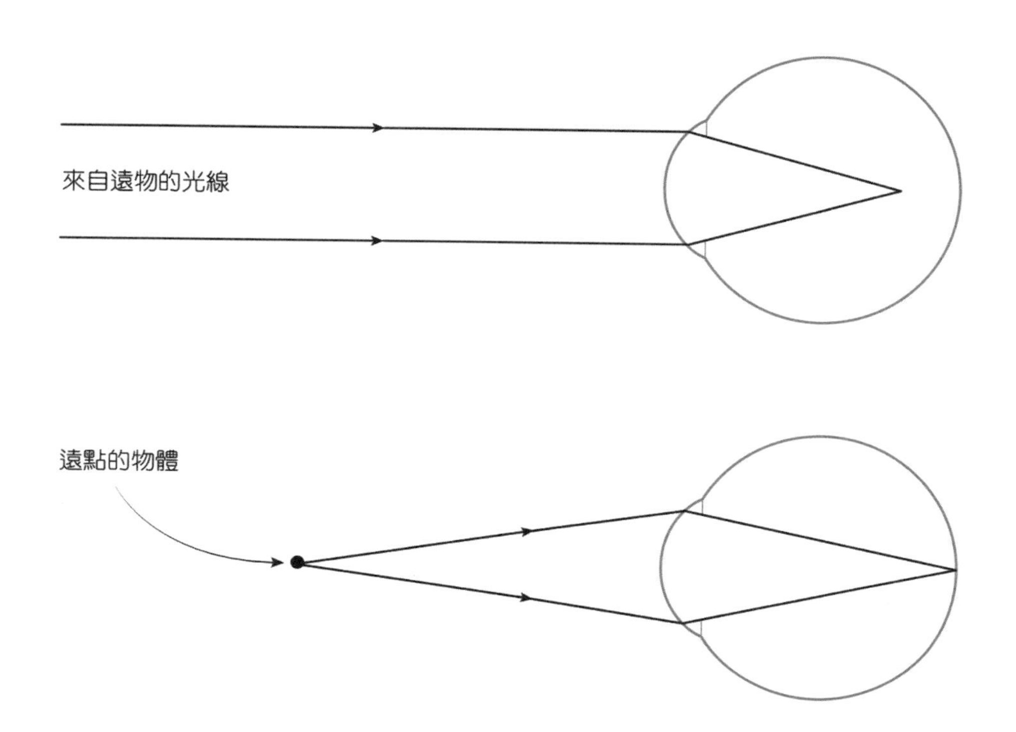

2. 夜間近視(night myopia)

2-1. 在降低刺激條件下由增加的調節反應所產生，大約有 0.75D 的平均變化。

2-2. 有些認為色像差變化涉及近視轉移。眼睛的色像差導致藍色光比紅色光屈折更多。當眼睛從明視(photopic)轉移到暗視(scotopic)亮度時，敏感度最大值從大約 555nm 轉移到大約 510nm。這個敏感度變化稱為普金耶轉移(Purkinje shift)。從而，在非常低亮度水平時，眼睛變成對屈光程度較大的那些波長最敏感，因而呈現出比明視觀看條件下更加的近視。大約 0.35~0.40D 的近視轉移。

2-3. 低照度的環境會讓瞳孔放大，導致非近軸光線進入視網膜，聚焦於視網膜的前方，而使夜間駕駛的患者之鏡片處方需要稍微多加一些負屈光力。

3. 遠視

3-1. 眼睛處於休息狀態（沒有調節）時，平行光入射（無窮遠物體），影像聚焦在視網膜後。或者說遠視眼的遠點在眼後的有限距離上。

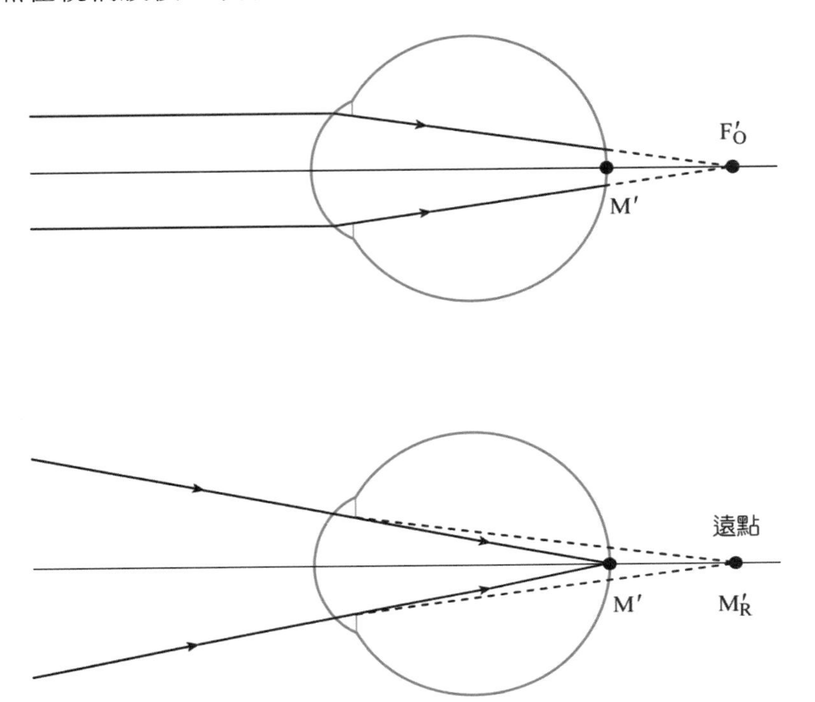

3-2. 造成遠視的主要原因是眼球軸長相對於屈光力太短，或是眼屈光系統的屈光力相對於眼球的軸長太弱。

4. 顯性遠視與隱性遠視

4-1. 正視眼在看近物時，必須透過調節才能看清楚物體，這種調節稱為生理性調節。

4-2. 遠視眼必須透過調節才能看清楚遠物，這種調節稱為非生理性調節。

4-3. 隱性遠視：被調節所掩蓋並且不會被非睫狀肌麻痺驗光顯露出來的遠視，需要睫狀肌麻痺劑才能發現。

4-4. 功能性遠視：可以通過非睫狀肌麻痺驗光來顯示被調節掩蓋的遠視。

4-5. 絕對遠視：無法用調節來補償的遠視，即超過調節振幅的遠視部分。

4-6. 顯性遠視：藉由最大正鏡片提供最佳遠視力的遠視。

4-7. 總遠視：隱性遠視和顯性遠視的總合。

4-8. 年紀增加，調節振幅降低，顯性遠視增加而隱性遠視減少，並且絕對遠視增加而功能性遠視下降。

5. 光學矯正原理

5-1. 利用鏡片將平行光聚焦在遠點上，意即矯正鏡片的第二焦點就是眼睛的遠點。

5-2. 假設遠點至角膜頂點距離為 k（近視時為負，遠視時為正），矯正鏡片的頂點距為 $d>0$，則：

5-2-1. 隱形眼鏡矯正度數：$P_{CL}=\frac{1}{k}$，即屈光不正量。

5-2-2. 框架眼鏡矯正度數：$P_S=\frac{1}{k+d}$。

5-2-3. 互換公式：$P_{CL}=\frac{P_S}{1-dP_S}$、$P_S=\frac{P_{CL}}{1+dP_{CL}}$。

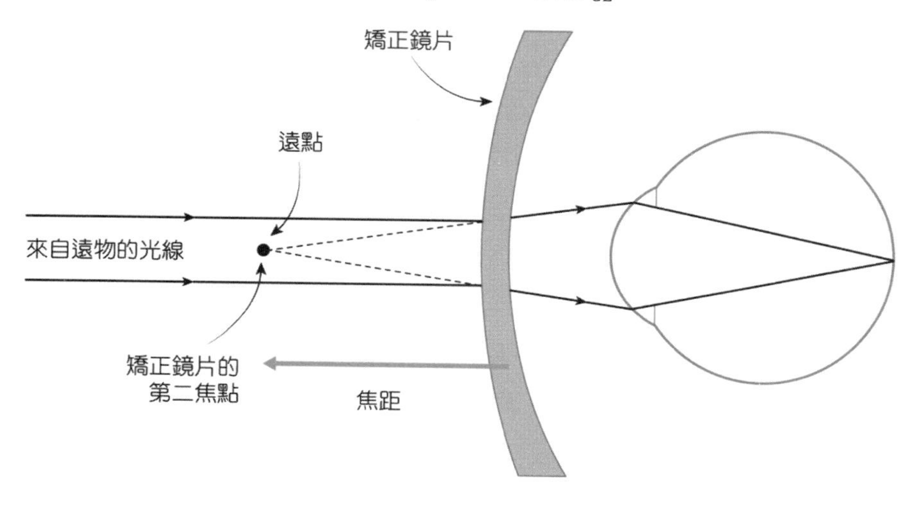

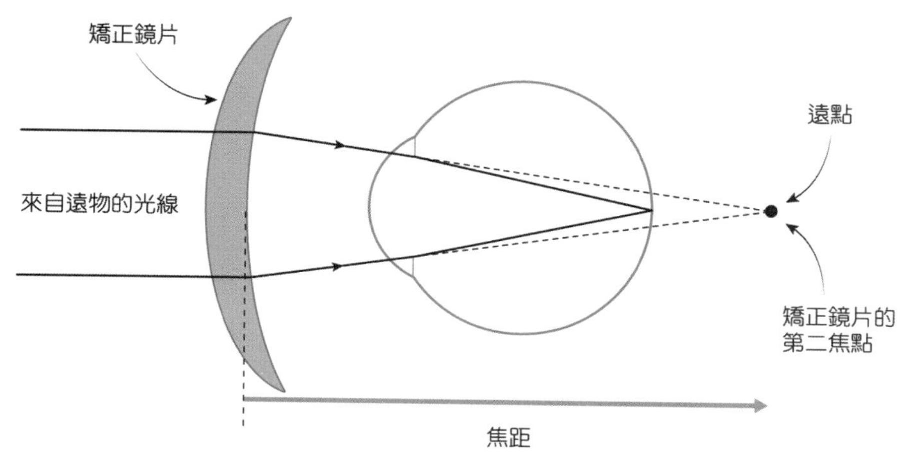

EXAMPLE

【練習 6　模型眼屈光不正】

一簡化的模型眼經測量其眼軸長度為 24.0mm，屈光力為+57D，眼球內折射率為 1.333。根據成像，應定義其為何種屈光狀態？

(A)近視　(B)遠視　(C)正視　(D)散光。（111 專高）

解題攻略》

公式：$V = P + U \rightarrow \frac{n_2}{v} = P + \frac{n_1}{u}$。

解法 1：屈光不正：$U = V - P = \frac{n_2}{v} - P = \frac{1.333}{0.024m} - 57D = -1.46D$，近視。

解法 2：眼睛焦距：$f_2 = \frac{1.333}{57D} = 0.0234m = 23.4mm < 24mm$，平行光聚焦在視網膜前，近視。

正確答案為(A)。

EXAMPLE

【練習 7　求眼軸長】

一患者的遠點為眼前20公分，若患者的屈光不正為軸性的屈光不正，眼球屈折力為$+60.00DS$，眼內折射率為1.333，則此患者眼軸長度為何？

(A) $20.51mm$ (B) $22.22mm$ (C) $24.24mm$ (D) $26.61mm$。（113 專高）

解題攻略》

公式：$V = P + U \rightarrow \frac{n_2}{v} = P + \frac{n_1}{u}$。

$\frac{1.333}{v} = 60D + \frac{1}{-0.2m} \rightarrow v = 0.02424m = 24.24mm$。

正確答案為(C)。

EXAMPLE

【練習 8　隱形眼鏡矯正度數】

一位無水晶體之患者原本配戴+16.00D 之眼鏡，因為美觀的緣故改成配戴隱形眼鏡，最合適的隱形眼鏡度數為？（假設原本眼鏡的頂點距離為 12mm）

(A) +13.50D　(B) +16.00D　(C) +18.50D　(D) +19.75D。（111 專高）

解題攻略》

公式：$P_{CL}=\frac{P_S}{1-dP_S}$。

$$P_{CL}=\frac{P_S}{1-dP_S}=\frac{+16D}{1-0.012m\times 16D}=+19.80D\cong +19.75D$$。

正確答案為(D)。

【練習 9　框架眼鏡矯正度數】 EXAMPLE

如果一個眼球的屈光為-5.00D，以鏡片矯正，鏡片位置在眼表面前 15mm，則此鏡片的度數應為何？

(A) -4.65DS　(B) -5.12DS　(C) -5.40DS　(D) -5.75DS。　（107 專普）

解題攻略》

公式：$P_S=\frac{P_{CL}}{1+dP_{CL}}$。

$P_S=\frac{-5D}{1+0.015m\times(-5D)}=-5.41D$。

正確答案為(C)。

【練習 10　從遠點計算屈光不正】 EXAMPLE

遠點位在眼後 50 公分的眼睛之屈光異常度數為：

(A) -2.00D　(B) +2.00D　(C) -0.50D　(D) +0.50D。　（106 專高）

解題攻略》

公式：$P_{CL}=\frac{1}{k}$。

眼球的屈光不正即是隱形眼鏡矯正度數，所以$P_{CL}=\frac{1}{+0.5m}=+2D$。

正確答案為(B)。

EXAMPLE

【練習 11　從屈光不正計算遠點】

近視眼的遠點，就是能夠在視網膜上聚焦成像的最遠物點，則-4.00D 的遠點在：
(A)眼前 20cm　(B)眼後 20cm　(C)眼前 25cm　(D)眼後 25cm。　（106 專普）

解題攻略

公式：$P_{CL} = \frac{1}{k} \rightarrow k = \frac{1}{P_{CL}}$。

$k = \frac{1}{-4D} = -0.25m = -25cm$，負號代表在眼前，所以遠點在眼前 25cm。

正確答案為(C)。

EXAMPLE

【練習 12　夜間近視】

有關夜間近視(night myopia)的敘述，下列何者錯誤？

(A)與色像差(chromatic aberration)有關

(B)原因之一是在暗的環境中，眼睛對長波長的紅光較敏感

(C)與晶體前表面的調節作用有關

(D)可能偏近視的程度為 0.50~1.00D。　（107 特師）

解題攻略

(B)在夜間，人眼對長波長紅色光的敏感度下降(Purkinje shift)。

正確答案為(B)。

EXAMPLE

【練習 13　矯正鏡片有效度數】

有關頂點距離(vertex distance)和正負透鏡的關係，下列敘述何者正確？

(A)頂點距離增加，需要較強的正透鏡

(B)頂點距離增加，需要較弱的負透鏡

(C)頂點距離減少，需要較強的正透鏡

(D)頂點距離減少，需要較強的負透鏡。　（107 特師）

解題攻略

遠視者：框架矯正（頂點距增加）的正屈光力低於隱形眼鏡矯正（頂點距減少）的正屈光力。

近視者：框架矯正（頂點距增加）的負屈光力高於隱形眼鏡矯正（頂點距減少）的負屈光力。

正確答案為(C)。

【練習 14　遠視類別】 EXAMPLE

患者一眼未矯正前視力 0.3，使用+2.00D 透鏡可使視力達到 1.0，加到+2.75D 時，視力仍維持 1.0，而用+3.00D 時視力下降至 0.8，下列敘述何者正確？

(A)顯性遠視(manifest hyperopia)是+2.00D

(B)絕對遠視(absolute hyperopia)是+1.00D

(C)機能遠視(facultative hyperopia)是+0.75D

(D)隱性遠視(latent hyperopia)是+2.75D。（107 專普）

解題攻略

機能遠視是+0.75D。顯性遠視+2.75D。

正確答案為(C)。

【練習 15　結合模型眼計算與矯正鏡片度數】 EXAMPLE

一患者眼軸長為 24.24mm，眼球屈折力為+61.50D，若眼球內之折射率為 1.333，頂點距離為 12mm，則其矯正眼鏡度數為何？

(A) -6.03DS　(B) -6.50DS　(C) -7.06DS　(D) -7.52DS。（110 專高）

解題攻略

屈光不正$P_{CL}=U=V-P=\frac{1.333}{+0.02424m}-(+61.5D)=-6.5D$。

框架眼鏡度數$P_S=\frac{P_{CL}}{1+dP_{CL}}=\frac{-6.5D}{1+0.012m\times(-6.5D)}=-7.05D$。

正確答案為(C)。

歷屆試題

1. 一位配戴框架眼鏡矯正之球面性屈光不正患者，若經常將鏡片朝向眼部移近（減少頂點距離）以看清楚黑板上的字體，較可能的原因是：
(A)遠視矯正鏡片的度數不足　(B)近視矯正鏡片的度數不足
(C)近視矯正鏡片的度數過高　(D)近視眼的調節力不足。　（113 專普）

2. 一患者之遠點距離為眼鏡前20公分，假設頂點距離為$15mm$，此病患應配戴之隱形眼鏡度數為何？
(A) $-2.86D$　(B) $-4.65D$　(C) $-5.00D$　(D) $-5.41D$。　（113 專普）

3. 如果一患眼目前戴的是$+3.50D$的眼鏡，若要配隱形眼鏡，則應該給予多少度數的隱形眼鏡？（假設頂點距離是$12mm$）
(A) $+3.50D$　(B) $+3.45D$　(C) $+3.65D$　(D) $+3.72D$。　（113 專普）

4. 眼軸長度增加會造成近視更明顯，若有一患者近視度數為$-2.50D$，屈光力為$+60.00D$，則其眼球長度為多少？
(A) $22.38mm$　(B) $22.57mm$　(C) $23.18mm$　(D) $23.38mm$。　（113 專普）

5. 某人右眼裸視遠點在角膜後方 20cm，若配戴頂點距離 12mm 之框架眼鏡，此鏡片之第一焦點及第二焦點與角膜之相對位置為何？
(A)第一焦點在角膜前 22.4cm，第二焦點在角膜後 20cm
(B)第一焦點在角膜前 22.4cm，第二焦點在角膜後 22.4cm
(C)第一焦點在角膜前 20cm，第二焦點在角膜後 20cm
(D)第一焦點在角膜前 20cm，第二焦點在角膜後 22.4cm。　（112 專高）

6. 某眼其眼軸長 21mm，眼內總屈光力+62.00D，眼內平均折射率 1.333，此人需配戴何種眼鏡及其屈光度數為何？
(A)近視眼鏡 1.48D　(B)遠視眼鏡 1.48D
(C)近視眼鏡 2.48D　(D)遠視眼鏡 2.48D。　（112 專高）

7. 下列敘述何者正確？
(A)遠視眼的前或第一焦點(anterior or first focal point)落在「眼球之後」
(B)遠視眼的遠點(far point)落在無限遠(infinity)處
(C)遠視眼的近點(near point)有可能會落在無限遠處
(D)近視眼的遠點(far point)落在無限遠處。　（112 專高）

8. 同一病患配眼鏡與隱形眼鏡度數之比較，下列敘述何者錯誤？
(A)若為遠視者，則眼鏡較隱形眼鏡配的度數低
(B)若為近視者，則隱形眼鏡較眼鏡配的度數高
(C)若為遠視者，眼鏡遠離角膜則愈清楚
(D)若為近視者，在完全矯正下配戴眼鏡須較多之調節力。（112 專高）

9. 一個簡化眼的總屈光力為+60.00D，剛好被眼前 12mm 處的-12.50D 鏡片完全矯正，則此眼球的眼軸長為何？
(A) 27.52mm (B) 27.13mm (C) 26.52mm (D) 25.95mm。（112 專高）

10. 某患者有一個位在角膜前 10cm 的真實遠點(real far point)，假設頂點距離為 15mm，其遠視力眼鏡鏡片的矯正度數為多少？
(A) -4.00D (B) -8.70D (C) -11.76D (D) -20.00D。（112 專高）

11. 一位男性在睫狀肌完全放鬆的狀態下須配戴+4.00D 的眼鏡來看清楚 6 公尺以外的遠方物體，在不戴矯正眼鏡的狀況下，遠方物體聚焦的位置為何？（空氣中之折射率為 1.000，眼球整體折射率為 1.333，眼球整體屈光力為+60.00D）
(A)視網膜後 1.042mm (B)視網膜後 1.389mm
(C)視網膜後 1.736mm (D)視網膜後 2.083mm。（112 專普）

12. 一位 20 歲女性近視眼鏡度數為-9.00D，頂點距離為 15mm，她想換戴軟式隱形眼鏡，下列何者最接近她所需的隱形眼鏡度數？
(A) -7.75D (B) -8.00D (C) -8.25D (D) -8.50D。（112 專普）

13. 一位 55 歲患者戴著最佳矯正度數的遠用單焦眼鏡，剛好可矯正他的屈光不正狀態，下列何種狀況正確？
(A)如果是近視眼，將眼鏡推近眼睛，如此看近物會較清楚
(B)如果是遠視眼，將眼鏡推近眼睛，如此看近物會較清楚
(C)如果是近視眼，將眼鏡推離眼睛，看近物時調節較小
(D)無論是近視或遠視，如果改戴等效屈光力的隱形眼鏡矯正，則看近物時需增加調節。（111 專高）

14. 關於近視眼或遠視眼的遠點之敘述，下列何者正確？
(A)遠視眼的遠點落在角膜的後方，需要用凹透鏡矯正
(B)近視眼的遠點落在角膜前方，需要用凹透鏡矯正

(C)遠視眼的遠點落在視網膜的後方，需要用凹透鏡矯正

(D)近視眼的遠點落在視網膜前方，需要用凸透鏡矯正。（111 專普）

15. 隱形眼鏡配戴+10.00D 的遠視眼，使用頂點 15mm 的距離的遠視眼鏡，其度數應該約為多少？

(A) +10.00D (B) +11.00D (C) +8.70D (D) +5.00D。（111 專普）

16. 假設眼球之折射率為 1.333，屈光度為 60D，計算一眼球軸長(axial length)為 23.80mm 之眼球，其遠點(far point)為何？

(A) -25.06cm (B) -31.73cm (C) -45.01cm (D) -79.98cm。（111 專普）

17. 有一位小朋友經過檢查，發現遠視度數增加，請問下列那一個方法可以用來增加遠視鏡片的矯正度數？

(A)增加鏡片的曲率半徑 (B)增加鏡片的尺寸

(C)增加鏡片材質的折射率 (D)減少鏡片與眼睛之間的距離。（111 專普）

18. 張小姐的遠用視力矯正眼鏡-8.00D，頂點距離為 15mm，其遠用視力隱形眼鏡的度數約為多少？

(A)-3.64D (B) -7.14D (C) -7.91D (D) -9.09D。（110 專高）

19. 以模型眼(schematic eye)來計算，從前表面測量有+5.00D 的軸性遠視，則眼軸長為何？假設模型眼曲率半徑是 5.55mm，空氣和房水的折射率(refractive index)分別為 1.000 和 1.333。

(A) 22.22mm (B) 23.50mm (C) 24.24mm (D) 20.51mm。（110 專高）

20. 以簡易模型眼模式討論，以全眼屈折力+60.00D 為正視眼基準，折射率 1.333 為參數計算，一個模型眼為近視-5.00DS，如果屬於屈光性近視，其眼球屈折度為多少？

(A) +65.00D (B) +55.00D (C) +60.00D (D) +50.00D。（110 專高）

21. 在無調節(accommodation)的狀態下，最遠可看清楚角膜前 12cm 的視標，下列何度數的眼鏡能夠提供最佳矯正視力？假設頂點距離(vertex distance)為 12mm。

(A) -7.75D (B) -8.25D (C) -9.25D (D) -10.25D。（110 專普）

22. 某人 2 年前經檢查需配戴-4.50DS 近視眼鏡（假設眼鏡到眼睛距離為 12mm），今日複驗，在配戴原眼鏡時的遠點為 50cm，如果改配戴軟式隱形眼鏡，其度數應約為多少？

(A) -5.00DS (B) -5.50DS (C) -6.00DS (D) -6.50DS。（109 專高）

23. 陳驗光師發現李小姐配戴單焦眼鏡於正常頂點距離看遠時，需要讓眼鏡往眼睛方向推才會更清楚，且李小姐自述戴眼鏡看遠比不戴清楚。陳驗光師拿起眼鏡觀察，發現在某一特定距離時，看到的影像是倒立且縮小，試問李小姐眼睛的屈光狀態及眼鏡的狀況為何？
(A)近視，眼鏡度數過多負度數　(B)近視，眼鏡度數過多正度數
(C)遠視，眼鏡度數過多負度數　(D)遠視，眼鏡度數過多正度數。
（109 專高）

24. 下列哪一個方法可以用來減少遠視鏡片矯正的效果？
(A)減少鏡片的曲率半徑(radius)
(B)減少鏡片的尺寸(size)
(C)減少鏡片材質的折射率(refractive index)
(D)增加鏡片與眼睛之間的距離(distance)。　（109 一特師）

25. 某人經視力檢查為近視眼，配戴軟式隱形眼鏡-8.00D 可以完全矯正，如果改配戴一般眼鏡時（假設眼鏡到眼睛的距離為 12mm），其度數應約為多少？
(A) -7.75D　(B) -8.25D　(C) -8.75D　(D) -9.25D。　（109 一特師）

26. 某人經視力檢查為遠視眼，配戴+5.50D 眼鏡可以完全矯正（假設眼鏡到眼球距離為 12mm），如果改配戴軟式隱形眼鏡時，其度數約為多少？
(A) +5.00D　(B) +5.50D　(C) +6.00D　(D) +6.50D。　（109 二特師）

27. 一個眼軸長為 21.5mm，角膜曲率半徑為 5.55mm，則簡化眼模型算出該眼的屈光不正度數為何？
(A) -2.00D　(B) +2.00D　(C) +2.50D　(D) -2.50D。　（109 二特師）

28. 當臨床上遇到無水晶體症(aphakia)者，檢查結果最可能的狀況為下列何者？
①遠視眼　②近視眼　③用凹透鏡矯正　④用凸透鏡矯正。
(A) ①④　(B) ②④　(C) ①③　(D) ②③。　（109 專普）

29. 柯先生戴著 3 年前配的眼鏡來驗光，左眼眼鏡度數為-6.00DS，頂點距離為 15 公厘(mm)；你發現他現在的左眼遠點(far point)是鏡片前 50 公分，則柯先生左眼的隱形眼鏡處方應為何？
(A) -5.00DS　(B) -6.25DS　(C) -7.25DS　(D) -8.00DS。　（109 專普）

30. 有關遠視的敘述，下列何者較正確？
(A)遠視是指遠物看得到，近物看不清
(B)有遠視的中、老年人看電視不必戴眼鏡也能看得很清楚
(C)足月初生嬰兒大多數為遠視眼
(D)遠視眼不會有弱視問題。（108 專高）

31. 下列哪一種方法可以有效增加近視鏡片矯正的效果？
(A)增加鏡片後表面的曲率半徑(radius)
(B)增加鏡片材質的折射率(refractive index)
(C)增加鏡片的尺寸(size)
(D)增加鏡片與眼睛之間的距離。（108 專高）

32. 一幼兒經睫狀肌麻痺後驗光，測得其屈光度為+6.00D。以超音波檢查測得其眼軸長 20.828mm，其在未經矯正的狀態下，6m 以外的影像會聚焦於此幼兒之視網膜何處？（註：空氣中之折射率為 1.000，眼球整體折射率為 1.333）
(A)視網膜後 2.155mm (B)視網膜後 1.970mm
(C)視網膜後 1.785mm (D)視網膜後 1.600mm。（108 專高）

33. 鏡片距離眼睛的位置與其造成的效應，下列何者正確？
(A)同樣的凸透鏡片，不管距離眼睛多遠，其可矯正的遠視度數是一樣的
(B)同樣的凸透鏡片，距離眼睛越遠，其可矯正的遠視度數越少
(C)同樣的凸透鏡片，距離眼睛越遠，其可矯正的遠視度數越多
(D)遠視眼應該用凹透鏡矯正。（108 特師）

34. 在一模型眼(schematic eye)狀態下，從前表面測量有 8.00D 的近視，若為軸性近視，眼軸長是多少？（假設模型眼曲率半徑是 5.55mm，空氣和房水的折射率分別是 1.000 和 1.333）
(A) 22.22mm (B) 24.55mm (C) 25.63mm (D) 26.67mm。（108 特師）

35. 正視眼的白內障患者經手術摘除水晶體後，若未植入人工水晶體，稱為無水晶體症。此時的高度屈光不正可用何種透鏡矯正？
(A)平面鏡 (B)凹透鏡 (C)凸透鏡 (D)圓柱透鏡。（108 專普）

36. 遠視患者以正透鏡矯正後視力為 1.0，若持續加入正透鏡至患者可以維持最佳視力的度數為止，此時所增加的正透鏡度數為下列何者？
(A)機能遠視度數(facultative hyperopia)
(B)絕對遠視度數(absolute hyperopia)
(C)顯性遠視度數(manifest hyperopia)
(D)調節幅度(amplitude of accommodation)。 （108 專普）

37. 根據 Gullstrand 的簡化眼模型，已知全眼的等效屈光力為+60D，平均折射率為 1.333，當軸性近視-3.00D 時，其眼軸長應為何？
(A) 21.16mm (B) 22.22mm (C) 23.39mm (D) 23.89mm。 （107 專高）

38. 一模型眼本身的總屈光力為+60D，其恰好可以被一個位於眼前 10.7mm 處的-8.75D 鏡片完全矯正，試計算其眼軸長為多少？
(A) 19.6mm (B) 22.2mm (C) 24.2mm (D) 25.6mm。 （107 特師）

解答及解析

1. 解析：(B)。
減少頂點距而更能看清楚時代表近視度數加深或遠視度數減少。
所以代表近視矯正鏡片度數不足，或遠視矯正鏡片度數過多。

2. 解析：(B)。
$P_{CL} = \frac{1}{-(0.2+0.015)m} = -4.65D$。

3. 解析：(C)。
$P_{CL} = \frac{+3.5D}{1-0.012m\times 3.5D} = +3.65D$。

4. 解析：(C)。
$\frac{n_2}{v} = P + \frac{n_1}{u} \rightarrow \frac{1.333}{v} = 60D + (-2.5D) \rightarrow v = 0.02318m = 23.18mm$。

5. 解析：(A)。
鏡片的第二焦距為$k + d = 20cm + 1.2cm = 21.2$cm，考慮頂點距，即在角膜後方 20cm。
鏡片的第一焦距為-21.2cm，考慮頂點距，即在角膜前方 22.4cm。

6. 解析：(B)。
$U = \frac{n_2}{v} - P = \frac{1.333}{0.021m} - 62D = +1.48D$，正號代表遠視。

7. 解析：(C)。

(A)遠視眼相當於正鏡片，所以第一焦點在眼前。

(B)遠視眼的遠點在眼後。

(C)遠視眼的近點可能在眼後、無窮遠或眼前。

(D)近視眼的遠點在眼前。

8. 解析：(B)(D)。

(B)近視者，隱形眼鏡度數較眼鏡度數低。

(D)近視者，眼鏡矯正的調節需求較隱形眼鏡矯正的調節需求少。

9. 解析：(B)。

$\frac{n_2}{v} = P + U_{FP} \rightarrow \frac{1.333}{v} = 60D + \frac{-12.5D}{1-0.012m\times(-12.5D)} \rightarrow$

$v = 0.02713m = 27.13mm$。

10. 解析：(C)。

鏡片度數為$P = \frac{1}{k+d} = \frac{1}{-0.1m+0.015m} = -11.76D$。

11. 解析：(B)。

眼軸長$v = \frac{1.333}{60D+4D} = 0.020828m = 20.828mm$。

平行光聚焦距離：$f = \frac{1.333}{60D} = 0.022217m = 22.217mm$。

$22.217mm - 20.828mm = 1.389mm$。

12. 解析：(B)。

$P_{CL} = \frac{P_S}{1-dP_S} = \frac{-9D}{1-0.015m\times(-9D)} = -7.93D \cong -8.00D$。

13. 解析：(C)。

(A)如果是近視眼，當眼鏡推近眼睛時可矯正的近視度數變多，相當於增加了負度數，則看近物會較不清楚。

(B)如果是遠視眼，當眼鏡推近眼睛時可矯正的遠視度數變少，相當於減少了正度數，則看近物會較不清楚。

(C)如果是近視眼，當眼鏡推離眼睛時可矯正的近視度數變少，相當於增加了正度數，則調節需求下降。

(D)改戴隱形眼鏡時，近視眼會增加調節需求，而遠視眼會減少調節需求。

14. 解析：(B)。

近視眼遠點在眼角膜前，用凹透鏡矯正；遠視眼遠點在眼角膜後，用凸透鏡矯正。

15. 解析：(C)。

$P_S = \frac{P_{CL}}{1+dP_{CL}} = \frac{+10D}{1+0.015m\times10D} = +8.70D$。

16. 解析：(A)。

$V = P + U \rightarrow \frac{n_2}{v} = P + \frac{n_1}{u} \rightarrow \frac{1.333}{0.0238m} = 60D + \frac{1}{u} \rightarrow u = -0.2505m = -25.05cm$。

17. 解析：(C)。

(A)曲率半徑增加，屈光力變弱；

(B)鏡片尺寸增加，不影響屈光力；

(C)材質折射率增加，屈光力變強；

(D)頂點距減少，可矯正的遠視度數下降。

18. 解析：(B)。

$P_{CL} = \frac{P_S}{1-dP_S} = \frac{-8D}{1-0.015m\times(-8D)} = -7.14D$。

19. 解析：(D)。

$\frac{n_2}{v} = \frac{n_2-n_1}{r} + \frac{n_1}{u} \rightarrow \frac{1.333}{v} = \frac{1.333-1}{0.00555mm} + (+5D) \rightarrow v = 0.02051m = 20.51mm$。

20. 解析：(A)。

屈光性近視眼的軸長與正視眼相同，但眼屈光力不同，所以此眼屈光力為+65D。

21. 解析：(C)。

$P_s = \frac{1}{k+d} = \frac{1}{-0.12m+0.012m} = -9.26D$。

另解：屈光不正：$U = P_{CL} = \frac{1}{k} = \frac{1}{-0.12m} = -8.33D$。

$P_s = \frac{P_{CL}}{1+dP_{CL}} = \frac{-8.33D}{1+0.012m\times(-8.33D)} = -9.26D$。

22. 解析：(C)。

戴原眼鏡時，遠點在眼前 50cm，表示還有近視-2D，所以眼鏡的矯正度數為-6.5D。改戴隱形眼鏡時，度數為$P_{CL} = \frac{-6.5D}{1-0.012m\times(-6.5D)} = -6.03D$。

23. 解析：(D)。

鏡片中影像倒立且縮小，表示鏡片為正鏡片。

正鏡片推近眼睛可矯正的遠視度數減少，所以李小姐遠視正度數過多。

24. 解析：(C)。

(A)減少鏡片的曲率半徑，增加鏡片的屈光力；

(B)鏡片尺寸不影響鏡片屈光力；

(C)減少鏡片材質的折射率，降低鏡片的屈光力；

(D)增加鏡片與眼睛之間的距離（頂點距），可矯正的遠視度數增加。

25. 解析：(C)。

$P_S = \frac{-8D}{1+0.012m\times(-8D)} = -8.85D$，所以選-8.75D。

26. 解析：(C)。

$P_{CL} = \frac{+5.5D}{1-0.012m\times(+5.5D)} = +5.89D \cong +6.00D$。

27. 解析：(B)。

$\frac{1.333}{+0.0215m} = \frac{1.333-1}{+0.00555m} + U \rightarrow U = +2D$。

28. 解析：(A)。

無水晶體眼為高度遠視者，用凸透鏡矯正。

29. 解析：(C)。

戴-6D 鏡片，遠點在鏡前 50cm，則新的眼鏡矯正處方為-8D。

隱形眼鏡度數為$P_{CL} = \frac{-8D}{1-0.015m\times(-8D)} = -7.14D$。

30. 解析：(C)。

(A)(B)當調節力不足時，看遠也可能不清楚；

(D)遠視眼可能發展成弱視。

31. 解析：(B)。

當增加材質折射率時，鏡片矯正屈光力增加。

32. 解析：(A)。

幼兒眼睛屈光力：$\frac{1.333}{0.020828m} = P + 6D \rightarrow$ P = +58D。

6m 以外物體，以無窮遠計算，則$\frac{1.333}{+58D} \times \frac{1000mm}{1m} - 20.828mm = 2.155mm$，

在視網膜後方。

33. 解析：(C)。

同樣的凸透鏡片，距離眼睛越遠，其可矯正的遠視度數越多。

34. 解析：(C)。

$\frac{1.333}{v} = \frac{1.333-1}{+0.00555m} + (-8D) \rightarrow v = +0.02563\text{m} = +25.63\text{mm}$。

另解：眼睛屈光力為$\frac{1.333-1}{+0.00555m} = 60D$，入射聚散度即近視的-8.00D，所以出射聚散度為 V = (+60) + (-8D) = +52D。最後光線聚焦在視網膜上，所以像距等於軸長：$v = \frac{n_2}{V} = \frac{1.333}{+52D} = +0.02563m$。

35. 解析：(C)。

移除水晶體，眼睛屈光力下降，要用正鏡片矯正。

36. 解析：(A)。

所增加的正度數可以釋放出眼睛的調節，所以是機能性遠視度數。

37. 解析：(C)。

軸性近視眼的眼睛屈光力為+60D，所以 V = (+60D) + (-3D) = +57D，

軸長為$v = \frac{1.333}{+57D} = +0.02339m = +23.39mm$。

38. 解析：(D)。

完全矯正的遠點在無窮遠，所以平行光入射經過鏡片與眼睛屈折後聚焦在視網膜上。

平行光經過矯正鏡片的出射聚散度為-8.75D，傳遞 10.7mm 至眼球的入射聚散度為$U = \frac{-8.75D}{1-0.0107m\times(-8.75D)} = -8D$，經眼球屈光後的出射聚散度為 V = (+60D) + (-8Ｄ) = +52D，所以眼軸長為$v = \frac{1.336}{+52D} = +0.0258m = +25.7mm$。

四、散光

1. 散光眼是因為眼睛的各個主子午線方向上的屈光力都不同，因而無法形成點影像以致視力下降。

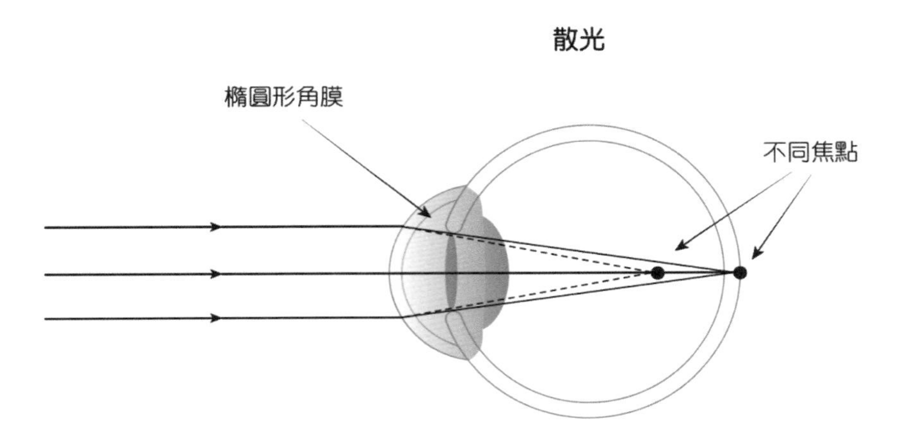

2. 散光分類

   2-1. 凡兩個主子午線互相垂直，因而能夠接受鏡片矯正的散光稱為規則散光；不屬於規則散光者，稱為不規則散光。

   2-2. 以焦線位置分類

   2-2-1. 單純近視散光：若在某一子午線上的屈光力相對於軸長而言過強，造成一條線影像在視網膜前，另一條線影像在視網膜上，稱為簡單近視散光。

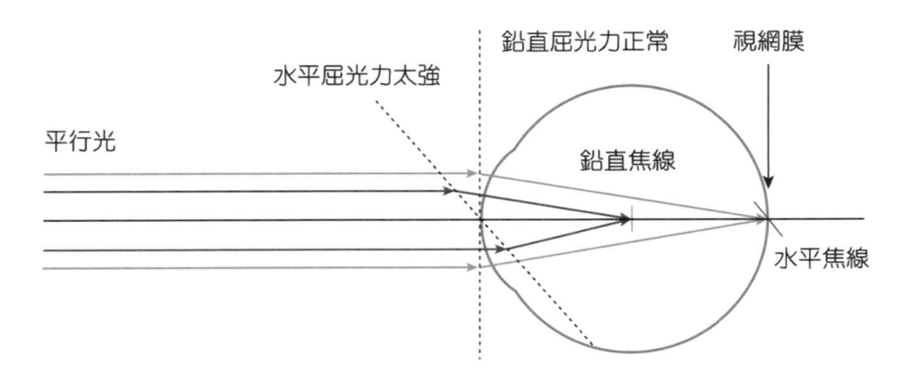

2-2-2. 複式近視散光：若在兩個子午線上的屈光力相對於軸長而言都過強，造成兩條線影像皆在視網膜前，稱為複式近視散光。

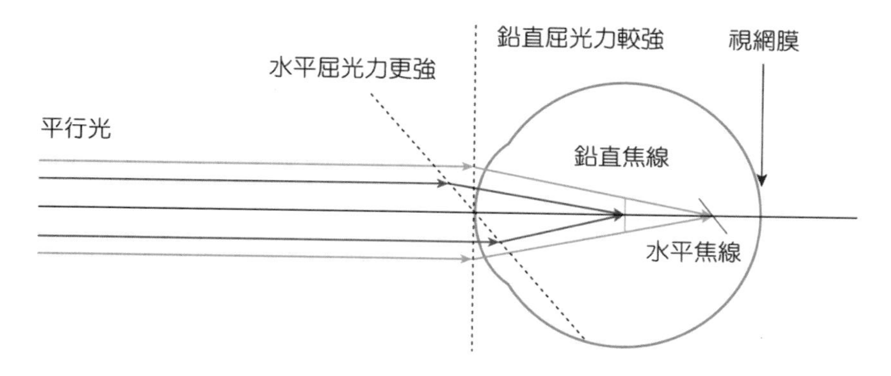

2-2-3. 單純遠視散光：若在某一子午線上的屈光力相對於軸長而言過弱，造成一條線影像在視網膜之後，另一條線影像在視網膜上，稱為簡單遠視散光。

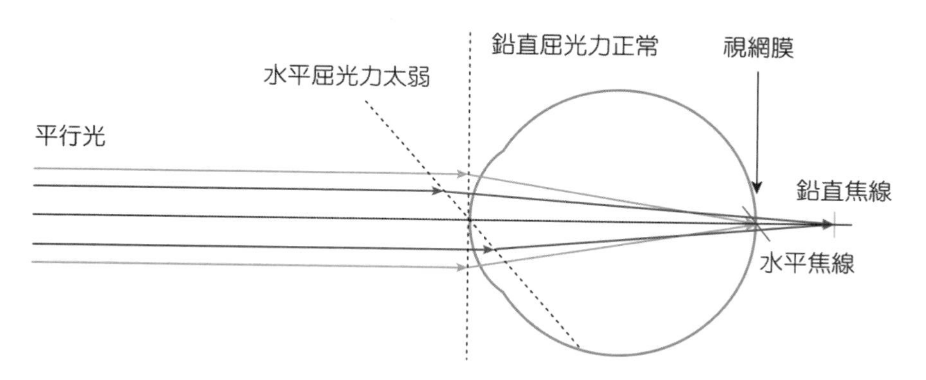

2-2-4. 複式遠視散光：若在兩個子午線上的屈光力相對於軸長而言都過弱，造成兩條線影像皆在視網膜後方，稱為複式遠視散光。

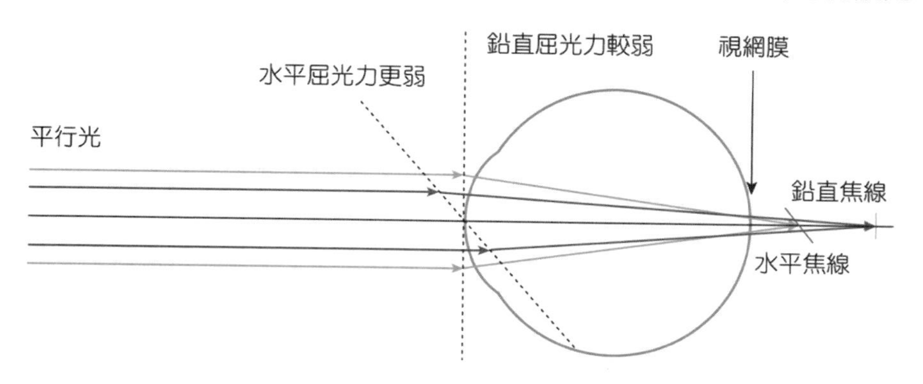

2-2-5. 混合散光：若在一子午線上的屈光力相對於軸長而言過長，又另一子午線上的屈光力相對於軸長而言過弱者，造成一條線影像在視網膜前，另一條線影像在視網膜後，稱為混合型散光。若最小模糊圓在視網膜上，稱為相等混合散光(EMA)。

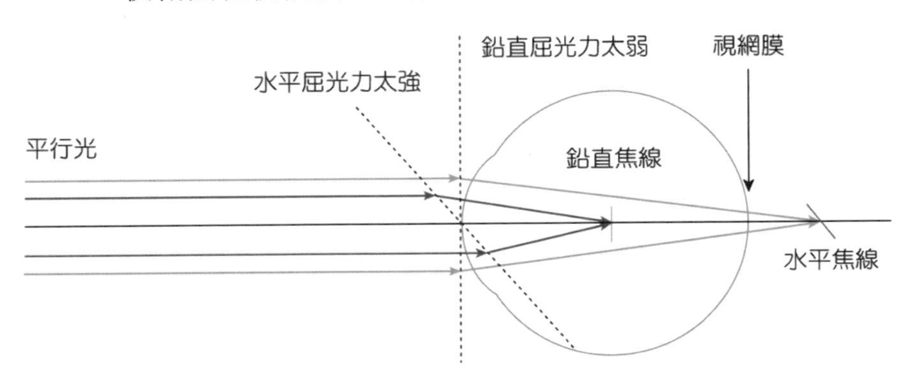

2-3. 以軸向做散光分類

2-3-1. 主要子午線：眼睛具有最多正屈光力的主子午線。

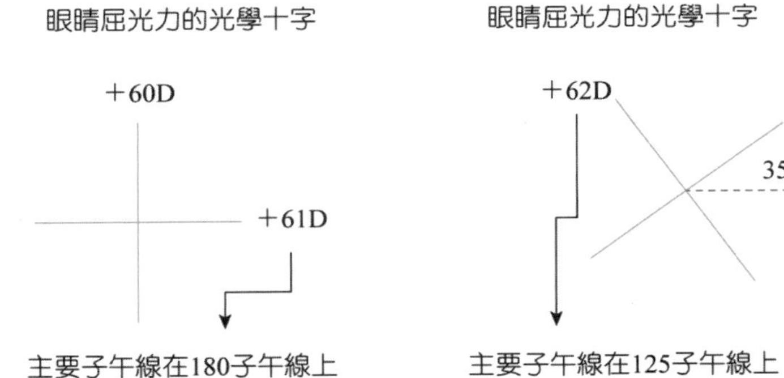

2-3-2. 順規散光：眼睛的主要子午線是鉛直的或在鉛直兩邊的 30°內。或說矯正負柱軸在水平±30°範圍內。

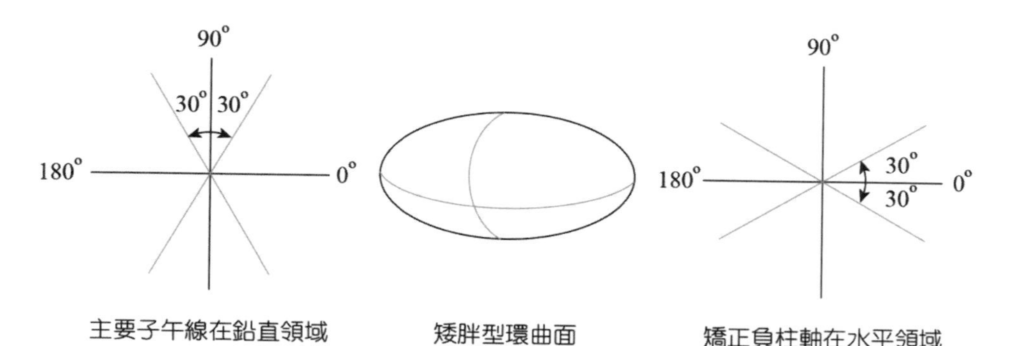

主要子午線在鉛直領域　　矮胖型環曲面　　矯正負柱軸在水平領域

2-3-3. 逆規散光：眼睛的主要子午線是水平的或在水平兩邊的 30°內。或說矯正負柱軸在鉛直±30°範圍內。

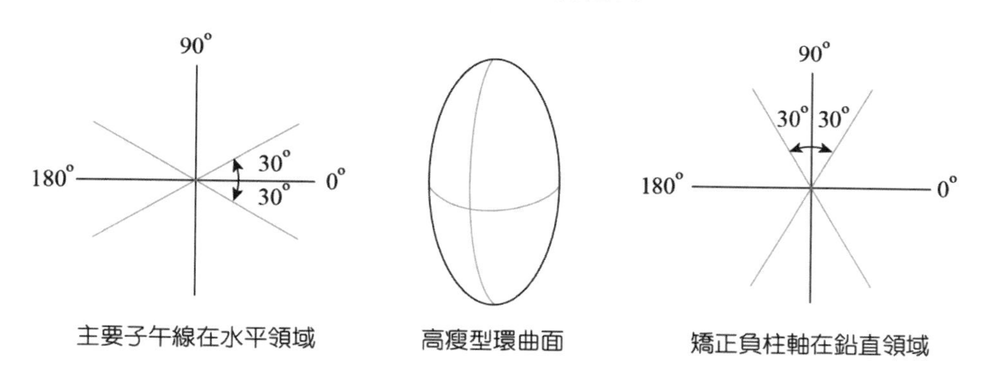

主要子午線在水平領域　　高瘦型環曲面　　矯正負柱軸在鉛直領域

2-3-4. 斜軸散光：眼睛的主要子午線或說矯正負柱軸不在前面的兩個區域內者。

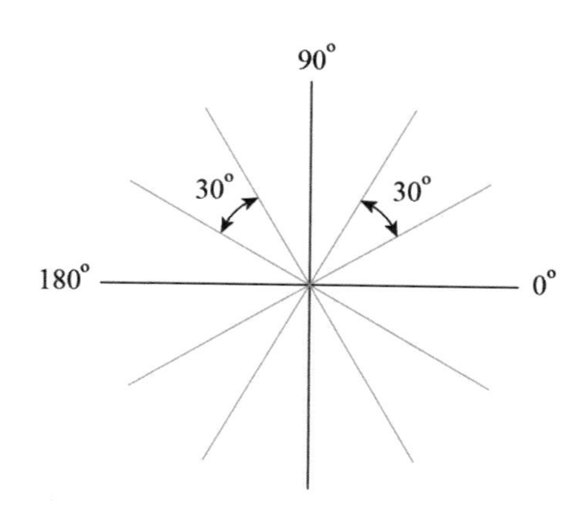

3. 檢影法的計算公式：$R_x = P - \frac{1}{WD}$，其中 R_x 為檢影結果的度數，P 為中和鏡片度數，WD 為檢影工作距離。

EXAMPLE

【練習 16　以焦線做散光分類】

規則散光依眼球屈光異常分類，屈光力最大和最小的兩線均落在視網膜前方，此種散光屬何種分類？

(A)單純性近視性散光　(B)單純性遠視性散光

(C)複合性近視性散光　(D)複合性遠視性散光。　（106 專普）

解題攻略

兩條焦線都落在視網膜前，所以屬於複式近視散光。

正確答案為(C)。

EXAMPLE

【練習 17　以軸向做散光分類】

下列鏡片組合何者為順散光？

(A) +2.00DC×180 與-1.00DC×090 組合　(B) -1.00DC×180 與+1.00DC×090 組合

(C) -2.00DC×010 與+1.00DC×090 組合　(D) +1.00DS 與+2.00DC×180 組合。

（107 特生）

解題攻略

順散光的負散光軸在水平領域（0°~30° 或 150°~180°）。

(A)+2.00DS/-3.00DC×090 → 逆散光；

(B)+1.00DS/-2.00DC×180 → 順散光；

(C)斜向交叉組合，先將+1.00DC×090 轉換成+1.00DS/-1.00DC×180。組合後，負散光軸會落在 0 度和 10 度之間屬於順散光(0.98DS/-2.96DC×007)

(D)+1.00DS/+2.00DC×180 轉換成+3.00DS/-2.00DC×090 → 逆散光。

正確答案為(B)。

（註：選項(C)應該也是答案）

【練習 18　模型眼判斷散光分類】 EXAMPLE

假設眼球屈折力在 90 度方向為+60.00D，在 180 度方向為+63.00D，眼軸長度為 23.00mm，眼球內折射率為 1.333，請問此眼球為何種類型的散光？

(A)單純型近視散光　(B)複合型近視散光
(C)混合型散光　(D)複合型遠視散光。（110 專高）

解題攻略

水平屈光不正：$U = V - P = \frac{1.333}{0.023m} - 63D = -5D$。

垂直屈光不正：$U = V - P = \frac{1.333}{0.023m} - 60D = -2D$。

因此矯正處方為-2DS/-3DC×090，故為複合型近視散光。

正確答案為(B)。

【練習 19　散光分類】 EXAMPLE

依臺灣慣用的負性散光方式，以下光學十字經鏡片校正為哪一類散光？

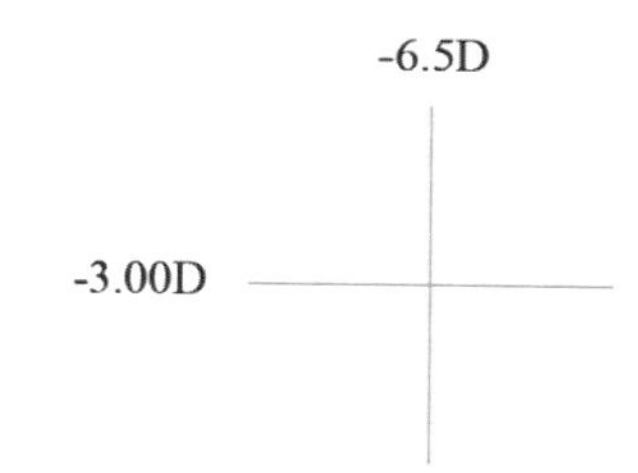

(A)逆散光，複合性近視性散光　(B)逆散光，複合性遠視性散光
(C)順散光，複合性近視性散光　(D)順散光，單純近視。（107 特生）

解題攻略

將光學十字寫成球／負柱組合形式：-3.00DS/-3.50DC×180。

因為負散光軸在水平方向，所以是順規散光。

又兩個方向皆以近視方式矯正，所以為複式近視散光。

正確答案為(C)。

EXAMPLE

【練習 20　檢影檢查散光】

顧客調節放鬆下，用視網膜檢影鏡和輔助鏡片+2.00D，發現 15 度方向於 50cm 處可以看到中和點。同樣使用+2.00D 的鏡片，105 度方向於 66.7cm 處可以看到中和點。則受檢者的屈光狀態為：

(A) -0.50DC×105　　(B) +0.50DC×015

(C) +0.50DS/-0.50DC×015　(D) +1.00DS/-0.50DC×105。　（107 特生）

解題攻略》

公式：$R_x = P - \frac{1}{WD}$，其中 R_x 為檢影結果的度數，P 為中和鏡片度數，

WD 為檢影工作距離。

15 度方向：$(+2D) - \frac{1}{0.5m} = 0D$；105 度方向：$(+2D) - \frac{1}{0.667m} = +0.5D$，

所以屈光狀態為：+0.50DC×015。

正確答案為(B)。

EXAMPLE

【練習 21　散光矯正的有效度數】

電腦驗光以頂點距離 13mm，測得患者屈光度數為+9.00DS/+1.75DC×180，若欲配戴隱型眼鏡，度數處方最接近何者？

(A) +9.75DS/+2.00DC×180　(B) +10.00DS/+2.12DC×180

(C) +10.25DS/+2.25DC×180　(D) +10.50DS/+2.50DC×180。　（107 專普）

解題攻略》

兩主子午線方向各別計算有效度數：

水平方向：$\frac{+9D}{1-0.013m\times(+9D)} = +10.19D$。

鉛直方向：$\frac{+10.75D}{1-0.013m\times(+10.75D)} = +12.5D$。

所以+10.25DS/+2.25DC×180。

正確答案為(C)。

歷屆試題

1. 假設一患者為順性散光，且散光全來自眼角膜，下列敘述何者錯誤？
   (A)散光的兩個子午面相差90度
   (B) $-2.00DS/+1.00DC \times 90$有可能是此病患的眼鏡
   (C)物體經此眼睛折射後，水平的焦線一定於視網膜前，垂直的焦線一定位於視網膜後
   (D)眼角膜在水平向較為平坦。 （113 專高）

2. 當使用視網膜檢影鏡(retinoscopy)執行驗光時，當水平光束驗得$+3.0D$，垂直光束驗得$+4.0D$，假設驗光距離為67公分，最適當的處方為何？
   (A) $+2.50DS - 1.00DC \times 180°$　(B) $+3.00DS - 1.00DC \times 90°$
   (B) $+1.50DS - 1.00DC \times 90°$　(D) $+2.00DS + 1.00DC \times 180°$。 （113 專高）

3. 丁先生原先配戴的眼鏡度數為$-12.00DS/-2.00DC \times 180$，今打球時撞壞鼻墊，希望更換一副沒有鼻墊的膠框，減少因碰撞損毀眼鏡。經過驗光師的評估，頂點距離從原先的$14mm$ 改變為$4mm$，度數應該調整為下列何者？
   (A) $-13.64DS/-2.65DC \times 180$　(B) $-13.64DS/-2.65DC \times 090$
   (C) $-10.72DS/-1.57DC \times 180$　(D) $-10.72DS/-1.57DC \times 090$。 （113 專高）

4. $+2.00DS$與下列何者鏡片合併後，屬於複合性散光(compound astigmatism)？
   (A) $-2.00DC \times 0$　(B) $-2.50DC \times 090$
   (C) $-1.00DS/-1.50DC \times 090$　(D) $+1.00DS/-2.00DC \times 090$。 （113 專普）

5. 下列鏡片組合何者為逆散光(against-the-rule astigmatism)？
   (A) $-2.00DC \times 0$與$-1.00DC \times 090$組合
   (B) $-2.00DS$與$+1.00DC \times 090$組合
   (C) $+1.00DC \times 0$與$-2.00DC \times 090$組合
   (D) $+1.00DS$與$-2.00DC \times 0$組合。 （113 專普）

6. 在調節放鬆下，顧客的屈光度數為$+1.50DS/-2.00DC \times 180$，對其散光的敘述，何者正確？
   (A)複合性順散光(compound with-the-rule astigmatism)
   (B)混和性順散光(mixed with-the-rule astigmatism)
   (C)複合性逆散光(compound against-the-rule astigmatism)
   (D)混合性逆散光(mixed against-the-rule astigmatism)。 （113 專普）

7. 下列有關屈光不正之眼成像敘述，何者錯誤？
(A)近視眼的遠點 MR (far point)成像於視網膜前方
(B)遠視眼的遠點 MR 成像於視網膜後方
(C)具有未矯正散光度數的眼睛，其第一焦線(first focal line)成像會恰好落在最小模糊圈(circle of least confusion)的後方
(D)未矯正眼之視力值會取決於模糊圈(blur circle)之大小或最小模糊圈之位置。（112 專高）

8. 有一散光眼患者，其兩個軸位之屈光度(principal powers)分別為+64.00D@045與+68.00D@135，此眼球之影像聚散度為+61.00D，其光學十字處方應為：
(A) -3.50DS/-2.00DC×045 (B) -3.50DS/-2.00DC×135
(C) -3.00DS/-4.00DC×045 (D) -3.50DS/-4.00DC×135。（112 專高）

9. 有一原頂點距離為 14mm 的處方為+12.50DS/+3.50DC×170，若將頂點距離調整為 10mm，則此處方改變後最接近下列那一鏡片度數？
(A) +11.50DS/+3.25DC×170 (B) +12.25DS/+3.75DC×170
(C) +13.25DS/+4.00DC×170 (D) +14.50DS/+3.50DC×170。（112 專高）

10. 受測眼的最強主徑線與最弱主徑線成直角交叉，其屈光度數為+2.00DS/-3.00DC×100，有關其屈光狀態的敘述，下列何者錯誤？
(A)規則散光 (B)順散光 (C)混合性散光 (D)等價球面度為+0.50D。
（112 專普）

11. 一位未矯正複合型近視散光患者，對著距離 6m 遠處，由水平線條組成的光柵及由垂直線條組成的光柵進行比較。患者表示兩個光柵都模糊，但垂直線條較水平線條更清晰。則患者的散光種類為何？
(A)順散光；眼睛的水平子午線屈光力較強
(B)逆散光；眼睛的水平子午線屈光力較強
(C)順散光；眼睛的水平及垂直子午面皆聚焦在視網膜前
(D)逆散光；眼睛的水平及垂直子午面皆聚焦在視網膜前。（111 專高）

12. 順散光(with-the-rule astigmatism)屈光力最強的主徑線(the meridian of most power)位於下列何範圍內？
(A) 1~30 度 (B) 31~60 度 (C) 61~120 度 (D) 151~180 度。（111 專高）

13. 兩條子午線均聚焦在視網膜前的散光稱為哪一種散光？
(A)複合型遠視散光 (B)複合型近視散光
(C)單純型遠視散光 (D)單純型近視散光。 （111 專高）

14. 下列何種屈光狀態屬於順散光(with-the-rule astigmatism)？
(A) -1.00DS/+1.00DC×180 (B) -1.00DS/-1.00DC×180
(C) +1.00DS/+1.00DC×180 (D) -1.00DS/-1.00DC×090。 （111 專普）

15. 下列何者是屬於斜散光的軸度範圍？
(A) 75±15 度 (B) 15±15 度 (C) 165±15 度 (D) 45±15 度。 （111 專普）

16. 以靜態視網膜檢影鏡法(static retinoscopy)測得 30° 經線(meridian)度數為 -9.25D，120° 經線度數為-7.50D，下列表示何者正確？
(A) -9.25DS/-1.75DC×030 (B) -7.50DS/-1.75DC×030
(C) -9.25DS/+1.75DC×030 (D) -7.50DS/+1.75DC×030。 （111 專普）

17. 以視網膜鏡(retinoscope)搭配工作鏡片檢查，在水平方向測得屈光度為 -1.50D，在垂直方向測得屈光度為+1.50D，其處方為何？
(A) -1.50DS/+1.50DC×090 (B) -1.50DS/+3.00DC×090
(C) +1.50DS/-3.00DC×090 (D) +1.50DS/-1.50DC×180。 （111 專普）

18. 某患者的眼睛需要下列透鏡處方：+2.00DS/-3.00DC×090，其眼睛的散光類型為何？
(A)混合性散光 (B)簡單性遠視散光
(C)複合性遠視散光 (D)簡單性近視散光。 （110 專普）

19. 下列何者為順散光(with-the-rule astigmatism)？
(A) -2.00DS/-1.00DC×090 (B) -2.00DS/+1.00DC×090
(C) -2.00DS/+1.00DC×180 (D) -2.00DS/-1.00DC×135。 （110 專普）

20. 散光患者，屈折力最強主徑線在 90 度，最弱主徑線在 180 度，此為何種散光？
(A)順散光 (B)逆散光 (C)混合性散光 (D)不規則散光。 （110 專普）

21. 驗光時在垂直方向以-3.00D 被中和，而在水平方向以+0.75D 被中和，驗光距離為 50cm，下列何者為對此顧客之處方？
(A) +0.75DS/-3.00DC×090 (B) +0.75DS/-3.75DC×090
(C) +0.75DS/-3.75DC×180 (D) -1.25DS/-3.75DC×180。 （110 專普）

22. 複合性近視散光(compound myopic astigmatism)前後兩焦線的位置與視網膜關係為何？
(A)前焦線位於視網膜前，後焦線位於視網膜上
(B)前焦線位於視網膜上，後焦線位於視網膜後
(C)前後兩焦線都位於視網膜前
(D)前後兩焦線都位於視網膜後。 (109 專高)

23. 眼鏡處方-3.00DS/+6.00DC×180 代表的屈光狀態在分類上屬於下列何者？
(A)複合性遠視散光(compound hyperopic astigmatism)
(B)複合性近視散光(compound myopic astigmatism)
(C)混合性散光(mixed astigmatism)
(D)單純性遠視散光(simple hyperopic astigmatism)。 (109 專高)

24. 以靜態視網膜檢影鏡檢查眼睛屈光度，在水平軸測得-3.75D，在垂直軸測得-5.25D，其最適當處方為何？
(A) -3.75DS/-5.25DC×180 (B) -5.25DS/-3.75DC×090
(C) -5.25DS/+1.50DC×090 (D) -3.75DS/-1.50DC×090。 (109 專高)

25. 有關不規則散光的敘述，下列何者錯誤？
(A)如果有不規則散光，屈光驗配之結果可能與電腦驗光不相同
(B)不規則散光可能導致臨床屈光驗配得不到好的結果
(C)不規則散光可能原因包括圓錐角膜、眼翳、或偏位的雷射屈光矯正後
(D)對有明顯不規則散光的人，用鏡框眼鏡矯正比用硬式隱形眼鏡的效果好。
(109 一特師)

26. 一個人看遠方時需配戴-2.00DS/+1.25DC×180 的眼鏡矯正，可以得到最佳視力。假設此人的散光全由角膜引起，角膜弧度測量的結果為：
(A)順散光，角膜水平方向較平坦 (B)順散光，角膜垂直方向較平坦
(C)逆散光，角膜水平方向較平坦 (D)逆散光，角膜垂直方向較平坦。
(109 一特師)

27. 處方簽上註明右眼：-3.50DS/+4.50DC×090 則其屈光狀態是下列何種類型？
(A)順規混合性(mixed)散光 (B)逆規混合性散光
(C)順規複合性(compound)散光 (D)逆規複合性散光。 (109 一特師)

28. 患者配戴-3.50DS 眼鏡度數，調節放鬆時接受視網膜檢影鏡檢查。在工作距離 50 公分處，發現 90 度時使用+1.50D、180 度時使用+1.00D 可中和。若該患者老花度數(ADD)為+1.50D，其近用眼鏡度數應為多少？
(A) -2.00DS/-0.50DC×090　(B) -2.00DS/-0.50DC×180
(C) -2.50DS/-0.50DC×090　(D) -3.00DS/-1.00DC×090。（109 一特師）

29. 有關散光眼，下列敘述何者錯誤？
(A)不規則性散光(irregular astigmatism)通常是外傷、手術或眼疾所造成的
(B)規則性散光的兩個子午面互相垂直
(C)不規則性散光，無法用球柱面型的鏡片完全矯正
(D)眼睛最強屈光力方向不是垂直方向或水平方向，稱為不規則性散光。
（109 二特師）

30. 下列何者為順散光(with-the-rule astigmatism)？
(A) +3.00DS/+1.00DC×180　(B) +3.00DS/-1.00DC×180
(C) +3.00DS/-1.00DC×090　(D) +3.00DS/-1.00DC×135。（109 二特師）

31. 一個人看遠方時需配戴+1.50DS/-1.50DC×180 的眼鏡矯正，可以得到最佳視力，其散光稱為：
(A)單純性遠視散光(simple hyperopic astigmatism)
(B)複合性遠視散光(compound hyperopic astigmatism)
(C)複合性近視散光(compound myopic astigmatism)
(D)單純性近視散光(simple myopic astigmatism)。（109 二特師）

32. 病人右眼有+2.00DS/-6.00DC×180 的度數，以視網膜檢影鏡檢查時，工作距離為 2/3 公尺，計算試驗鏡片應放多少度數，才能達到視網膜鏡檢影反轉（達到中和點）？
(A) +3.50DS/-2.50DC×180　(B) +3.50DS/-6.00DC×180
(C) +3.50DS/-2.50DC×090　(D) +3.50DS/-6.00DC×090。（109 二特師）

33. 某人驗光後，其右眼配戴框架眼鏡的度數為-6.00DS/-1.75DC×180，頂點距離為 15mm，若想配戴隱形眼鏡，下列何種度數較適當？
(A) -6.59DS/-2.18DC×180　(B) -6.59DS/-1.44DC×180
(C) -5.50DS/-2.18DC×180　(D) -5.50DS/-1.44DC×180。（109 二特師）

34. 標準簡化屈光正常眼的屈光力是+60.00D，假設有一散光性屈光不正簡化眼，在其簡化面屈光力在 90 方向為 F_e = +62.00D，在其簡化面屈光力在 180 方向為 F_e = +58.00D，眼睛折射率 n_e為 4/3，軸長 K'為 22.22mm，一遠物所成線像，以下列屈光不正表示方法何者錯誤？
(A) -2.00D@090/+2.00D@180　(B) -2.00DS/+4.00DC×090
(C) +2.00DS/+4.00DC×180　(D) +2.00DS/-4.00DC×180。　（109 專普）

35. 有關散光的敘述，下列何者正確？①散光可因水晶體變化而改變　②眼鏡可矯正不規則散光　③不規則散光常因疾病或外傷引起　④逆散光屬於不規則散光。
(A) ①③④　(B) ②④　(C) ③④　(D) ①③。　（109 專普）

36. 有關屈光不正度數-3.00DS/+1.00DC×090，其前後兩焦線相對於視網膜的位置為何？
(A)前焦線位於視網膜前方，而後焦線位於視網膜上
(B)前焦線位於視網膜上，而後焦線位於視網膜後面
(C)兩條焦線位於視網膜前方
(D)兩條焦線位於視網膜後面。　（109 專普）

37. 一位小學生在課堂上，老師在白板上分別寫了“三”與“川” 兩個字，結果他“三”看得很清楚，“川”卻看不清楚，下列哪一種屈光不正最符合此種現象？
(A) plano/-3.00DC×180　(B) plano/+3.00DC×180
(C) plano/-3.00DC×090　(D) +1.50DS/-3.00DC×090。　（109 專普）

38. 度數為-7.75DS/-0.75DC×180 隱形眼鏡的顧客，若想配戴眼鏡(vertex distance 15 mm)，何者度數最接近？
(A) -8.00DS/-0.75DC×180　(B) -8.25DS/-1.00DC×180
(C) -8.50DS/-1.00DC×180　(D)-8.75DS/-1.00DC×180。　（109 專普）

39. 李先生在無調節的狀態下凝視遠方的點狀物，在透過+5.75D 的球面透鏡時，他看到清楚的水平物體；換成+8.75D 的球面透鏡時，他看到清楚的垂直物體。有關於李先生屈光狀態的敘述，下列何者正確？①混合性散光(mixed astigmatism)　②複合性散光(compound astigmatism)　③順散光　④逆散光。
(A) ①③　(B) ①④　(C) ②③　(D) ②④。　（109 專普）

40. 採用視網膜檢影鏡和輔助鏡片時，調節作用放鬆下，在工作距離 50 公分處發現中和之光學十字如右，其眼鏡度數應為何？

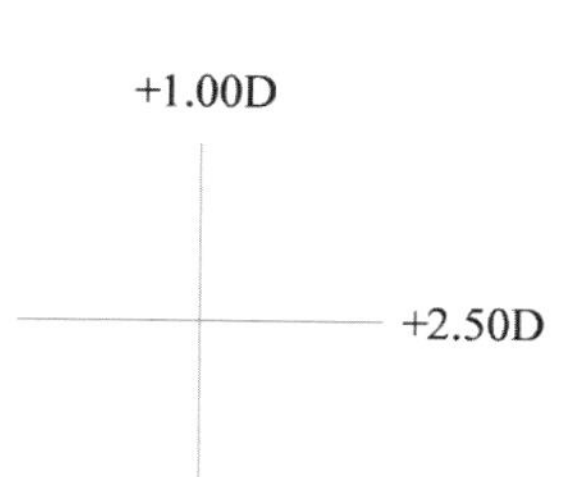

(A) +0.50DS/-1.00DC×090　(B) +0.50DS/-1.50DC×180
(C) -1.00DS/+0.50DC×180　(D) -1.00DS/+1.50DC×180。
（109 專普）

41. 下列何者屬於順散光？

(A) -1.00DS/-1.00DC×090　(B) -1.00DS/+1.00DC×180
(C) -1.00DS/-1.00DC×045　(D) -1.00DS/+1.00DC×090。（108 專高）

42. 透過檢影鏡檢查患者之屈光度數，在距離患者 67cm 處，測得軸度 10 度方向的中和點度數為-6.25D，在軸度 100 度方向為-5.75D，此患者的屈光度數為何？

(A) -5.75DS/-0.50DC×010　(B) -6.25DS/-0.50DC×100
(C) -7.25DS/-0.50DC×100　(D) -7.75DS/-0 50DC×010。（108 專高）

解答及解析

1. 解析：(C)。

順性散光不一定是混合散光。

2. 解析：(A)。

水平光束得垂直屈光力$+3D-1.5D=+1.5D$，

垂直光束得水平屈光力$+4D-1.5D=+2.5D$。

處方$+1.50DS\ +1.00DC\times 90^{o}\ \rightarrow\ +2.50DS\ -1.00DC\times 180^{o}$。

3. 解析：(C)。

水平屈光力$\frac{-12D}{1-0.01m\times(-12D)}=-10.71D$，

垂直屈光力$\frac{-14D}{1-0.01m\times(-14D)}=-12.28D$，

處方$-10.71DS/-1.57DS\times 180$。

4. 解析：(D)。

(A) $+2.00DS/-2.00DC\times 0$ → 單純性散光，

(B) $+2.00DS/-2.50DC\times 090$ → 混合散光，

(C) $+1.00DS/-1.50DC \times 090$ → 混合散光，

(D) $+3.00DS/-1.50DC \times 090$ → 複合性散光。

5. 解析：(C)。

(A) $-1.00DS/-1.00DC \times 180$ → 順散光，

(B) $-1.00DS/-1.00DC \times 180$ → 順散光，

(C) $+1.00DS/-3.00DC \times 090$ → 逆散光，

(D) $+1.00DS/-2.00DC \times 180$ → 順散光。

6. 解析：(B)。

$+1.50DS/-2.00DC \times 180$ → 順散光。

又，$-0.50DS/+2.00DC \times 090$ → 混合散光。

7. 解析：(C)。

(C)第一焦線應落於最小模糊圈的前方。

8. 解析：(C)。

處方為-3D@045/-7D@135 → -3.00DS/-4.00DC×045。

9. 解析：(C)。

170 方向：$\frac{12.5D}{1-0.004m\times12.5D} = 13.16D$；80 方向：$\frac{16D}{1-0.004m\times16D} = 17.09D$。

處方為+13.25DS/+4.00DC×170。

10. 解析：(B)。

該處方為順規混合散光。

11. 解析：(C)。

複合型近視散光的兩條焦線都在視網膜前。又，垂直線較水平線清楚表示垂直線較接近視網膜，因此水平屈光力較弱，所以是順規散光。

12. 解析：(C)。

順散光最強的主徑線在垂直方向，所以軸度在 60 到 120 度之間。

13. 解析：(B)。

複合型近視散光的兩條焦線都在視網膜前。

14. 解析：(B)。

負散光軸在水平方向，所以(B)是順散。(A)(C)(D)為逆散。

15. 解析：(D)。

斜散光軸度範圍在 45±15 度或 135±15 度。

16. 解析：(C)。

17. 解析：(C)。

18. 解析：(A)。

+2.00DS/-3.00DC×090=-1.00DS/+3.00DC×180，所以是混合性散光。

19. 解析：(B)。

(A)逆散；

(B) -2.00DS/+1.00DC×090 = -1.00DS/-1.00DC×180，順散；

(C) -2.00DS/+1.00DC×180 = -1.00DS/-1.00DC×090，逆散；

(D)斜軸散光。

20. 解析：(A)。

90 度屈光力最強，所以是順散。

21. 解析：(D)。

垂直方向：$R_x = P - \frac{1}{WD} = (-3D) - \frac{1}{0.5m} = -5D$。

水平方向：$R_x = P - \frac{1}{WD} = (+0.75D) - \frac{1}{0.5m} = -1.25D$。

處方為-1.25DS/-3.75DC×180。

22. 解析：(C)。

複合性近視散光的兩條焦線皆在視網膜前。

23. 解析：(C)。

將-3.00DS/+6.00DC×180 轉換成+3.00DS/-6.00DC×090。

兩主午線方向的矯正度數一正一負，所以是混合性散光。

24. 解析：(C)。

水平軸-3.75D 且垂直軸-5.25D，所以處方為-3.75DS/-1.50DC×180 或是 -5.25DS/+1.50DC×090。

25. 解析：(D)。

(D)用硬式隱形眼鏡矯正比用鏡框眼鏡矯正效果好。

26. 解析：(D)。
-2.00DS/+1.25DC×180 → -0.75DS/-1.25DC×090，負散光軸在鉛直方向，為逆散光，角膜鉛直方向較平坦。

27. 解析：(A)。
-3.50DS/+4.50DC×090 → +1.00DS/-4.50DC×180，負散光軸在水平方向，所以為順規散光。又光學十字兩方向的矯正度數一正一負為混合性散光。

28. 解析：(C)。
水平檢影結果：$(-3.5D)+(+1D)-\frac{1}{0.5m}=-4.5D$；
鉛直檢影結果：$(-3.5D)+(+1.5D)-\frac{1}{0.5m}=-4D$。
所以遠用處方為-4.00DS/-0.50DC×090，近用度數為-2.50DS/-0.50DC×090。

29. 解析：(D)。
(D)不屬於規則散光者即為不規則散光。

30. 解析：(B)。
矯正負柱軸在水平領域的散光為順散光。
(A)(C)為逆散光；(D)為斜軸散光。

31. 解析：(A)。
水平方向的矯正屈光力為+1.50D，垂直方向的矯正屈光力為 0D，所以為單純性遠視散光。

32. 解析：(B)。
利用$R_x=P_{lens}-\frac{1}{WD}$ → $P_{lens}=R_x+\frac{1}{WD}$。
水平方向：$P_{lens}=(+2D)+\frac{1}{\frac{2}{3}m}=+3.5D$。
垂直方向：$P_{lens}=(-4D)+\frac{1}{\frac{2}{3}m}=-2.5D$。
試驗鏡片屈光力為+3.50DS/-6.00DC×180。
最快方法將工作距離度數$\frac{1}{\frac{2}{3}m}=1.5D$直接加到球面度數即可。

33. 解析：(D)。
水平方向：$P_{CL}=\frac{-6D}{1-0.015m\times(-6D)}=-5.50D$。
垂直方向：$P_{CL}=\frac{-7.75D}{1-0.015m\times(-7.75D)}=-6.94D$。
所以度數為-5.50DS/-1.44DC×180。

34. 解析：(C)。

水平處方為+2.00D，垂直處方為-2.00D，即-2.00D@090/+2.00D@180，完整處方為+2.00DS/-4.00DC×180 或是-2.00DS/+4.00DC×090。

35. 解析：(D)。

②眼鏡無法矯正不規則散光；④逆散光屬於規則散光。

36. 解析：(C)。

將-3.00DS/+1.00DC×090 轉換成-2.00DS/-1.00DC×180，兩主子午線方向皆以負度數矯正，所以兩條焦線皆在視網膜前，屬複合式近視散光。

37. 解析：(C)。

三看得清楚，表示水平焦線在視網膜上，垂直方向屈光正常。川看不清楚，水平方向有屈光不正，所以處方型式為 plano/C×090 或 C/-C×180。

38. 解析：(D)。

水平方向：$P_S = \frac{-7.75D}{1+0.015m\times(-7.75D)} = -8.7D$；

垂直方向：$P_S = \frac{-8.5D}{1+0.015m\times(-8.5D)} = -9.74D$。處方為-8.75DS/-1.00D×180。

39. 解析：(C)。

水平清楚，垂直屈光度數為+5.75D；垂直清楚，水平屈光度數為+8.75D。屬於複合式遠視散光。屈光不正為+8.75DS/-3.00DC×180。屬於順散光。

40. 解析：(B)。

中和度數為+2.50DS/-1.50DC×180。

因為工作距離為 50cm = 0.5m，扣除 2D，所以為+0.50DS/-1.50DC×180。

41. 解析：(D)。

順規散光的負散光軸在水平方向（或說正散光軸在鉛直方向）。

42. 解析：(C)。

10 度方向：$R_{x,10} = (-6.25D) - \frac{1}{0.67m} = -7.75D$，

100 度方向：$R_{x,100} = (-5.75D) - \frac{1}{0.67m} = -7.25D$。

球柱處方為：-7.25DS/-0.50DC×100。

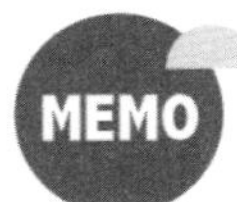
MEMO

眼鏡放大率

一、薄鏡片矯正的眼鏡放大率

二、厚鏡片矯正的眼鏡放大率

三、相對眼鏡放大率

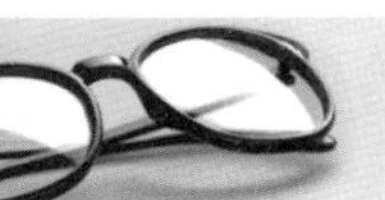

重|點|彙|整

一、薄鏡片矯正的眼鏡放大率

1. 眼鏡放大率：對遠物而言，眼鏡放大率(M_{spec})定義為當人戴著矯正鏡片時的視網膜影像大小和沒有戴矯正鏡片時的視網膜影像大小的比值。
2. 薄鏡片矯正的眼鏡放大率：$M_{spec}=\frac{1}{1-dP}$，其中 P 是矯正鏡片屈光力，d 為頂點距加 3mm（鏡片至眼睛入射瞳孔的距離）。
（註：國考題目大多不加 3mm，而直接以頂點距計算）

3. 結論
   3-1. 遠視眼的眼鏡放大率大於 1，表示視網膜影像變大而覺得有放大效果；近視眼的眼鏡放大率小於 1，表示視網膜影像變小而覺得有縮小效果。
   3-2. 利用隱形眼鏡矯正屈光不正會比較接近未矯正（原來）的視覺感受。
   3-3. 遠視眼：隱形眼鏡矯正的眼鏡放大率小於框架眼鏡矯正的眼鏡放大率；近視眼：隱形眼鏡矯正的眼鏡放大率大於框架眼鏡矯正的眼鏡放大率。
   3-4. 當頂點距減少時，遠視矯正的眼鏡放大率變小，而近視矯正的眼鏡放大率變大；當頂點距增加時，遠視矯正的眼鏡放大率變大，而近視矯正的眼鏡放大率變小。
   3-5. 遠視（正）度數越強，則眼鏡放大率會越大；近視（負）度數越強，則眼鏡放大率越小。

EXAMPLE

【練習1　薄鏡片眼鏡放大率】

一個+4.00D 鏡片，置於眼角膜前 12mm 處，則該鏡的放大率大約為多少？

(A)放大 8.7%　(B)縮小 6.4%　(C)縮小 8.7%　(D)放大 6.4%。　（106 特師）

解題攻略》

公式：$M_{spec}=\frac{1}{1-dP}$。

加 3mm 的計算：$M_{spec}=\frac{1}{1-(0.012m+0.003m)\times 4D}=+1.064$ → 放大 6.4%。

不加 3mm 的計算：$M_{spec}=\frac{1}{1-0.012m\times 4D}=+1.05$ → 放大 5.0%。

正確答案為(D)。

【練習 2　眼鏡放大率與有效度數】 EXAMPLE

有關眼鏡鏡片與眼球表面距離變動造成的效果，下列敘述何者錯誤？

(A)當戴著正確度數的近視眼鏡，移近眼球表面時，縮小倍率減少

(B)當戴著正確度數的遠視眼鏡，移近眼球表面時，放大倍率減少

(C)當戴著正確度數的遠視眼鏡，移近眼球表面時，看近變得比較清楚

(D)當戴著正確度數的近視眼鏡，移離眼球表面時，看遠變得比較模糊。

（109 專高）

解題攻略》

(A)近視矯正，頂點距減少的眼鏡放大率增加，所以縮小倍率減少；

(B)遠視矯正，頂點距減少的眼鏡放大率減少；

(C)正確度數的遠視眼鏡移近眼睛時，可矯正的遠視度數減少，所以看近不清楚；

(D)正確度數的近視眼鏡移離眼睛時，可矯正的近視度數減少，所以看遠不清楚。

正確答案為(C)。

歷屆試題

1. 一個戴-3.00D 鏡片眼鏡的人，其眼鏡置於眼前 12mm，則該鏡的放大率大約為多少？
   (A)放大 7.0% (B)縮小 7.0% (C)放大 3.5% (D)縮小 3.5%。（109 二特師）
2. 關於鏡片成像大小的敘述，下列何者正確？
   (A)近視眼鏡片有放大影像的效果
   (B)遠視眼鏡片有放大影像的效果
   (C)透鏡鏡片放大縮小影像的效果與度數無關
   (D)透鏡鏡片放大縮小影像的效果與前表面屈光度數無關。（109 一特生）
3. 患者配戴-8.00DS 的眼鏡，當頂點距離為 14mm 時，此鏡片大約會產生多少的放大率？
   (A) -10% (B) -12% (C) -13.5% (D) -15%。（107 特師）

解答及解析

1. 解析：(D)。
   $M=\frac{1}{1-0.012m\times(-3D)}=0.965$，所以縮小 1 – 0.965 = 0.035 = 3.5%。
2. 解析：(B)。
   (A)近視眼鏡片有縮小影像的效果；
   (B)遠視眼鏡片有放大影像的效果；
   (C)透鏡鏡片放大縮小影像的效果與度數有關（屈光放大率）；
   (D)透鏡鏡片放大縮小影像的效果與前表面屈光度數有關（形狀放大率）。
3. 解析：(A)(B)。
   不加 3mm：$M_{spec}=\frac{1}{1-0.014m\times(-8D)}=0.9$ → (0.9 - 1) × 100% = -10%。
   加 3mm：$M_{spec}=\frac{1}{1-0.017m\times(-8D)}=0.88$ → (0.88 – 1) × 100% = -12%。

二、厚鏡片矯正的眼鏡放大率

1. 屈光放大率：$M_p = \frac{1}{1-dP_b}$，其中 P_b 為鏡片後頂點屈光力（矯正度數），d 為頂點距+3mm（實際上是鏡片後表面至眼睛入射瞳孔的距離）。
（註：國考題目大多不加 3mm，而直接以頂點距計算）

2. 形狀放大率：$M_s = \frac{1}{1-\frac{t}{n}P_1}$，其中 t 為鏡片中心厚度，n 為鏡片折射率，$P_1$ 為鏡片前表面屈光力（請注意不是前頂點屈光力）。
3. 矯正厚鏡片的眼鏡放大率：$M = M_sM_p = \frac{1}{1-\frac{t}{n}P_1} \times \frac{1}{1-dP_b}$。
4. 形狀放大率的結論
   4-1. 若鏡片的厚度越厚（t 越大）、前表面屈光力越強（P_1 越強）即鏡片越彎曲、折射率(n)越小，則眼鏡放大率越大。
   4-2. 若鏡片的厚度越薄（t 越小）、前表面屈光力越弱（P_1 越弱）即鏡片越平坦、折射率(n)越大，則眼鏡放大率越小。
5. 屈光放大率的結論，同薄鏡片矯正的結論。

【練習 3　厚鏡片矯正的眼鏡放大率】 EXAMPLE

一個鏡片(n = 1.6)的後頂點屈光力為+10.0D，前表面屈光力為+5.0D，如透鏡的中心厚度為 5mm 且頂點距離為 15mm，則此透鏡的總放大率為何？
(A) 1.1 倍　(B) 1.2 倍　(C) 1.3 倍　(D) 1.4 倍。　（106 專高）

解題攻略》

公式：$M = M_sM_p = \frac{1}{1-\frac{t}{n}P_1} \times \frac{1}{1-dP_b}$。

$M = M_sM_p = \frac{1}{1-\frac{0.005m}{1.6}\times 5D} \times \frac{1}{1-0.015m\times 10D} = 1.016 \times 1.176 = 1.19$。

正確答案為(B)。

EXAMPLE

【練習 4　眼鏡放大率的變化】

眼鏡處方右眼為+2.00DS，左眼+4.50DS，眼鏡的前表面屈光力為+6.00D，透鏡的中心厚度是 3mm，下列哪一個方式可以減輕因為此眼鏡所引起的不等像不舒服症狀？

(A)增加鏡片的頂點距離　(B)減少右側鏡片的前表面屈光力到+1.00D

(C)減少左側鏡片的中心厚度到 2.5mm　(D)增加左側鏡片的中心厚度到 8mm。

（106 專普）

解題攻略 》

欲減輕不舒服症狀必須使雙眼的眼鏡放大率差異縮小。

假設雙眼未矯正的視網膜影像大小一樣大，則矯正後右眼的放大率小於左眼的放大率。因此，增加右眼的放大率或是降低左眼的放大率。

(A)增加頂點距使遠視矯正的放大率變大，但雙眼都增加，差異更大，不符合；

(B)右眼前表面屈光力變弱，即鏡片變平坦，眼鏡放大率變小，不符合；

(C)左眼鏡片厚度變薄，眼鏡放大率變小，符合；

(D)左眼鏡片厚度變厚，眼鏡放大率變大，不符合。

正確答案為(C)。

EXAMPLE

【國考送分題】

王先生的眼鏡資訊為：右眼-3.50DS，前頂點屈光力+6.00D，中心厚度 3mm；左眼-8.00DS，前頂點屈光力+4.00D，中心厚度 2mm；折射率皆為 1.6，頂點距離為 12mm。有關眼鏡放大率的敘述，下列何者錯誤？

(A)左眼約為右眼 1.06 倍　(B)右眼眼鏡總放大率約為 0.97 倍

(C)右眼形狀放大率約為 1.01 倍　(D)左眼屈光放大率約為 0.91 倍。　（107 特師）

解題攻略

公式：$M = M_s M_p = \frac{1}{1-\frac{t}{n}P_1} \times \frac{1}{1-dP_b}$。

由於題目提供前頂點屈光力，並不是前表面屈光力，所以不能作眼鏡放大率的計算。(仔細進行冗長驗算可證明左右眼的矯正鏡片根本無法存在)

無正確答案：送分。

若題目將前頂點屈光力改為前表面屈光力，則利用矯正近視的眼鏡放大率小於 1，並且近視度數愈高，放大率愈小可知：因為(A)左眼近視度數遠高於右眼近視度數，所以左眼的眼鏡放大率應小於右眼的眼鏡放大率。

假設左右眼未矯正的視網膜影像大小一樣，則：

右眼眼鏡放大率：$M = \frac{1}{1-\frac{0.003m}{1.6}\times 6D} \times \frac{1}{1-0.012m\times(-3.5D)} = 1.011 \times 0.96 = 0.971$。

左眼眼鏡放大率：$M = \frac{1}{1-\frac{0.002m}{1.6}\times 4D} \times \frac{1}{1-0.012m\times(-8D)} = 1.005 \times 0.912 = 0.917$。

左眼是右眼的$\frac{0.917}{0.971} = 0.944$倍。

歷屆試題

1. 關於鏡片放大率(spectacle magnification)的形狀因子(shape factor)，下列敘述何者最不適當？
   (A)與鏡片厚度有關
   (B)與鏡片的折射係數(index of refraction)有關
   (C)與鏡片的前表面屈光度(the power of the front surface)有關
   (D)與鏡片的後頂點屈光度(the back vertex power)有關。 (112 專普)

2. 關於鏡片屈光度與影像大小，下列敘述何者不適當？
   (A)鏡片的屈光度(refractive power)會影響視網膜影像的大小
   (B)如果兩個鏡片的屈光度相同，其對視網膜影像大小的影響就會是相同的
   (C)鏡片放大率(spectacle magnification)與鏡片的屈光度因子(power factor)有關
   (D)鏡片放大率與頂點距離(vertex distance)有關。 (112 專普)

3. 根據鏡片放大(spectacles magnification)的公式，下列敘述何者錯誤？
(A)對遠視的人而言，如果鏡片的頂點距離較長，則鏡片產生的影像放大愈明顯
(B)對遠視的人而言，如果鏡片的頂點距離固定，則鏡片的折射率愈大，產生的影像放大愈明顯
(C)對遠視的人而言，如果鏡片的頂點距離固定，則鏡片的前表面曲度(anterior surface curvature)愈大，產生的影像放大愈明顯
(D)遠視的人而言，如果鏡片的頂點距離固定，則鏡片的厚度(lens thickness)愈大，產生的影像放大愈明顯。（109 專高）

4. 一矯正眼鏡戴於眼前 12mm 處，鏡片中央厚度是 3mm，鏡片前表面屈光力為 +4.00D，鏡片折射率為 1.523，求此鏡片的形狀放大率(shape magnification)為何？
(A) 1.2%　(B) 0.8%　(C) 1.8%　(D) 2.8%。（109 一特師）

5. 有四副眼鏡，頂點距離、鏡片中心厚度、折射率、後頂點屈光力分別為 12mm、4mm、1.67、+11.00DS，下列前表面屈光力與後表面屈光力的組合中，何者的眼鏡放大率最大？
(A) +13.00DS、-2.00DS　(B) +15.00DS、-4.00DS
(C) +17.00DS、-6.00DS　(D) +19.00DS、-8.00DS。（108 專高）

6. 一眼鏡片折射率為 1.60 具有後頂點屈光力為+10.00D 與前表面屈光力為 +5.00D，若鏡片中心厚度為 8mm 且其頂點距離為 15mm，則此鏡片的總放大率為多少？
(A) 1.09×　(B) 1.19×　(C) 1.23×　(D) 1.26×。（108 特師）

7. 光線穿透眼鏡鏡片後會產生影像。請問下列參數調整方式中，何者可以讓影像放大？
(A)中心厚度變薄　(B)折射率變小
(C)前表面屈光力變小　(D)頂點距離變小。（107 專高）

解答及解析

1. 解析：(D)。
   由公式$M_{shape} = \frac{1}{1-\frac{t}{n}P_1}$知，與後頂點屈光度無關。
2. 解析：(B)。
   (B)影像大小還受鏡片厚度、鏡片折射率、鏡片形狀(前弧)有關。
3. 解析：(B)。
   (B)鏡片的折射率愈大，鏡片厚度愈薄，形狀放大率越小。
4. 解析：(B)。
   $M_s = \frac{1}{1-\frac{0.003m}{1.523}\times 4D} = 1.008$ $\rightarrow 1.008 - 1 = 0.008 = 0.8\%$。
5. 解析：(D)。
   鏡片的前表面屈光力越大，形狀放大率越大。
6. 解析：(B)。
   $M = \frac{1}{1-\frac{0.008m}{1.6}\times 5D} \times \frac{1}{1-0.015m\times(+10D)} = 1.026 \times 1.176 = 1.207$。
7. 解析：(B)。
   (B)改變前表面曲率，即改變前表面屈光力，其改變形狀放大率。

三、相對眼鏡放大率

1. 非正視眼矯正之後的視網膜影像大小 I_a 和標準正視眼之視網膜影像大小 I_s 的比值定義為相對眼鏡放大率：$RSM = \frac{I_a}{I_s} = \frac{P_s}{P_a}$，其中 P_s 為標準正視眼的屈光力，$P_a = P_b + P_s - dP_bP_s$為矯正系統（眼睛加上矯正鏡片）的等價屈光力，$P_b$ 為矯正處方。
2. 屈折性非正視眼：屈折性非正視眼和標準眼的軸長相同但是等價屈光力不同。

2-1. 未矯正時的視網膜影像大小：$I_M \cong I_S \cong I_H$，其中 I_M、I_S、I_H 分別為近視、正視、遠視的視網膜影像大小。

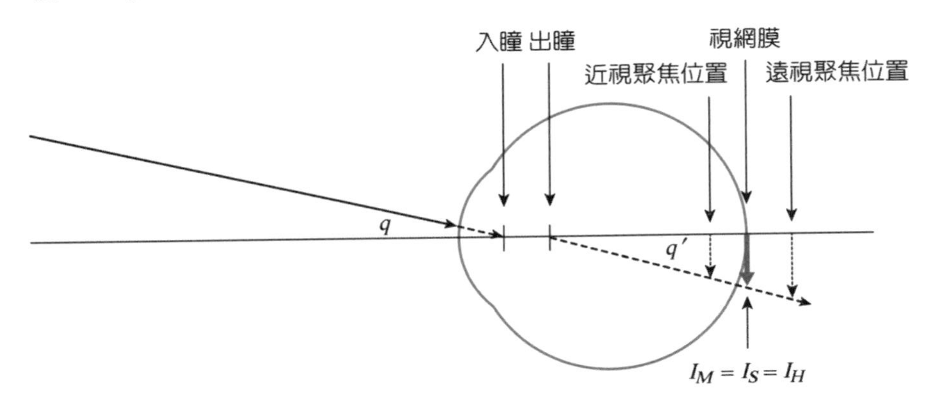

2-2. $RSM_r = \frac{P_s}{P_a} = \frac{1}{1-d_{bH}P_b}$，其中 d_{bH} 為鏡片後表面至眼睛第一主平面的距離，P_b 為矯正處方。

3. 軸性屈光不正：軸性非正視眼和標準眼的等價屈光力相同但是軸長不同。

3-1. 未矯正時的視網膜影像大小：$I_M > I_S > I_H$，其中 I_M、I_S、I_H 分別為近視、正視、遠視的視網膜影像大小。

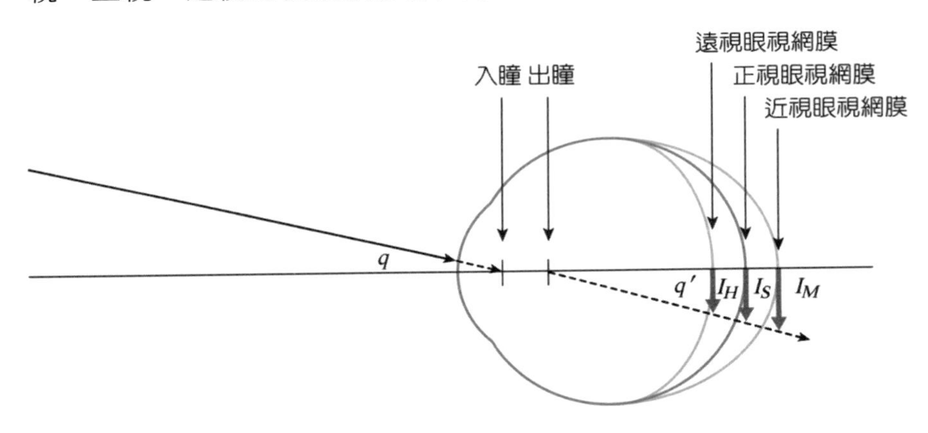

3-2. $RSM_a = \frac{P_s}{P_b+P_s-d_{bH}P_bP_s} = \frac{1}{1-\left(d_{bH}-\frac{1}{P_s}\right)P_b}$。

4. 納普定律(Knapp's law)：當軸性非正視眼的矯正薄鏡片放在眼睛第一焦點上($d_{bH} = \frac{1}{P_s}$)時可得 $RSM_a = 1$，所以矯正後的視網膜影像大小與標準正視眼的視網膜影像大小一樣大。

5. 結論

5-1. 對於屈折性屈光不正而言，以隱型眼鏡矯正的結果比框架眼鏡矯正的結果更接近標準正視眼的視網膜影像大小。

5-2. 對於軸性屈光不正而言，以框架眼鏡矯正的結果比隱形眼鏡矯正的結果更接近標準正視眼的視網膜影像大小。

5-3. 理論來說，屈折性屈光參差以隱形眼鏡矯正較佳，而軸性屈光參差以框架眼鏡矯正較佳。

【練習 5　比較視網膜影像大小】 EXAMPLE

關於屈光不正的成像，下列何者錯誤？

(A) 裸眼軸性近視的成像，會比正視眼來得大

(B) 裸眼軸性遠視的成像，會比正視眼來得小

(C) 裸眼屈光性遠視的成像，會比正視眼來得大

(D) 當所戴矯正眼鏡屈光力相同，戴用位置相同，軸性近視的成像比屈光性近視來得大。

（106 專高）

解題攻略 ≫

(C)裸眼（未矯正）屈光性遠視的成像與正視眼一樣大($I_M = I_S = I_H$)。

正確答案為(C)。

【練習 6　相對眼鏡放大率】 EXAMPLE

某人左眼以+58.00D 的薄鏡片來模擬。此人的眼睛同時有軸性和屈折性兩種成分的屈光不正，而頂點距為 12.00mm 的薄鏡片矯正是-4.00D。則此人左眼的相對眼鏡放大率(RSM)為何？（假設標準眼的屈光力為+60.00D）

(A) 1.057　(B) 1.034　(C) 0.943　(D) 0.968。

解題攻略

公式：$RSM = \frac{I_a}{I_s} = \frac{P_s}{P_a}$，$P_a = P_b + P_s - dP_bP_s$。

$P_a = (-4D) + (+58D) - 0012 \times (-4D) \times (+58D) = +56.78D$。

$RSM = \frac{+60D}{+56.78D} = 1.057$。

左眼矯正後的視網膜影像大小是正視眼視網膜影像大小的 1.057 倍。

正確答案為(A)。

EXAMPLE

【練習 7　屈折性屈光不正的相對眼鏡放大率】

一個屈折性近視者需要離眼睛第一主平面 13.00mm 距離的-8.00D 矯正。則有關框架眼鏡矯正和隱形眼鏡矯正的相對眼鏡放大率(RSM)何者敘述錯誤？

（假設第一主平面在角膜後方 1.348mm 且標準眼屈光力為+60.00D）

(A) 框架矯正的 RSM 小於 1

(B) 隱形矯正的 RSM 小於 1

(C) 隱形眼鏡矯正有較小的視網膜影像大小

(D) 框架矯正的 RSM 小於隱形矯正的 RSM。

解題攻略

公式：$RSM_r = \frac{P_s}{P_a} = \frac{1}{1-d_{bH}P_b}$。

框架眼鏡：$RSM_r = \frac{1}{1-0.013m\times(-8D)} = 0.906$。

隱形眼鏡：矯正屈光力為：$\frac{-8D}{1-(0.013m-0.001348m)\times(-8D)} = -7.32D$，

$RSM_r = \frac{1}{1-0.001348m\times(-7.32D)} = 0.99$。

正確答案為(C)。

【練習 8　能計算軸性屈光不正的相對眼鏡放大率】 EXAMPLE

一個軸性近視的非正視者需要一個離眼睛第一主平面 H_1 有 13.00mm 距離的 -8.00D 薄鏡架鏡片矯正。則有關框架眼鏡矯正和隱形眼鏡矯正的相對眼鏡放大率(RSM)何者敘述正確？

（假設第一主平面在角膜後方 1.348mm 且標準眼屈光力為+60.00D）

(A)框架矯正的 RSM 小於 1

(B)隱形矯正的 RSM 小於 1

(C)隱形眼鏡矯正有較小的視網膜影像大小

(D)框架矯正的 RSM 小於隱形矯正的 RSM。

解題攻略

公式：$RSM_a=\frac{P_s}{P_b+P_s-d_{bH}P_bP_s}=\frac{1}{1-\left(d_{bH}-\frac{1}{P_s}\right)P_b}$。

框架眼鏡：$RSM_a=\frac{1}{1-\left(0.013m-\frac{1}{+60D}\right)\times(-8D)}=1.03$。

隱形眼鏡：矯正屈光力為：$\frac{-8D}{1-(0.013m-0.001348m)\times(-8D)}=-7.32D$，

$RSM_a=\frac{1}{1-\left(0.001348m-\frac{1}{+60D}\right)\times(-7.32D)}=1.13$。

正確答案為(D)。

歷屆試題

1. 關於戴眼鏡或隱形眼鏡影像的放大率，下列敘述何者錯誤？
   (A)軸性近視(axial myopia)的人較適合戴眼鏡矯正，看東西的大小和正視眼的人相比，大小比較不會改變
   (B)屈光性遠視(refractive hyperopia)的人較適合戴眼鏡矯正，看東西的大小和正視眼的人相比，大小比較不會改變
   (C)軸性遠視(axial hyperopia)的人戴隱形眼鏡矯正，看東西的大小會比正視眼的人看東西，看起來較小
   (D)屈光性近視(refractive myopia)的人戴眼鏡矯正，看東西的大小會比正視眼的人看東西，看起來較小。 （113 專高）

2. 一眼為正視眼的不等視患者，在一般的正常情況下，使用那一種矯正方式與屈光不正的搭配會出現最大的影像尺寸差異？
(A)鏡框眼鏡矯正軸性近視　(B)隱形眼鏡矯正屈光性近視
(C)鏡框眼鏡矯正軸性遠視　(D)鏡框眼鏡矯正屈光性遠視。（112 專普）

3. 關於非正視眼的視網膜影像大小，下列敘述何者錯誤？
(A)未矯正的屈光性近視網膜影像大小與正視眼相同
(B)未矯正的屈光性遠視網膜影像大小與正視眼相同
(C)用眼鏡矯正的屈光性近視網膜影像大小較正視眼為小
(D)用眼鏡矯正的屈光性遠視網膜影像大小與正視眼相同。（111 專普）

4. 一個病患有屈光不正，右眼-4.00D，左-9.00D，經過角膜曲率鏡測量後，初步判定兩眼角膜有相同屈光力，下列敘述何者正確？
(A)此病患的兩眼不等視最有可能是屬於軸性
(B)此病患的兩眼不等視最有可能是屬於屈光性
(C)此病患戴上眼鏡完全矯正，左眼看到的影像較大
(D)此病患戴上隱形眼鏡後，就不會有兩眼不等像的問題。（110 專高）

5. 關於屈光狀態及眼鏡對視網膜影像大小的影響，下列何者錯誤？
(A)屈光性遠視以眼鏡矯正會造成視網膜影像放大
(B)屈光性近視以隱形眼鏡矯正並不會造成視網膜影像放大
(C)軸性近視的視網膜影像會比正視眼大
(D)屈光性遠視的視網膜影像會比正視眼小。（110 專普）

6. 有關納普定律(Knapp's law)，下列敘述何者錯誤？
(A)納普定律主要是針對屈光性屈光不正(refractive ametropia)而言
(B)根據納普定律，將眼鏡置 primary focal point，則所得之視網膜影像大小與正視眼一樣
(C)戴遠視眼鏡矯正的人，看東西會比沒戴眼鏡矯正時更大
(D)戴近視眼鏡矯正的人，看東西會比沒戴眼鏡矯正時更小。（109 專高）

7. 有關眼鏡放大率及矯正的視網膜影像之敘述，下列何者錯誤？
(A)矯正的視網膜像與基本的視網膜像大小相比，負鏡片會放大，正鏡片會縮小
(B)隱形眼鏡不會將未矯正眼的視網膜像大小改變太多

(C) 非球面鏡的優點之一是有較小的眼鏡放大率
(D) 當從一般眼鏡改換為隱形眼鏡後，近視的視網膜像會變大，遠視的視網膜像會變小。 （108 專普）

8. 在相同條件下，下列四種屈光不正的狀況，何種在未矯正狀況下的視網膜影像最大？
(A)屈光性近視 (B)屈光性遠視 (C)軸性近視 (D)軸性遠視。 （107 專高）

9. 蔡先生是一名合格驗光師，發現患者有明顯遠視，且雙眼視差大於 2.00D。與醫師合作檢查後，發現是因為雙眼眼軸長度不同造成的不等視，下列何種矯正方式較可能讓兩眼的影像大小接近？
(A)配戴框架眼鏡 (B)配戴隱形眼鏡 (C)雷射手術 (D)不戴眼鏡。
（107 特師）

10. 驗光度數如下：OD：-2.50DS，OS：-5.00DS；角膜 K 值：OD：H：43.00D@3°/V：44.50D@90°；OS：H：42.75D@175°/V：44.25D@90°，下列敘述何者正確？
(A) 此為屈光性近視
(B) 眼睛裸視成像右眼較大
(C) 根據納普定律(Knapp's law)宜用一般眼鏡矯正
(D) 眼睛裸視成像一樣大。 （106 專高）

解答及解析

1. 解析：(B)。
(B)屈光性遠視的人較適合戴隱形眼鏡矯正，看東西的大小和正視眼的人相比，大小比較不會改變。

2. 解析：(D)。
屈折性屈光參差以隱形眼鏡矯正較佳，而軸性屈光參差以鏡框眼鏡矯正較佳。因此(D)的矯正最差。

3. 解析：(D)。
(D)用眼鏡矯正的屈光性遠視網膜影像大小比正視眼為大。

4. 解析：(A)。
(A)(B)兩眼屈光力相同，所以不等視最有可能是屬於軸性。
(C)戴上眼鏡完全矯正，左眼看到的影像較小。
(D)軸性不等視以隱形眼鏡矯正時仍會有兩眼不等像問題。

5. 解析：(D)。
(D)屈光性遠視的視網膜影像與正視眼約一樣大。

6. 解析：(A)。
(A)納普定律主要是針對軸性屈光不正而言。

7. 解析：(A)。
(A)負鏡片縮小影像，正鏡片放大影像。

8. 解析：(C)。
未矯正屈光性屈光不正視網膜影像大小：近視眼＝正視眼＝遠視眼。
未矯正軸性屈光不正視網膜影像大小：近視眼＞正視眼＞遠視眼。

9. 解析：(A)。
雙眼眼軸長度不同造成的不等視，所以是軸性屈光參差，軸性屈光參差以框架眼鏡矯正較佳。

10 解析：(C)。
(A)兩眼角膜 K 值差異不大，推估眼睛的屈光力屬於正常範圍，故屈光不正屬於軸性屈光不正；(B)(D)軸性近視越高代表軸長越長，裸眼（未矯正）視網膜影像大小就越大，故左眼裸眼視網膜影像較大；(C)軸性屈光參差以框架眼鏡矯正較佳（納普定律），屈折性屈光參差以隱形眼鏡矯正較佳。

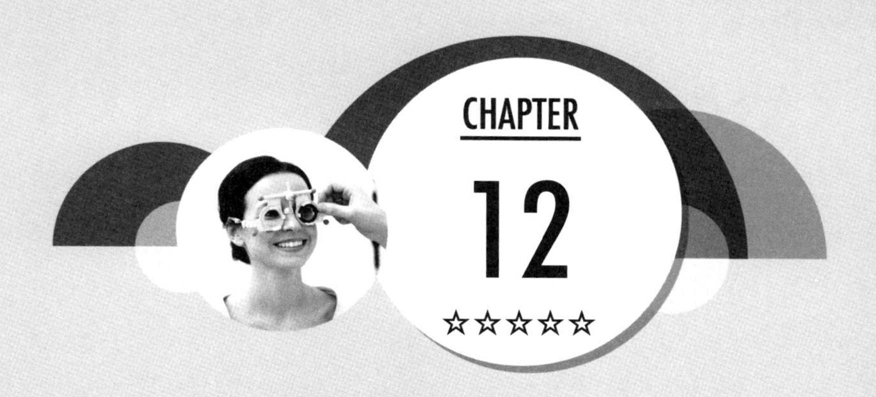

調節與景深

一、調節振幅

二、調節需求

三、老花

四、景深與超焦距

五、有景深情況下的清晰視覺範圍和調節振幅

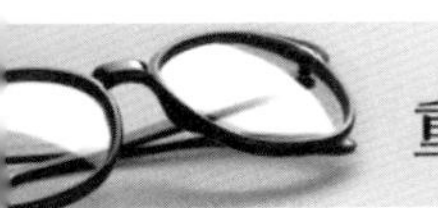

重|點|彙|整

一、調節振幅

1. 對近物聚焦時，眼睛會開始進行調節。此時睫狀肌收縮，水晶體懸韌帶放鬆，使得水晶體在中心部位變厚並且增加表面的曲率。這些變化導致眼睛的等價屈光力增加。

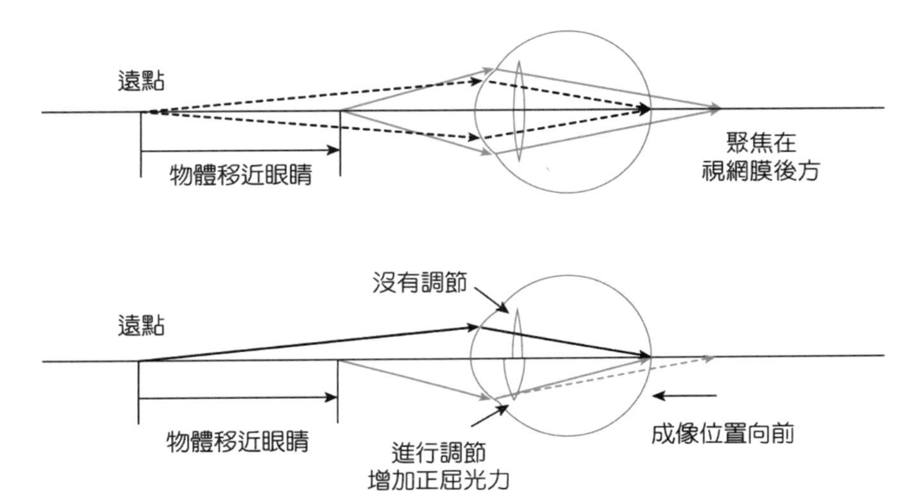

2. 在不考慮景深的情況下，清晰視覺範圍中的最遠位置和最近位置分別稱為遠點和近點。
   2-1. 睫狀肌完全放鬆時，聚焦在遠點。
   2-2. 睫狀肌最大收縮時，聚焦在近點。
3. 遠點和近點之間的距離稱為調節範圍。
4. 遠點和近點之間的入射聚散度差異稱為調節振幅。

5. 假設 u_{FP}、u_{NP} 分別代表遠點和近點的距離，而 U_{FP}、U_{NP} 分別代表遠點和近點對應的入射聚散度，則調節振幅為$A_A = U_{FP} - U_{NP} = \frac{1}{u_{FP}} - \frac{1}{u_{NP}}$。

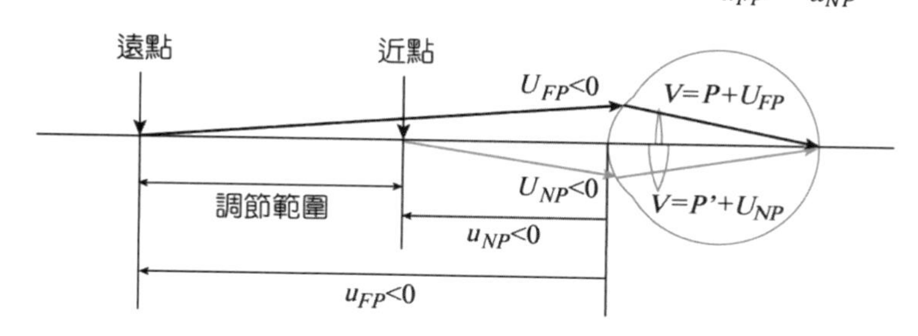

【練習 1　調節振幅】　EXAMPLE

一個眼球其遠點在眼後 50cm，其近點為眼前 20cm，其調節幅度為多少？

(A) 3.00D　(B) 4.00D　(C) 5.00D　(D) 7.00D。　（107 特師）

解題攻略

公式：$A_A = U_{FP} - U_{NP} = \frac{1}{u_{FP}} - \frac{1}{u_{NP}}$。

$A_A = \frac{1}{+0.5m} - \frac{1}{-0.2m} = +2D - (-5D) = +7D$。

正確答案為(D)。

【練習 2　遠點和近點】　EXAMPLE

某人屈光度數為+1.00D，其調節幅度為 4.00D，此眼球的遠點及近點為下列何者？

(A)遠點眼前 50cm，近點眼前 33cm　(B)遠點眼前 100cm，近點眼前 25cm

(C)遠點眼後 50cm，近點眼前 100cm　(D)遠點眼後 100cm，近點眼前 33cm。

（107 特師）

解題攻略》

公式：$A_A = U_{FP} - U_{NP} = \frac{1}{u_{FP}} - \frac{1}{u_{NP}}$。

眼球屈光度數為遠點距離倒數，所以$\frac{1}{+1D} = +1m = +100cm$，正號代表眼後。

$4D = 1D - \frac{1}{u_{NP}} \rightarrow \frac{1}{u_{NP}} = 1D - 4D = -3D$。

近點距離$u_{NP} = \frac{1}{-3D} = -0.33m = -33cm$，負號代表眼前。

正確答案為(D)。

EXAMPLE

【練習 3　未完全矯正計算調節振幅】

一個未矯正的遠視眼(+2.00D)，其調節近點為眼前 33.3cm。若患者在驗配隱形眼鏡時，不小心多配了+1.00D。請問患者配戴此隱形眼鏡時的調節近點為何？（忽略景深）

(A)眼前$33.3cm$　(B)眼前$25.0cm$　(C)眼前$20.0cm$　(D)眼前$16.67cm$。（113 專高）

解題攻略》

調節振幅$+2D - \frac{1}{-0.333m} = +5D$。多配$+1.00D$，相當於有$+6D$的調節振幅，所以此時近點為$u_{NP} = \frac{1}{-6D} = -0.1667m = -16.67cm$。

正確答案為(D)。

EXAMPLE

【練習 4　清晰視覺範圍】

未知度數的受檢者戴用-4.00DS 的隱形眼鏡，可以看清楚的距離是眼前 50cm 至 16.7cm。拿掉隱形眼鏡後，可以看清楚的最近距離為何？

(A) 8cm　(B) 10cm　(C) 12cm　(D) 15cm。（107 特師）

解題攻略

戴用隱形眼鏡時，清晰視覺範圍在眼前 50~16.7cm，相對應的入射聚散度範圍為-2.00D ~ -6.00D。

當移除隱形眼鏡少了-4.00D 時，相當於增加+4.00D，清晰視覺範圍相對應的入射聚散度變為-6.00D ~ -10.00D。所以清晰視覺範圍為眼前 16.7~10cm。

因此，不戴隱形眼鏡時，近點為眼前 10cm。

（註：本題可以只關注近點的計算即可）

正確答案為(B)。

歷屆試題

1. 一位遠視患者，配鏡矯正時過度矯正了 $2D$。當病患帶著此眼鏡時，其近點(near point) 為 $20cm$。請問此遠視患者之屈光調節能力(range of accommodation)為多少？

   (A) 1.00D　(B) 3.00D　(C) 5.00D　(D) 7.00D　（113 專高）

2. 三位分別為正視眼、近視-4.00D 及遠視+3.00D 的 40 歲成年人，假設每人的調節力均為 4.00D，他們的調節近點(near point of accommodation)依序分別為多少？

   (A) 25/12.5/100 公分　(B) 25/無窮遠/14.3 公分

   (C) 50/16.7/20 公分　(D) 50/16.7/無窮遠。　（112 專高）

3. 遠視+2.00D 之國小學生，配戴正確的矯正眼鏡後，當他在家中寫功課時主要需用到下列何種功能？

   (A)立體視覺(stereopsis)　(B)暗適應能力(dark adaptation)

   (C)瞳孔光反射作用(pupillary light reflex)　(D)調節作用(accommodation)。

   （111 專高）

4. 一眼有 3D 的調節幅度(amplitude of accommodation)時，其近點(near point)在眼前 25cm 處，則此眼之遠點(far point)是在？

   (A)眼前 100cm　(B)眼前 50cm　(C)眼前 75cm　(D)眼前 125cm。（111 專普）

5. 有一位+3.00D 遠視眼患者有 4D 調節幅度，未經矯正時，此患者的近點位置為何？
(A) 58.3cm (B) 70cm (C) 85cm (D) 100cm。 （111 專普）

6. 遠點為 1m 的近視眼，如果需要看清楚眼前 50cm 的物件，所需要使用的調節力為多少？
(A) 1D (B) 2D (C) 0.5D (D) 0D。 （111 專普）

7. 一個人的遠點(far point)為眼前 200cm 處，近點(near point)為前 12.5cm 處，則此人之調節力為多少？
(A) 6.0D (B) 7.5D (C) 8.0D (D) 8.5D。 （110 專高）

8. 若一患者眼球未矯正，有一物體位於屈光度-3.00D 近視眼的角膜前 20cm，為了將物體成像於視網膜，則需要多少調節(accommodation)？
(A) +1.00D (B) +2.00D (C) -1.00D (D) -2.00D。 （110 專普）

9. 有一孩童在未使用鏡片矯治下，發現物體移近至眼前 33 公分時變模糊。雙眼未散瞳前+2.00DS，經睫狀肌麻痺後，發現雙眼為+6.00DS。他的調節幅度(amplitude of accommodation)應為多少？
(A) 5.00D (B) 6.00D (C) 8.00D (D) 9.00D。 （109 專高）

10. 有關調節近點的敘述，下列何者正確？
(A)調節近點是在眼睛處於最小調節時，所能清晰聚焦的最近的一點
(B)調節近點是在眼睛處於最大調節時，所能清晰聚焦的最近的一點
(C)調節近點是在眼睛處於調節完全靜止時，所能清晰聚焦的最近的一點
(D)調節近點與輻輳近點(near point of convergence)是相同的。 （108 專高）

11. 下列何者的調節範圍(range of accommodation)不包括眼前 33cm？
(A)一正視眼，調節幅度為 4.00D
(B)一近視-2.00DS 眼睛，調節幅度為 2.00D
(C)一近視-1.00DS 眼睛，調節幅度為 2.00D
(D)一遠視+1.00DS 眼睛，調節幅度為 1.00D，配戴+2.00DS 老花眼鏡。
（108 專高）

12. 近視-5.00DS 顧客，其調節幅度為 3.00D，當他配戴-3.00DS 眼鏡時，其遠點及近點為下列何者？
(A)眼前 33cm，眼前 20cm (B)眼前 40cm，眼前 33cm
(C)眼前 50cm，眼前 25cm (D)眼前 50cm，眼前 20cm。 （108 專高）

13. 受檢者遠視 3.00D，其調節幅度為 3.00D，則下列敘述，何者錯誤？
(A)遠點在眼後 33cm (B)近點在眼前無窮遠處
(C)明視域從無窮遠至 33cm (D)仍可能有 1.0 的視力。 （108 專高）

解答及解析

1. 解析：(B)。
若無過矯，則調節振幅為$5D$。但因過矯$+2D$，所以真正調節振幅為$5D-2D=3D$。

2. 解析：(A)。
正視眼近點：$\frac{1}{-4D}=-0.25(\mathrm{m})$；近視眼近點：$\frac{1}{-4D-4D}=-0.125(\mathrm{m})$；
遠視眼近點：$\frac{1}{+3D-4D}=-1(\mathrm{m})$。

3. 解析：(D)。
寫功課為近距離視覺任務，需要進行調節。

4. 解析：(A)。
$A=U_{FP}-U_{NP}=\frac{1}{u_{FP}}-\frac{1}{u_{NP}} \rightarrow 3D=\frac{1}{u_{FP}}-\frac{1}{-0.25m} \rightarrow u_{FP}=-1m$，遠點在眼前 100cm。

5. 解析：(D)。
$A=U_{FP}-U_{NP}=\frac{1}{u_{FP}}-\frac{1}{u_{NP}} \rightarrow 4D=+3D-\frac{1}{u_{NP}} \rightarrow u_{NP}=-1m$，眼前 100cm。

6. 解析：(A)。
$A_x=U_{FP}-U_x=\frac{1}{u_{FP}}-\frac{1}{u_x}=\frac{1}{-1m}-\frac{1}{-0.5m}=1D$。

7. 解析：(B)。
$A_A=U_{FP}-U_{NP}=\frac{1}{-2m}-\frac{1}{-0.125m}=7.5D$。

8. 解析：(B)。
$A_D=U_{FP}-U_x=(-3D)-\frac{1}{-0.2m}=+2D$。

9. 解析：(D)。

   近點在眼前 33cm，相當於 U_{NP} = -3D。

   遠點位置相當於在 U_{FP} = +6D。所以調節振幅為$A_A = 6D - (-3D) = 9D$。

10. 解析：(B)。

    調節近點是眼睛付出最大調節時，能看清物體的最近距離（不考慮景深）。

11. 解析：(D)。

    (A)調節範圍：0D（無窮遠）至-4D（眼前 25cm）；

    (B)調節範圍：-2D（眼前 50cm）至-4D（眼前 25cm）；

    (C)調節範圍：-1D（眼前 100cm）至-3D（眼前 33cm）；

    (D)調節範圍：-1D（眼前 100cm）至-2D（眼前 50cm）。

12. 解析：(D)。

    配戴-3D 鏡片時，相當於近視-2D，所以遠點在眼前 50cm。

    而付出最大調節時，可看清相當於-5D 的位置，所此時近點在眼前 20cm。

13. 解析：(C)。

    受檢者看無窮遠時，正好付出最大調節，所以病人的清晰視覺範圍只有在無窮遠處，眼前有限距離的物體都無法看清楚。

二、調節需求

1. 調節需求是指眼睛在外在物體刺激下，能將此物體看清楚所需要的調節。
2. 調節需求與實際上眼睛真正提供的調節量（調節反應）不同。
3. 眼鏡調節需求

   3-1. 對完全矯正眼鏡而言，在眼鏡平面上能將前方物體的入射聚散度中和的屈光力。

   3-2. 眼鏡調節需求：$A_s = -U_x = -\frac{1}{u_x}$，其中 U_x 是距離 u_x 物體至眼鏡平面的入射聚散度。

   3-3. 眼鏡調節需求即利用鏡片度數來中和外在物體刺激，使眼睛不必或減少調節付出。

4. 眼球調節需求

4-1. 眼球調節需求是遠點與眼前任一位置的物體到達眼睛的入射聚散度之差。

4-2. 假設 u_{FP}、u_x 分別代表遠點和眼前任一物體的距離，而 U_{FP} 和 U_x 分別代表遠點和眼前任一物體對應的入射聚散度，則眼球調節需求為：$A_x = U_{FP} - U_x = \frac{1}{u_{FP}} - \frac{1}{u_x}$。

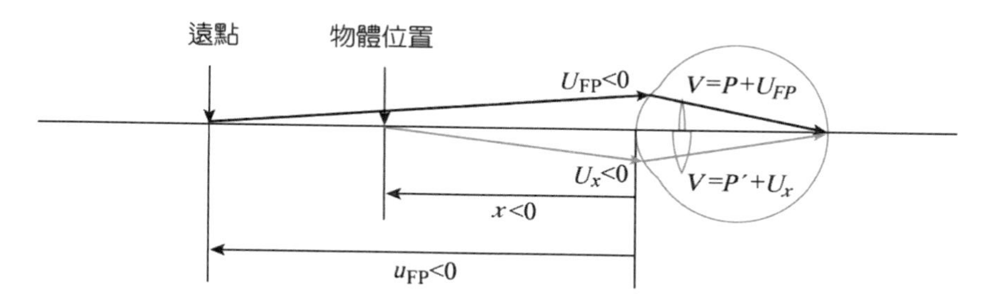

4-3. 若配戴完全矯正之鏡片時，則欲看清楚位於眼鏡前距離 x 的物體所需要的調節為$A_x = U_{FP} - U_x$，其中$U_{FP} = \frac{P}{1-dP}$，$U_x = \frac{P+\frac{1}{x}}{1-d\left(P+\frac{1}{x}\right)}$。

4-4. 對相同距離的物體而言，矯正的遠視者比矯正的近視者有較大的眼球調節需求。

4-5. 隱形眼鏡矯正的非正視者和正視者有相同的眼球調節需求。

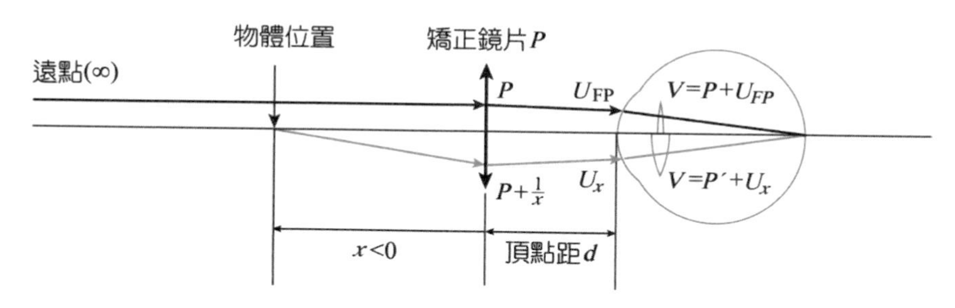

4-6. 對遠視者而言，隱形鏡片矯正比框架眼鏡矯正有較少的眼球調節需求。

4-7. 對近視者而言，隱形鏡片矯正比框架眼鏡矯正有較多的眼球調節需求。

EXAMPLE

【練習 5　眼鏡調節需求】

張太太兩眼遠視可以分別被+5.00DS 的眼鏡矯正，有 15mm 的頂點距離。當她在看眼鏡前 25cm 的針線時，她的眼鏡調節需求(spectacle accommodative demand)為何？

(A) +1.02D　(B) +4.00D　(C) +4.39D　(D) +5.41D。　（107 特師）

解題攻略

公式：$A_s = -U_x$。

$A_s = -\frac{1}{-0.25m} = +4D$。

正確答案為(B)。

EXAMPLE

【練習 6　未矯正時的眼球調節需求】

一個有屈光不正的近視眼-2.00D，需要做多少調節才能夠使距離 25cm 遠的物體成像在視網膜上？

(A) +1.00D　(B) +5.00D　(C) +2.00D　(D) +8.00D。　（111 專高）

解題攻略

公式：$A_x = U_{FP} - U_x = \frac{1}{u_{FP}} - \frac{1}{u_x}$。

$A_x = U_{FP} - \frac{1}{x} = -2D - \frac{1}{-0.25m} = +2D$。

正確答案為(C)。

EXAMPLE

【練習 7　矯正後的眼球調節需求】

配戴+6.00DS 的遠視眼鏡，其頂點距離為 20mm，若要看清楚離眼球 25cm 的物體，需要多少調節？

(A) +4.00D　(B) +4.37D　(C) +4.74D　(D) +5.11D。　（106 專高）

解題攻略》

公式：$A_x = U_{FP} - U_x$，其中$U_{FP} = \frac{P}{1-dP}$，$U_x = \frac{P+\frac{1}{x}}{1-d\left(P+\frac{1}{x}\right)}$。

看遠時，眼睛未調節，平行入射光經矯正鏡片屈折後，聚散度變為+6.00D，光繼續傳播到角膜時，聚散度變為$U_{FP} = \frac{+6D}{1-0.02m\times6D} = +6.82D$；看近時，物體離眼球 25cm，實際離眼鏡平面為 23cm，入射到鏡片的聚散度為-4.35D，矯正鏡片屈折後，聚散度變為+1.65D，繼續傳播到角膜時，聚散度變為$U_x = \frac{1.65D}{1-0.02m\times1.65D} = 1.71D$，所以眼球調節需求為$A_x = 6.82D - 1.71D = 5.11D$。

上述計算如下圖所示。

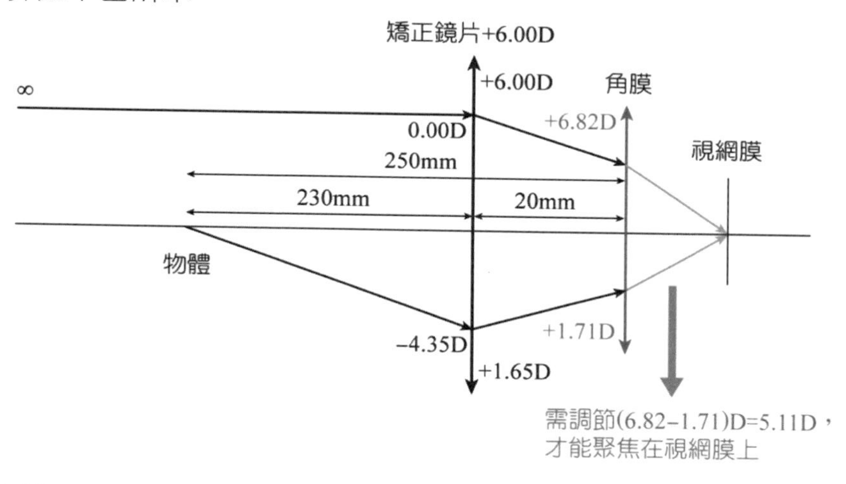

正確答案為(D)。

歷屆試題

1. 陳同學右眼是以眼鏡面(頂點距離為 14 公厘)量出為六百度的近視眼，當林先生手持-5.00DS 的透鏡，此透鏡距離角膜 10 公分，讓陳同學去觀察角膜前 20 公分的螞蟻。眼睛要做多少的調焦(accommodation)，才能看得最清楚？
   (A) $+0.25D$ (B) $+0.47D$ (C) $+2.07D$ (D) $+5.02D$。 （113 專高）

2. 一位未矯正的-2.00D 近視眼，若要看清楚距離眼前 33.33cm 的物體時，需要做多少調節力？
   (A) 1.00D (B) 2.00D (C) 3.00D (D) 4.00D。 （112 專高）

3. 一位配戴完全矯正-4.00DS 隱形眼鏡的近視者，若要看清楚眼前 10cm 的物體，需要多少調節力？
(A) 4D (B) 6D (C) 8D (D) 10D。 （111 專高）

4. 有關眼鏡與老花的敘述，何者正確？
(A)近視眼鏡可以刺激增加眼睛的調節力，減緩老花的發生
(B)近視隱形眼鏡可以刺激增加眼睛的調節力，減緩老花的發生
(C)近視眼鏡無法增加眼睛的調節力，但在光學上比配戴近視隱形眼鏡減少看近物時調節力的需求
(D)近視隱形眼鏡無法增加眼睛的調節力，但在光學上比配戴近視眼鏡減少看近物時調節力的需求。 （110 專高）

5. 一位患者用頂點距離 15mm 的-10.00DS 眼鏡可完全矯正。如果要看清楚眼前 40cm 的物體，配戴隱形眼鏡和配戴眼鏡的調節需求相差多少？
(A) 0.43D (B) 0.56D (C) 0.78D (D) 0.83D。 （110 專高）

6. 遠視眼男性原本戴完全矯正之眼鏡，因故改戴完全矯正之隱形眼鏡，當他看近物時調節力會發生什麼樣的變化？
(A)需要比戴眼鏡時使用更多的調節力
(B)需要比戴眼鏡時使用較少的調節力
(C)與戴眼鏡時使用一樣多的調節力
(D)改戴隱形眼鏡後看近物不再需要調節力。 （110 專高）

7. 王小姐右眼為正視眼，在看一個於角膜前 33.3cm 的物體，她需要多少的調節力，才能將物體投射到視網膜？
(A) 1.0D (B) 2.0D (C) 3.0D (D) 4.0D。 （110 專高）

8. 一配戴-5.00D 單光眼鏡鏡片的配戴者，欲清楚看見距離眼鏡平面 40cm 處的物體，其調節量應為何？（假設頂點距離為 12.5mm）
(A) 1.50D (B) 2.15D (C) 2.50D (D) 2.78D。 （110 專普）

9. 患者戴-5.00DS 眼鏡時，可看清眼前 67 公分至 100 公分。欲看清楚眼前 33 公分至 40 公分影像，眼鏡需為多少屈光度？
(A) -2.50DS (B) -3.00DS (C) -3.50DS (D) -4.00DS。 （109 專高）

10. 近視眼女性原本配戴完全矯正之隱形眼鏡，今改戴完全矯正之眼鏡，當她看近物時調節力有何改變？
(A)戴眼鏡時使用較多的調節力
(B)戴眼鏡時使用較少的調節力
(C)戴眼鏡與戴隱形眼鏡看近物時使用的調節力是一樣的
(D)戴眼鏡看近物不再需要調節力了。（109 一特師）

11. 關於看手機時所需的調節力(accommodation)敘述，下列何者正確？①近視眼戴隱形眼鏡，比戴一般眼鏡時需更多的調焦　②遠視眼戴隱形眼鏡，比戴一般眼鏡時需更多的調焦　③戴隱形眼鏡時，遠視眼比相同度數的近視眼需更多的調焦　④戴一般眼鏡時，近視眼比相同度數的遠視眼需更少的調焦。
(A) ①②　(B) ①④　(C) ③④　(D) ②③。（109 二特師）

12. 有一無水晶體顧客、可用+13.00DS 眼鏡(VD = 15mm)矯正看遠清楚，但是看近時須將眼鏡向前推到眼前 2.3 公分處才能看清近物，因為他缺乏多少眼球調節力？
(A) 2.0D　(B) 2.4D　(C) 2.8D　(D) 3.0D。（109 二特師）

13. 在 25cm 處閱讀時，下列何者錯誤？
(A)正視眼者需約 4.00D 的調節力
(B)配戴隱形眼鏡者亦需約 4.00D 的調節力
(C)在配戴一般眼鏡下，遠視患者需要較高的調節力
(D)在配戴一般眼鏡下，遠視患者需要較少的內聚力(convergence)。
（109 二特師）

14. 一個遠視+2.00D 的人，在頂點距離 12mm 處配戴一個+1.95D 度數之眼鏡，當此人要看清楚眼前 20 公分處的東西，需要使用多少的調節力？
(A) 4.7D　(B) 5.0D　(C) 5.2D　(D) 5.8D。（109 二特師）

15. 一個 5.00DS 的遠視眼（在角膜平面上量測）觀看一個位於角膜前方 20cm 處的物體。若該眼戴上+4.00DS 的隱形眼鏡，需要多少調節力才能使物體成像在視網膜上？
(A) 3.0D　(B) 4.0D　(C) 5.0D　(D) 6.0D。（109 二特師）

16. 一個眼睛的近視-4.00D，若一物件放在角膜前 20cm 處。依此條件回答本題及下列兩題；若不戴隱形眼鏡或眼鏡，此眼睛需作用的調節(accommodation)屈光力是多少？
(A) +1.00D (B) +4.00D (C) +5.00D (D) +6.00D。 （109 專普）

17. 若戴-4.00D 之隱形眼鏡，請問此眼睛需作用的調節屈光力是多少？
(A) +1.00D (B) +4.00D (C) +5.00D (D) +6.00D。 （109 專普）

18. 若戴對應度數之眼鏡（假設頂點距離為 12mm），此眼睛需作用的調節屈光力是多少？
(A) +4.00D (B) +4.20D (C) +4.55D (D) +4.62D。 （109 專普）

19. 一白內障患者經超音波晶體乳化術後，經驗光測得之屈光度數為-2.50D，當欲在 40cm 處閱讀，需配戴何種眼鏡？
(A)不用戴眼鏡或 0.00D (B) +2.50D (C) +1.50D (D) -1.50D。 （109 專普）

20. 若雙眼是遠視眼，在完全光學矯正後，在視近物時，戴隱形眼鏡比戴框架眼鏡所需的調節力會有何變化？
(A)需較多調節力 (B)需較少調節力 (C)一樣 (D)不一定。 （108 專高）

21. 張小姐的未矯正近視眼，其遠點為眼前 80cm。如果張小姐需要看一本在眼前 25cm 的書，那她至少需要多少的調節力，才有一個清晰的視網膜影像？
(A) +1.25D (B) +2.75D (C) +4.00D (D) +6.75D。 （108 專高）

22. 蔡先生兩眼近視可以分別被-10.00D 的眼鏡矯正，有 15mm 的頂點距離。當他在看眼鏡前 20cm 的手機時，他的調節需求(accommodative demand)為何？
(A) +3.54D (B) +8.70D (C) +12.24D (D) +20.94D。 （107 專高）

23. 顧客配戴-9.00DS 眼鏡（頂點距離 15mm）恰可全矯正。欲看清楚眼前 25cm 的影像，配戴隱形眼鏡所需的調節需求(accommodative demand)和戴眼鏡相差約為多少？
(A)戴隱形眼鏡少需 0.42D (B)戴隱形眼鏡多需 0.75D
(C)戴隱形眼鏡多需 1.00D (D)戴眼鏡和隱形眼鏡均需相等的調節需求。
（107 專高）

24. 一位 45 歲的病人，兩眼均有-7.00D 的近視眼，當病人戴上能完全矯正他近視眼鏡(-7.00DS)的時候，頂點距離為 15mm，他需要多少的調節力，才能看清楚在角膜前 20cm 的物體？
(A) +2.00D (B) +4.13D (C) +10.46D (D) +16.79D。 （107 專高）

解答及解析

1. 解析：(B)。
眼球屈光不正$U_{FP}=\frac{-6D}{1-0.014m\times(-6D)}=-5.54D$。
觀察螞蟻時的入射聚散度為$\frac{1}{-(0.2-0.1)m}+(-5D)=-15D\ \rightarrow$
$U_x=\frac{-15D}{1-0.1m\times(-15D)}=-6D$。
調節需求為$A_D=U_{FP}-U_x=(-5.54D)-(-6D)=0.46D$。

2. 解析：(A)。
$A_D=(-2D)-\frac{1}{-0.3333m}=+1D$。

3. 解析：(D)。
$A_x=U_{FP}-U_x=U_{FP}-\frac{1}{x}=0D-\frac{1}{-0.1m}=+10D$。

4. 解析：(C)。
近視矯正鏡片可以降低眼睛的調節需求，其中框架眼鏡降低程度多於隱形眼鏡，因而可以延緩老花現象的發生，但不會增加眼睛的調節力（調節振幅）。

5. 解析：(B)。
隱形眼鏡的調節需求等於正視眼的調節需求：$A_{CL}=0-\frac{1}{-0.4m}=2.5D$。
框架眼鏡的調節需求：$A_A=\left(\frac{-10D}{1-0.015m\times(-10D)}\right)-\left(\frac{\frac{1}{-0.385m}+(-10D)}{1-0.015m\times\left[\frac{1}{-0.385m}+(-10D)\right]}\right)=1.9D$。
兩者相差：0.6D。

6. 解析：(B)。
遠視眼使用隱形眼鏡矯正時的調節需求少於使用框架眼鏡矯正的調節需求。

7. 解析：(C)。
$A_D=U_{FP}-U_x=0-\frac{1}{-0.333m}=+3D$。

8. 解析：(B)。

$A_D = U_{FP} - U_x = \frac{-5D}{1-0.0125m\times(-5D)} - \frac{\frac{1}{-0.3875m}+(-5D)}{1-0.0125m\times\left[\frac{1}{-0.3875m}+(-5D)\right]} = 2.22D$。

9. 解析：(C)。

眼前 67cm 至 100cm，相當於-1.5D 至-1D，

欲看清楚眼前 33cm 至 40cm，相當於-3D 至-2.5D，

所以眼鏡需加+1.5D，因此眼鏡度數為-3.50D。

10. 解析：(B)。

(A)(B)近視眼在眼鏡矯正後的調節需求減少；

(C)近視眼用眼鏡矯正的調節需求少於隱形眼鏡矯正的調節需求；

(D)仍需要調節力。

11. 解析：(B)。

②遠視眼戴隱形眼鏡，比戴一般眼鏡時需更少的調焦；

③戴隱形眼鏡時，遠視眼比相同度數的近視眼需要一樣的調焦。

12. 解析：(B)。

原鏡片位置換成隱形眼鏡度數：$P_2 = \frac{+13D}{1-0.015m\times(+13D)} = +16.15D$。

新鏡片位置換成隱形眼鏡度數：$P'_2 = \frac{+13D}{1-0.023m\times(+13D)} = +18.54D$。

兩者相差：2.39D。

13. 解析：(D)。

在配戴一般眼鏡下，遠視患者需要較多的內聚力。

14. 解析：(C)。

無窮遠入射的光線經矯正鏡片+1.95D 屈折後，再傳到眼球時的聚散度為：$U_{FP} = \frac{+1.95D}{1-0.012m\times(+1.95D)} = +2D$。

眼前 20cm 的物體離鏡片 18.8cm，所以入射聚散度為$\frac{1}{-0.188m} = -5.32D$，經矯正鏡片屈折，出射聚散度為$(+1.95D) + (-5.32D) = -3.37D$，再傳到眼球時的聚散度為：$U_x = \frac{-3.37D}{1-0.012m\times(-3.37D)} = -3.24D$，所以調節需求為$A_D = (+2D) - (-3.24D) = +5.24D$。

15. 解析：(D)。

戴上+4D 的隱形眼鏡，表示還有+1D 的遠視未矯正，所以$A_D = (+1D) - \frac{1}{-0.2m} = +6D$。

16. 解析：(A)。

$A_D = (-4D) - \frac{1}{-0.2m} = 1D$。

17. 解析：(C)。

完全矯正就如同正視者，所以$A_D = 0D - \frac{1}{-0.2m} = 5D$。

18. 解析：(C)。

先求出矯正鏡片度數，$P_S = \frac{P_{CL}}{1+dP_{CL}} = \frac{-4D}{1+0.012m\times(-4D)} = -4.20D$。

角膜前 20cm 相當於鏡片前 18.8cm，

到鏡片的入射聚散度為：$\frac{1}{-0.188m} = -5.32D$，出射聚散度為-9.52D，

到角膜的入射聚散度為$U_x = \frac{-9.52D}{1-0.012m\times(-9.52D)} = -8.54D$，

調節需求為$A_D = (-4D) - (-8.54D) = +4.54D$。

19. 解析：(A)。

$A_D = (-2.5D) - \frac{1}{-0.4m} = 0D$。

20. 解析：(B)。

遠視眼戴隱形眼鏡矯正的調節需求比框架眼鏡矯正少。

21. 解析：(B)。

$A_x = \frac{1}{-0.8m} - \frac{1}{-0.25m} = +2.75D$。

22. 解析：(A)。

無窮遠光線經鏡片作用聚散度為-10D，

傳遞至眼睛的聚散度為：$\frac{-10D}{1-0.015m\times(-10D)} = -8.7D$。

物體在鏡片前方 20cm，所以入射聚散度為$\frac{1}{-0.2m} = -5D$。

經鏡片作用，出射聚散度為(-5D) + (-10D) = -15D，

傳遞到眼睛的聚散度為$\frac{-15D}{1-0.015m\times(-15D)} = -12.24D$，

所以調節需求為(-8.7D) – (-12.24D) = 3.54D。

另解：已矯正近視眼之調節需求減少，所以小於 1/0.2m = 5D。

23. 解析：(C)。

隱形眼鏡矯正的調節需求與正視眼一樣，所以為$0 - \frac{1}{-0.25m} = 4D$。

戴-9.00D 框架眼鏡的調節需求：無窮遠光線經鏡片後的聚散度為-9.00D，

傳遞至眼睛的聚散度為：$\frac{-9D}{1-0.015m\times(-9D)} = -7.93D$。

物體在鏡片前方 23.5cm，所以入射聚散度為：$\frac{1}{-0.235m} = -4.26D$。

經鏡片後的出射聚散度為(-4.26D) + (-9D) = -13.26D，

傳遞到眼睛的聚散度為：$\frac{-13.26D}{1-0.015m\times(-13.26D)} = -11.06D$，

所以調節需求為：(-7.93D) – (-11.06D) = -3.13D，

框架眼鏡矯正的調節需求大約少 0.87D。

（註：物體在眼前 25cm，考選部的答案在計算框架鏡片矯正時的調節需求並未扣除頂點距離，所以上述之-13.26D 是以-13D 去計算的）

24. 解析：(B)。

無窮遠的光線入射到眼睛的聚散度：$\frac{-7D}{1-0.015\times(-7D)} = -6.33D$。

鏡片前 18.5cm 的物體入射到眼睛的聚散度為：$\frac{-7D+\frac{1}{-0.185m}}{1-0.015m\times\left(-7D+\frac{1}{-0.185m}\right)} = -10.46D$。

調節需求為(-6.33D) – (-10.46D) = 4.13D。

三、老花

1. 年紀愈來愈大，調節能力會愈來愈下降，造成執行近距離視覺任務上產生困難。
2. 有老花時，近點會離眼睛愈來愈遠。
3. 通常四十歲以上就會開始出現老花現象。
4. Hofstetter 調節振幅公式
   4-1. 最小振幅期望值：$A_{min} = 15.0D - 0.25D \times$ 年齡。
   4-2. 平均振幅期望值：$A_{ave} = 18.5D - 0.30D \times$ 年齡。
   4-3. 最大振幅期望值：$A_{max} = 25.0D - 0.40D \times$ 年齡。
5. 老花的開始和屈光不正的程度有關
   5-1. 未矯正的遠視比未矯正的近視較早出現。
   5-2. 框架眼鏡矯正的遠視比隱形眼鏡矯正的遠視較早出現。
   5-3. 隱形眼鏡矯正的近視比框架眼鏡矯正的近視較早出現。

6. 改善的方法就是外加正屈光力（即增加正屈光力或減少負屈光力）。

7. 經驗法則

   7-1. 在保有一半調節振幅以上的能力時，老花者用眼才會感到舒適且能持久。

   7-2. 近附加度數：$ADD = A_x - \frac{A_A}{2}$，其中 A_x 是距離 u_x 物體的調節需求，而 A_A 是調節振幅。

【練習 8　Hofstetter 公式】 EXAMPLE

受檢者 50 歲，根據 Hofstetter 最小調節幅度公式，其正常調節幅度應該至少為何？

(A) 1D　(B) 3.5D　(C) 5D　(D) 2.5D。（106 特師）

解題攻略》

公式：$A_{min} = 15.0D - 0.25D \times$ 年齡。

$A_{min} = 15D - 0.25D \times 50 = 2.5D$。

正確答案為(D)。

【練習 9　近附加度數(ADD)】 EXAMPLE

遠視+2.00DS 患者，其近點(near point)距離為 33cm。若病人使用最大調節幅度的一半，習慣閱讀距離為 40cm，請問下列近用眼鏡度數何者最適當？

(A) +0.50DS　(B) +1.00DS　(C) +1.50DS　(D) +2.00DS。（107 專高）

解題攻略》

公式：$ADD = A_x - \frac{A_A}{2}$。

$A_x = 2D - \frac{1}{-0.4m} = 4.5D$，$A_A = 2D - \frac{1}{-0.33m} = 5D$，

$ADD = 4.5D - \frac{5D}{2} = 2D$。

正確答案為(D)。

EXAMPLE

【練習 10　適合近距離工作範圍的近附加度數】

某顧客屈光度數為-3.00DS，測得其調節幅度(amplitude of accommodation)為 2.00D。若他日常近距離工作在眼前 60cm 至 30cm，配戴多少度數較適當？

(A)配戴-0.50DS 眼鏡　　(B)配戴-1.00DS 眼鏡

(C)配戴-1.50DS 眼鏡　　(D)配戴-2.00DS 眼鏡。　　（108 特師）

解題攻略》

公式：$ADD = A_x - \frac{A_A}{2}$。

近距離工作範圍在眼前 60cm 到 30cm，對應聚散度為-1.67D 到-3.33D。不配戴眼鏡可視範圍的對應聚散度為-3D 到-5D，在配戴-1D 的眼鏡時，可視範圍的對應聚散度為-2D 到-4D，沒有涵蓋近距離工作範圍。在配戴-1.5D 的眼鏡時，可視範圍的對應聚散度為-1.5D 到-3.5D，可涵蓋近距離工作範圍。若配戴-2D 的眼鏡時，可視範圍的對應聚散度為-1D 到-3D，沒有涵蓋近距離工作範圍。

正確答案為(C)。

EXAMPLE

【練習 11　無景深的清晰視覺範圍】

一位尚餘+1.0D 調節幅度的顧客，戴一 ADD+2.0D 的雙焦眼鏡，其看近的調適距離，下列何者正確？

(A) 50～33 公分　(B) 33～25 公分　(C) 100～50 公分　(D) 100～20 公分。

（106 專高）

解題攻略》

沒有 ADD 時，可調適的屈光範圍為 0D ~ -1D，

相應的線性範圍為無窮遠～眼前 100cm；

有 ADD +2.0D 時，可調適的屈光範圍為-2D ~ -3D，

相應的線性範圍為眼前 50~33cm。

正確答案為(A)。

歷屆試題

1. 臨床上，加入度(Add)的意義，下列何者錯誤？
   (A)初配老花鏡加入度要用得少
   (B)加入度多，則可擴大明視域
   (C)近視眼鏡配不足，則可減低加入度的需求
   (D)看報紙的加入度，與現代 3C 需要的加入度，不一定相同。（113 專高）
2. 某正視眼且絕對老花，若不考慮景深，想觀看眼前 20cm 物體，配戴+5.50D 鏡片，其頂點距離應為多少？
   (A) 10.2mm (B) 14.2mm (C) 16.2mm (D) 18.2mm。（112 專高）
3. 調節力會隨著年齡下降，我們在計算看近附加度數，要考量到一個舒適的閱讀所使用的調節力最多不超過儲備調節能力的多少，才不會感覺視力模糊及疲勞？
   (A) 1/10 (B) 1/2 (C) 3/4 (D) 1/4。（111 專高）
4. 一位遠點距離為眼前 50cm，近點距離為 8cm 的患者，習慣閱讀距為 33cm。在戴遠用眼鏡的情況下，則此患者需要多少近距離加入度數(near ADD)，方便患者閱讀？
   (A) 10.50D (B) 3.00D (C) 1.00D (D)不需加入度數。（110 專高）
5. 病患為正視眼，調節力剩+1.50D，其工作需求為 66.7cm 處的電腦及 40cm 處的報紙，只動用一半調節力，若想配戴三光鏡片，其處方為何？
   (A)近用加入度 ADD 為 1.25D 及中距離加入度 ADD 為 0.25D
   (B)近用加入度 ADD 為 1.75D 及中距離加入度 ADD 為 0.75D
   (C)近用加入度 ADD 為 2.25D 及中距離加入度 ADD 為 0.75D
   (D)近用加入度 ADD 為 2.25D 及中距離加入度 ADD 為 1.25D。（109 專高）

解答及解析

1. 解析：(B)。
   加入度（正屈光力）多，則眼鏡放大率上升，視野下降。
2. 解析：(D)。
   頂點距等於眼前距離減去鏡片焦距 $d = 200mm - \frac{1}{+5.5D} \times 1000mm = 18.2(mm)$。

3. 解析：(B)。

   保留 1/2 調節振幅。

4. 解析：(D)。

   調節需求為$A_D = 0 - \frac{1}{0.33m} = +3D$。

   調節振幅為$A_A = \frac{1}{+0.5m} - \frac{1}{-0.08m} = 14.5D$。

   近附加度數：$ADD = A_D - \frac{A_A}{2} = 3D - \frac{14.5D}{2} = -4.25D$，

   負號代表不需近附加度數。

5. 解析：(B)。

   近附加度數：$ADD = \left(0 - \frac{1}{-0.4m}\right) - \frac{1.5D}{2} = 1.75D$。

   中距離加入度：$ADD = \left(0 - \frac{1}{-0.667}\right) - \frac{1.5D}{2} = 0.75D$。

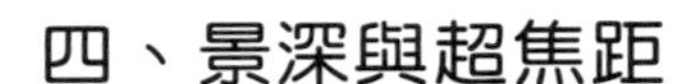

四、景深與超焦距

1. 線性景深：當光學系統聚焦在某一距離(u)的物體時，由於影像感應器（人眼即為感光細胞）的解析度極限的關係，使得物體前後有一範圍（u_d 代表遠方距離，u_p 代表近方距離）可以讓相應的影像不會被偵測到任何的模糊。物體在 u_d 到 u_p 的距離範圍稱為線性景深(linear depth of field)。

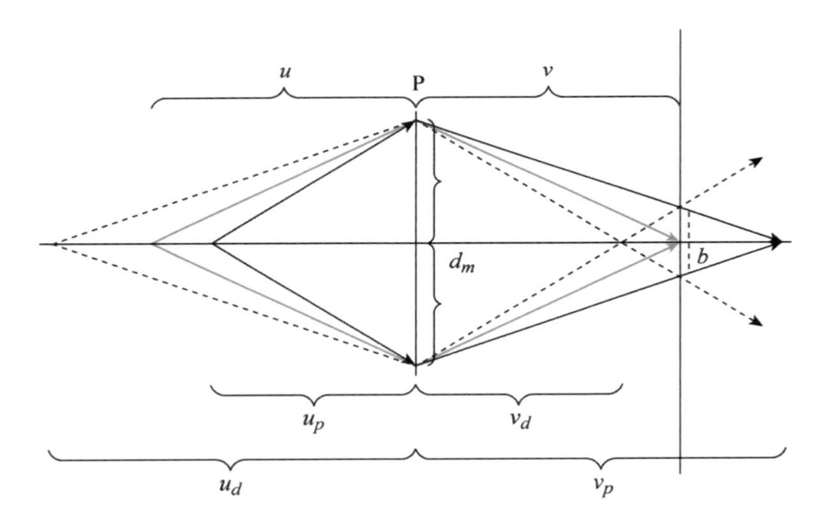

2. 屈光景深：假設 d_m 是鏡片直徑，b 是影像感測器最大可容忍的模糊圓直徑，v 為聚焦物體的像距，則屈光景深為$\delta = U_d - U = U - U_p = \frac{b}{d_m}V = \frac{b}{d_m v}$，其中 $U = \frac{1}{u}$，$U_d = \frac{1}{u_d}$，$U_p = \frac{1}{u_p}$和 V = P + U 為相對應之聚散度。

3. 總景深為$2\delta = U_d - U_p$。

4. 景深的大小與模糊容忍程度(b)成正比，而與鏡片孔徑(d_m)成反比。

5. 超焦距(hyperfocal distance)是指光學系統能使景深的遠端極限在光學無窮遠處的聚焦距離：$u_h = -\frac{1}{\delta}$。

6. 當系統聚焦在超焦距時，清晰視覺範圍為光學無窮遠至一半超焦距($\frac{1}{-2\delta}$)之間的範圍。

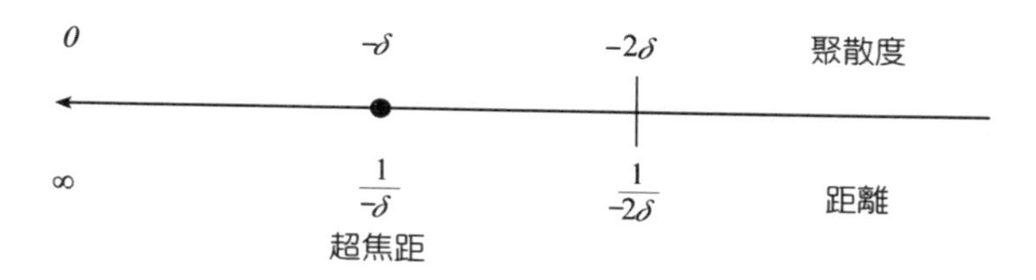

【練習 12　景深】 EXAMPLE

有關景深的敘述，下列何者錯誤？

(A)景深的單位是屈光度

(B)景深的屈光度中心位於視網膜的共軛點上

(C)焦深是景深的共軛，焦深的位置位於視網膜上

(D)較小的瞳孔會縮小模糊圈的尺寸，進而減少景深。 （111 專高）

解題攻略》

(D)較小的瞳孔縮小模糊圈的尺寸，進而增加景深。

正確答案為(D)。

EXAMPLE

【練習 13　調節與景深】

下列對於調節與景深之敘述，何者錯誤？

(A) 景深(depth of field)與瞳孔大小有關，通常瞳孔愈大，景深愈小

(B) 瞳孔太小，則會因繞射(diffraction)效應，影響景深

(C) 使用針孔(pinhole)可以改善視力，如高度近視或非屈光性眼疾

(D) 眼睛可以聚焦的最近距離以及仍然可辨識無限遠物體，稱為泛焦距離(hyperfocal distance)。（107 專高）

解題攻略 》

(C)針孔無法改善非屈光性眼疾的視力。

正確答案為(C)。

EXAMPLE

【練習 14　屈光景深和線性景深】

一個+6.00D 鏡片有 36mm 直徑和一個與 40cm 處物體精確共軛的像屏。當可容忍模糊圓直徑是 1mm 時，則：

(A)屈光景深為±0.05D

(B)總景深為 0.10D

(C)線性景深範圍為 40.8cm 至 39.2cm

(D)線性景深範圍為鏡片前 41.7cm 至 38.5cm。

解題攻略 》

公式：$\delta = U_d - U = U - U_p = \frac{b}{d_m}V = \frac{b}{d_m v}$。

對於 40cm 的物體而言，

U = -2.50D → V = +3.50D → $\delta = \frac{1mm}{36mm} \times 3.5D = 0.1D$。

屈光景深範圍為-2.40D 到-2.60D，

相應位置為：$\frac{1}{-2.4D} = -0.417m = -41.7cm$、$\frac{1}{-2.6D} = -0.385m = -38.5cm$，

所以對應的線性範圍為鏡片前 41.7cm 至 38.5cm。

正確答案為(D)。

【練習 15　人眼屈光景深】

EXAMPLE

將眼睛看成是一個以+60.00D 鏡片描述的簡併眼模型。在人眼中心凹處的一個視錐細胞的典型直徑是 3μm（微米）。假設模糊圓至少在 3 個視錐細胞的大小時，眼睛才能偵測到模糊。則對於遠物而言，當瞳孔直徑是 3mm 時，眼睛的屈光景深為何？

(A) ±0.06D　(B) ±0.12D　(C) ±0.18D　(D) ±0.24D。

解題攻略》

公式：$\delta = U_d - U = U - U_p = \frac{b}{d_m}V = \frac{b}{d_m v}$。

對遠物而言，U = 0 且 V = P → $\delta = \frac{3\times3\times10^{-6}}{3\times10^{-3}m}\times 60D = 0.18D$。

所以屈光景深為±0.18D。

正確答案為(C)。

【練習 16　超焦距的線性景深範圍】

EXAMPLE

假設一隻眼睛有±0.25D 的景深，當眼睛聚焦在超焦距時其線性景深範圍為何？

(A)眼前無窮遠至 2m　(B)眼前無窮遠至 4m

(C)眼前 2m 至 4m　(D)眼前 4m 至 8m。

解題攻略》

眼睛聚焦在超焦距時，屈光景深範圍為 0D 到-0.5D，

所以相應的線性景深範圍為無窮遠到眼前 2m。

正確答案為(A)。

五、有景深情況下的清晰視覺範圍和調節振幅

1. 清晰視覺範圍和眼睛屈光狀態和調節振幅有關。
2. 正視眼和近視眼：清晰視覺範圍是遠點和近點之間的距離範圍。
3. 遠視眼：若調節振幅夠大，則清晰視覺範圍是從無窮遠到近點的距離範圍；若調節振幅不夠大，則可能沒有清晰視覺範圍。
4. 當配戴有度數鏡片時，清晰視覺範圍會隨鏡片的度數而改變。
5. 沒有景深的情況，即 $\delta = 0$。
   5-1. 清晰視覺範圍：u_{FP}（遠點距離）～u_{NP}（近點距離），即$\frac{1}{U_{FP}}$ ～ $\frac{1}{U_{NP}}$。
   5-2. 最遠位置和最近位置的相應聚散度：U_{FP}～U_{NP}。
   5-3. 真實調節振幅：$A_{true} = U_{FP} - U_{NP}$，其中 U_{FP}、U_{NP} 分別代表遠點、近點的相應聚散度。
6. 有景深的情況，即 $\delta \neq 0$
   6-1. 最遠位置和最近位置的相應聚散度：$(U_{FP} + \delta)$ ~ $(U_{NP} - \delta)$。
   6-2. 清晰視覺範圍：$\frac{1}{U_{FP}+\delta}$ ～ $\frac{1}{U_{NP}-\delta}$。
   6-3. 表觀（明顯）調節振幅：$A_{app} = A_{true} + 2\delta$（表觀調節振幅＝真實調節振幅＋總景深），其中 U_{FP}、U_{NP} 分別代表遠點、近點的相應聚散度。

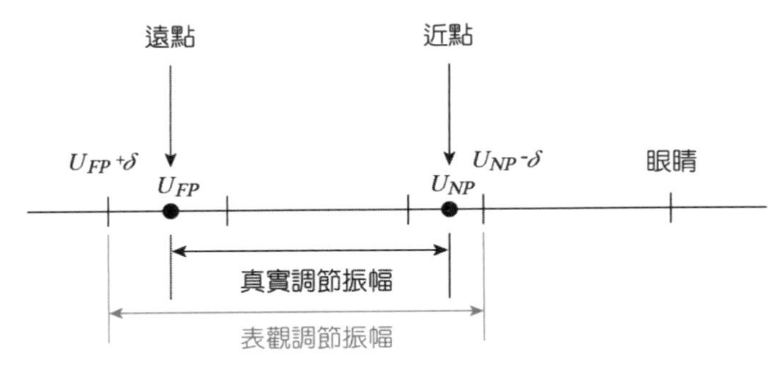

EXAMPLE

【練習 17　清晰視覺範圍與景深】

一位-2.00DS 顧客，調節幅度為 2.50D。當他配戴眼鏡後，可看清楚距離為眼前 100cm 到 20cm，其景深為多少？

(A) 0.50D　(B) 1.00D　(C) 1.50D　(D) 2.00D。　　（107 專高）

解題攻略 ≫

公式：$A_{app} = A_{true} + 2\delta \rightarrow 2\delta = A_{app} - A_{true}$。

$A_{app} = \frac{1}{-1m} - \frac{1}{-0.2m} = 4D$。

總景深為$2\delta = 4D - 2.5D = 1.5D$。

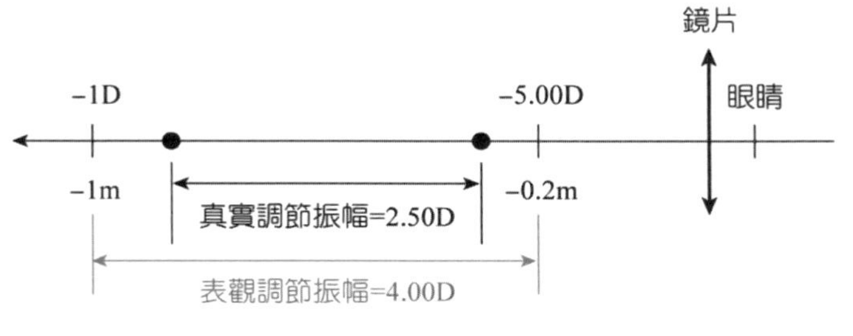

正確答案為(C)。

【練習 18　有景深的清晰視覺範圍】 EXAMPLE

某顧客屈光度數為-1.00D，其調節幅度為 2.50D。若考慮景深(depth of field) ±0.50D，其明視範圍應為多少？

(A)眼前 150cm 到 25cm　(B)眼前 200cm 到 33cm

(C)眼前 200cm 到 25cm　(D)眼前無限遠(∞)到 28.6cm。　（107 特師）

解題攻略 ≫

公式：$\frac{1}{U_{FP}+\delta} \sim \frac{1}{U_{NP}-\delta}$。

不考慮景深，明視（清晰視覺）的屈光範圍為-1D ~ -3.5D。

考慮景深，明視（清晰視覺）的屈光範圍為-0.5D ~ -4D，

相當於-2m ~ -0.25m，即眼前 200cm ~ 25cm，如下圖所示。

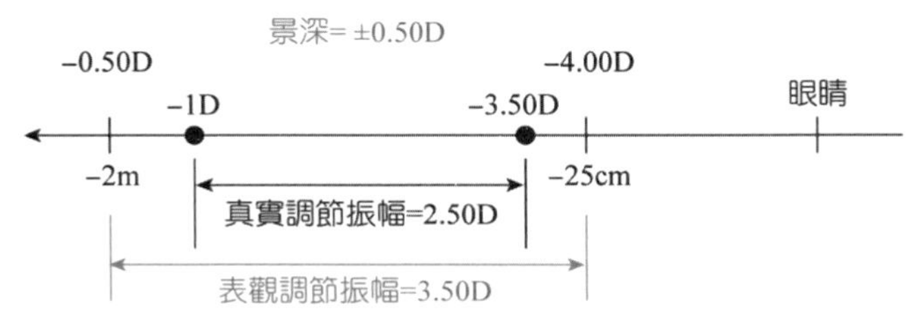

正確答案為(C)。

EXAMPLE

【練習 19　遠點位置】

一位-2.00D 的近視和老花的病人，全景深為 2.00D，在沒有矯正的情況下，他的近點為 25cm。他能看得清楚的最遠距離為多少？

(A) 25cm　(B) 33.3cm　(C) 50cm　(D) 100cm。　（107 專高）

解題攻略

有景深(±1D)情況下，最遠位置的相應聚散度為-1D，相當於眼前 100cm，如下圖所示。

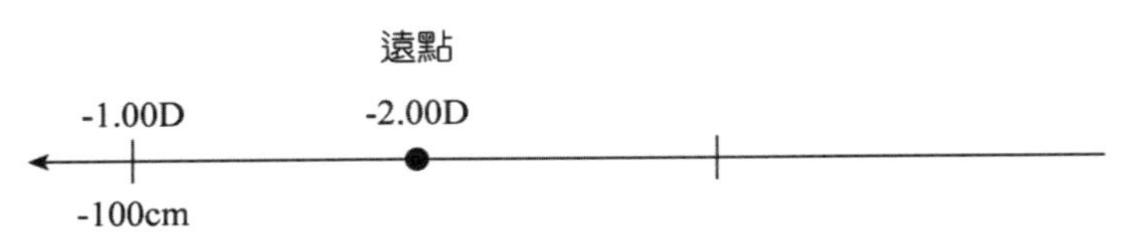

正確答案為(D)。

EXAMPLE

【練習 20　近點位置】

一位患者在景深為+3.50D 的情況下，遠點為 50cm，近點為 12.5cm；假設景深為 0 的情況下，則其近點約為多少 cm？

(A) 10.5　(B) 12　(C) 14　(D) 16。　（106 專高[補]）

解題攻略

有景深(±1.75D)下，近點的相應聚散度為-8D。

無景深時，近點的相應聚散度為-6.25D，相當於-0.16m，即眼前 16cm。

如下圖所示。

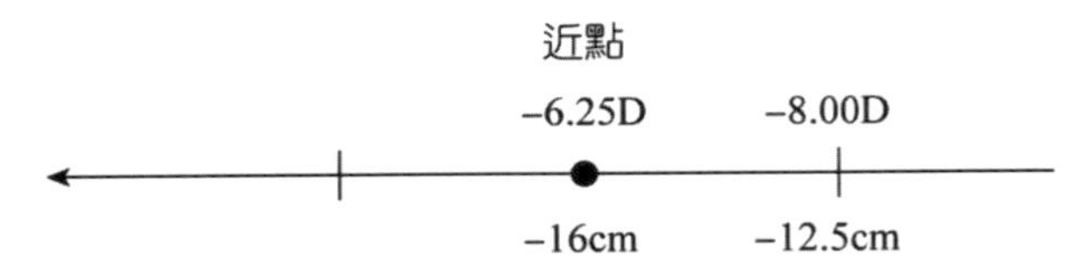

正確答案為(D)。

【練習 21 無景深時的遠點位置（即屈光不正）】 EXAMPLE

某近視病人在使用芸香眼藥水（pilocarpine、縮瞳劑）治療青光眼時，他的裸視視力可達 1.0，景深為 3.0D。當病人停止使用芸香眼藥水時，他的瞳孔回到正常大小，所以他可預期的最大近視度數為：

(A) -0.5D (B) -1.0D (C) -1.5D (D) -2.0D。 （106 專高[補]）

解題攻略》

縮瞳時，景深變大；散瞳時，景深變小。

停用縮瞳劑，瞳孔變大，景深變小，假設景深變為 0，

則遠點位置的相應聚散度為-1.5D，所以近視-1.50D，如下圖所示。

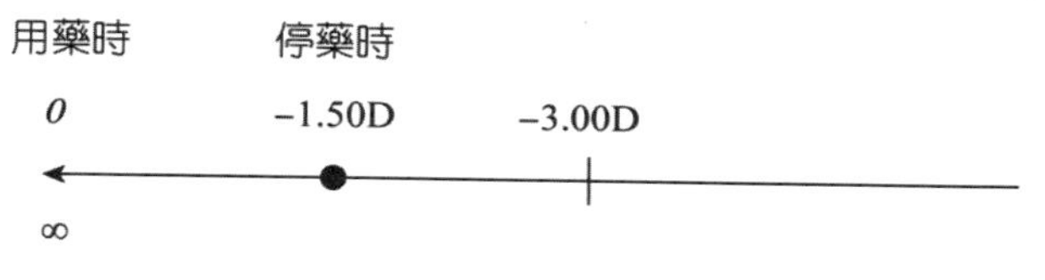

正確答案為(C)。

【練習 22 超焦距與調節綜合問題】 EXAMPLE

何先生是一位-5.0D 近視的病人，當他被隱形眼鏡完全矯正的時候，有一個 200 公分的超焦距離，他的調節近點(near point of accommodation)為 10 公分，則他的真正調節幅度為：

(A) 1.0D (B) 9.0D (C) 9.5D (D) 10.0D。 （106 專高）

解題攻略》

超焦距 200cm，相當於聚散度-0.5D，即總景深的一半。

調節近點為 10cm，相當於聚散度-10D。

真正調節幅度為(-0.5D) – (-10D) = +9.5D，如下圖所示。

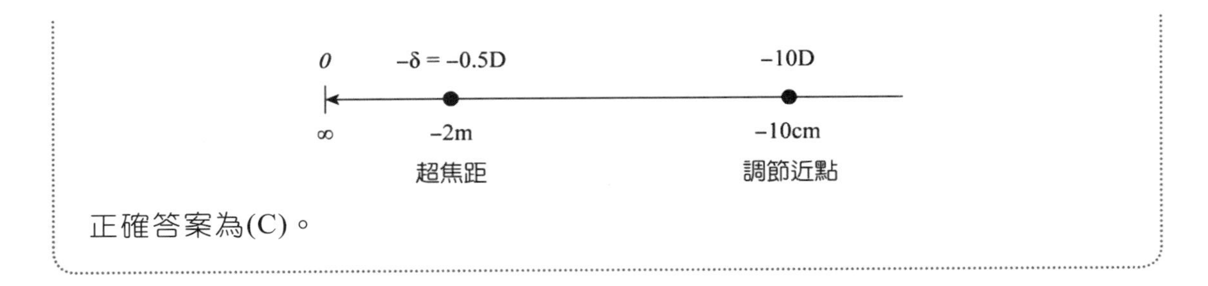

正確答案為(C)。

EXAMPLE

【練習 23　雙光鏡片的清晰視覺（明視）範圍】

周女士是一位可以被+2.00D 遠視眼鏡完全矯正的病人，有 1D 的總景深(total depth of field)。當她戴上眼鏡後，看近的明視範圍(range of clear vision)從 100 公分到 25 公分，則戴眼鏡看遠部分的明視範圍為：

(A)從 100 公分到 25 公分　(B)從 50 公分到 40 公分

(C)從無限遠(∞)到 40 公分　(D)從無限遠(∞)到 50 公分。　（106 專高）

解題攻略

看近時：清晰視覺的屈光範圍為-1D～-4D，表觀調節振幅為 3D，

因為總景深為 1D，所以真實調節振幅為 2D。

看遠時：因為真正調節振幅為 2D，所以不考慮景深時，清晰視覺的屈光範圍為 0D～-2D。

考慮景深時，清晰視覺的屈光範圍為+0.5D ～ -2.5D，但是+0.5D~0D 代表在眼後，不可能看到，所以清晰視覺範圍為眼前∞ ～40cm，如下圖所示。

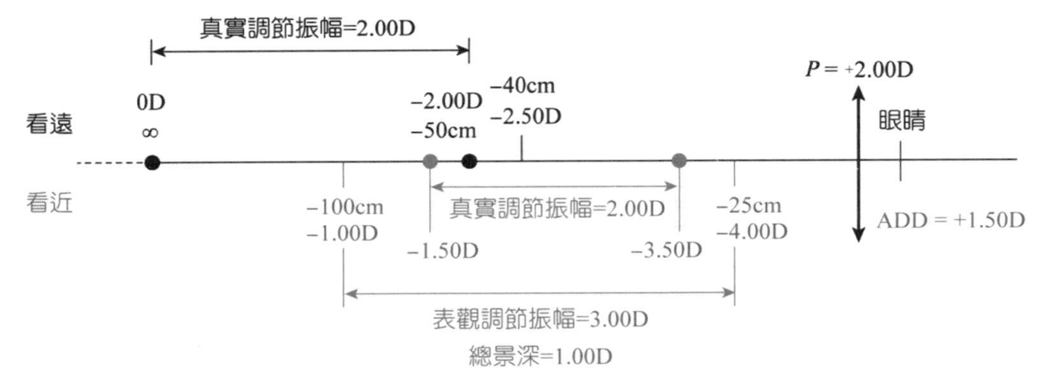

正確答案為(C)。

【練習 24　清晰視覺範圍、景深與 ADD】

EXAMPLE

一個老花眼的人配戴雙光眼鏡矯正，若透過 ADD 鏡片其可看近範圍為眼前 100 公分處到眼前 20 公分處，其調節力為 2.5D，其總景深(depth of field)應為何者？近距離加入度(near ADD)應為多少？

(A)總景深 2.0D；ADD+2.00D　(B)總景深 1.5D；ADD+3.00D

(C)總景深 1.5D；ADD+1.75D　(D)總景深 2.0D；ADD+3.00D。　（109 —特師）

解題攻略》

看近範圍：-1D（眼前 100cm）～-5D（眼前 20cm），所以表觀調節振幅為 4.0D。

因為調節力（真實調節振幅）為 2.5D，故總景深為 4.0D – 2.5D = 1.5D。

看近範圍的遠點在(-1D) – 0.75D = -1.75D，所以 ADD = 1.75D，如下圖所示。

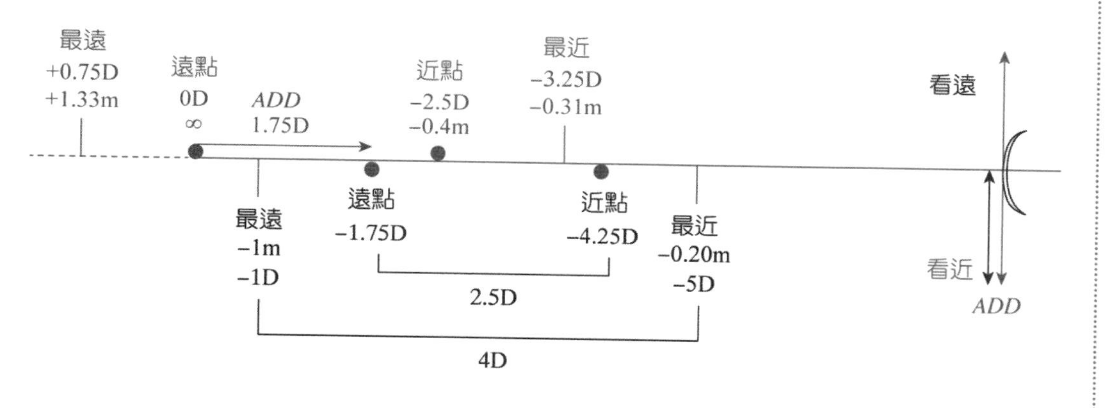

正確答案為(C)。

歷屆試題

1. 一位配戴雙焦眼鏡的老花眼患者有-6.00D 的近視且已完全矯正，其總景深為 1.00D。該患者透過雙焦近附加子片觀看時，清晰的範圍介於 66.67cm 到 25.00cm。若患者沒有配戴眼鏡時，調節近點為何？
(A) 11.11cm (B) 12.50cm (C) 14.29cm (D) 16.67cm。 （112 專高）

2. 正視眼的莊先生，當他透過位在眼鏡面+3.00D 的鏡片時，可以從鏡片前 100cm 到 20cm，看到清晰的實物。如果他的鏡片從+3.00D 的換成+6.00D，他的明視範圍為何？
(A)從鏡片前 25cm 到 12.5cm (B)從鏡片前 33.33cm 到 12.5cm
(C)從鏡片前 50cm 到 16.67cm (D)從鏡片前 50cm 到 12.5cm。 （111 專高）

3. 某近視病人在使用芸香眼藥水(pilocarpine，縮瞳劑)治療青光眼時，瞳孔縮小，但他的裸視視力可達 1.0，總景深為 2.5D。當病人停止使用芸香眼藥水時，他的瞳孔回到正常大小，則他可預期的最大近視度數為何？
(A) -0.75D (B) -1.00D (C) -1.25D (D) -2.50D。 （111 專高）

4. 一位成年人透過老花眼鏡上之 ADD 後可看清楚眼前 33.33 至 100cm 範圍內之物體，測量其總景深為 1.00D，此成年人老花眼鏡之 ADD 為何？
(A) 1.00D (B) 1.50D (C) 2.00D (D) 2.50D。 （111 專高）

5. 近視-4.00D 無調節力之成年人，假設景深為 1.50D，其看清晰的範圍為何？
(A)眼前 40.00 至 25.00cm 範圍內
(B)眼前 25.00 至 18.18cm 範圍內
(C)眼前 40.00 至 18.8cm 範圍內
(D)眼前 30.76 至 21.05cm 範圍內。 （110 專高）

6. 一位-3.00DS 近視並老花眼的患者，全景深為 2.00D、在沒有矯正的情況下，可以看得清楚的最近距離是 25cm，則其能看得清楚的最遠距離為何？
(A) 20cm (B) 30cm (C) 40cm (D) 50cm。 （110 專高）

7. 何先生一位-8.00D 近視的病人，當他戴上可完全矯正他度數的隱形眼鏡時，有一個 200 公分的超焦距離(hyperfocal distance)。如果他的調節近點(near point of accommodation)為 20 公分，他的真正調節幅度(true amplitude of accommodation)為多少？
(A) 1.00D (B) 4.00D (C) 4.50D (D) 5.50D。 （109 專高）

8. 李先生有-1.50D 的近視眼，在使用縮瞳劑芸香眼藥水(pilocarpine)治療青光眼時，他的裸視視力可達 1.0，則其全景深約為多少？
(A) 0.75D (B) 1.00D (C) 1.50D (D) 3.00D。 （108 專高）

9. 一個老花顧客藉由雙光眼鏡矯正，能看清楚的範圍是從 25cm 到 100cm，他的總景深為 1.50D，其調節幅度(amplitude of accommodation)為多少？
(A) 1.50D (B) 2.00D (C) 2.50D (D) 3.00D。 （108 專高）

10. 黃太太患有老花眼，當她戴上雙焦附加的眼鏡的時候，可以看清楚的距離從 20cm 到 200cm，她的景深為±0.50D，總景深為 1.00D，所以她真正調節幅度為何？
(A) 1.00D (B) 3.50D (C) 4.50D (D) 5.00D。 （108 專高）

11. 患者看清楚範圍(range of clear vision)從 12.5cm 到 40cm，若總景深(total depth of field)為 1.0D，其遠點和近點各為何？
(A)遠點眼前 33cm，近點 13cm (B)遠點眼前 50cm，近點 20cm
(C)遠點眼前 75cm，近點 28cm (D)遠點眼前 100cm，近點 30cm。
（108 特師）

12. 當患者配戴上自己的雙焦點眼鏡可以看清楚的範圍是 33cm 到 1m，其總景深為±0.5D，他實際調節力為多少？
(A) 1D (B) 1.5D (C) 2D (D) 3D。 （108 專普）

13. 陳先生的-6.00D 近視眼可以完全被雙焦附加眼鏡(bifocal spectacles)所矯正，透過他的雙焦附加(bifocal add)，他的明視範圍(clear range of vision)從 100cm 到 20cm，全景深為 1.50D，則他真正的調節幅度(true amplitude of accommodation)為何？
(A) 1.00D (B) 1.50D (C) 2.50D (D) 3.50D。 （107 專高）

14. 在沒有矯正的情況下，王先生是一位有-1.0D 近視及老花的病人。如果他看報紙的近點為 20 公分，他的景深有 1.0D，他能看得清楚最遠的距離是多少？
(A) 20 公分 (B) 66.67 公分 (C) 100 公分 (D) 200 公分。 （106 專高）

解答及解析

1. 解析：考選部一律給分。
   眼前 66.67cm 至 25.00cm 相當於-1.5D 至-4D，所以表觀調節振幅為 2.5D，真實調節振幅為 1.5D。未戴眼鏡時，遠點在-6D 對應處，所以調節近點在-7.5D 對應處，即眼前 13.33cm 處。

2. 解析：(A)。
   戴+3D 時，可見眼前 100cm(-1D)~20cm(-5D)。改戴+6D 時，可見眼前-4D (-25cm)~-8D(-12.5cm)。

3. 解析：(C)。
   半景深 1.25D，所以最大近視度數為-1.25D。

4. 解析：(B)。
   佩戴 ADD 鏡片時，最遠可見眼前 100cm(-1D)，又半景深為 0.50D，所以遠點在-1.50D，因此 ADD 為+1.50D。

5. 解析：(D)。
   半景深為 0.75D，所以此人清晰視覺的屈光範圍為-4.75~-3.25D，
   相當於眼前 0.2105~0.3077m，即眼前 21.05~30.77cm。

6. 解析：(D)。
   半景深為 1D，所以沒有矯正下清晰視覺的屈光範圍為-2~-4D，
   相當於眼前 50~25cm。

7. 解析：(C)。
   超焦距的倒數即為景深，所以$U_{FP} = \frac{1}{-2m} = -0.5D$。
   調節近點在眼前 20cm，相當於-5D，
   所以真實調節振幅為(-0.5D) – (-5.0D) = 4.5D。

8. 解析：(D)。
   用藥時，瞳孔縮小，增加景深，近視消除，所以推知景深為 1.50D，總景深為 3.00D。

9. 解析：(A)。
   從清晰視覺範圍可知表觀調節振幅為$\frac{1}{-1m} - \frac{1}{-0.25m} = 3D$，
   所以真正調節振幅為 3D -1.5D = 1.5D。

10. 解析：(B)。

清晰視覺範圍為眼前 20cm～200cm，相當於(-0.5D)～(-5D)，所以調節範圍為 4.5D，故調節振幅為 4.5D – 1D = 3.5D。

11. 解析：(A)。

明視範圍為眼前 40cm～12.5cm，對應的聚散度為-2.5D～-8D。

扣除景深，遠點與近點的對應聚散度分別為-3D～-7.5D，其位置分別為眼前 33.3cm 和 13.3cm。

12. 解析：(A)。

表觀調節振幅 $= \frac{1}{-1m} - \frac{1}{-0.33m} = 2D$，真正調節振幅 = 2D – 1D=1D。

13. 解析：(C)。

明視範圍由 100cm 到 20cm，所以表觀（明顯）調節振幅為：$\frac{1}{-1m} - \frac{1}{-0.2m} = (-1D) - (-5D) = 4D$，真實調節振幅為 4D – 1.5D = 2.5D。

14. 解析：(D)。

近視-1.0D，景深 1D，所以最遠的屈光度為-0.5D，即眼前 200cm。

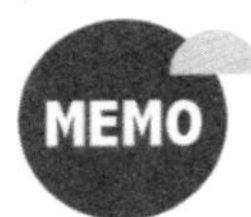
MEMO

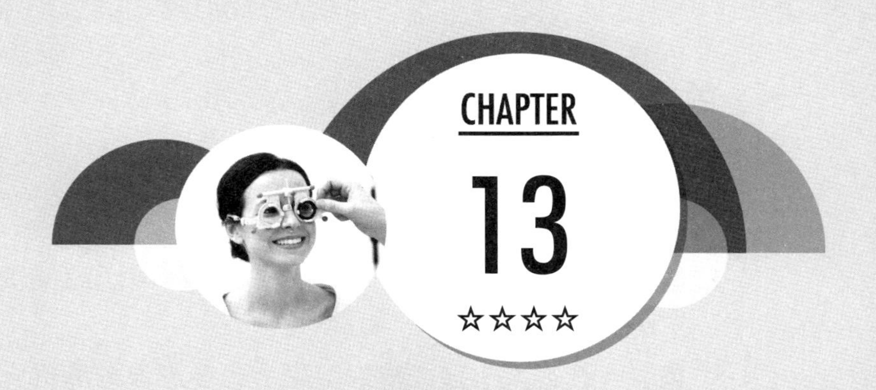

像　差

一、色像差

二、單色像差

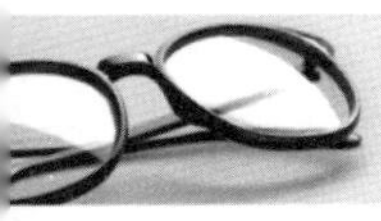

重點彙整

一、色像差

1. 影像模糊的因素
   1-1. 失焦。
   1-2. 散射：抓痕、灰塵或不均勻介質造成散射所引起的雜光，引起影像對比下降而造成模糊。
   1-3. 繞射：孔徑太小造成繞射明顯，影響影像的解析。
   1-4. 像差：在無雜光、對焦且繞射不明顯的情況下，引起影像模糊的光學因素。

2. 色散(dispersion)
   2-1. 稜鏡色散現象：短波長的光（紫色和藍色）比長波長的光（紅色）受到較多的屈折。
   2-2. 對短波長而言，材質折射率相對比較大。

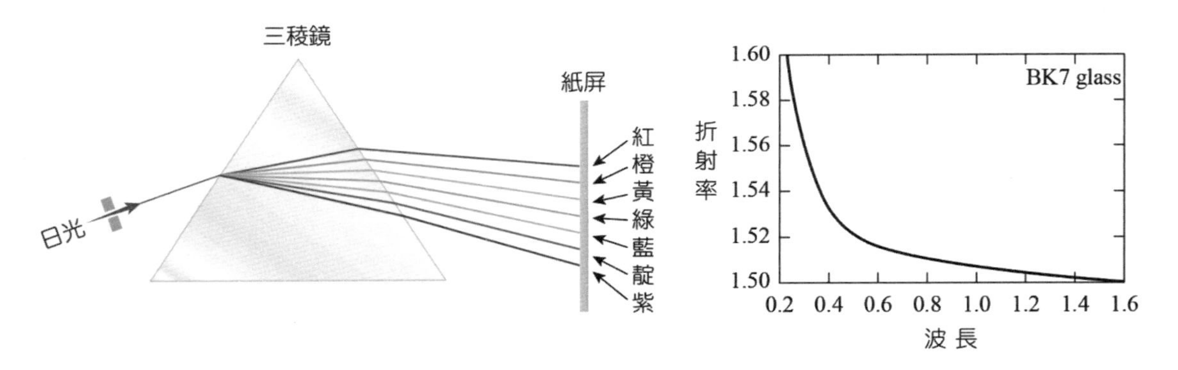

3. 阿貝數
   3-1. 我們以氦原子 d 波長(587.56nm)作為標準光源，也就是使用氦原子 d 波長作為測量鏡片或稜鏡屈光力的光源。
   3-2. 氫元素的兩個波長和標準氦原子 d 波長一起被使用來將色像差定量化。這些波長分別是 656.28nm 的氫 C 線（紅）和 486.13nm 的氫 F 線（水藍）。

3-3. 眼用冕玻璃對這些波長的折射率為 $n_F = 1.530$、$n_d = 1.523$ 和 $n_C = 1.521$。

3-4. 阿貝數，也稱折射效率、色散係數倒數，定義為$\nu_d = \frac{n_d - 1}{n_F - n_C}$。

3-5. 阿貝數值越高，色像差越少。

3-6. 一般來說，折射率愈高的物質，阿貝數愈低，色像差愈大。

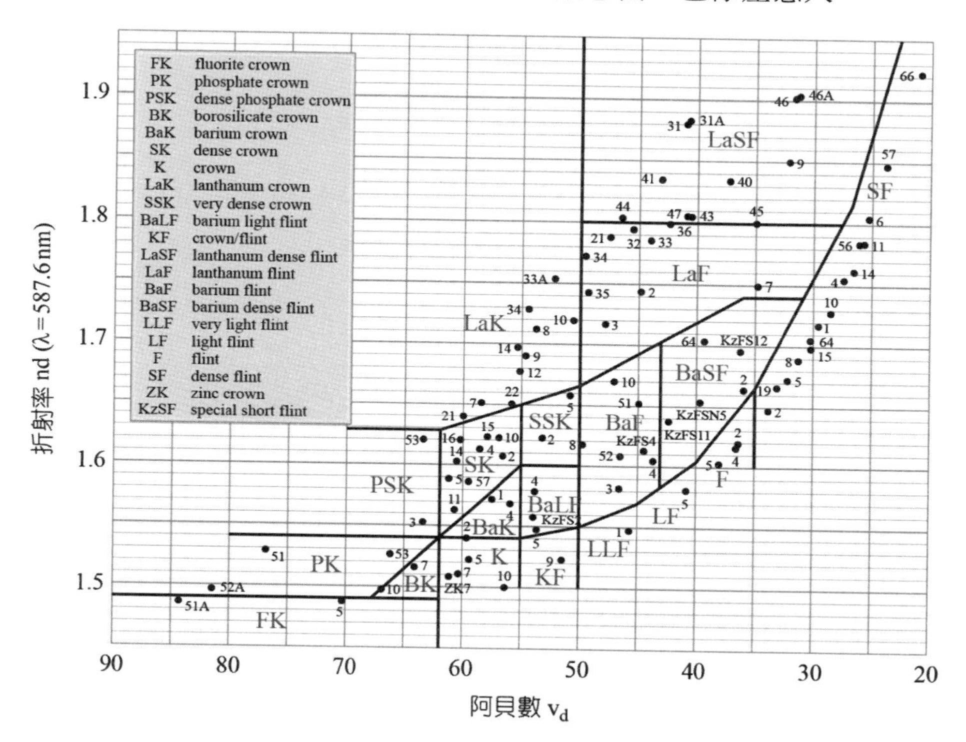

4. 色像差的計算

4-1. 球面鏡片縱向色像差：$LCA = \frac{P}{\nu_d}$。

4-2. 稜鏡橫向色像差：$CA = \frac{Z}{\nu_d}$。

4-3. 球面鏡片橫向色像差：$TCA = \frac{Pd}{\nu_d}$，d是入射光與鏡片光軸之距離。

5. 紅綠測試或雙色測試(duochrome test)

5-1. 紅色清楚，代表聚焦位置在視網膜前方（類似近視者），加負度數或減正度數。

5-2. 綠色清楚，代表聚焦位置在視網膜後方（類似遠視者），減負度數或加正度數。

6. 消色差雙合鏡片
   6-1. 滿足條件：$P = P_1 + P_2$、$\frac{P_1}{v_1} + \frac{P_2}{v_2} = 0$。
   6-2. 雙合鏡片屈光力：$P_1 = \frac{v_1}{v_1 - v_2}P$、$P_2 = \frac{v_2}{v_2 - v_1}P$。
   6-3. 在消色差雙合鏡片中，高屈光力的材質阿貝數高，而低屈光力的材質阿貝數低。

EXAMPLE

【練習 1　橫向色像差】

一位配戴-7.00DS 眼鏡的患者，鏡片材質的阿貝數值(Abbe number)為 30，當透過鏡片往側邊 12mm 看東西時，會產生多少的色像差？

(A) 0.28^{Δ}　(B) 5.14^{Δ}　(C) 12.83^{Δ}　(D) 17.5^{Δ}。　（107 專高）

解題攻略》

公式：$TCA = \frac{Pd}{v_d}$。

$TCA = \frac{7D \times 1.2cm}{30} = 0.28^{\Delta}$。

正確答案為(A)。

EXAMPLE

【練習 2　縱向色像差】

一個由聚碳酸酯製成的+6.00D 鏡片，折射率為 1.586，阿貝數數值 30，則縱向色像差為多少？

(A) 0.20D　(B) 0.40D　(C) 0.55D　(D) 0.65D。　（106 專普）

解題攻略》

公式：$LCA = \frac{P}{v_d}$。

$LCA = \frac{6D}{30} = 0.2D$。

正確答案為(A)。

【練習 3 阿貝數定義】 EXAMPLE

有關阿貝數(Abbe number)的敘述，下列何者最正確？

(A)介質密度越高，阿貝數越大

(B)阿貝數越大，色像差(chromatic aberration)越小

(C)利用氫氣介質後所產生的藍光折射率減去紅光的折射率

(D)利用氫氣介質後所產生的折射率。 （109 專普）

解題攻略》

(A)密度與阿貝數無絕對關係；

(C)(D)阿貝數定義為$v=\frac{n_d-1}{n_F-n_C}$，

其中 n_d、n_F、n_C 分別為標準光、藍色光、紅色光的介質折射率。

正確答案為(B)。

【練習 4 阿貝數與色像差概念】 EXAMPLE

有一個+10.00D 球面鏡片，藉由波長為 656.28nm 的光測量到的折射率為 1.521；波長為 486.13nm 的光測量到的折射率為 1.530；波長為 587.56nm 測量到的折射率為 1.523，則此鏡片的阿貝數(Abbe number)及色像差(chromatic aberration)為多少？

(A) 58.11 及 0.17D (B) 58.11 及 5.81D

(C) 0.017 及 58.11D (D) 0.017 及 60.00D。 （112 專普）

解題攻略》

$Abbe\ no.=\frac{n_F-n_C}{n_D-1}=\frac{1.523-1}{1.530-1.521}=58.11$。

$CA=\frac{P}{Abbe\ no.}=\frac{10D}{58.11}=0.17D$。

正確答案為(A)。

EXAMPLE

【練習 5　紅綠測試】

若一個投影片上的字有紅色與綠色，當看綠色的字較清楚時，表示：

(A)聚焦在視網膜後方，需要再加上凸透鏡才會兩個顏色一樣清楚

(B)聚焦在視網膜後方，需要再加上凹透鏡才會兩個顏色一樣清楚

(C)聚焦在視網膜前面，需要再加上凸透鏡才會兩個顏色一樣清楚

(D)聚焦在視網膜前面，需要再加上凹透鏡才會兩個顏色一樣清楚。（106 特師）

解題攻略 》

綠色視標清楚時，表示聚焦位置在視網膜後方，

需要加正鏡片（凸透鏡）度數。

正確答案為(A)。

EXAMPLE

【練習 6　色像差變化】

在配鏡時要減少色像差，需要注意的項目，下列方法何者錯誤？

(A)測量單眼瞳距，並將光心對準瞳孔

(B)對於高屈光度鏡片，其傾斜角度應小於 10 度

(C)增加頂點距離

(D)選用合適的小框面鏡框。（106 專高[補]）

解題攻略 》

(A)視線從光心看出去沒有稜鏡效應，所以不會產生橫向色像差；

(B)要有足夠的傾斜角，但對高度數鏡片不要超過 10 度；

(C)縮短頂點距離，使得視線在光心附近，不容易受到色像差的影響；

(D)選擇尺寸小的框面，侷限視線在光心附近的範圍。

正確答案為(C)。

【練習 7　常用材質阿貝數】 EXAMPLE

在相同度數下，何種鏡片材質的阿貝數值最高？

(A) CR-39 樹脂　(B)聚碳酸酯

(C)氨基甲酸乙酯聚合物(Trivex)　(D)冕牌玻璃。　（107 專普）

解題攻略

CR-39(58)、聚碳酸酯(29)、Trivex(35~43)、冕玻璃(59)。

正確答案為(D)。

【練習 8　消色差雙合鏡片】 EXAMPLE

使用眼用冕玻璃(523-586)和高密度輝玻璃(617-366)設計一個+8.00D 的消色差雙合鏡片，則：

(A)冕玻璃鏡片度數為+21.31D　(B)冕玻璃鏡片度數為-13.31D

(C)輝玻璃鏡片度數為-21.31D　(D)輝玻璃鏡片度數為+13.31D。

解題攻略

公式：$P_1=\frac{\nu_1}{\nu_1-\nu_2}P$、$P_2=\frac{\nu_2}{\nu_2-\nu_1}P$。

冕玻璃鏡片：$P_1=\frac{58.6}{58.6-36.6}\times(+8D)=+21.31D$，

輝玻璃鏡片：$P_2=\frac{36.6}{36.6-58.6}\times(+8D)=-13.31D$。

正確答案為(A)。

歷屆試題

1. CR39 鏡片黃光折射率為1.5、藍光折射率為1.50460、紅光折射率為1.49598，鏡片屈光度為+10.00D，於鏡片中心上方1.2mm處產生之橫向色像差(lateral chromatic aberration)為何？
(A) 2稜鏡度 (B) 1.2稜鏡度 (C) 0.2稜鏡度 (D) 0.02稜鏡度。（113 專高）

2. 驗光時紅綠平衡屈光術是利用何種像差原理？
(A)橫向色像差(lateral chromatic aberration)
(B)縱向色像差(Longitudinal chromatic aberration)
(C)彗星像差(Coma aberration)
(D)球面像差(Spherical aberration)。（113 專高）

3. 有關鏡片色像差(chromatic aberration)的敘述，下列何者錯誤？
(A)分為軸性(axial 或 longitudinal)和橫向性(transverse 或 lateral)兩類
(B)成因是不同顏色的光，其波長不同
(C)軸性色像差與稜鏡效應(prismatic effect)有關
(D)冠冕玻璃(crown glass)的阿貝數比 polycarbonate 鏡片高。（113 專高）

4. 有關色散(dispersion)基本概念之敘述，下列何者錯誤？
(A)正常人眼可感知的可見光波長介於380~780mm
(B)色像差(chromatic aberration)之產生，是由於眼內光學介質的折射率會隨著可見光波長增加而增加
(C)較短波長之藍光會較紅光來得更容易折射
(D)不同波長可見光的相對亮度(Relative luminosity)可以“$V(\lambda)$ Function”來表示。（113 專高）

5. 做紅綠平衡時，會給予患者+0.50D來做霧視(fogging)，如果此時患者回覆綠色螢幕上的視標更清晰，下一步該如何調整？
(A)已經達終點，不需再調
(B)減少遠視（正）度數或增加近視（負）度數，直到兩邊螢幕的視標一樣清楚為止
(C)增加遠視（正）度數
(D)驗光失敗，重頭再來。（113 專高）

6. 關於色散係數的敘述，下列何者錯誤？
(A)色散係數又稱阿貝數(Abbe number)
(B)阿貝數愈大，色散愈少
(C)折射率愈大，阿貝數愈大
(D)開立低阿貝數的鏡片材料，要注意是否因橫向色像差導致視力降低。
（113 專普）

7. 高度近視患者配戴一副屈光力$-10.00D$的高折射樹脂鏡片，其阿貝數為36，當鏡片中心偏離視線$10mm$時，會產生多少稜鏡效應的側色像差(lateral chromatic aberration)？
(A) 0.27^{Δ} (B) 0.70^{Δ} (C) 10.00^{Δ} (D) 36.00^{Δ}。
（113 專普）

8. 下列何者不是減少配鏡時低阿貝數(Abbe value)鏡片引起色像差(chromatic aberration)的方法？
(A)使用較長的頂點距離
(B)使用單眼瞳距(monocular interpupillary distance)
(C)足夠的傾斜角，但也不要過大
(D)注意邊緣厚度。
（112 專高）

9. 有關眼的色像差(chromatic aberration)的敘述，下列何者錯誤？
(A)波長 400nm 和 700nm 在人眼的縱向(longitudinal or axial)色像差約 2D
(B)橫向(lateral or transverse)色像差比縱向色像差更會影響視力
(C)超過±8.00D 鏡片才會造成橫向色像差
(D)人眼會適應色像差。
（112 專高）

10. 有關光學鏡片中阿貝數的敘述，下列何者錯誤？
(A)通常鏡片材料的阿貝數在 30~60 之間
(B)折射率越低的負鏡片邊緣越厚
(C)阿貝數與材料的色散力成反比
(D)阿貝數越大，色散就越大；阿貝數越小，色散就越小。
（112 專普）

11. 有關紅綠色標測試(duochrome test)的敘述，下列何者錯誤？
(A)紅綠色標測試的原理是色像差(chromatic aberration)
(B)正視者看紅色和綠色背景上的視標一樣清楚

(C)白內障患者看紅色背景上的視標可能比較清楚

(D)若受試者看紅色背景上的視標比較清楚，應以正透鏡矯正之。（110 專高）

12. 使用聚碳酸酯(n = 1.58)磨成屈光力+6.00DS 的鏡片，其阿貝數為 30，求此鏡片的色像差？

    (A) 0.10D (B) 0.20D (C) 1.00D (D) 2.00D。（110 專高）

13. 開立一個聚碳酸酯的鏡片處方，如果鏡片的光學中心與患者的瞳孔未對準時，下列何者最可能導致視力下降？

    (A)球面像差 (B)彗星像差 (C)縱向色像差 (D)橫向色像差。（110 專高）

14. 有關鏡片色像差(chromatic aberration)的敘述，下列何者錯誤？

    (A)色像差的成因是不同顏色的光其波長不同

    (B)色像差讓紅光成像位置比藍光成像位置更接近鏡片

    (C)讓一正視眼者看黑色背景上的紅綠字體時，紅色字體顯得比綠色字體近

    (D)濾藍光太陽眼鏡可減少色像差對視力造成的影響。（109 專高）

15. 一個折射率為 1.6 的+5.50DS 塑酯鏡片，阿貝數為 36，其縱向色像差(longitudinal chromatic aberration)約為何？

    (A) 0.15D (B) 0.24D (C) 0.38D (D) 0.42D。（109 專高）

16. 下列何種鏡片材質最容易產生光色散(color dispersion)？

    (A) Trivex 樹脂 (B)冕牌玻璃 (C) CR-39 樹脂 (D)聚碳酸酯。（109 專普）

17. 下列有關阿貝數(Abbe number)的描述，何者錯誤？

    (A)當鏡片的折射率越高，阿貝數也會愈高

    (B)一般常用的 CR-39 樹脂鏡片的阿貝數約為 58

    (C)最適合人眼的鏡片阿貝數約在 40 以上

    (D)阿貝數愈大，代表色散程度愈小。（108 專高）

18. 當白光入射鏡片時，不同光線波長引起折射率變化不同而產生色散現象，反映鏡片的色散能力，通常用色散係數（又稱阿貝數）來表達，下列敘述何者錯誤？

    (A)阿貝數的大小可用來衡量鏡片成像的清晰程度

    (B)阿貝數越大，色散就越大

    (C)阿貝數越小，折射率越高

    (D)鏡片通常都存在色散，但在鏡片中心色散因素可忽略。（108 專普）

19. 驗光師在驗光過程中，常會透過紅綠二種顏色來判斷目前給予的屈光度數是否過多，這個驗光方法是利用下列何種像差來施作？
(A)慧差(coma)　(B)縱向色像差(longitudinal chromatic aberration)
(C)畸變(distortion)　(D)斜散光(oblique astigmatism)。（107 專高）

20. 為減少色散的發生，在驗配高折射率鏡片時，應注意的要點中，下列何者錯誤？
(A)使用單眼瞳距　(B)足夠的傾斜角
(C)較遠的頂點距離　(D)鏡片光心不宜超過水平中線過多。（107 專普）

21. 關於鏡片色散(dispersion)的敘述何者錯誤？
(A)高折射率材質的鏡片比較容易產生色散
(B)低折射率材質的鏡片阿貝數(Abbe number)較低
(C)將兩個色散率不同的鏡片結合，可以減少色像差(chromatic aberration)
(D)消色像差雙片組的兩透鏡中一具正屈光力，另一則具負屈光力。
（106 專高）

解答及解析

1. 解析：(D)。
阿貝數$\nu = \frac{n_d-1}{n_F-n_C} = \frac{1.5-1}{1.50460-1.49598} = 58$，
$TCA = \frac{Ph}{\nu} = \frac{10D\times0.12cm}{58} = 0.02\Delta$。

2. 解析：(B)。

3. 解析：(C)。
橫向性色像差與稜鏡效應有關。

4. 解析：(B)。
(B)色像差之產生，是由於眼內光學介質的折射率會隨著可見光波長增加而減少。

5. 解析：(C)。
綠色清晰，表示聚焦在視網膜後方（遠視情況），所以應增加正屈光力或減少負屈光力。

6. 解析：(A)(C)。

(A)色散係數倒數是阿貝數。

(C)一般，折射率愈大，阿貝數愈小，但不是絕對。

7. 解析：(A)。

$TCA = \frac{Ph}{v} = \frac{10D \times 1cm}{36} = 0.27\Delta$。

8. 解析：(A)。

(A)使用較長的頂點距離，使得視野容易看到鏡片邊緣因色像差產生的彩色條紋。

9. 解析：(C)。

橫向色像差$= \frac{P \times h}{Abbe}$，所以任何屈光度皆會產生橫向色像差。

10. 解析：(D)。

(D)阿貝數越大，色散越小。

11. 解析：(D)。

(D)受試者看紅色背景上的視標比較清楚，表示聚焦在視網膜前，應以負透鏡矯正。

12. 解析：(B)。

$CA = \frac{P}{Abbe} = \frac{+6D}{30} = +0.2D$。

13. 解析：(D)。

因為產生稜鏡效應而造成橫向色像差。

14. 解析：(B)。

(B)紅光成像位置比藍光成像位置更遠離鏡片。

15. 解析：(A)。

$LCA = \frac{+5.5D}{36} = 0.15D$。

16. 解析：(D)。

阿貝數：Trivex 樹脂(35~43)、冕牌玻璃(59)、CR-39 樹脂(58)、聚碳酸酯(29)。聚碳酸酯阿貝數最小，色散最大。

17. 解析：(A)。

(A)一般鏡片折射率越高，阿貝數越低。

18. 解析：(B)。

(B)阿貝數越大，色像差越小。

19. 解析：(B)。

利用縱向色像差。

20. 解析：(C)。

頂點距不影響色散程度。但是，若鏡片尺寸較小並且頂點距較遠時，鏡片邊緣會比較靠近視野中央，容易看見色像差。

21. 解析：(B)。

一般，低折射率材質鏡片具有較高的阿貝數，色散程度較小。

二、單色像差

1. 球面像差

   1-1. 當光束被一個大孔徑的光學系統屈折時，因為不同孔徑區域有不同焦距，所以發生球面像差。球面像差影響影像的銳利程度。

   1-2. 球面像差可以透過小孔徑來矯正。

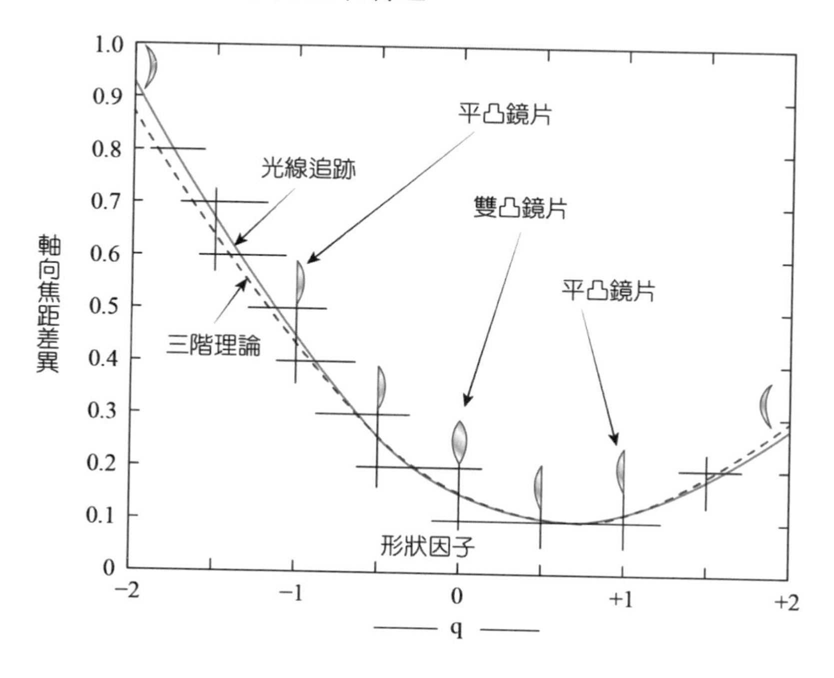

1-3. 球面像差對鏡片形式是敏感的：最差的球面像差發生在凹面向前的新月凸鏡片。

1-4. 另一個將球面像差最小化（或消除）的方法是使用非球面的表面。

1-5. 對於中心對齊的球面系統而言，球面像差是唯一在軸上和軸外物點都會發生的賽得像差。

1-6. 控制球面像差的方法：小孔徑、鏡片形式、非球面設計。

1-7. 高度數眼鏡凸鏡片的設計才要考慮球面像差。

2. 彗差

2-1. 當點光源移到軸外時，入射到鏡片上不同離軸區域的光線，產生無法聚焦在同一位置的放大變異，使得在近軸像點位置螢幕上的圖案經常變成一個彗星形狀圖案，這種像差稱為彗差。

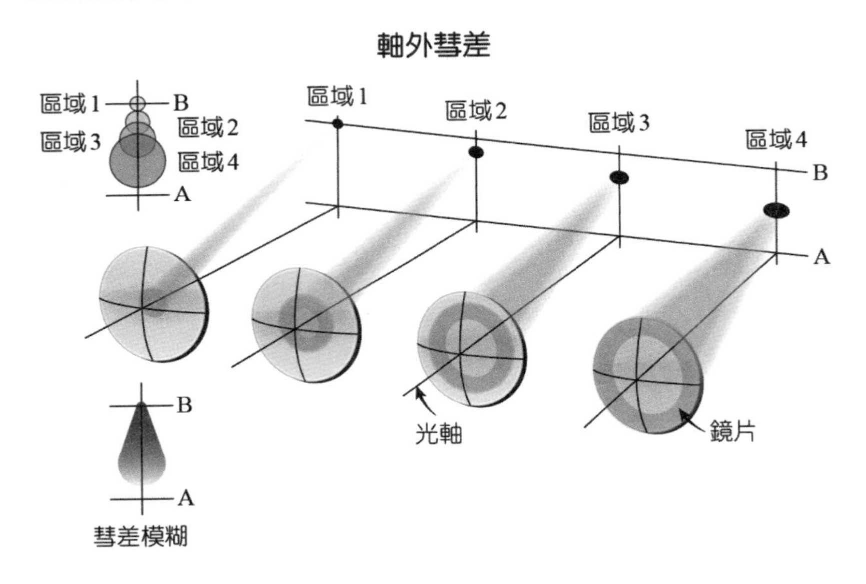

2-2. 移動眼睛的旋轉中心以及瞳孔會限制眼鏡－眼睛系統所接受的光束，所以球面像差和彗差在鏡片設計上比較不重要。

3. 徑向像散

3-1. 對軸外點光源而言，徑向像散導致球面系統產生兩條互相垂直線影像的史得姆錐體。

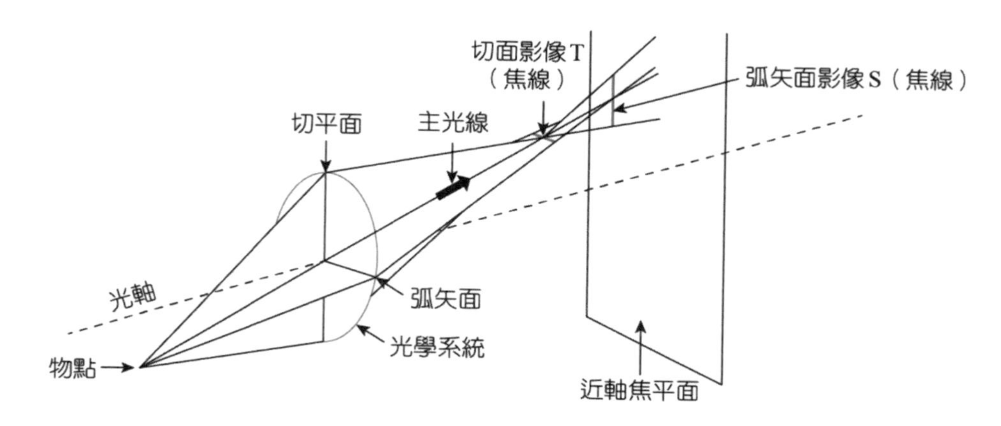

3-2. 對於凸的單球面折射界面而言，切面影像 T 發生在弧矢面影像 S 之前，這意味著單球面折射界面的切面子午線的等效屈光力大於弧矢面子午線的等效屈光力。

3-3. 柯丁頓方程式(Coddington equations)：當遠方點光源發出之光線與鏡片光軸張開角度 θ 時，徑向像散的結果分別在切面和弧矢面子午線上的等效屈光力 E_t 和 E_s 在大小上有些微增加。

$E_t = \frac{2n+\sin^2\theta}{2n\cos^2\theta}S$、$E_s = \left(1+\frac{\sin^2\theta}{2n}\right)S$。

3-4. 當球面鏡片（屈光力為 S）沿水平軸傾斜 θ 角度（前傾角）時，屈光力表現像是一個球柱鏡片 ($S'/C'\times 180$)，其中 $S' = \left(1+\frac{\sin^2\theta}{2n}\right)S$、$C' = S'\tan^2\theta$。

（註："Geometrical And Visual Optics"書上則是寫成 $C' = S\tan^2\theta$，近來國家考試題目的計算使用此公式）

3-5. 若鏡片是沿著鉛直軸傾斜（面形傾斜）時，則軸度變為 90。

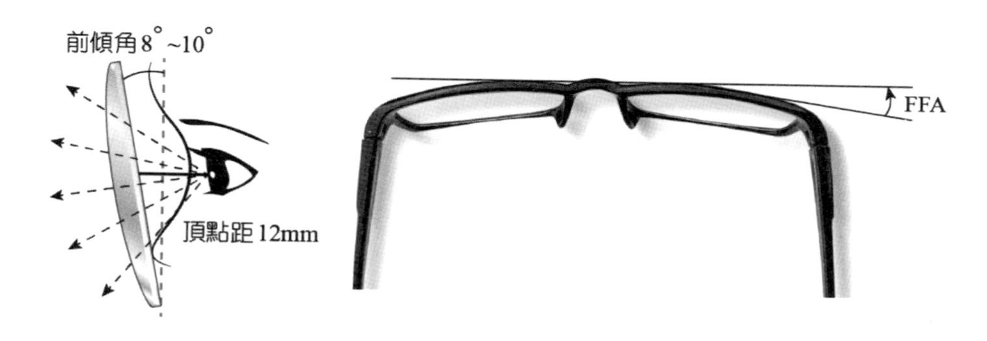

4. 場曲

4-1. 眼用鏡片不會將平面物體形成平面影像，而是彎曲的影像。這個影像表面稱為帕茲伐表面。

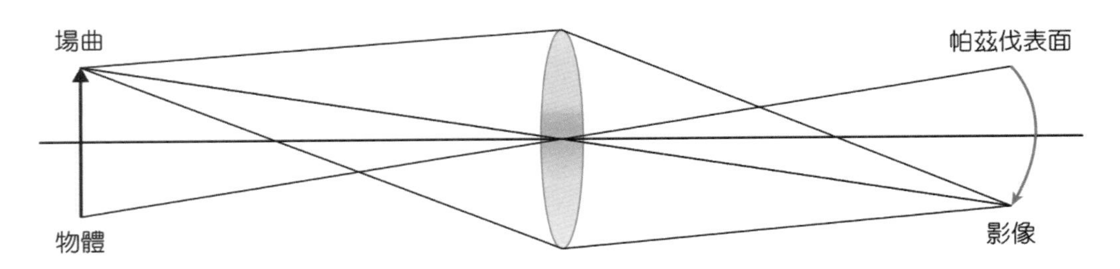

4-2. 徑向像散和場曲是矯正彎曲眼鏡鏡片設計裡兩個最重要需要控制的兩個像差。第三個重要的是橫向色像差。

5. 畸變

5-1. 畸變不引起任何的模糊或是解析度的消失。

5-2. 畸變是因為物體影像的橫向放大率隨著該物點各點與光軸距離的改變而有所不同產生的。

5-3. 若比值隨物體距離變大而降低，則產生桶型畸變；若比值隨物體距離變大而增加，則產生枕型畸變。

桶型畸變（負鏡片）

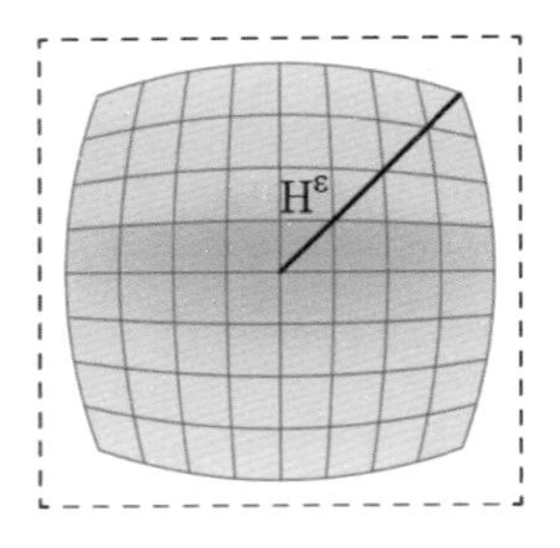

枕型畸變（正鏡片）

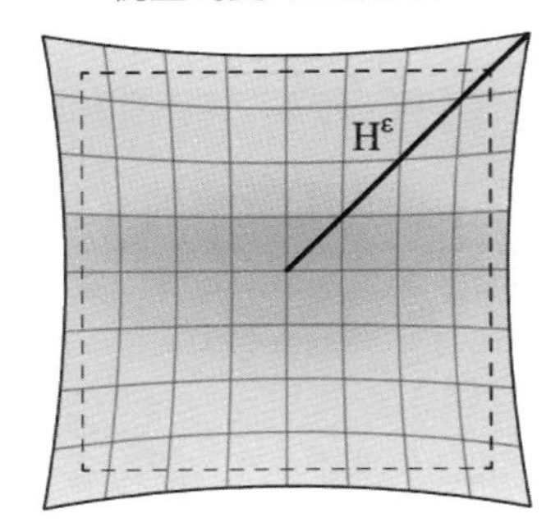

5-4. 對正鏡片而言，其虛像產生枕型畸變；對負鏡片而言，其虛像產生桶型畸變。

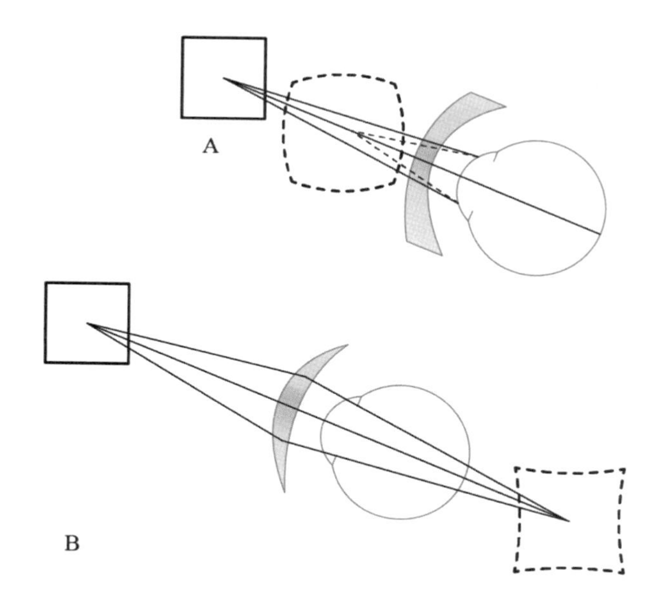

5-5. 如果光闌置於薄正鏡片前方，實像會顯現桶型畸變；如果光闌置於薄正鏡片後方，實像會顯現枕型畸變（前桶後枕）。

5-6. 畸變只有在高屈光力鏡片和少見的屈光參差案例中才會出現明顯的像差。

【練習 9　徑向像散】

EXAMPLE

張先生打球時撞到眼鏡，驗光人員協助調整眼鏡，調整完後張先生感覺不舒服，如鏡片折射率為 1.6，度數為-5.25DS，前傾角為 20 度，此時的有效度數為何？(sin20° = 0.34, tan20° = 0.36)

(A) -6.14DS/-0.70DC×180　(B) -5.44DS/-0.70DC×180

(C) -6.14DS/-0.70DC×090　(D) -5.44DS/-0.70DC×090。　（107 特師）

解題攻略

公式：$S' = \left(1 + \frac{\sin^2\theta}{2n}\right)S$、$C' = S\tan^2\theta$。

$S' = \left(1 + \frac{\sin^2 20^\circ}{2\times 1.6}\right) \times (-5.25D) = -5.44D$、$C' = (-5.25D) \times \tan^2 20^\circ = -0.7D$。

所以有效度數為-5.44DS/-0.70DC×180。

正確答案為(B)。

EXAMPLE

【練習 10　各種像差特性】

有關眼鏡鏡片的像差，下列何者正確？

(A)球面像差是因為鏡片在邊緣的部分發生折射的程度較中心小

(B)彗星像差是因為距離光軸越遠的位置，偏離實際焦點的位置越少

(C)正鏡片將呈現枕狀畸變

(D)斜向散光的像差為單一個點。　（106 特師）

解題攻略

(A)球面像差是因為鏡片在邊緣的部分發生折射的程度較中心大；

(B)彗星像差是因為距離光軸越遠的位置，偏離實際焦點的位置越多並且呈現放大差異；

(D)斜向像散會產生兩條焦線。

正確答案為(C)。

EXAMPLE

【練習 11　彗差】

有關鏡片造成彗星像差的敘述，下列何者錯誤？

(A)彗星像差是拋物面鏡與生俱來，不可避免

(B)消除彗星像差的方法，可以利用遠離光軸位置部分，適度調整曲率半徑而達成

(C)彗星像差的大小，與鏡片的直徑平方成正比

(D)彗星像差是指離軸平行光線會形成一模糊的光斑。　（110 專高）

解題攻略

(D)慧星像差被定義為偏離入射光孔的放大變異。

正確答案為(D)。

註：可查閱 Wikipedia 的相關敘述。

歷屆試題

1. 有關球面像差的敘述，下列何者錯誤？
   (A)球面像差會影響視覺品質
   (B)球面像差讓人在暗處時近視加深
   (C)球面像差在瞳孔變大時會增加
   (D)球面像差不會隨調節(accommodation)改變。　（113 專普）
2. 當眼鏡鏡片有傾斜或鏡框彎弧時，會誘發球面及柱面屈光力，這是哪一類型的像差？
   (A)球面像差　(B)畸變　(C)場曲　(D)斜向像散。　（112 專高）
3. 有關彗星像差(coma)的敘述，何者錯誤？
   (A)大多數是因光線傾斜於光軸產生　(B)光束的寬度不會影響像差大小
   (C)可分成正彗星像差和負彗星像差　(D)可調整透鏡弧度減少像差。
   （112 專高）
4. 欲測量眼睛的總像差應使用何種儀器？
   (A)波前感測儀　(B)角膜地形圖儀
   (C)自動驗光儀　(D)光學同調斷層掃描儀。　（112 專高）
5. 有關眼的球面像差(spherical aberration)的敘述，下列何者錯誤？
   (A)周邊的光線是正的(positive)球面像差
   (B)瞳孔很大時，球面像差約有 0.5D 至 1.0D
   (C)視網膜檢影時會造成剪刀反射(scissors reflex)
   (D)近視雷射手術後，球面像差會減少。　（112 專高）
6. 有關 Seidel 單色像差中的彗星像差(coma)對人眼視覺的影響，下列敘述何者錯誤？
   (A) coma 與球面像差都是球面屈光能力不均勻所致
   (B) coma 主要導因於光線傾斜於光軸入射

(C)昏暗環境放大的瞳孔會使眼中的 coma 像差降低
(D) coma 像差可能是中心凹的主要像差。 （112 專普）

7. 許多近視度數矯正不足的患者經常發現，如果將眼鏡傾斜一下會看得更清楚，這是因為什麼原理？
(A)球面像差(spherical aberration)導致度數增加
(B)徑向散光(radialastigmatism)導致度數增加
(C)畸變(distortion)被消除
(D)影像落在帕茲瓦面(Petzval surface)。 （109 專高）

8. 在光學系統中，單色光可以分成五種賽德爾像差(Seidel aberration)，分別為：①球面像差(spherical aberration) ②彗星像差(coma) ③徑向散光(radial astigmatism) ④場曲(curvature of field) ⑤畸變(distortion)。在眼鏡鏡片的驗配選擇上，相對重要的是哪三個？
(A) ①②③ (B) ②③④ (C) ①②⑤ (D) ③④⑤。 （108 專高）

9. 一患者右眼配戴框架眼鏡之最佳矯正度數為+10.00DS，此眼鏡有一前傾角 18 度，鏡片折射率為 1.5，因前傾角造成的鏡片度數改變量，下列何者較為合理？
(A) +1.38DS/-1.06DC×180 (B) +1.38DS/-1.06DC×090
(C) +10.32DS/+1.06DC×180 (D) +10.32DS/+1.06DC×090。 （108 專高）

10. 桶型畸變(barrel distortion)會發生在哪種屈光不正患者的框架眼鏡？
(A)無水晶體症患者的高度數正透鏡眼鏡
(B)高度近視患者的高度數負透鏡眼鏡
(C)圓錐角膜患者的高度數圓柱鏡眼鏡
(D)不等視患者雙眼差距超過 3.00D 的眼鏡。 （108 專高）

11. 有關鏡片材料光學特性的敍述，下列何者錯誤？
(A)高折射率材料有助於減少鏡片厚度
(B)鏡片折射率越高，光被反射比例越高
(C)鏡片阿貝數越高，色散就越小
(D)鏡片折射率越高，阿貝數就越高。 （108 專高）

12. 當斜向入射的光線在水平方向及垂直方向的光線因入射角度不同而無法聚焦成一個點，在鏡片設計中具有重要意義，這是因為光學系統的何種缺陷？
    (A)場曲(curvature of field) (B)彗差(coma)
    (C)斜散光(oblique astigmatism) (D)畸變(distortion)。 （107 專高）
13. 患者的最佳矯正度數為-8.0DS，如其選配傾斜角為 15 度的眼鏡，造成之有效屈光度為何？
    (A) -8.00DS/-0.59DC×180 (B) -8.00DS/-0.59DC×090
    (C) -8.17DS/-0.59DC×180 (D) -8.17DS/-0.59DC×090。 （106 專高）
14. 在設計眼鏡的鏡片中，下列何者像差最不重要？
    (A)慧差(coma) (B)場曲(curvature of field)
    (C)畸變(distortion) (D)斜散光(oblique astigmatism)。 （106 專高）

解答及解析

1. 解析：(D)。
   (D)調節會改變瞳孔大小而導致球面像差改變。
2. 解析：(D)。
3. 解析：(B)。
   (B)光束寬度會影響彗差彗尾之大小。
4. 解析：(A)。
5. 解析：(D)。
   (D)近視雷射手術會增加球面像差。
6. 解析：(C)。
   (C)昏暗環境放大的瞳孔使眼中的彗差增加。
7. 解析：(B)。
   因鏡片傾斜而產生徑向散光的像差，使得球面度數與散光度數增加。
8. 解析：(D)。
   最重要的是徑向散光和場曲，再來是畸變。

9. 解析：(B)。

   $S' = \left(1 + \frac{\sin^2 18^\circ}{2\times1.5}\right) \times 10D = 10.32D$、$C' = 10D \times \tan^2 18^\circ = 1.06D$，

   所以+10.32DS/+1.06DC×180。

   改變量為+0.32DS/+1.06DC×180 或+1.38DS/-1.06DC×090。

10. 解析：(B)。

    高度負鏡片形成桶形畸變。

11. 解析：(D)。

    (D)一般，鏡片折射率越高，阿貝數越低。

    $C'_{10} - C'_{20} = 0.22D - 0.73D = -0.71D$。

12. 解析：(C)。

13. 解析：(C)。

    $S' = \left(1 + \frac{\sin^2 15^\circ}{2\times1.5}\right) \times (-8D) = -8.17D$、$C' = (-8.17D) \times \tan^2 15^\circ = -0.59D$，

    因為繞水平軸傾斜，所以-8.17DS/-0.59DC×180。

14. 解析：(A)。

    場曲和斜散光是鏡片設計時最重要的考慮像差；高度數鏡片還要考慮畸變像差，彗差較不重要。

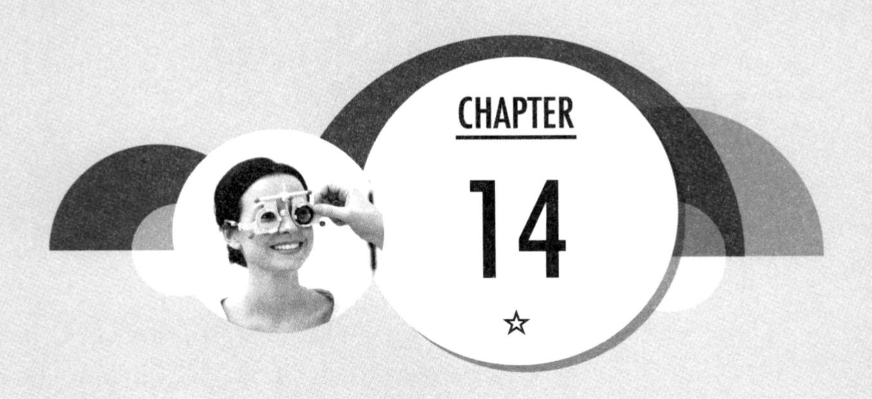

高度數鏡片

一、高度數正鏡片

二、高度近視鏡片

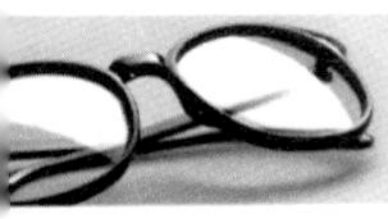

重｜點｜彙｜整

一、高度數正鏡片

1. 高度數正鏡片所產生的問題
   1-1. 視網膜影像大小增加。
   1-2. 視野下降。
      1-2-1. 視野(field of view)是指轉動眼睛在旋轉中心所張開的視野，其角度大小為 2θ。其中 θ 是滿足$\tan\theta = y(S-F)$，y 是鏡片的半直徑，S 是鏡片至眼睛旋轉中心的距離倒數，F 是鏡片的屈光力。
   1-3. 存在環盲區。

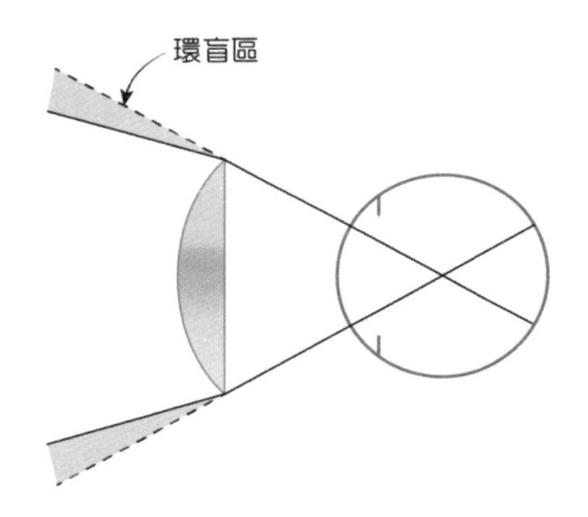

   1-4. 眼球旋轉增加。
   1-5. 鏡片像差增加。
   1-6. 視野中物體泳動。
   1-7. 配戴者外觀。
   1-8. 輻輳需求。

2. 高度數鏡片之設計考量重點
   2-1. 減少鏡片重量：使用塑膠鏡片、選用小尺寸的鏡框。
   2-2. 減少鏡片厚度：使用縮徑鏡片、全徑非球面鏡片。
   2-3. 降低眼鏡放大率：減少鏡片厚度、較平坦的前弧。

2-4. 增加視野：縮小頂點距、增加鏡片尺寸、非球面的前弧（鏡片周邊屈光力較小）。
2-5. 最小化鏡片像差：改變片型和使用非球面前弧是控制像差的原則工具。
2-6. 提供最適合的多焦形式和位置。
2-7. 提供眩光和 UV 輻射的保護。

【練習 1　視野】 EXAMPLE

一個圓形鏡框的直徑為 45mm，裝配上一個+4.00DS 的鏡片，鏡片距離眼球旋轉中心的距離為 25mm，求人眼戴上眼鏡後，因受鏡框及鏡片限制，其實際視場角度(field of view)約為多少？

(A) 72 度　(B) 76 度　(C) 74 度　(D) 78 度。　（108 特師[配鏡]）

解題攻略

公式：$\tan\theta = y(S-F)$。

$\tan\theta = 0.0225m \times \left(\frac{1}{0.025m} - 4D\right) = 0.81 \rightarrow \theta = \tan^{-1}0.81 = 39^\circ$，

所以視野角度為 78°。

正確答案為(D)。

【練習 2　高度數鏡片問題】 EXAMPLE

為了減少高度數鏡片的厚度及重量，可選用高折射率材質、小鏡框、縮徑鏡片等。對於高度遠視還可選用下列設計，何者除外？

(A)非球面設計　(B)縮小頂點距離

(C)鏡框瞳孔距離＝眼睛瞳孔距離　(D)無邊框架或有鍍膜的鏡片。

（106 專高[補]）

解題攻略

(A)非球面設計可以減少厚度重量以及減少像差；

(B)縮小頂點距離，可以減少眼鏡放大率，增加視野（如同配戴隱形眼鏡）；

(C)鏡框瞳孔距離＝眼睛瞳孔距離，可以確保無稜鏡效應，避免聚散開合問題；

(D)無邊框架對高度數鏡片較不適當。

正確答案為(D)。

EXAMPLE

【練習 3　環盲區】

高度屈光度數者配戴眼鏡時，可能會產生視野的問題，例如環形盲點(ring scotoma)，下列敘述何者錯誤？

(A) 環形盲點容易發生於高度近視的人配戴眼鏡時

(B) 環形盲點屬於一種眼鏡鏡片的稜鏡效果

(C) 環形盲點可能會干擾視野檢查的結果

(D) 更改為配戴高透氧硬式隱形眼鏡，如果有視野的問題，往往是鏡片光學區太小或不置中。（107 特師）

解題攻略

(A)環形盲點容易發生於高度遠視的人配戴眼鏡時。

正確答案為(A)。

歷屆試題

1. 有一高度遠視的患者配戴金屬鏡架時，對於鏡片處方設計的選擇，下列何者錯誤？
   (A)在不考慮鏡片厚度造成的效果下，鏡片前表面基弧選擇+15.00D球面的設計會較前表面基弧選擇+10.00D球面設計的有更好的中央和周邊視力
   (B)在不考慮鏡片厚度造成的效果下，鏡片前表面基弧選擇+10.00D非球面的設計會較前表面基弧選擇+10.00D球面設計的有更好的中央和周邊視力
   (C)在不考慮鏡片厚度造成的效果下，鏡片前表面基弧選擇+15.00D球面的設計會較前表面基弧選擇+10.00D球面設計的影像放大率會愈大
   (D)在鏡片嵌入時，鏡片前表面基弧選擇+15.00D球面的設計會較前表面基弧選擇+10.00D球面設計的相對較不容易脫落。 （113 專普）
2. 對於驗配高度數遠視眼鏡片的處置，下列何者錯誤？
   (A)採用高折射率鏡片 (B)採用非球面設計
   (C)盡可能增加頂點距離 (D)選用框面較小的框架。 （111 專高）
3. 高度數鏡片配戴者，在選擇鏡框鏡片裝配時，下列何種鏡片選項最佳？
   (A)冕牌玻璃光學鏡片 (B)低折射率鏡片
   (C)大尺寸鏡片 (D)非球面或非複曲面鏡片。 （111 專普）

解答及解析

1. 解析：(D)。
   (D)較易脫落。
2. 解析：(C)。
   (C)盡可能減少頂點距，可以增加視野。
3. 解析：(D)。
   (A)塑膠鏡片優於玻璃鏡片；
   (B)高折射率鏡片可減少鏡片厚度以及眼鏡放大率；
   (C)大尺寸鏡片雖可增加視野但厚度及重量皆增加。

二、高度近視鏡片

1. 鏡片重量和厚度
   1-1. 如果使用塑膠鏡片，經常沒有問題。
   1-2. 會有鏡片邊緣厚度的問題。
   1-3. 減少邊緣厚度的方法
      1-3-1. 保持鏡片直徑愈小愈好並且選擇 FPD（框面瞳距）等於病患遠用 PD。
      1-3-2. 使用高折射率的鏡片材質。

2. 影像縮小
   2-1. 高度負鏡片明顯縮小配戴者的眼睛外觀，以及視網膜影像大小。
   2-2. 鏡片愈靠近眼睛，可以愈放大來改善問題。隱形眼鏡矯正就是一例。
   2-3. 配戴者眼睛外觀的縮小可能和邊緣厚度以及邊緣反射一樣，對外觀有較大的影響。

3. 視野
   3-1. 負鏡片，與無度數鏡片比較，的確增加視野。
   3-2. 視野的增加造成環狀的複視區。不過，複視區在周邊較遠處，很少被注意。

4. 外觀
   4-1. 除了邊緣厚度、配戴者眼睛的縮小以外，觀察者會看到鏡片邊緣反射的環。
   4-2. 減少邊緣反射的方法：邊緣鍍膜、邊緣塗色、玻璃鏡片使用半透明邊緣、拋光塑膠鏡片邊緣、鏡片染色、隱藏倒角技術。

EXAMPLE

【練習 4　高度近視鏡片問題】

有一個高度近視的病人，右眼 -12.00DS，左眼 -15.00DS，若要對這個病人配眼鏡，哪一個建議較不適當？

(A)建議使用高折射率鏡片，減少鏡片厚度

(B)建議使用大面積鼻托，減少鏡片滑脫的機會

(C)建議使用無框鏡片，較為美觀舒適

(D)建議使用尺寸小的鏡圈，減輕眼鏡重量。（106 專普）

解題攻略 »

(C)使用無框鏡片，因為邊緣較厚，容易反光，造成外觀不佳。

正確答案為(C)。

【練習 5　高度近視鏡片】 EXAMPLE

高度近視的病患常抱怨配戴眼鏡時感到光線較暗，其原因最不可能為下列何者？
(A)使用高折射率鏡片　(B)鏡片較薄　(C)鏡片鍍膜　(D)鏡片材質的光線吸收度太高。
（110 專高）

解題攻略 »

(A)高折射率鏡片反射率高，穿透率低；

(B)鏡片薄，穿透率高，並且高度數近視鏡片的邊緣較厚；

(C)要鍍抗反射膜，才會增加穿透率；

(D)吸收度高，穿透率低。

正確答案為(B)。

歷屆試題

1. 下列何者不是高折射係數鏡片的特點？
(A)比重高　(B)表面反射高　(C)色像差高　(D)須加多層膜。　（109 二特師）
2. 以玻璃鏡片為例，相同度數下，若鏡片折射率越高，下列何者錯誤？
(A)反射率越高　(B)鏡片越薄　(C)重量越輕　(D)阿貝數越低。　（108 專高）
3. 非球面鏡片(aspheric lens)相較於球面鏡片之優點，何者錯誤？
(A)減少正透鏡的中央厚度　(B)減少負透鏡的邊緣厚度
(C)減少鏡片重量　(D)增強正透鏡的影像放大效果。　（107 專高）

解答及解析

1. 解析：(A)。
   塑料高折射率鏡片的比重不一定高。
2. 解析：(C)。
   一般鏡片材質折射率越高，反射率越高，厚度越薄，阿貝數越低。
   (C)重量和密度有關，當折射率越高時，不一定越輕，可能越重。
3. 解析：(D)。
   (D)非球面鏡片可以使眼鏡放大率變小。

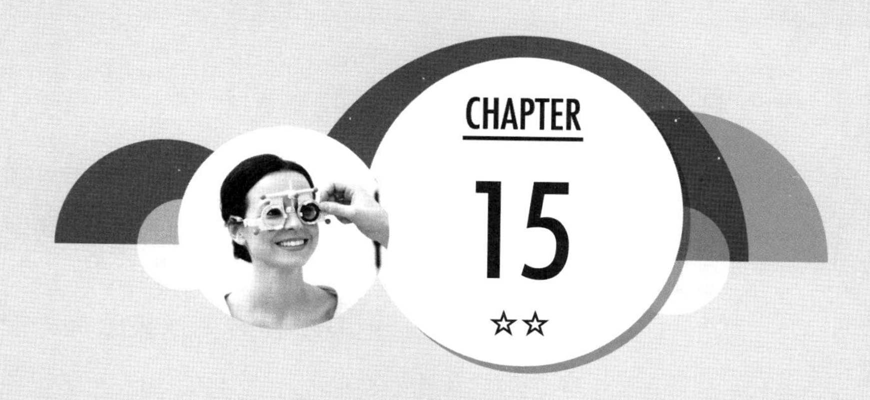

屈光參差與不等視

一、屈光參差

二、不等視

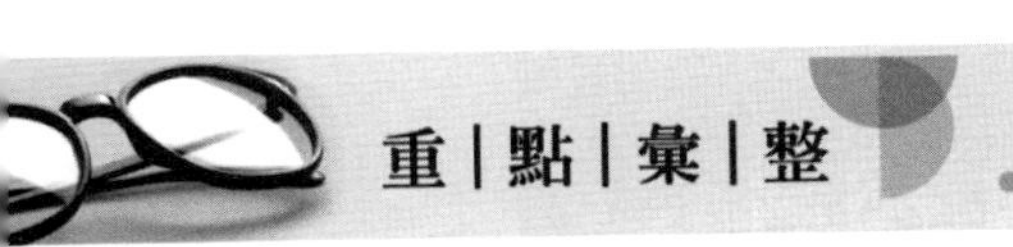

一、屈光參差

1. 定義：當兩眼屈光狀態相差+1.00D 以上時，存在屈光參差。
   - 1-1. 未矯正的屈光參差會引起功能性弱視或雙眼視問題。
     - 例一： 5、6 歲兒童，一眼正視、另一眼遠視。
       任何距離皆以正視眼觀看，遠視眼從未有銳利聚焦的視網膜影像。
     - 結果： 遠視眼發展為功能性弱視。
     - 例二： 5、6 歲兒童，一眼正視、另一眼近視。
       利用正視眼觀看遠距離物體，利用近視眼觀看近距離物體。
     - 結果： 似乎不會發展成功能性弱視，但立體視較差或造成雙眼視問題。
   - 1-2. 矯正的屈光參差所引起的問題：調節系統、聚散（開合）系統、雙眼視網膜影像大小（眼鏡放大率）。

2. 水平稜鏡效應
   - 2-1. 屈光參差的水平稜鏡補償很少導致問題，因為水平融像聚散運動的振幅大。
   - 2-2. 正融像聚散運動克服 BO 稜鏡，負融像聚散運動克服 BI 稜鏡。

3. 閱讀眼位的鉛直稜鏡效應
   - 3-1. 鉛直融像運動的振幅小，兩眼鉛直稜鏡效應會引起視疲勞症狀。
   - 3-2. 兩鏡片中心對準看遠視力的瞳孔(即遠用 PD)，則遠視者在閱讀眼位上產生 BU 稜鏡；近視者則產生 BD 稜鏡。
   - 3-3. 單光配戴者：向下調整頭位即可。
   - 3-4. 雙光配戴者：溫和的屈光參差可由鉛直融像運動克服，但屈光參差顯著時，看近仍有問題。
   - 3-5. 閱讀眼位鉛直稜鏡的補償
     (1)降低看遠視力光學中心。
     (2)開立閱讀用的單光鏡片處方。

(3)開立兩眼不相似的雙光子片處方。

(4)開立補償的雙光子片處方。

(5)開立稜鏡子片處方。

(6)開立 slab-off 鏡片處方。

(7)開立 Fresnel 貼膜稜鏡處方。

(8)開立隱形眼鏡處方。

【練習 1 雙眼水平稜鏡】

EXAMPLE

右眼-4.00DS/-1.00DC×180，左眼-5.00DS/-1.00DC×090，已知單眼 PD 相等，雙眼總 PD 為 60mm，鏡片配製時，製作成總 PD66mm，則將產生多少稜鏡度？

(A) 2.7^{Δ}，基底朝內　(B) 2.7^{Δ}，基底朝外

(C) 3^{Δ}，基底朝內　(D) 3^{Δ}，基底朝外。　（106 專普）

解題攻略

公式：$Z = Pd$。

如下圖所示，鏡片光心各向外移$\frac{66mm-60mm}{2} = 3mm = 0.3cm$。

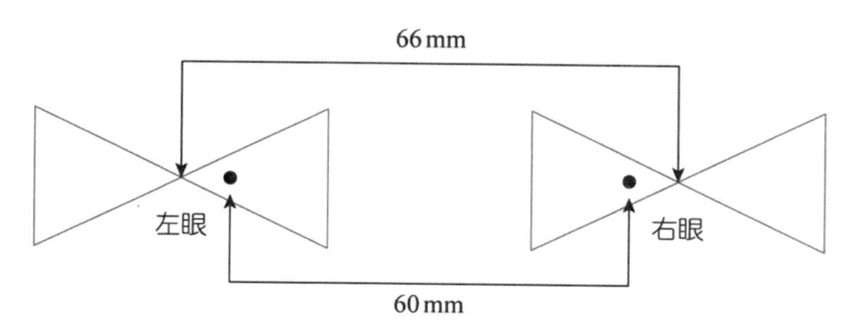

右眼：水平屈光力-4D，水平稜鏡為$4D \times 0.3cm = 1.2^{\Delta}$(BI)；

左眼：水平屈光力-6D，水平稜鏡為$6D \times 0.3cm = 1.8^{\Delta}$(BI)；

雙眼合併 3^{Δ}BI。

正確答案為(C)。

EXAMPLE

【練習 2　雙眼鉛直稜鏡】

若兩眼有不等視，配戴一眼為遠視+3.00D、一眼為近視-3.00D 的眼鏡時，若兩眼同時從鏡片的光學中心下方 8mm 處看出，兩眼間會產生多少稜鏡度的影像移位？

(A) 4.80^{Δ}　(B) 2.40^{Δ}　(C) 1.20^{Δ}　(D)無。　（107 特師）

解題攻略

公式：$Z = Pd$。

遠視眼：$Z = 3D \times 0.8cm = 2.4^{\Delta}$(BU)，向下轉；

近視眼：$Z = 3D \times 0.8cm = 2.4^{\Delta}$(BD)，向上轉；

合併：4.8^{Δ}BU（遠視眼）或 4.8^{Δ}BD（近視眼）。

正確答案為(A)。

EXAMPLE

【練習 3　雙眼稜鏡處方的移心】

患者的處方是右眼+5.00DS/-1.00DC×090，1^{Δ}BI（基底朝內）、左眼+3.00DS/-1.00DC×090，1^{Δ}BI（基底朝內）、瞳孔間距右眼 32mm，左眼 31mm、鏡框瞳孔間距 70mm，右眼與左眼各須從光學中心移多少 mm 就可得 1^{Δ}BI（基底朝內）稜鏡效應？

(A)右眼 5.5mm 往內；左眼 7.3mm 往內

(B)右眼 5.5mm 往內；左眼 7.3mm 往外

(C)右眼 5.5mm 往外；左眼 7.3mm 往內

(D)右眼 5.5mm 往外；左眼 7.3mm 往外。　（106 專高[補]）

解題攻略

公式：$d=\frac{Z}{P}$。

右眼水平屈光力+4D，稜鏡處方 1^{Δ}BI，內移$d=\frac{1^{\Delta}}{4D}=0.25cm=2.5mm$；

左眼水平屈光力+2D，稜鏡處方 1^{Δ}BI，內移$d=\frac{1^{\Delta}}{2D}=0.5cm=5mm$。

又因為鏡框瞳孔間距為 70mm，所以左右各為 35mm。

右眼瞳距 32mm，所以總共向內移(3+2.5)mm = 5.5mm；

左眼瞳距 31mm，所以總共向內移(4+5)mm = 9mm。

(注意：考選部答案為(A)，但在左眼部分有誤，有爭議。(選最佳答案))

正確答案為(A)。

【練習 4　雙眼稜鏡計算的可能誤差】 EXAMPLE

學者雷孟爾(Remole)指出，利用普倫提西氏法則(Prentice's rule)來計算雙眼視覺的稜鏡效應會產生些許誤差。下列何者不是他指出的原因之一？

(A)兩眼的鏡片可能有不一樣的基弧

(B)兩眼偏離鏡片中心觀看時，可能因鏡片度數不同而旋轉距離不同

(C)兩眼鏡片可能有不一樣的中心厚度

(D)兩眼偏離鏡片中心觀看時，可能因鏡片度數不同而有不同的頂點距離。

(107 專高)

解題攻略

Remole 認為誤差原因和鏡片厚度、基弧、以及鏡片不同度數有不同的閱讀水平有關（向下有不同的旋轉角度）。

(註：參考書籍：Brooks et al, "System for ophthalmic Dispensing")

正確答案為(D)。

歷屆試題

1. 一患者處方為 OD：$-2.50DS/-1.50DC \times 180\ 2^{\Delta}BD$，OS：$-1.75DS/-2.25DC \times 180\ 2^{\Delta}BU$，則配製鏡片時的鏡片光心的偏心量和方向為何？
   (A)右眼向下移$5mm$，左眼向上移$5mm$
   (B)右眼向上移$5mm$，左眼向下移$5mm$
   (C)右眼向上移$5mm$，左眼向上移$5mm$
   (D)右眼向下移$5mm$，左眼向下移$5mm$。 （113 專高）

2. 患者右眼配戴$+2.50DS/-2.50DC \times 090$的鏡片，左眼配戴$plano/+2.50DC \times 180$的鏡片，當患者看近物時，雙眼視線往鏡片內側偏移$2mm$，往鏡心下方偏移$2mm$，則雙眼視覺產生多少稜鏡度差值？
   (A)垂直1^{Δ}，水平0^{Δ}　(B)垂直1^{Δ}，水平0.5^{Δ}
   (C)垂直0^{Δ}，水平0.5^{Δ}　(D)垂直0^{Δ}，水平0^{Δ}。 （113 專高）

3. 右眼鏡片：$-4.00DS/-1.00DC \times 45$，左眼鏡片：$-5.00DS/-1.00DC \times 45$，若右眼鏡片光學中心向上偏離瞳孔中心$3mm$，左眼鏡片光學中心向下偏離瞳孔中心$3mm$，則會產生多少的稜鏡效應？
   (A)右眼：1.35Δbase down，左眼：1.65Δbase up
   (B)右眼：1.35Δbase up，左眼：1.65Δbase down
   (C)右眼：1.65Δbase down，左眼：1.35Δbase up
   (D)右眼：1.65Δbase up，左眼：1.35Δbase down。 （113 專普）

4. 謝先生遠用處方為右眼度數-10.50DS；左眼度數為-12.00DS，光學中心與瞳孔距離皆為 64mm。若用此眼鏡看近時，近用瞳孔距離為 60mm，其產生的稜鏡效應為何？(BO：base out；BI：base in)
   (A) 0.3^{Δ}BI　(B) 0.3^{Δ}BO　(C) 4.5^{Δ}BI　(D) 4.5^{Δ}BO。 （112 專高）

5. 患者左眼鏡片處方+1.50DS/-2.50DC×090，右眼鏡片處方-1.00DS/-1.00DC×180，雙眼鏡片中心間距(DBOC)為 62mm，雙眼配戴眼鏡後產生 0.4^{Δ}基底朝外的稜鏡量，求患者的雙眼瞳距(PD)？
   (A) 58mm　(B) 60mm　(C) 64mm　(D) 66mm。 （111 專普）

6. 假如使用驗度儀去測量鏡片，右眼鏡片測量到 2^{Δ}BU 和左眼鏡片測量到 3^{Δ}BD，下列敘述何者正確？
(A)對於配戴者右眼來說產生 5^{Δ}BU
(B)對於配戴者左眼來說產生 5^{Δ}BU
(C)對於配戴者右眼來說產生 1^{Δ}BU
(D)對於配戴者左眼來說產生 1^{Δ}BU。 (111 專普)

7. 一患者右眼-3.25DS/-1.75DC×180，左+0.75DS/-1.25DC×180，閱讀時會從光學中心下方 3mm 處看出，則此患者會產生何種稜鏡效應？
(A)右眼 1.65^{Δ}基底朝下 (B)左眼 1.20^{Δ}基底朝上
(C)右眼 1.35^{Δ}基底朝下 (D)左 0.75^{Δ}基底朝上。 (110 專高)

8. 一位 PD 64mm 的個案，右眼-4.00DS，左眼+4.00DS，若要使其兩眼皆產生 2^{Δ}BI(base in)，眼鏡的光學中心距離應為多少？
(A) 64mm (B) 74mm (C) 54mm (D) 69mm。 (110 專普)

9. 有一個不等視的患者，右眼度數+5.25D，左眼度數+2.50D，當他閱讀時，雙眼視線會從鏡片光學中心往下方 5mm，且雙眼各向鼻側 2mm 處移動，請問其稜鏡效應為何？
(A) 1.375^{Δ} 基底朝上，1.55^{Δ} 基底朝外
(B) 1.375^{Δ} 基底朝下，1.55^{Δ} 基底朝內
(C) 3.875^{Δ} 基底朝上，0.55^{Δ} 基底朝外
(D) 3.875^{Δ} 基底朝下，0.55^{Δ} 基底朝內。 (109 專高)

10. 若兩眼有不等視，配戴一眼為遠視+5.00D、一眼為遠視+1.00D 的眼鏡時，若兩眼同時從鏡片的光學中心下方 8mm 處看出，兩眼間會產生多少稜鏡度的影像移位？
(A) 4.8^{Δ} (B) 3.2^{Δ} (C) 1.6^{Δ} (D)無。 (107 專高)

解答及解析

1. 解析：(B)。
右眼$\frac{2\Delta}{4D} = 0.5cm = 5mm$，上移。左眼$\frac{2\Delta}{4D} = 0.5cm = 5mm$，下移。

2. 解析：(D)。

右眼垂直$0.2cm \times 2.5D = 0.5\Delta\ BU$，水平$0.2cm \times 0D = 0\Delta$。

左眼垂直$0.2cm \times 2.5D = 0.5\Delta\ BU$，水平$0.2cm \times 0D = 0\Delta$。

合併雙眼垂直0^{Δ}，水平0^{Δ}。

3. 解析：(A)。

右眼$(-4D - 1D \times \sin^2 45^o) \times 0.3cm = -1.35\Delta \ \rightarrow\ 1.35\Delta BD$。

左眼$(-5D - 1D \times \sin^2 45^o) \times (-0.3cm) = 1.65\Delta \ \rightarrow\ 1.65\Delta BU$。

4. 解析：(C)。

右眼：$Z = 10.5D \times 0.2cm = 2.1^{\Delta}$(BI)；左眼：$Z = 12D \times 0.2cm = 2.4^{\Delta}$(BI)。

合併：4.5^{Δ}(BI)。

5. 解析：(D)。

左右眼水平屈光力各為-1D，光心偏移量各為$\frac{0.2^{\Delta}}{1D} = 0.2cm = 2mm$。因為稜鏡基底朝外且為負度數，所以光心各向內移 2mm。由此知瞳距為$62mm + 4mm = 66$mm。

6. 解析：(A)。

$2^{\Delta}BU\ OD - 3^{\Delta}BD\ OS = 5^{\Delta}BU\ OD = 5^{\Delta}BD\ OS$。

7. 解析：(C)。

右眼垂直屈光力為-5D，稜鏡效應為$Z_R = Ph = 5D \times 0.3cm = 1.5^{\Delta}$(BD)。

左眼垂直屈光力為-0.5D，稜鏡效應為$Z_R = Ph = 0.5D \times 0.3cm = 0.15^{\Delta}$(BD)。

雙眼合併：1.35^{Δ}(BD)。

8. 解析：(A)。

$d = \frac{Z}{P} = \frac{2^{\Delta}}{4D} = 0.5cm = 5mm$。

右眼負度數且基底朝內，光學中心向外移 5mm，即向右移 5mm。

左眼正度數且基底朝內，光學中心向內移 5mm，即向右移 5mm。

因為光學中心皆向右移 5mm，所以光學中心距離仍為 64mm。

9. 解析：(A)。

垂直稜鏡：

右眼：$Z = 0.5cm \times 5.25D = 2.625^{\Delta}$(BU)；

左眼：$Z = 0.5cm \times 2.50D = 1.25^{\Delta}$(BU)，合併為 1.375^{Δ}BU。

水平稜鏡：

右眼：$Z = 0.2cm \times 5.25D = 1.05^{\Delta}(\text{BO})$；

左眼：$Z = 0.2cm \times 2.50D = 0.5^{\Delta}(\text{BO})$，合併為 1.55^{Δ}BO。

10. 解析：(B)。

$Z = 0.8cm \times (5D - 1D) = 3.2^{\Delta}$。

二、不等視

1. 不等視
   1-1. 定義為兩眼眼球影像的大小和形狀的相對差異。
   1-2. 眼球影像是指眼睛屈光系統（含矯正）所形成的視網膜影像以及視網膜影像在視網膜神經終端的修飾和在視皮質區的表現。
2. 異常不等視：分為解剖的和光學的。
   2-1. 解剖原因包含視網膜感光細胞的分離程度（密度）以及大腦皮質的視覺路徑功能組織。
   2-2. 光學的不等視有兩種本質，內在的和誘發的。
      2-2-1. 內在的只和眼睛本身的屈光系統有關。
      2-2-2. 誘發的則是因為矯正屈光不正鏡片的放大率性質引起。
3. 差異分類
   3-1. 對稱差異
      3-1-1. 整體的：眼球影像與另一眼比較在所有方向有相同的增減。

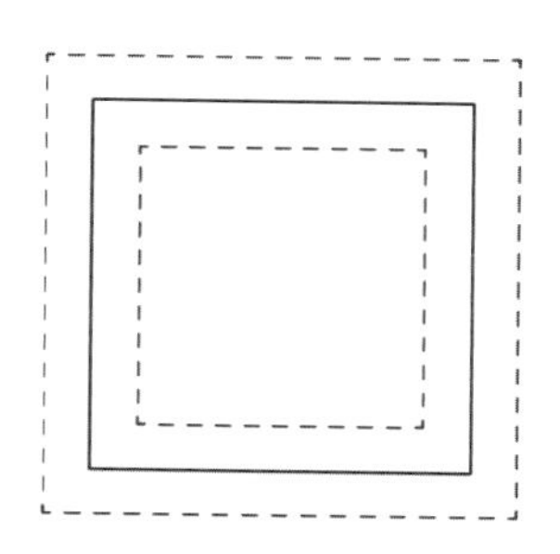

3-1-2. 子午（經）線的(meridional)：眼球影像與另一眼比較在某一方向上有增減。

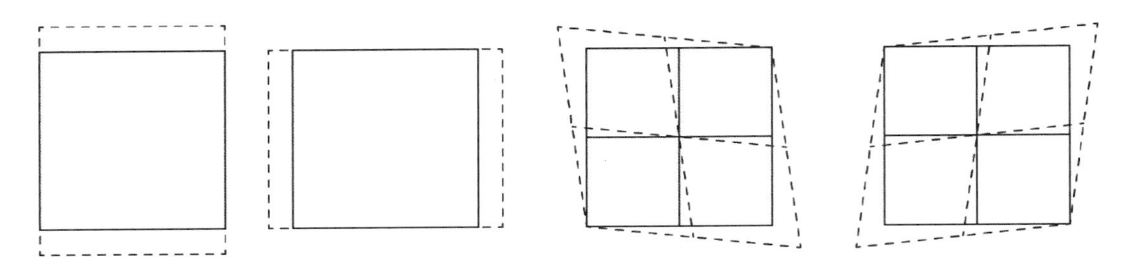

3-2. 不對稱差異

3-2-1. 沿某方向漸漸增減影像大小，如一般平稜鏡。

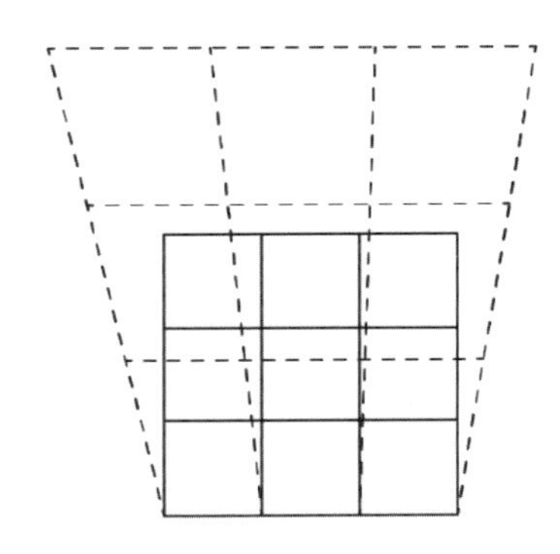

3-2-2. 從視軸往所有方向漸漸增減影像大小，如桶型和枕型。

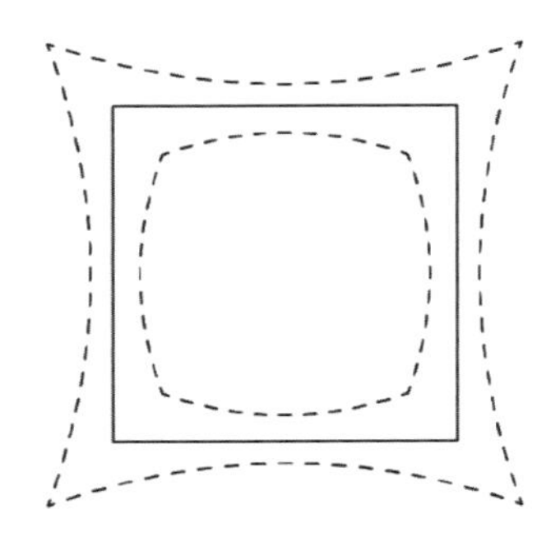

4. 症狀

4-1. 視疲勞、頭痛、複視、暈眩、神經緊張。

4-2. 如果症狀在單眼遮蓋時消失，則不等視很可能是症狀的潛在原因。

5. 相對眼鏡放大率

5-1. 非正視眼的與正視眼的視網膜影像大小比較（相對眼鏡放大率 RSM）

類型	未矯正	框架眼鏡矯正（在眼睛焦點上，納普定律）	隱形眼鏡矯正
軸性近視	較大	相等	較大
軸性遠視	較小	相等	較小
屈折性近視	相等	較小	大約相等
屈折性遠視	相等	較大	大約相等

5-2. 未矯正的與矯正的屈光參差之不等視的存在與否

類型	未矯正	框架眼鏡矯正	隱形眼鏡矯正
軸性屈光參差	存在	不存在	存在
屈折性屈光參差	不存在	存在	不存在

【練習 5　能判斷不等視矯正的相對眼鏡放大率】 EXAMPLE

有關不等視(anisometropia)的度數矯正所造成的雙眼影像大小不相同(aniseikonia)的敘述，下列何者正確？

(A) 因為單眼眼軸長度較長所造成的近視。配戴眼鏡矯正時，近視眼的影像大於正視眼的影像

(B) 因為單眼眼軸長度較長所造成的近視。配戴眼鏡矯正時，近視眼的影像小於正視眼的影像

(C) 雙眼眼軸長度相同，因為單眼弧度較陡所造成的近視。配戴眼鏡矯正時，近視眼的影像小於正視眼的影像

(D) 雙眼眼軸長度相同，因為單眼弧度較陡所造成的近視。配戴眼鏡矯正時，近視眼的影像大於正視眼的影像。 （107 專高）

解題攻略

軸性近視眼睛矯正後，視網膜影像可能比正視眼視網膜影像大或小或相等。

屈折性近視眼矯正後，視網膜影像必小於正視眼視網膜影像。

正確答案為(C)。

EXAMPLE

【練習 6　隱形眼鏡矯正不等視】

有關隱形眼鏡用於矯正不等視(anisometropia)的優點，下列何者錯誤？

(A) 較不易造成視網膜影像的大小改變

(B) 較適合用於矯正軸性不等視(axial anisometropia)

(C) 較適合用於矯正屈光性不等視(refractive anisometropia)

(D) 較不易有稜鏡效應。　（109 專普）

解題攻略

(B)軸性不等視的矯正以框架眼鏡較佳。

正確答案為(B)。

EXAMPLE

【練習 7　不等視可能出現的情形】

屈光不等視的病人，雙眼戴眼鏡矯正後，下列哪一個現象不會出現？

(A)雙眼像的放大倍率不同　(B)稜鏡效應

(C)雙眼視網膜像可能無法融像　(D)不會視物疲勞。　（107 專普）

解題攻略

屈光不等視經矯治後，會誘發調節、輻輳（稜鏡效應）和眼鏡放大率（影像大小）等問題，所以容易產生視疲勞。

正確答案為(D)。

【練習 8　動態不等視】 EXAMPLE

有關動態不等像(dynamic aniseikonia)的敘述，下列何者正確？①指的是不等視(anisometropia)眼睛透過眼鏡觀察動態物體時，感受到的影像不相等　②又稱為誘發性不等隱斜位(induced anisophoria)　③指的是不等視眼睛透過眼鏡，在眼球轉動時感受到不同的稜鏡效應。

(A) ①②③　(B) ①②　(C) ②③　(D) ①③。 （107 專高）

解題攻略 »

動態不等像是因為雙眼眼球轉動視線未從光心看出去，造成雙眼稜鏡效應不同而產生，這是由矯正鏡片誘發的。

正確答案為(C)。

歷屆試題

1. 李小弟雙眼屈光度如下：右眼-2.00DS；左眼-6.00DS，其角膜弧度測量雙眼的角膜屈光力相同。有關此情況屈光不等視(anisometropia)的敘述，下列何者錯誤？
   (A) 此類型的屈光不等視為軸性的屈光不等視
   (B) 在未矯正的情況下，右眼視網膜所見的影像大小應與左眼視網膜所見的影像相同
   (C) 若配戴眼鏡矯正，右眼視網膜所見的影像大小約等於正視眼的人視網膜所見的影像
   (D) 若配戴隱形眼鏡矯正無法適應，症狀可能與不等像有關。 （108 特師）
2. 王小姐雙眼屈光度如下：右眼-5.00DS；左眼-2.50DS，其角膜弧度測量右眼角膜屈光力比左眼角膜屈光力高約 4.00D。有關此情況屈光不等視的敘述，下列何者錯誤？
   (A) 此類型的屈光不等視為屈光性的屈光不等視
   (B) 在未矯正的情況下，右眼視網膜所見的影像大小應與左眼視網膜所見的影像相同

(C)若配戴眼鏡矯正，右眼視網膜所見的影像大小約等於正視眼的人視網膜所見的影像

(D)若配戴隱形眼鏡矯正，右眼視網膜所見的影像大小約等於正視眼的人視網膜所見的影像。（108 特師）

解答及解析

1. 解析：(B)。

(A)由角膜屈光力相同知道雙眼屈光不正差異來自於軸長的關係，故屬於軸性屈光不等視；

(B)近視越深，軸長越長，未矯正之模糊視網膜影像越大；

(C)軸性屈光不等視以框架眼鏡矯正較接近正視眼的視網膜影像大小；

(D)若以隱形眼鏡矯正，存在屈光參差，有不等視問題。

2. 解析：(C)。

(A)由角膜屈光力差異知雙眼屈光差異主要來自於屈光力的關係，故屬於屈光性不等視；

(B)屈光性的屈光不正，未矯正之模糊視網膜影像一樣大；

(C)屈光性不等視若以框架眼鏡矯正，存在屈光參差，有不等視問題；

(D)屈光性不等視以隱形眼鏡矯正較接近正視眼的視網膜影像大小。

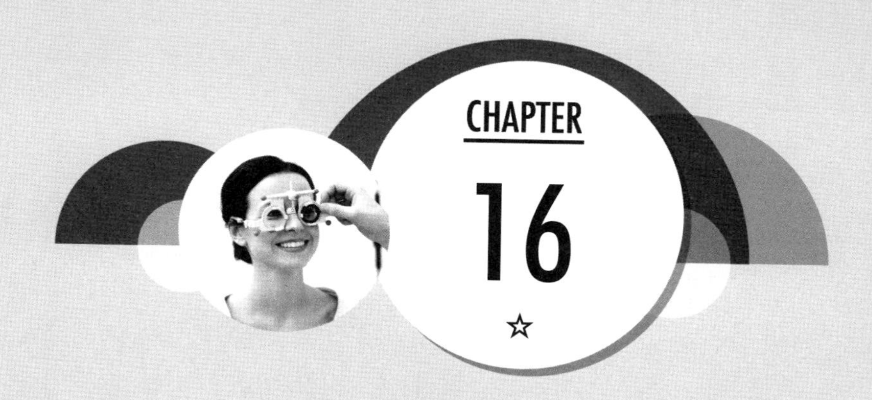

多焦鏡片

一、雙光鏡片

二、漸進多焦鏡片

重｜點｜彙｜整

一、雙光鏡片

1. 鏡片形式

1-1. 一線形雙光(executive one-piece bifocals)：子片光學中心位於子片上緣。

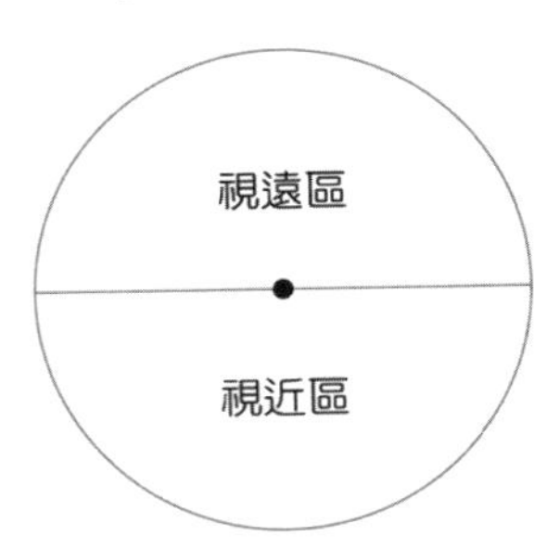

1-2. 圓形雙光（round 或 Kryptok bifocals）：R22 代表圓形子片之直徑為 22mm，所以子片光學中心位於子片上緣的下方 11mm 處。

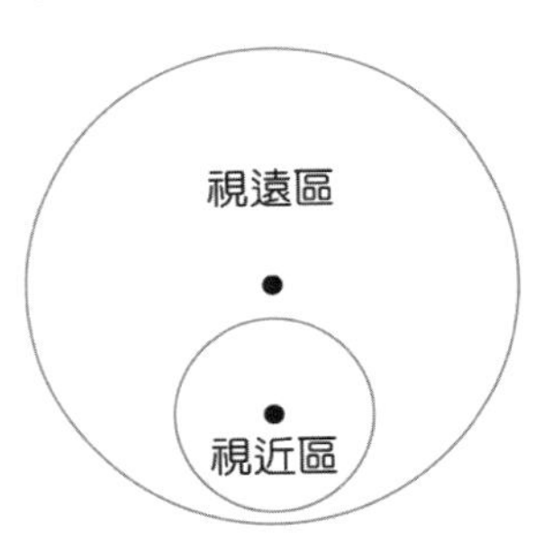

1-3. 平頂形雙光（flat-top 或 straight-top bifocals）：22×16-mm 代表子片直徑為 22mm，而子片深度為 16mm，意即子片光學中心位於子片上緣的下方 5mm 處。

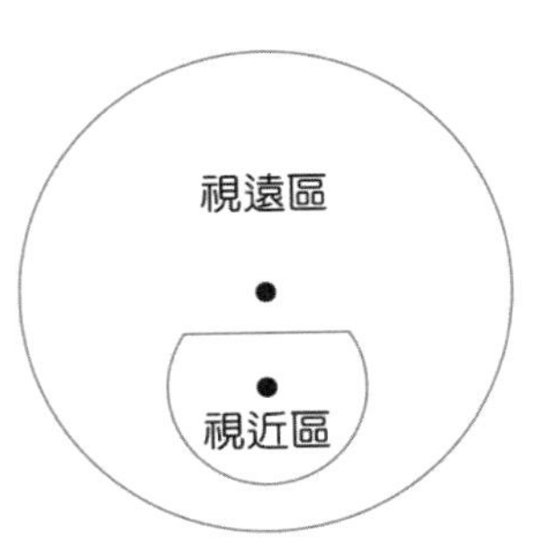

1-4. Ultex 形雙光(Ultex bifocals)：以直徑 38mm 而言，子片光學中心在子片上緣的下方 19mm。

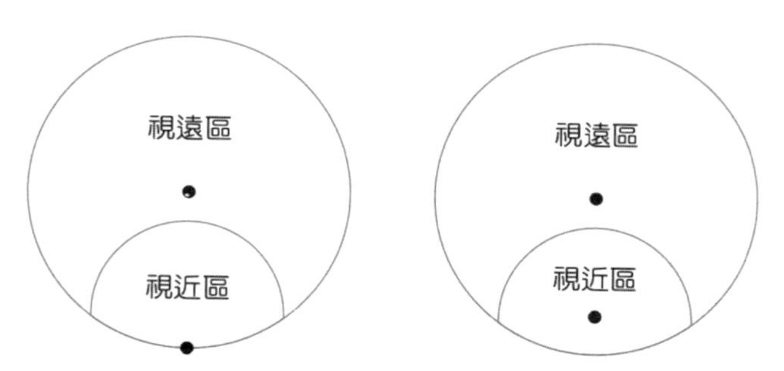

2. 光心內移：$d=\frac{FPD-PD_F}{2}$，FPD 是鏡框中心的距離，PD_F 是遠用瞳距。

3. 子片嵌入(segment inset)：是指子片光學中心相對於看遠參考點的向內位移 $\Delta x=\frac{PD_F-PD_N}{2}$；$PD_N$ 是近用瞳距，目的在確保兩眼子片的視野一致以及防止子片在閱讀眼位產生水平稜鏡效應。

4. 總嵌入(total inset)：是指子片光學中心相對於鏡片幾何中心的橫向位移 $L=\frac{FPD-PD_N}{2}$。

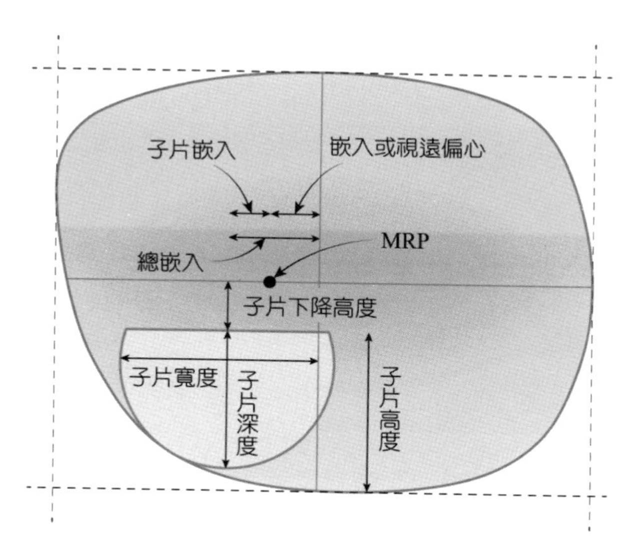

5. 像跳可以發生在子片周圍的任何位置，不過在子片頂端的像跳比較困擾。子片頂端發生的像跳完全決定於子片在頂端的稜鏡效應，即 dP_{ADD}。其中，d 為子片中心至子片頂端之距離，P_{ADD} 子片近附加度數。

EXAMPLE

【練習 1　子片嵌入距離】

配戴眼鏡的遠用瞳孔距離 PD:70mm，近用瞳孔距離 PD:66mm，一般情況下雙光鏡片的子片內偏距離(segment inset)為多少？

(A) 4mm　(B) 3mm　(C) 2mm　(D) 1mm。　（108 專普）

解題攻略》

公式：$\Delta x = \frac{PD_F - PD_N}{2}$。

$\Delta x = \frac{70mm-66mm}{2} = 2mm$，各內移 2mm。

正確答案為(C)。

EXAMPLE

【練習 2　光心嵌入距離】

一副鏡架的眼型尺寸為 56mm，鏡片間距為 18mm，患者的瞳距為 64mm，鏡片磨製定心時，鏡片應該如何移動及偏心量為何？

(A)朝鼻側，5mm　(B)朝顳側，5mm

(C)朝鼻側，10mm　(D)朝顳側，10mm。　（108 特生）

解題攻略》

公式：$d = \frac{FPD - PD_F}{2}$。

$d = \frac{(56mm+18mm)-64mm}{2} = 5mm$，內移 5mm。

正確答案為(A)。

EXAMPLE

【練習 3　子片近附加度數】

使用鏡片驗度儀測量一付三光鏡片(trifocal lens)的前頂點度數之參數如下：

遠距離部分-0.75DS，中距離部分+0.50DS，近距離部分+1.75DS，請問此眼鏡的近距離加入度(ADD)為何？

(A) +1.25DS　(B) +0.25DS　(C) +1.50DS　(D) +2.50DS。　（107 專普）

解題攻略

近附加度數為近距離度數減去遠距離度數，

所以(+1.75D) – (-0.75D) = +2.50D。

正確答案為(D)。

【練習 4　子片稜鏡效應】 EXAMPLE

一個雙焦的(bifocal)眼鏡鏡片，遠看的度數是近視-3.00D，其近用加入度(ADD)為 2.00D，近用部分的鏡片中心在遠用鏡片中心的下方 10mm 處，近用部分的上緣在近用部分的鏡片中心的上方 4mm 處。當視線從遠用鏡片中心下方 6mm 處看出去有什麼樣的稜鏡效應？

(A) 1.0^{Δ} 基底朝下　(B) 1.8^{Δ} 基底朝下　(C) 2.6^{Δ} 基底朝下　(D) 1.0^{Δ} 基底朝上。

（108 專高）

解題攻略

公式：$Z = Ph$。

遠用鏡片中心下方 6mm 在近用鏡片上緣，所以稜鏡效應來自遠用和近用鏡片之稜鏡效應總和。

遠用鏡片稜鏡效應：$Z_F = 3D \times 0.6cm = 1.8^{\Delta}$，基底向下；

近用鏡片稜鏡效應：$Z_N = 2D \times 0.4cm = 0.8^{\Delta}$，基底向下。

總和為 2.6^{Δ}BD。

正確答案為(C)。

【練習 5　能計算子片的像跳效應】 EXAMPLE

若一子片為圓形的圓柱透鏡，遠用處方為-4.00DS，近用加入度 ADD 為+2.00D，子片直徑為 28mm，則像跳效應為多少稜鏡度？

(A) 10　(B) 1.2　(C) 5.6　(D) 2.8。

（106 專高[補]）

解題攻略

公式：dP_{ADD}。

$(+2D)\times\frac{2.8cm}{2}=2.8^{\Delta}$。

正確答案為(D)。

歷屆試題

1. 一個膠合式雙光(cemented bifocal)鏡片的處方為：遠用屈光度$+1.00DS/+3.00DC\times 90$、近用屈光度$+3.00DS/+3.25DC\times 90$。若鏡片的膠合面屈光度為$\pm 5.00D$（如下圖），求其子片的後表面度數應為何？（圖中鏡片的兩個組成實際上是膠合的，為便於理解此圖刻意將其分開繪製）

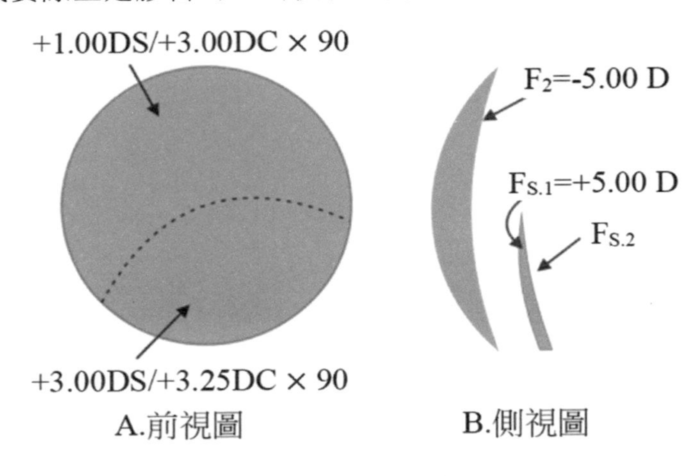

(A) $-3.00DS$　(B) $-5.00DS$
(C) $-2.75DC\times 90/-3.75DC\times 180$　(D) $-2.75DC\times 90/-3.00DC\times 180$。

（113 專普）

2. 一名患者的矯正鏡片處方為：OD：+0.25DS/-0.25DC×170、OS：+0.25DS/-0.25DC×010，若其近用加入度(ADD)為+2.50D，請問當其配製三光鏡片(trifocal lens)時，鏡片的中用區加入度(intermediate add)應為多少D(diopter)？
(A) +1.00D　(B) +1.25D　(C) +1.50D　(D) +2.00D。　（112 專高）

3. 鏡腳內側標示：52□18 135，表示以方框法設計的此副眼鏡，鏡圈水平尺寸為 52mm，鼻樑間距為 18mm，鏡腳長度為 135 mm，則該鏡框的鏡框瞳孔間距(PD)是多少？
(A) 52mm (B) 65mm (C) 70mm (D) 135mm。 （112 專普）

4. 使用雙光眼鏡時，當視線由光學中心逐漸往下移動時，在接觸到老花眼鏡片部分的上緣時，會因為上、下方不同的稜鏡效應，而有影像突然跳上來的感覺。老花眼鏡片部分的光學中心越接近何處時，這種跳躍的感覺就會越小？
(A)中心 (B)內緣 (C)下緣 (D)上緣。 （111 專高）

5. 有關雙光眼鏡像跳(image jump)的敘述，下列何者正確？
(A)像跳現象與主片遠用光學中心有關
(B)子片為正度數時，基底朝下的稜鏡會使影像往下移，產生落差
(C)子片頂部距子片光學中心越近，則像跳量越大
(D)近視眼的人，選用平頂產生像跳效應會較圓形子片小。 （111 專高）

6. PD 為 62mm 的患者選擇具有以下尺寸的鏡框標示：54□16 140。在這種情況下，每個鏡片的水平移心量是多少？
(A) 2mm (B) 4mm (C) 8mm (D) 16mm。 （111 專普）

7. 小明的瞳孔間距(pupillary distance)是 68mm，他選擇一副眼鏡，其單個鏡框的水平長度 56mm，兩個鏡框之間的距離是 22mm，則鏡片的光學中心應該放在鏡框幾何中心的什麼位置？
(A)偏鼻側 10mm 處 (B)偏顳側 10mm 處
(C)偏鼻側 5mm 處 (D)偏顳側 5mm 處。 （110 專高）

8. 一副鏡架其鏡腳標示為 53□18 145，若 PD 為 63mm，要使眼鏡片的光學中心與瞳距相符，則水平移心量是多少？光學中心向那個方向移動？
(A) 4mm，向鼻側移動 (B) 4mm，向耳側移動
(C) 8mm，向鼻側移動 (D) 8mm，向耳側移動。 （110 專普）

解答及解析

1. 解析：(D)。
   主片前表面屈光力$+6.00DS/+3.00DC\times 90$。
   子片後表面屈光力$(+3.00DS/+3.25DC\times 90)-(+6.00DS/+3.00DC\times 90)=-3.00DS/+0.25DC\times 90=-3.00DC\times 180/-2.75DC\times 90$。

2. 解析：(B)。
   若選擇 50%，則中用區加入度為$ADD\times 0.5=+2.50D\times 0.5=+1.25D$。

3. 解析：(C)。
   $52mm+18mm=70mm$。

4. 解析：(D)。
   附加鏡片的光學中心越接近上緣，像跳越小。

5. 解析：(D)。
   (A)像跳現象與子片的光學中心有關；
   (B)基底朝下的稜鏡會使影像向上移；
   (C)子片頂部距子片光學中心越近，像跳量越小。

6. 解析：(B)。
   $\frac{54+16-62}{2}=4(\text{mm})$。

7. 解析：(C)。
   $d=\frac{FPD-PD_F}{2}=\frac{(56mm+22mm)-68mm}{2}=5mm$，正號表示光心位置要向鼻側偏移。

8. 解析：(A)。
   $d=\frac{(A+DBL)-PD}{2}=\frac{(53+18)mm-63mm}{2}=4mm$，正號代表光學中心向鼻側移動。

二、漸進多焦鏡片

1. 漸進多焦鏡片(progressive Addition lenses)分為視遠區、視近區、連接視遠視近的漸進帶(progressive corridor)和兩旁的周邊（像差）區。

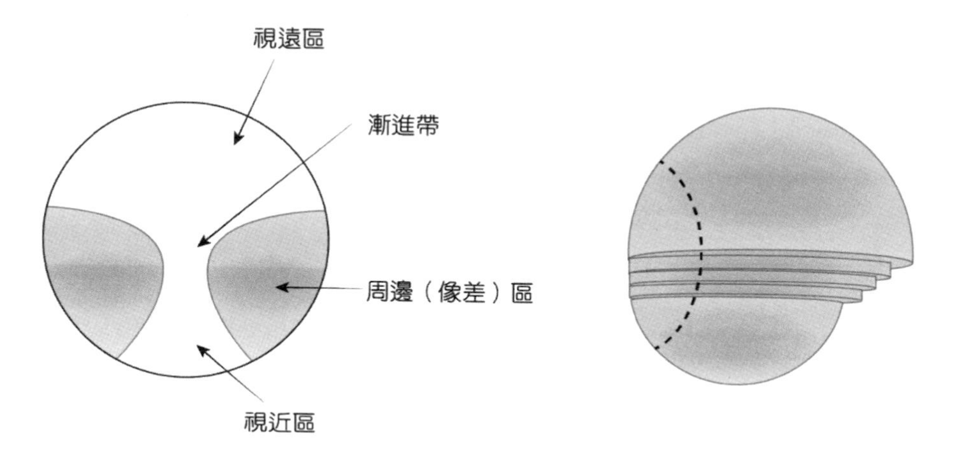

2. 硬式設計特色
   2-1. 漸進帶較短，近附加增加快，視近區較高。
   2-2. 視遠視近區較大，可設計高近附加鏡片。
   2-3. 散光像差較集中。
   2-4. 適應困難，時間較長。
3. 軟式設計，反之。

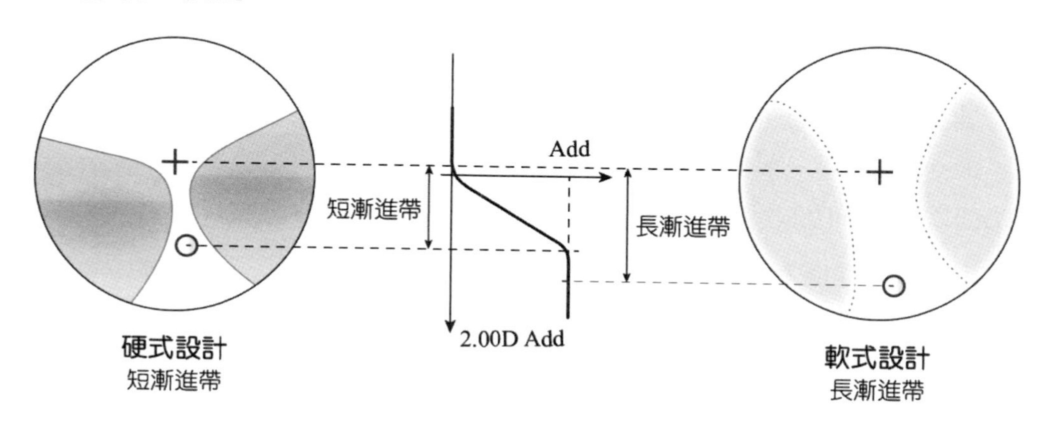

EXAMPLE

【練習 6　漸進多焦鏡片設計】

有關漸進多焦點鏡片設計的敘述，下列何者正確？

(A)硬式設計(hard progressive design)累進帶較長

(B)軟式設計(soft progressive design)度數改變較快

(C)硬式設計提供較大清晰範圍

(D)軟式設計散光變化較大。（106 特師）

解題攻略

(A)硬式設計累進帶較短；

(B)軟式設計度數變化慢；

(D)軟式設計散光像差分布較小。

正確答案為(C)。

歷屆試題

1. 關於硬式設計(hard designs)的漸進多焦鏡片(progressive lenses)之敘述，下列何者錯誤？
   (A)遠用區至近用區距離較短
   (B)遠用區與近用區皆有較寬的穩定光學區
   (C)硬式設計漸進多焦鏡片邊緣的畸變(distortion)像差小於軟式設計(soft designs)者
   (D)觀看直線物體之彎曲程度較明顯（113 專普）
2. 一個漸進區長度為$12mm$且近附加(ADD)為$+2.50D$的漸進多焦鏡片。假定其屈光度在整個漸進區範圍內是線性漸變，試求配戴者鏡片漸變起始點下方$8mm$處的近附加值為何？
   (A) $+1.25D$　(B) $+1.33D$　(C) $+1.50D$　(D) $+1.67D$（113 專普）

3. 漸進多焦點鏡片與雙焦老花鏡各有優缺點，下列何者不是漸進多焦點鏡片的優點？
(A)影像跳躍的現象比較小
(B)外型較美觀，沒有明顯分界線
(C)頭部左右移動時，不會有暈眩感
(D)在遠中近不同距離，提供連續的清晰視覺。 （109 二特師）

4. 漸進多焦點鏡片遠用區至近用區的漸進度數變化速率可快或慢，若變化速率快，將不會出現下列何者狀況？
(A)更多不必要的周邊柱面 (B)近用區通常較小
(C)鏡片的漸進區較短 (D)中間區的寬度通常較窄。 （109 專普）

解答及解析

1. 解析：(C)。
(C)硬式設計漸進多焦鏡片邊緣的畸變像差大於軟式設計者。

2. 解析：(D)。
$2.50D \times \frac{8mm}{12mm} = 1.67D$ 。

3. 解析：(C)。
(C)頭部左右移動時，有些人會有暈眩感。

4. 解析：(B)。
(B)漸進度數變化速率快，近用區通常較大（硬式設計）。

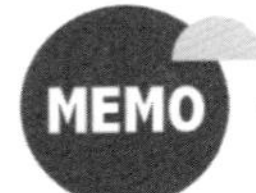

隱形眼鏡的光學

一、CL 的有效度數

二、淚鏡效應

三、戴片驗光

四、驗配的一般規則

五、散光

六、隱形眼鏡矯正與框架眼鏡矯正的比較

七、其他

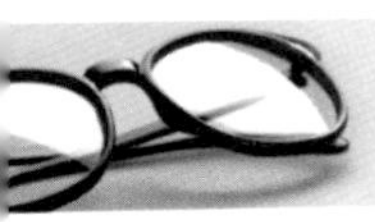

重|點|彙|整

一、CL 的有效度數

1. 當鏡片靠近眼睛時，正鏡片所需正屈光力增加；負鏡片所需負屈光力下降。
2. 當鏡片遠離眼睛時，正鏡片所需正屈光力下降；負鏡片所需屈負光力增加。
3. 有效度數公式：$P_{CL}=\frac{P_S}{1-dP_S}$，$P_S=\frac{P_{CL}}{1+dP_{CL}}$，d 為頂點距。

EXAMPLE

【練習 1　隱形鏡片度數】

原本配戴-7.75DS 眼鏡的大學生，因為運動的緣故需要暫時配戴隱形眼鏡，其最合適的隱形眼鏡度數為？（假設眼鏡的頂點距離為 15mm）

(A) -6.75DS　(B) -7.00DS　(C) -7.75DS　(D) -8.75DS。　（108 專普）

解題攻略 》

公式：$P_{CL}=\frac{P_S}{1-dP_S}$。

$P_{CL}=\frac{-7.75D}{1-0.015m\times(-7.75D)}=-6.94D$。

正確答案為(B)。

歷屆試題

1. 患者配戴眼鏡處方為-5.00DS/-1.00DC×175，頂點距離為 1.2cm，想要改戴球面度數（無散光）的隱形眼鏡，則改成下列何種隱形眼鏡處方比較適合？
   (A) -4.75DS　(B) -5.25DS　(C) -5.50DS　(D) -6.00DS。　（112 專高）

2. 有關眼鏡和隱形眼鏡的等效處方，下列敘述何者正確？
   (A)近視眼鏡度數與等效的隱形眼鏡度數，其絕對值是相同的
   (B)近視眼鏡度數，其絕對值是大於等效的隱形眼鏡度數
   (C)近視眼鏡度數，其絕對值是小於等效的隱形眼鏡度數
   (D)無論近視或遠視眼鏡度數，其絕對值是小於等效的隱形眼鏡度數。
   （109 一特師）

解答及解析

1. 解析：(B)。

$\frac{-5D}{1-0.012m\times(-5D)}=-4.72D$，$\frac{-6D}{1-0.012m\times(-6D)}=-5.60D$。

等價球面為$\frac{(-4.72D)+(-5.60D)}{2}=-5.16D\cong-5.25D$

速算：$\frac{-5.5D}{1-0.012m\times(-5.5D)}=-5.16D\cong-5.25D$。

2. 解析：(B)。

(A)(B)(C)近視眼鏡度數，其絕對值是大於等效的隱形眼鏡度數；(D)遠視眼鏡度數，其絕對值是小於等效的隱形眼鏡度數。

二、淚鏡效應

1. 淚鏡屈光力(P_T)可由鏡片後弧(P_1)與角膜前弧(P_2)之屈光力差得到：$P_T=P_1-P_2$。

2. $P_{CL}+P_T=R_x$，其中 P_{CL} 是隱形鏡片的屈光力，P_T 是淚鏡的屈光力，R_x 是處方（或驗光結果）。

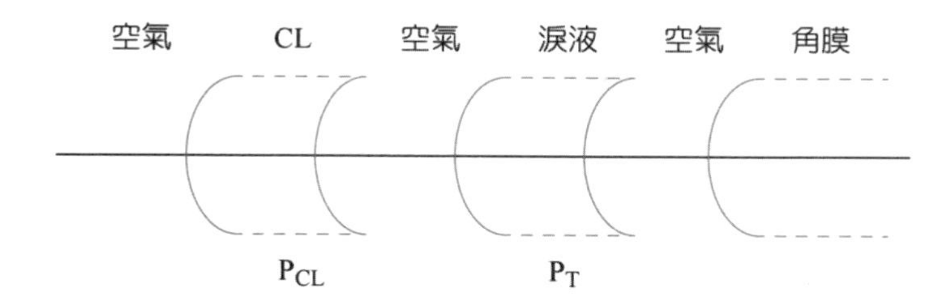

【練習 2　淚鏡屈光力】 EXAMPLE

一 35 歲女性欲配硬式隱形眼鏡，如其驗光值為-3.00D（頂點距離 = 0），角膜弧度為 43.00D 無散光，硬式隱形眼鏡基弧為 42.00D，請問其淚液鏡片屈光度為：

(A) +1.00D　(B) 0D　(C) -1.00D　(D) -2.00D。　（107 特生）

解題攻略

公式：$P_T = P_1 - P_2$。

$P_T = 42D - 43D = -1D$。

正確答案為(C)。

EXAMPLE

【練習 3　隱形鏡片屈光力】

承上題，硬式隱形眼鏡度數應為：

(A) -2.00DS　(B) -2.50DS　(C) -3.00DS　(D) -4.00DS。　（107 特生）

解題攻略

公式：$P_{CL} + P_T = R_x \rightarrow P_{CL} = R_x - P_T$。

$P_{CL} = (-3D) - (-1D) = -2D$。

正確答案為(A)。

EXAMPLE

【練習 4　淚鏡型式】

假如幫一個近視-3.50D 的眼睛配戴硬式隱形眼鏡，使用的是基弧比其角膜曲率更平的硬式隱形眼鏡，若病人的角膜曲率半徑為 7.80mm，而使用的硬式隱形眼鏡基弧曲率半徑為 8.00mm，則其淚液所形成的鏡片為：

(A)平透鏡　(B)淚珠型　(C)凸透鏡　(D)凹透鏡。　（106 特師）

解題攻略

鏡片基弧較平坦而角膜前表面較陡峭，所以淚鏡形成凹透鏡型式。

正確答案為(D)。

歷屆試題

1. 小明右眼屈光度數：$-3.50DS/+0.75DC \times 90$，角膜弧度為$7.80mm/7.65mm$，戴上基弧為$7.65mm$，屈光度數為零的 RGP 片後，驗光為多少度？
   (A) $-3.50D$ (B) $-3.25D$ (C) $-2.75D$ (D) $-2.00D$。（113 專普）

2. 一患者眼睛屈光度數為+9.25D，選用一後表面曲率半徑為 8.00mm 的硬式隱形眼鏡，若角膜曲率半徑為 7.8mm，淚液折射率為 1.337 時，則給予的硬式隱形眼鏡屈光力為何？
   (A) +8.17D (B) +9.25D (C) +10.33D (D) +11.21D。（111 專高）

3. 在無散光的角膜上配戴一個基弧屈光度為 42.00D 的硬式隱形眼鏡。若角膜弧度儀的讀值為 43.00D@090，43.00D@180。在角膜平面上測得患者屈光度為-3.00D。若隱形眼鏡屈光度為多少可矯正患者的屈光不正？
   (A) -1.00D (B) -1.50D (C) -2.00D (D) -2.50D。（110 專普）

4. 關於液面鏡片(fluid lenses)的敘述，下列何者錯誤？
   (A) 軟式隱形眼鏡的配戴不需考慮液面鏡片
   (B) 硬式隱形眼鏡的液面鏡片造成的度數可能有正有負或平光的
   (C) 液面鏡片在計算隱形眼鏡的度數時不須列入考慮
   (D) 硬式隱形眼鏡與角膜間的淚液層，與硬式隱形眼鏡可以矯正角膜表面不規則散光有關。（110 專普）

5. 一角膜的曲率半徑為 7.85mm，假設角膜折射率為 1.3375，則當配戴基弧為 7.95mm 的硬式隱形眼鏡時，理論上會產生多少的淚鏡(tear lens)？
   (A) -0.25D (B) -0.50D (C) +0.25D (D) +0.50D。（108 特師）

解答及解析

1. 解析：(A)。
   淚鏡$0DS/-0.75DC \times 90$。
   $R_x = P_{CL} + P_T = (-3.50DS/+0.75DC \times 90) + (0DS/-0.75DC \times 90) = -3.50DS$。

2. 解析：(C)。
   淚鏡屈光力：$P_T = \frac{1.3375-1}{0.008m} - \frac{1.3375-1}{0.0078m} = -1.08D$。
   利用 $R_x = P_{CL} + P_T \rightarrow P_{CL} = R_x - P_T = +9.25D - (-1.08D) = +10.33D$。

3. 解析：(C)。
   $R_x = P_{CL} + P_T \rightarrow P_{CL} = R_x - P_T = (-3D) - (42D - 43D) = -2D$。
4. 解析：(C)。
   (C)液面鏡片在計算隱形眼鏡的度數時需要列入考慮。
5. 解析：(B)。
   鏡片基弧變平 1mm，淚鏡像是凹透鏡，產生-0.50D 的淚鏡效應；或 $P = (1.336-1)\left(\frac{1}{+0.00795m} - \frac{1}{+0.00785m}\right) = -0.54D$。

三、戴片驗光(over-refraction)

1. 病患戴著 CL 試鏡片或是病患自己的 CL 所做的驗光稱為戴片驗光。
2. $P_{CL} + P_T + P_{OR} = R_x$，其中 P_{CL} 為隱形鏡片的屈光力，P_T 為淚鏡屈光力，P_{OR} 為戴片驗光結果，R_x 為矯正處方。

EXAMPLE

【練習 5　戴片驗光結果】

小明最佳矯正視力的眼鏡是-1.00DS，他的角膜弧度是 42.25D。配戴隱形眼鏡的試片，其基弧為 7.9mm (42.75D)，鏡片度數為-2.50D。則可以預期他的插片驗光(over-refraction)最接近下列哪一個數值？

(A) +1.50D　(B) +1.00D　(C) +2.00D　(D) +2.50D。　（108 特師）

解題攻略

公式：$P_{CL} + P_T + P_{OR} = R_x$。

$(-2.5D) + (42.75D - 42.25D) + P_{OR} = -1D \rightarrow$

$P_{OR} = (-1D) + 2.5D - 0.5D = +1D$。

正確答案為(B)。

【練習 6　散光的戴片驗光結果】 EXAMPLE

患者抱怨原有的隱形眼鏡看不清楚，該隱形眼鏡的度數為-4.25DS/-0.75DC×180。當他調節力放鬆下，戴鏡驗光度數為-1.00DS/-0.50DC×090（頂點距離為 0 mm），則隱形眼鏡的正確度數為何？

(A) -5.25DS/-0.25DC×180　(B) -5.50DS/-0.50DC×180

(C) -5.75DS/-0.25DC×180　(D) -6.00DS/-0.25DC×180。　（110 專高）

解題攻略 »

公式：$P_{CL} + P_{OR} = R_x$。

$R_x = P_{CL} + P_{OR} = (-4.25DS/-0.75DC \times 180) + (-1.00DS/-0.50DC \times 090)$

$= (-4.25DS/-0.75DC \times 180) + (-1.50DS/+0.50DC \times 180)$。

$= -5.75DS/-0.25DC \times 180$

正確答案為(C)。

歷屆試題

1. 一個基弧(base curve)為 42.00D 的硬式隱形眼鏡配於一個無散光的角膜，其角膜曲率測量為 43.00D，所需矯正的度數為-3.00D，則此硬式隱形眼鏡所需配的度數何者為佳？（假設隱形眼鏡和淚液層均是位於空氣中）

   (A) -4.00D　(B) -3.50D　(C) -3.00D　(D) -2.00D。　（111 專普）

2. 患者驗配隱形眼鏡，在配戴-4.00D 的隱形眼鏡後接受視網膜影鏡檢查。在工作距離 66.7cm 處，發現 90 度時使用-0.50D、180 度時使用+0.50D 可中和，則患者正確的隱形眼鏡度數應為下列何者？

   (A) -4.50DS/-1.00DC×180　(B) -4.50DS/-1.00DC×090

   (C) -5.00DS/-1.00DC×180　(D) -5.00DS/-1.00DC×090。　（110 專普）

解答及解析

1. 解析：(D)。
   $P_T = 42D - 43D = -1D$。
   $R_x = P_{CL} + P_T \rightarrow P_{CL} = R_x - P_T = -3D - (-1D) = -2D$。
2. 解析：(C)。
   90 度方向：$R_x = P - \frac{1}{WD} = (-4D - 0.5D) - \frac{1}{0.667m} = -6D$。
   180 度方向：$R_x = P - \frac{1}{WD} = (-4D + 0.5D) - \frac{1}{0.667m} = -5D$。
   處方：-5.00DS/-1.00DC×180。

四、驗配的一般規則

1. 如果 CL 基弧比角膜最平坦方向還陡峭，則加負屈光力（度數），即 CL 前弧比較平坦一些。
2. 如果 CL 基弧比角膜最平坦方向還平坦，則加正屈光力（度數），即 CL 前弧比較陡峭一些。
3. CL 後表面半徑每陡峭（或平坦）0.1mm，則大約加負的（或正的）0.50D。

EXAMPLE

【練習 7　隱形鏡片度數】

若一個眼睛的屈光不正為-4.00D，而其角膜曲率半徑為 7.80mm，若選擇用基弧曲率半徑為 7.70mm 的硬式隱形眼鏡矯正，則預期應使用的硬式隱形眼鏡度數，下列何者最接近？

(A) -3.50D　(B) -3.75D　(C) -4.00D　(D) -4.25D。　（108 專高）

解題攻略》

利用一般規則：

每陡峭 0.1mm，加-0.5D，所以選擇-4.50D，

或先得出淚鏡屈光力：$P_T = \left(\frac{337.5}{7.7} - \frac{337.5}{7.8}\right) = +0.56D$，

再計算鏡片屈光力$P_{CL} = (-4D) - 0.56D = -4.56D$。

正確答案為(D)。

【練習 8　基弧曲率半徑增加】 EXAMPLE

當隱形眼鏡鏡片的直徑維持不變時，如果基弧曲率半徑增加，下列敘述何者正確？

(A)基弧曲率半徑增加會減少矢高，鏡片配適在角膜上的狀況會變比較鬆
(B)基弧曲率半徑增加會增加矢高，鏡片配適在角膜上的狀況會變比較緊
(C)基弧曲率半徑增加會增加矢高，鏡片配適在角膜上的狀況會變比較鬆
(D)只改變基弧曲率半徑不影響矢高，不需調整。（111 專普）

解題攻略 》

隱形鏡片基弧的曲率半徑增加，也就是變平，則矢高變小，戴在角膜上會比較寬鬆。

正確答案為(A)。

歷屆試題

1. 若發生軟性隱形眼鏡配適過鬆時，應如何做適當的處置？
   (A)增加鏡片曲率半徑　(B)減小鏡片曲率半徑
   (C)增加鏡片基弧　(D)減小鏡片直徑。（112 專普）

解答及解析

1. 解析(B)。
   隱形眼鏡過鬆表示鏡片基弧過大，所以減小鏡片曲率半徑。

五、散光

1. 眼睛總散光包括角膜散光與內散光。
2. 內散光可能來源：中心凹偏離眼睛後極（即視軸與光軸不一致導致斜向入射）、角膜後表面、環曲狀的水晶體表面、這些表面的傾斜等。
   2-1. 視軸偏移 5 度，大約產生 0.10D 的斜向散光。

3. 內散光的平均值為-0.50DC×90（逆規散光）。
4. Javal's rule：總散光 ＝ 1.25×角膜散光 ＋ (-0.50DC×090)；也有用 1 倍而不是 1.25 倍計算。
5. 殘餘散光(residual astigmatism)是指病患戴上矯正鏡片之後仍存在的散光。
6. 球面硬式 CL 可以消除角膜散光，但內散光無法矯正。
7. 球面軟式 CL 未矯正的散光就是總散光。

EXAMPLE

【練習 9　隱形眼鏡與角膜散光矯正】

硬式隱形眼鏡(Rigid contact lens)的配戴，可藉由中和(neutralize)下列哪個部位的光線折射，以降低眼睛的球面像差(ocular spherical aberration)？
(A)角膜基質層　(B)角膜前表面　(C)角膜後表面　(D)水晶體。　（113 專高）

解題攻略》

淚鏡中和角膜前表面之散光。

正確答案為(B)。

EXAMPLE

【練習 10　角膜散光】

角膜弧度測量後得到數據：7.25 mm@090；7.45 mm@180，此角膜散光的型態及最接近的度數為何？
(A)順散光；1.00D　(B)逆散光；1.00D
(C)順散光；2.00D　(D)逆散光；2.00D。　（110 專高）

解題攻略》

角膜在垂直方向比較彎曲，所以是順散光。

又水平方向和垂直方向相差 0.2mm，屈光力相差 1D。

（每相差 0.1mm 大約差 0.5D）。

正確答案為(A)。

【練習 11 總散光】 EXAMPLE

若一眼以角膜弧度儀(keratometry)量測出其角膜散光為-2.25DC×180，則預測其屈光散光(refractive astigmatism)為何？
(A) -1.75DC×180 (B) -1.25DC×180 (C) -2.75DC×180 (D) -3.25DC×180。

（109 專高）

解題攻略》

公式：

總散光= 1.25×角膜散光 ＋(-0.50DC×090)，

或總散光=角膜散光 ＋(-0.50DC×090)。

屈光散光約為-2.25 DC×180/-0.5DC×090 = -0.5DS/-1.75DC×180。

正確答案為(A)。

【練習 12 黃斑部偏移視軸的散光】 EXAMPLE

如果視網膜黃斑部中央窩(fovea)不位在視軸(optic axis)上，而是偏移 5 度(angle alpha)，會導致多少屈光度的散光(astigmatism)？
(A) 0.10D (B) 0.25D (C) 0.50D (D) 0.75D。

（109 專高）

解題攻略》

視軸偏移 5 度，大約產生 0.10D 的斜向散光。

正確答案為(A)。

六、隱形眼鏡矯正與框架眼鏡矯正的比較

1. 調節需求的比較

屈光狀態	隱形眼鏡矯正	框架眼鏡矯正
近視	多	少
遠視	少	多

2. 近距離工作，調節性輻輳在框架矯正轉換成隱形矯正的情形

屈光狀態	調節需求	調節性輻輳
近視	增加	增加
遠視	減少	減少

3. 近距離工作，稜鏡效應在框架矯正轉換成隱形矯正的情形

屈光狀態	稜鏡效應
近視	沒有 BI 效應
遠視	沒有 BO 效應

4. 眼鏡放大率的比較

屈光狀態	框架眼鏡矯正	隱形眼鏡矯正
近視	小	大
遠視	大	小

5. 因為隱形鏡片會隨著眼睛旋轉，所以隱形眼鏡矯正有較大的視野。

EXAMPLE

【練習 13　隱形眼鏡與框架眼鏡矯正比較】

相對於配戴眼鏡，有關使用隱形眼鏡矯正，下列何者正確？

(A)會增加近視眼的調節(accommodation)需求

(B)會增加遠視眼的調節(accommodation)需求

(C)會增加遠視眼的內聚力(convergence)需求

(D)會減少近視眼的內聚力(convergence)需求。（106 特師）

解題攻略》

由框架眼鏡矯正更換成隱形眼鏡矯正會：

1. 增加近視的調節需求、降低遠視的調節需求。
2. 增加近視的內聚需求、降低遠視的內聚需求。

正確答案為(A)。

歷屆試題

1. 有關隱形眼鏡的光學品質與眼鏡的比較，下列敘述何者錯誤？
   (A)近視眼患者配戴隱形眼鏡時，周邊視野比較不會受到限制
   (B)近視眼患者配戴隱形眼鏡時，比較會有鏡片的稜鏡效應
   (C)近視眼患者配戴隱形眼鏡時，看到的影像會比戴眼鏡大
   (D)近視眼患者配戴隱形眼鏡時，低於 0.75D 的散光往往可以不用矯正。
   （111 專高）

2. 關於隱形眼鏡的特性，下列敘述何者錯誤？
   (A)計算時通常可以將隱形眼鏡視為一種透鏡
   (B)對近視眼而言，同一隻眼睛配戴隱形眼鏡所需度數會比眼鏡鏡片高
   (C)配戴隱形眼鏡比配戴玻璃鏡片有較大的視場(field of view)
   (D)高度近視患者也適合配戴硬式隱形眼鏡。（111 專普）

3. 50 歲男性希望能矯正遠視，正考慮選擇眼鏡或軟式隱形眼鏡，下列敘述何者錯誤？
(A)隱形眼鏡的球面像差較少
(B)隱形眼鏡所需度數比眼鏡度數多
(C)戴隱形眼鏡時看近物所需調節力較少
(D)戴隱形眼鏡看近物所需的內聚力較多。（109 二特師）

4. 關於配戴隱形眼鏡及眼鏡的調視需求(accommodative demand)，下列敘述何者正確？
(A)近視眼的人，配戴隱形眼鏡的調視需求較戴眼鏡的人少
(B)近視度數愈高的人，戴隱形眼鏡及眼鏡的調視需求的差異愈大
(C)遠視眼的人，配戴隱形眼鏡的調視需求較戴眼鏡的人多
(D)遠視度數愈高的人，戴隱形眼鏡及眼鏡的調視需求的差異愈小。
（109 二特生）

5. 下列關於隱形眼鏡與一般眼鏡在光學上的差異，何者錯誤？
(A)就光學原理而言，隱形眼鏡與其他視力矯正方法所遵循的法則並無不同
(B)隱形眼鏡的背面弧度（基弧），比一般眼鏡有較高的自由度
(C)隱形眼鏡材質的折射係數範圍比一般眼鏡較窄
(D)隱形眼鏡比一般眼鏡容易改變其鏡片的形狀與位置。（106 特師）

6. 隱形眼鏡相對於鏡框眼鏡，下列敘述何者正確？
(A)引發的稜鏡效應較多　(B)視網膜上的成像變化較大
(C)遠視度數者需要較高度數　(D)視野較小。（106 特生）

7. 配戴隱形眼鏡對於調節力(power of accommodation)的影響為何？
(A)與配戴鏡框眼鏡相同　(B)遠近視者調節力需求皆減少
(C)遠視者調節力需求增加　(D)近視者調節力需求增加。（106 特生）

解答及解析

1. 解析：(B)。
(B)隱形眼鏡比較不會有稜鏡效應。

2. 解析：(B)。

   (B)對近視眼而言，同一隻眼睛配戴隱形眼鏡所需度數比眼鏡鏡片低（較少的負度數）。

3. 解析：(D)。

   (D)遠視者戴隱形眼鏡看近物所需的內聚力求比框架眼鏡矯正的少。

4. 解析：(B)。

   (A)近視眼的人，配戴隱形眼鏡的調視需求較戴眼鏡的人多；

   (C)遠視眼的人，配戴隱形眼鏡的調視需求較戴眼鏡的人少；

   (D)遠視度數愈高的人，戴隱形眼鏡及眼鏡的調視需求的差異愈大。

5. 解析：(B)。

   (B)隱形眼鏡的背面基弧原則上應與角膜前表面之弧度相同，選擇性較少。

6. 解析：(C)。

   (A)隱形鏡片會隨著眼睛一起移動，所以幾乎不引發稜鏡效應；

   (B)隱形鏡片眼鏡放大率的變化比框架眼鏡小，所以視網膜的成像變化不大；

   (C)框架鏡片改成隱形鏡片時，遠視者要增加度數，近視者要減少度數；

   (D)隱形鏡片會隨著眼睛一起運動，所以視野較大。

7. 解析：(D)。

   由框架眼鏡矯正改為隱形眼鏡矯正時，遠視者的調節需求會下降，近視者的調節需求會增加。

   （注意：以框架矯正之遠視者有較大的調節需求，以框架矯正之近視者有較小的調節需求）

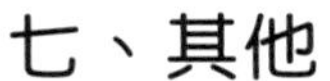

七、其他

1. 材料

   1-1. 聚甲基丙烯酸甲酯(polymethyl methacrylate, PMMA)。

   1-2. 聚甲基丙烯酸羥乙酯(hydroxyethyl methacrylate, HEMA)。

2. 折射率與含水量

 2-1. 一般含水量越高，折射率越小，兩者關係幾乎是線性。

EXAMPLE

【練習 14 隱形眼鏡材料】

軟式隱形眼鏡的主成分為何？

(A)聚甲基丙烯酸甲酯(polymethylmethacrylate, PMMA)

(B)玻璃

(C)聚甲基丙烯酸烴乙基酯(hydroxyethyl methacrylate, HEMA)

(D)丁基合成橡膠(cellulose acetate butyrate, CAB)。 （106 特生）

解題攻略

正確答案為(C)。

EXAMPLE

【練習 15 隱形眼鏡含水量和折射率】

傳統水凝膠隱形眼鏡(conventional hydrogel contact lens)的含水量（百分比）與鏡片的折射率會有什麼關係？

(A)含水量愈高折射率愈大，兩者成直線性關係

(B)含水量愈高折射率愈小，兩者成直線性關係

(C)含水量愈高折射率愈大，兩者成拋物線關係

(D)含水量愈高折射率愈小，兩者成拋物線關係。 （108 專高）

解題攻略

一般含水量越高，折射率越小，兩者關係幾乎是線性[Nathan Efron p.74]。

正確答案為(B)。

【練習 16　親水性與度數的關係】 EXAMPLE

有關軟式親水性隱形眼鏡配戴於眼睛後的敘述，下列何者錯誤？

(A)可能會因為順應角膜的弧度，造成度數的效果和原本出廠的標示不同

(B)可能會因為鏡片脫水，造成近視鏡片的度數增加

(C)可能會因為鏡片脫水，造成遠視鏡片的度數增加

(D)高度近視的鏡片會比高度遠視的鏡片容易產生度數的誤差。（110 專高）

解題攻略

脫水會造成折射率的上升，使得正負鏡片的度數皆增加。同時鏡片表面會變得很彎曲，這使得淚鏡增加正度數，因而遠視鏡片容易產生度數誤差。

正確答案為(D)。

【練習 17　隱形眼鏡蝕刻記號】 EXAMPLE

軟式散光的隱形眼鏡都會有蝕刻的參考記號(etch reference marks)來顯示鏡片在眼睛上的旋轉情形。幫病人試戴軟式散光隱形眼鏡，下列敘述何者錯誤？

(A) 如果檢查時看不到蝕刻的參考記號，則有可能記號被上眼皮蓋住了

(B) 如果檢查時看不到蝕刻的參考記號，則有可能鏡片前後表面戴相反(inside out)了

(C) 蝕刻在前表面的參考記號會比在後表面的容易被觀察到

(D) 參考記號往往蝕刻在鏡片的后表面，以減少對上眼皮的摩擦。（109 專高）

解題攻略

(D)參考記號往往蝕刻在鏡片的前表面，以減少對上眼皮的摩擦。

正確答案為(D)。

歷屆試題

1. 當選擇適當度數，軟式隱形眼鏡仍無法提供可接受的視力，下列何者為最不可能的原因？
(A)未矯正的散光　(B)鏡片沉積物　(C)鏡片太緊　(D)表面濕潤度不佳。

（111 專普）

解答及解析

1. 解析：(C)。
(C)鏡片太緊，增加不舒適感覺。

低視力鏡片的光學原理

一、提供放大的方法

二、無焦望遠鏡

三、放大鏡

四、複合式顯微鏡

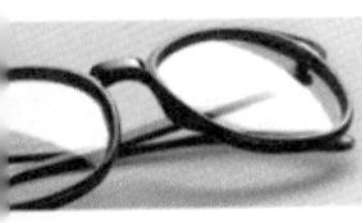

重｜點｜彙｜整

一、提供放大的方法

1. 相對距離放大(relative distance magnification)：$M=\frac{\tan\alpha'}{\tan\alpha}=\frac{l_1}{l_2}$。

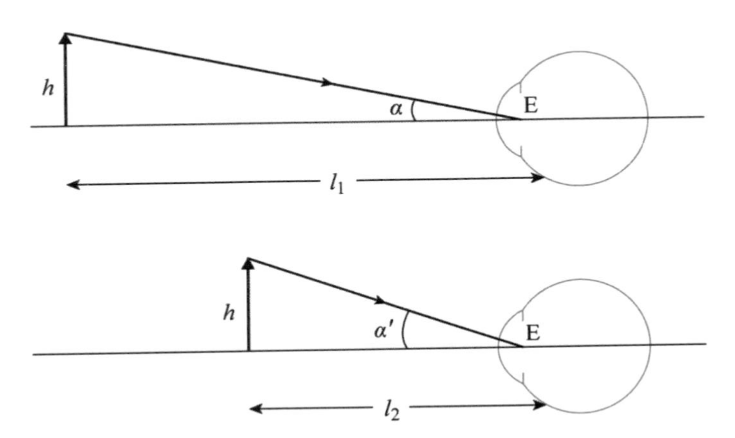

2. 相對大小放大(relative size magnification)：$M=\frac{\tan\alpha'}{\tan\alpha}=\frac{h_2}{h_1}$。

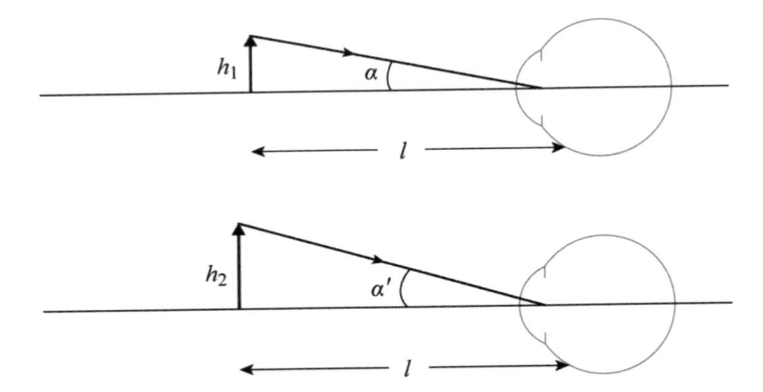

3. 投影放大(projection magnification)
   - 3-1. 透過光學式的或電子式的投影系統在螢幕上形成放大影像。
   - 3-2. 可以在使用者便利的觀看距離上得到大程度的放大。

4. 角度放大(angular magnification)

4-1. 廣義：在兩種不同的注視情形下，兩者視網膜影像大小的比值稱為角度放大率，$M=\frac{I_m}{I_e}=\frac{\tan w_m}{\tan w_e}\approx\frac{w_m}{w_e}$。

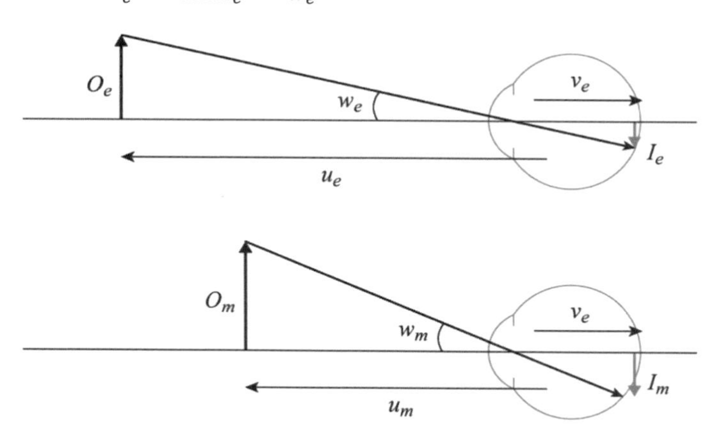

4-2. 狹義：透過光學系統觀看物體和直接觀看物體的視網膜影像大小之比值稱為角度放大率，$M\approx\frac{\theta}{w_e}$。

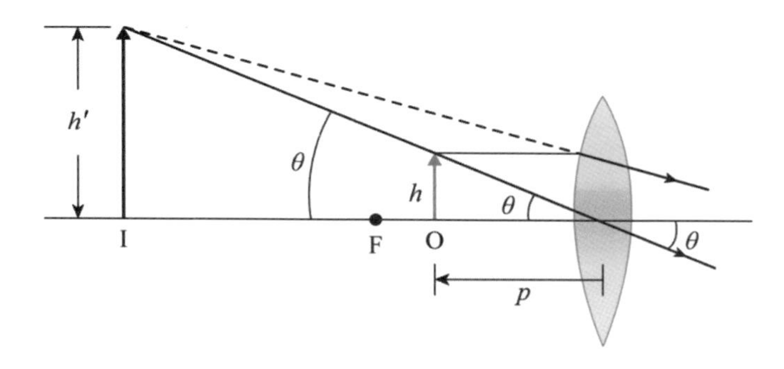

【練習 1　放大率】 EXAMPLE

關於影像放大(magnification)之敘述，下列何者錯誤？

(A) 當物體位在凹透鏡的焦距內，會產生橫向放大(lateral magnification)

(B) 當物體物理性移動得更靠近眼睛，稱為相對距離放大(relative distance magnification)

(C) 當物體在眼睛造成的角度增加，稱為角放大(angular magnification)

(D) 發生兩眼影像大小不等(aniseikonia)的時候，仍然可以使用眼鏡(spectacle)矯正。（106 專高[補]）

解題攻略 »

(A)凹透鏡產生正立縮小虛像。

正確答案為(A)。

EXAMPLE

【練習 2　相對距離放大率】

一個學生讀書，書本上的字距離眼睛 100cm，因為感到閱讀困難決定把書本往前移到眼前 20cm，則書本往前移後，角度放大率(angular magnification)為多少？

(A) +20×　(B) +15×　(C) +5×　(D) +4×。（106 專普）

解題攻略 »

公式：$M = \frac{\tan\alpha'}{\tan\alpha} = \frac{l_1}{l_2}$。

$M = \frac{100cm}{20cm} = 5\times$。

正確答案為(C)。

EXAMPLE

【練習 3　相對大小放大率】

當與觀看一個 5m 遠高度為 7.27mm 的字母比較時，則觀看一個 5m 遠高度為 29.08mm 的字母，其相對大小放大率是多少？

(A) 2.0×　(B) 3.0×　(C) 4.0×　(D) 5.0×。

解題攻略 »

公式：$M = \frac{\tan\alpha'}{\tan\alpha} = \frac{h_2}{h_1}$。

$M = \frac{29.08mm}{7.27mm} = 4\times$。

正確答案為(C)。

歷屆試題

1. 下列何種方式可以將物體投射到視網膜上的影像放大？①將視物距離縮短 ②增加物體本身的大小 ③利用電子的方式將物體的影像放大，例如閉路電視 ④將視物距離延長。
(A)①②③ (B)①③④ (C)②③④ (D)①②④。（112 專高-低視力學）

解答及解析

1. 解析：(A)。

二、無焦望遠鏡

1. 基本光學原理
   1-1. 物鏡第二焦平面與目鏡第一焦平面一致，使得入射的平行光離開望遠鏡時仍為平行光。
   1-2. 物鏡屈光力為正值，接近觀察的物體。
   1-3. 目鏡的屈光力強於物鏡的屈光力，可正可負，接近觀察者的眼睛。
2. 伽利略式無焦望遠鏡
   2-1. 由一個會聚的物鏡和一個發散的目鏡組成。
   2-2. 眼睛看到正立放大的影像。

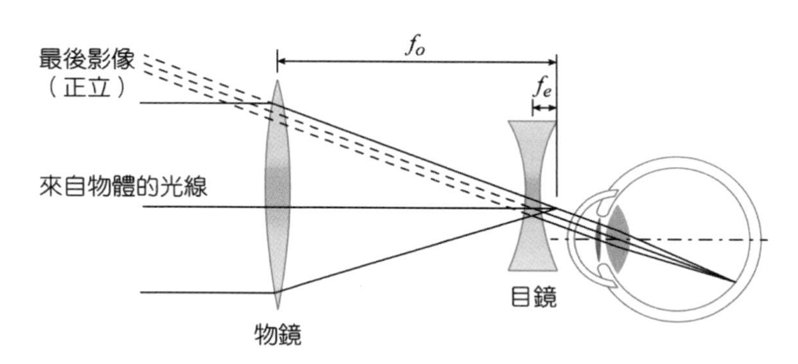

3. 克卜勒式無焦望遠鏡

   3-1. 由一個會聚的物鏡和一個會聚的目鏡組成。

   3-2. 眼睛看到倒立放大的影像。

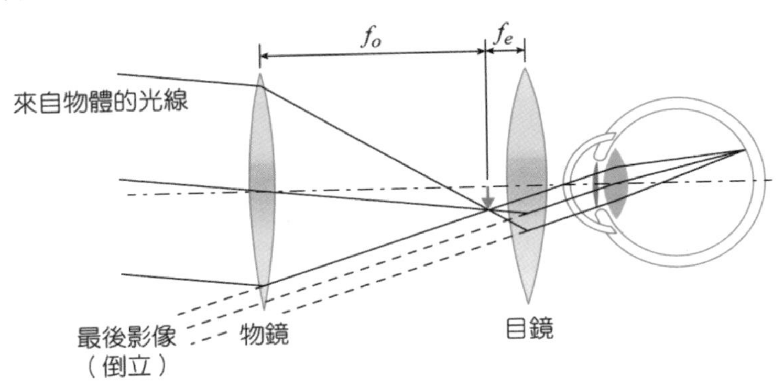

4. 放大率與筒長

   4-1. 放大率：$M = -\frac{P_{oc}}{P_{obj}} = 1 - dP_{oc} = \frac{1}{1-dP_{obj}}$，其中 P_{obj} 表示物鏡屈光力、P_{oc} 表示目鏡屈光力，d 是兩鏡片之間的距離。

   4-2. 筒長（物鏡至目鏡的距離）：$d = \frac{1}{P_{obj}} + \frac{1}{P_{oc}}$。

5. 視野

   5-1. 伽利略式：$\tan\frac{F_h}{2} = \frac{h_{obj}}{dM}$，其中 h_{obj} 為物鏡的半直徑，F_h 為視野張開的角度。

   5-2. 克卜勒式：$\tan\frac{F_h}{2} = \frac{h_{oc}}{d}$，其中 h_{oc} 為目鏡的半直徑，F_h 為視野張開的角度。

6. 伽利略式與克卜勒式的比較

   6-1. 相同倍率下，伽利略式的實際筒長比較短。

   6-2. 伽利略式得到正立影像；克卜勒式得到倒立影像。

   6-3. 克卜勒式的影像品質和亮度在整個視野中相對較好。

   6-4. 克卜勒式的視野相對較大。

   6-5. 未矯正之非正視者調整使用望遠鏡

非正視者	克卜勒式		伽利略式	
	筒長	倍率	筒長	倍率
遠視者	增長	變小	增長	變大
近視者	縮短	變大	縮短	變小

EXAMPLE

【練習 4　無焦望遠鏡的放大率】

由-16.0D 及+4.0D 組合成伽利略望遠鏡，其放大率為何？

(A) 2 倍　(B) 4 倍　(C) 6 倍　(D) 8 倍。　（106 特師）

解題攻略》

公式：$M=-\frac{P_{oc}}{P_{obj}}$。

$M=-\frac{-16D}{+4D}=+4\times$。

正確答案為(B)。

EXAMPLE

【練習 5　無焦望遠鏡筒長】

一望遠鏡物鏡+10D，目鏡-50D，則此望遠鏡鏡筒長度為何？

(A) 16cm　(B) 12cm　(C) 8cm　(D) 6cm。　（111 專高）

解題攻略》

公式：$d=\frac{1}{P_{obj}}+\frac{1}{P_{oc}}$。

$$d=\frac{1}{P_{oc}}+\frac{1}{P_{obj}}=\frac{1}{-50D}+\frac{1}{+10D}=0.08m=8cm$$。

正確答案為(C)。

EXAMPLE

【練習 6　無焦望遠鏡比較】

關於 Galilean 望遠鏡及 Keplerian 望遠鏡，下列何者正確？

(A)前者物鏡為正透鏡，後者物鏡為負透鏡

(B)前者目鏡為負透鏡，後者目鏡為正透鏡

(C)前者為倒像，後者為正像

(D)前者視場(field of view)較大，後者視場較小。　（106 專高）

解題攻略》

(A)兩者的物鏡都是正透鏡；

(C)伽利略式望遠鏡形成正立放大影像；克卜勒式望遠鏡形成倒立放大影像；

(D)伽利略式望遠鏡視野較小；克卜勒式望遠鏡視野較大。

正確答案為(B)。

EXAMPLE

【練習 7　調整望遠鏡筒長及放大率】

一個配備+25D 物鏡和+50D 目鏡的天文望遠鏡(astronomical telescope)，望遠鏡長度約為 6cm，放大倍率為-2X，若一位近視-5D 的患者，在不戴眼鏡的狀況下想使用此望遠鏡，並且不想改變物鏡和目鏡的度數下，則望遠鏡的長度應該為多少？此時放大倍率為何？

(A)望遠鏡長度為 5.8cm，放大倍率為-2.2X

(B)望遠鏡長度為 6.2cm，放大倍率為-1.8X

(C)望遠鏡長度為 5.8cm，放大倍率為 2.2X

(D)望遠鏡長度為 6.2cm，放大倍率為 1.8X。（106 專高[補]）

解題攻略》

將目鏡屈光力分為矯正屈光力以及新無焦望遠鏡的目鏡屈光力，

所以新無焦望遠鏡的目鏡屈光力為+55D，

因此，放大倍率為$M=-\frac{+55D}{+25D}=-2.2\times$，

新筒長為$d=\frac{1}{+25D}+\frac{1}{+55D}=+0.058m=+5.8cm$。

正確答案為(A)。

EXAMPLE

【練習 8　克卜勒式望遠鏡視野】

一個 5.0×克卜勒式望遠鏡由一個+2.00D 物鏡和一個+10.00D 目鏡組成，雙鏡片距離 60.00cm 且每一個鏡片的直徑都是 32.00mm，望遠鏡－眼睛系統的最大視野為何？

(A) 7.64°　(B) 6.12°　(C) 3.06°　(D) 1.53°。

解題攻略》

公式：$\tan\frac{F_h}{2}=\frac{h_{oc}}{d} \rightarrow F_h=2\tan^{-1}\frac{h_{oc}}{d}$。

$F_h=2\tan^{-1}\frac{16mm}{600mm}=3.06°$。

正確答案為(C)。

EXAMPLE

【練習 9　伽利略式望遠鏡視野】

一個 5.0×的伽利略式望遠鏡由一個+2.00D 物鏡和一個-10.00D 目鏡組成，雙鏡片分離 40.00cm 且每一鏡片的直徑是 32.00mm，望遠鏡－眼睛系統的最大視野為何？

(A) 0.46°　(B) 0.92°　(C) 1.84°　(D) 2.30°。

解題攻略》

公式：$\tan\frac{F_h}{2}=\frac{h_{obj}}{dM} \rightarrow F_h=2\tan^{-1}\frac{h_{obj}}{dM}$。

$M=-\frac{-10D}{+2D}=+5\times$，$F_h=2\tan^{-1}\frac{16mm}{400mm\times5}=0.92°$。

正確答案為(B)。

歷屆試題

1. 關於低視能輔具中的克普勒(Keplerian)和伽利略(Galilean)望遠鏡的比較，下列敘述何者錯誤？
   (A)以相同放大倍率而言，克普勒(Keplerian)望遠鏡鏡筒較長
   (B)以相同放大倍率而言，克普勒(Keplerian)望遠鏡重量較輕
   (C)以相同放大倍率而言，克普勒(Keplerian)望遠鏡提供較好的視覺品質
   (D)克普勒(Keplerian)望遠鏡是由兩個凸透鏡所組成。（113 專高-低視力學）

2. 有關伽利略(Galilean)望遠鏡以及克卜勒(Keplerian)望遠鏡在視障復健應用上的比較，下列敘述何者正確？
   (A)兩種望遠鏡的最大放大倍率相比，伽利略望遠鏡的最大放大倍率較高倍
   (B)兩種望遠鏡的影像品質相比，伽利略望遠鏡的影像品質較好
   (C)兩種望遠鏡的結構複雜度相比，伽利略望遠鏡的複雜度較高
   (D)使用伽利略望遠鏡應用於屈光不正的近視病人時，應延長鏡筒，使望遠鏡光線利於視網膜上聚焦。（112 專高-低視力學）

3. 一個有-5.00 D 近視的低視力病人，在不戴眼鏡的狀況下，使用一個物鏡為+10 D，目鏡為+20 D 的望遠鏡：
   (A)需要鏡筒長度為 14 公分　(B)得到的放大倍率為 1.5×
   (C)需要鏡筒長度為 15 公分　(D)得到的放大倍率為 2×。
   （112 專高-低視力學）

4. 在選用克普勒及伽利略望遠鏡時，其光學特性的比較，下列何者錯誤？
   (A)同樣倍率之下伽利略望遠鏡的視野較小
   (B)同樣倍率之下克普勒望遠鏡的管長較長
   (C)伽利略望遠鏡的目鏡及物鏡均為凸透鏡
   (D)克普勒望遠鏡可作為牙科的放大鏡使用。（108 專高）

5. 有關由+2.0D 及-5.0D 兩鏡片組合成之伽利略望遠鏡的敘述，下列何者錯誤？
   (A) -5.0D 為接目鏡
   (B)利用角放大原理
   (C)放大倍率＝－（目鏡屈光度／物鏡屈光度）
   (D)兩鏡片間隔距離為 20cm。（108 專高）

6. 有一個伽利略望遠鏡(Galilean telescope)包含一個+2.00D 的物鏡及一個-10.00D 的目鏡，請算出它的放大率為多少？
(A) +15× (B) +20× (C) +25× (D) +5×。 （106 專普）

解答及解析

1. 解析：(B)。
(B)鏡筒較長，重量較重。
2. 解析：考選部一律給分。
(A)伽利略望遠鏡的最大放大倍率較低倍；
(B)克卜勒望遠鏡的影像品質較好；
(C)兩者只是目鏡屈光力的正負不同；
(D)近視病人應縮短鏡筒。
3. 解析：(A)。
新目鏡屈光力為+25D，所以鏡筒長度為$\frac{1}{+10D}+\frac{1}{+25D}=0.14m=14cm$。
倍率為$\frac{+25D}{+10D}=2.5\times$。
4. 解析：(C)。
(C)伽利略望遠鏡的目鏡為凹透鏡。
5. 解析：(D)。
(D) $d=\frac{1}{+2D}+\frac{1}{-5D}=0.3m=30cm$。
6. 解析：(D)。
$M=-\frac{-10D}{+2D}=+5\times$。

三、放大鏡

1. 簡單放大鏡

 1-1. 當物體放置在會聚鏡片的第一焦點與鏡片之間時，形成放大的正立虛像。這個性質可作為一般的放大鏡使用。

 1-2. 放大倍率：$M = m_{lens}M_{dis}$，其中 m_{lens} 為放大鏡的橫向放大率，M_{dis} 為相對距離放大率。

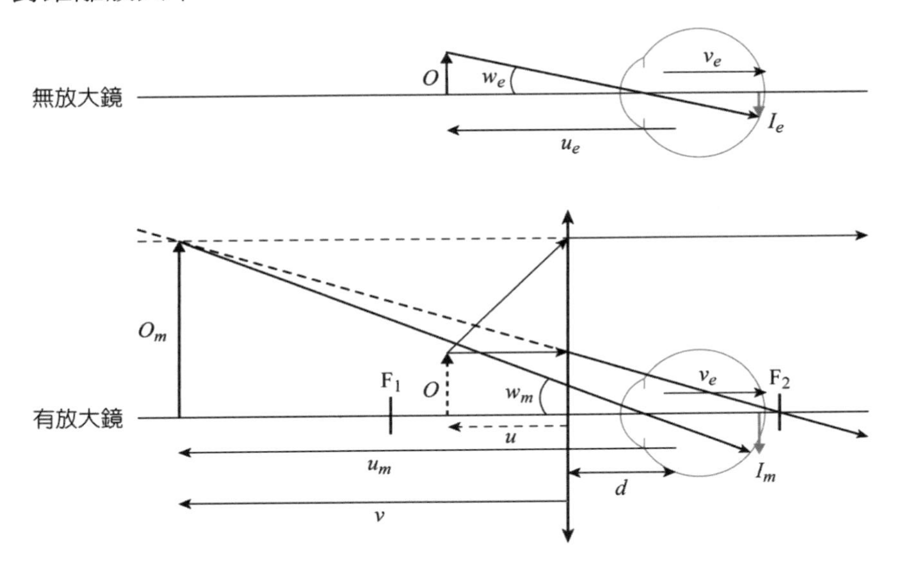

2. 準直放大鏡

 2-1. 若物體幾乎在第一焦點上時，虛像位置趨於無窮遠，此時放大鏡作為準直放大鏡使用。

 2-2. 放大倍率：$M = -u_eP$。

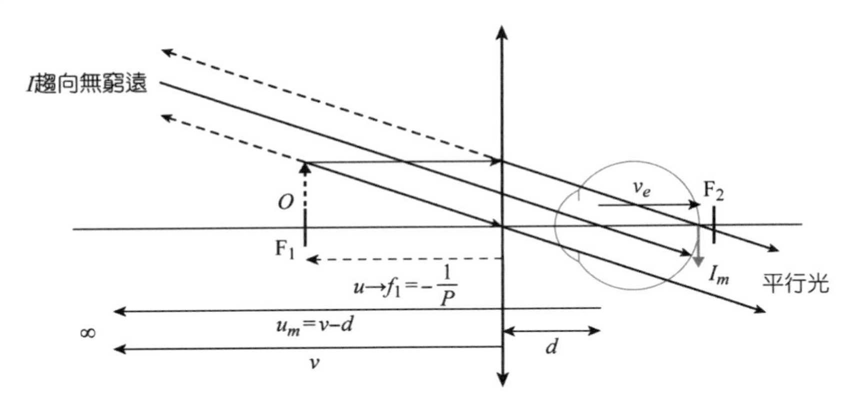

2-3. 引進標準參考距離，有時稱為明視距離(distance of most distinct vision)。一般採用的標準參考距離為 25cm。

2-4. 準直放大鏡的角度放大率：$M = -u_e P = -(-0.25m) \times P = \frac{P}{4}$。

【練習 10 放大鏡使用距離】 EXAMPLE

一低視力患者使用+20.00D 的手持式放大鏡，若患者發現看到的影像呈現放大倒立的情形該如何建議患者調整較為恰當？

(A)減少物體與放大鏡距離 (B)增加物體與放大鏡距離

(C)增加患者與放大鏡距離 (D)增加患者與物體距離。 （109 專高）

解題攻略》

物體在正鏡片前方 1 倍焦距內才可以形成正立放大虛像，

所以要減少物體與放大鏡的距離。

正確答案為(A)。

【練習 11 準直放大鏡標準倍率】 EXAMPLE

3×的放大鏡若以 25cm 處為比較基準點，其放大效果相當於多少 D 的高度正(high plus)鏡片？

(A) 3D (B) 6D (C) 9D (D) 12D。 （107 特師）

解題攻略》

公式：$M = -u_e P = \frac{P}{4} \rightarrow P = 4M$。

$P = 4 \times 3 = 12D$。

正確答案為(D)。

歷屆試題

1. 下列關於鏡片的敘述，何者正確？
   (A) 1×的放大鏡，以 25 公分的視物距離來說，相當於+2.5D 的透鏡
   (B) 2×的放大鏡，以 40 公分的視物距離來說，相當於+5.0D 的透鏡
   (C) 3×的放大鏡，以 40 公分的視物距離來說，相當於+12.0D 的透鏡
   (D) 4×的放大鏡，以 25 公分的視物距離來說，相當於+10.0D 的透鏡。
   （106 專高）

2. 當使用屈光力為 P 的正透鏡，在距離 25cm 的地方觀察物體時，請問其角放大率(angular magnification)，下列何者正確？
   (A) $P/2$ 倍　(B) $P/3$ 倍　(C) $P/4$ 倍　(D) $P/5$ 倍。（106 特師）

解答及解析

1. 解析：(B)。
   由$M=-u_eP$知，$P=-\frac{M}{u_e}$。
   (A) $P=-\frac{1}{-0.25m}=4D$；(B) $P=-\frac{2}{-0.4m}=5D$；
   (C) $P=-\frac{3}{-0.4m}=7.5D$；(D) $P=-\frac{4}{-0.25m}=16D$。

2. 解析：(C)。
   $M=-u_eP=-(-0.25m)\times P=\frac{P}{4}$。

四、複合式顯微鏡

1. 最簡單的構造包含兩個薄鏡片。
   1-1. 物鏡：在顯微鏡內形成放大的實像。
   1-2. 目鏡：將內部實像作為物體的簡單放大鏡。
   1-3. 放大率：$M=-m_{obj}u_eP_{oc}$。
2. 與標準參考距離 25cm 的視網膜影像大小比較：$M=m_{obj}\frac{P_{oc}}{4}$。
3. 顯微鏡的角度放大率可以由等價屈光力來計算（標準參考距離為 25cm）：$M=\frac{P_e}{4}$。

【練習 12 顯微鏡的鏡片功能】

EXAMPLE

顯微鏡的物鏡與目鏡均為凸透鏡，且物鏡的焦距遠短於目鏡，其目的為何？

(A)由物鏡產生放大的實像，可落於目鏡的焦距內

(B)由物鏡產生放大的虛像，可落於目鏡的焦距內

(C)由物鏡產生縮小的虛像，可落於目鏡的焦距內

(D)由物鏡產生縮小的實像，可落於目鏡的焦距內。 （106 專高[補]）

解題攻略

(A)物鏡在顯微鏡內形成放大的實像。

正確答案為(A)。

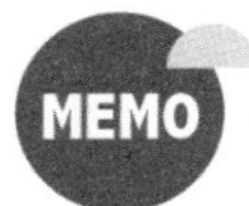
MEMO

其他特殊鏡片

一、抗反射膜(ARC)

二、偏振

三、染色鏡片

四、光致變色鏡片

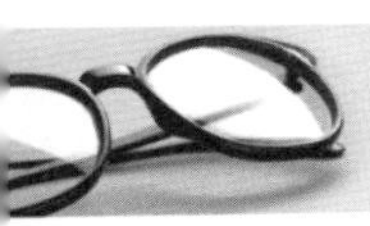

重|點|彙|整

一、抗反射膜(ARC)

1. 光學原理：利用薄膜反射產生的破壞性干涉。
2. 理想單層 AR 薄膜的折射率：$n_2=\sqrt{n_1 n_3}$，其中 n_1、n_2、n_3 分別是膜層外介質、膜層、鏡片的折射率。
3. 實際的薄膜不必要有理想的折射率。
4. 抗反射膜的光學厚度是入射光波長(λ_0)的四分之一：$tn_2=\frac{\lambda_0}{4}$。
   （光學厚度是指薄膜實際厚度與折射率的乘積 tn_2）
5. 單層膜是不夠理想的，可以使用不同材質的多層膜改進抗反射效果。

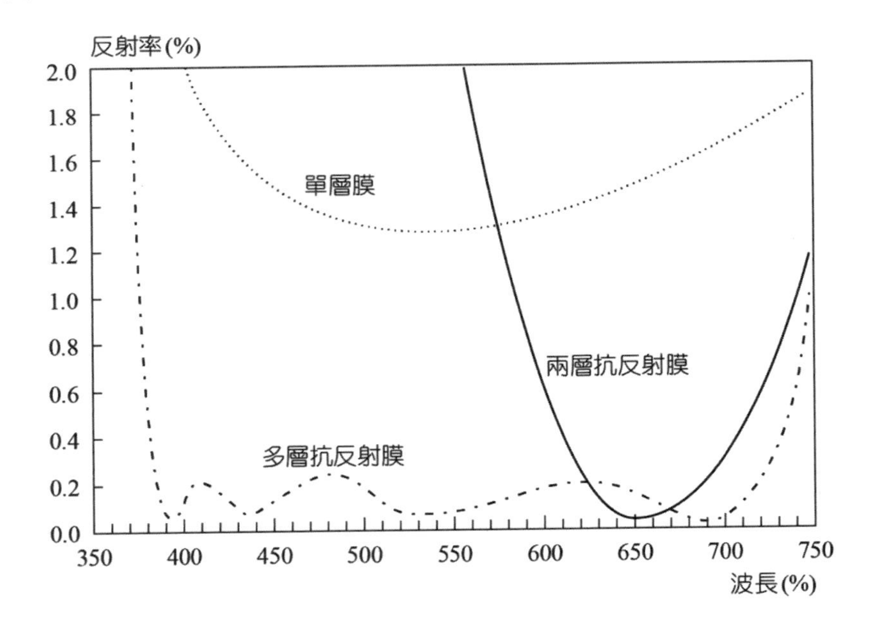

EXAMPLE

【練習 1　抗反射膜的光學原理】

有關眼鏡鏡片抗反射鍍膜(anti-reflective coating, ARC)的敘述，下列何者正確？

(A)其厚度為光線波長的四分之一，以產生破壞性干涉(interference)

(B)其厚度為光線波長的二分之一，以產生破壞性干涉

(C)其厚度為光線波長的四分之一，以產生破壞性繞射

(D)其厚度為光線波長的二分之一，以產生破壞性繞射。　（108 專高）

解題攻略》

(A)光學厚度為真空中光波長的四分之一，產生破壞性干涉。

正確答案為(A)。

EXAMPLE

【練習 2　能計算理想的抗反射膜折射率】

假設有一高折射率透鏡(n = 1.69)需要塗上抗反射鍍膜，則此鍍膜的折射率及厚度為何？

(A)折射率 n = 1.69，入射光波長的 1/4 倍

(B)折射率 n = 1.3，入射光波長的 1/4 倍

(C)折射率 n = 1.69，入射光波長的 4 倍

(D)折射率 n = 1.3，入射光波長的 4 倍。　（109 專高）

解題攻略》

公式：$n_2 = \sqrt{n_1 n_3}$，其中 n_1、n_2、n_3 分別是膜層外介質、膜層、鏡片的折射率。

理想抗反射膜的折射率為$n_2 = \sqrt{1 \times 1.69} = 1.3$，

膜層的光學厚度為入射光波長的 1/4。

（註：實際膜層厚度還要將膜層的光學厚度除以膜層折射率）

正確答案為(B)。

EXAMPLE

【練習 3　抗反射膜厚度】

針對可見光的中心波長(550nm)所設計，在鏡片表面鍍一層氟化鎂(n = 1.38)的抗反射膜，則下列何者符合此抗反射鍍膜的厚度要求？

(A) 100nm　(B) 275nm　(C) 550nm　(D) 1100nm。　（109 一特生）

解題攻略

公式：$tn_2 = \frac{\lambda_0}{4} \rightarrow t = \frac{\lambda_0}{4n_2}$。

$t = \frac{550nm}{4 \times 1.38} = 100nm$。

正確答案為(A)。

歷屆試題

1. 一個需要鍍抗反射膜的 CR-39 塑膠鏡片($n = 1.498$)，下列何者可以做為抗反射膜的厚度？
   (A) 1/2波長　(B) 1/3波長　(C) 1/4波長　(D) 1/5波長。　（113 專高）
2. 承上題，該薄膜的折射率為何？
   (A) 1.22　(B) 1.49　(C) 2.1　(D) 3.2。　（113 專高）
3. 未鍍膜的樹脂透鏡($n = 1.72$)，約有多少百分比的入射光線，可通過其前表面不被反射？
   (A) 91.7%　(B) 93.0%　(C) 94.9%　(D) 96.0%。　（112 專高）
4. 承上題，若該未鍍膜的樹脂透鏡($n = 1.72$)，需要鍍抗反射膜，請問該薄膜的折射率約為何？
   (A) 1.22　(B) 1.26　(C) 1.31　(D) 1.37。　（112 專高）
5. 有關光學用的鏡片鍍上反射膜後其光學功能，下列何者錯誤？
   (A)減少鬼影　(B)減少 UV　(C)減輕眩光　(D)減少前表面反光。（112 專普）
6. 一片折射率為 1.6 的透鏡，若希望於該透鏡上加上單層抗反射膜層，其抗反射膜層的理想折射率為何？
   (A) 1.125　(B) 1.265　(C) 1.358　(D) 1.493。　（111 專高）

7. 在夜間駕駛鏡片鍍抗反射膜，下列何者是優點？①其原理來自增加鏡片表面對光反射之比率 ②鏡片後表面鍍抗反射膜可減少後方來車大燈的干擾 ③鏡片前後表面鍍抗反射膜可提升夜間視力。
(A)② (B)①② (C)②③ (D)①②③。 (110 專普)
8. 鏡片抗反射鍍膜是依據光的何種性質？
(A)直進性 (B)干涉 (C)繞射 (D)折射。 (109 專高)

解答及解析

1. 解析：(C)。
2. 解析：(A)。
$n = \sqrt{1 \times 1.498} = 1.22$。
3. 解析：(B)。
$R = \left(\frac{1.72-1}{1.72+1}\right)^2 = 0.07 = 7\%$，$T = 1 - R = 93\%$。
4. 解析：(C)。
$n = \sqrt{1 \times 1.72} = 1.31$。
5. 解析：(B)。
抗反射膜減少反射光，增加透射光。
6. 解析：(B)。
$n_2 = \sqrt{n_1 n_3} = \sqrt{1 \times 1.6} = 1.265$。
7. 解析：(C)。
夜間駕駛鏡片鍍抗反射膜主要是減少來自後方大燈的反射眩光並且提升夜間視力。
8. 解析：(B)。
抗反射膜是利用干涉原理。

二、偏振

1. 具有垂直偏振的光波可以通過穿透軸在垂直方向的偏光鏡，但無法通過穿透軸在水平方向的偏光鏡。

2. 反射可以產生偏振，其偏振方向為水平方向。

3. 當反射光線垂直於折射光線時，反射的光都是水平偏振，此時的入射角為布魯斯特角，其滿足$\tan\theta_B=\frac{n_2}{n_1}$，其中 n_1、n_2 分別為入射、出射介質折射率。

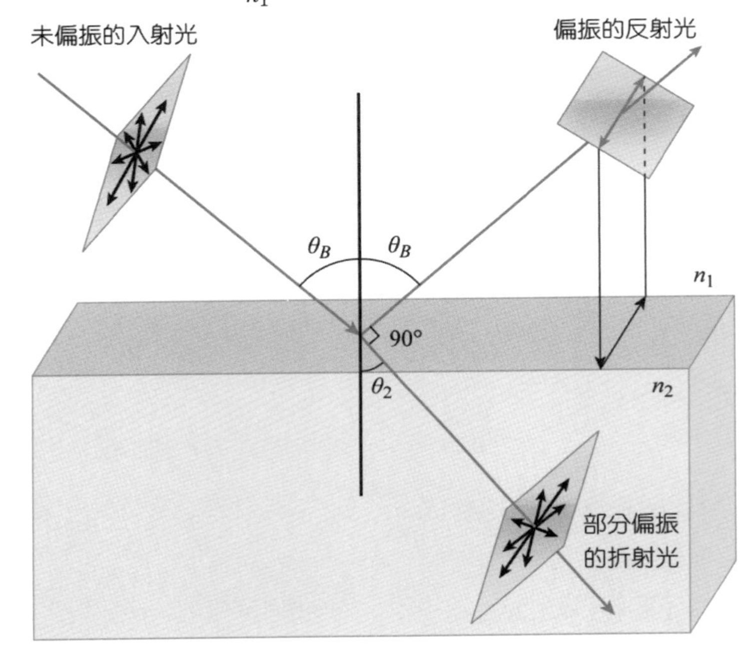

4. 偏光太陽眼鏡的原理

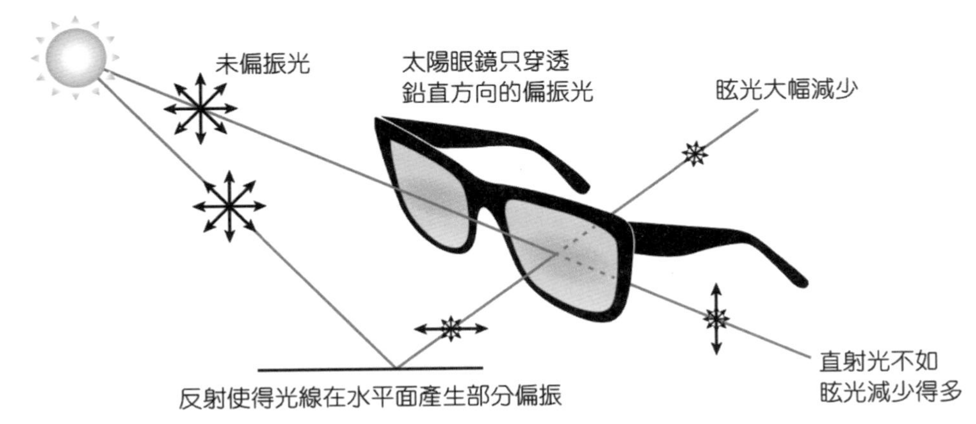

5. 馬呂斯定律(law of Malus)：偏振光通過偏光板時的光強度變化為$I = I_0 \cos^2\theta$，其中 θ 為入射光偏振軸方向與偏光鏡穿透軸方向之夾角，I_0、I 分別為偏振光線通過偏光鏡前、後的強度。

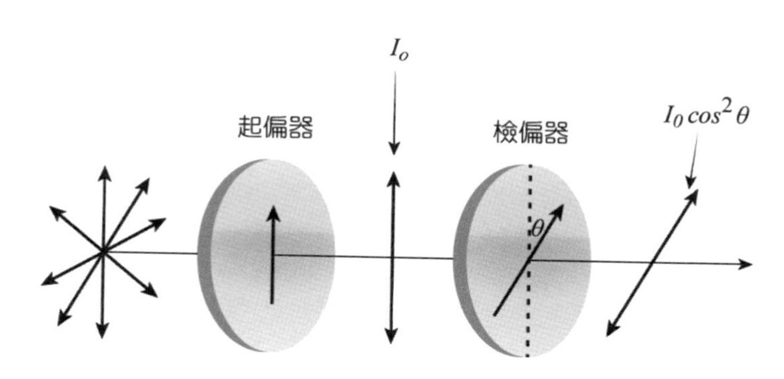

6. 海丁格刷(Haidinger brush)：因為黃斑區視桿和視錐細胞處的亨雷神經纖維層(Henle nerve fiber layer)作徑向的排列，產生雙折射而形成一個像是黃色徑向的偏光鏡。

7. 偏光板由聚乙酸乙烯酯(polyvinyl acetate, PVA)製成，並浸泡到碘液中，讓碘吸附在 PVA 的分子鏈上。

【練習 4　反射光的偏振方向】 EXAMPLE

一般用偏光鏡片可以過濾掉入射光的哪一個偏振方向？

(A) 45 度偏振方向　(B) 90 度（垂直）偏振方向

(C) 135 度偏振方向　(D) 180 度（水平）偏振方向。　（107 特生）

解題攻略

因為一般反射光的偏振在水平方向，所以偏光鏡都採用鉛直穿透軸，因此可以過濾水平方向的偏振光。

正確答案為(D)。

EXAMPLE

【練習 5　吸收偏振光的材料】

市面常用的偏光鏡片是利用何種元素材料來吸收光的偏振？

(A)磷　(B)碘　(C)硼　(D)銀。　（108 特生）

解題攻略》

偏光鏡片上有碘吸附在 PVA 的分子鏈上。

正確答案為(B)。

EXAMPLE

【練習 6　馬呂斯定律】

偏光鏡可以減低水面的反光，根據馬呂斯定律(Malus' law)來計算偏光鏡穿透率，當入射光偏振方向與偏光鏡的穿透軸夾角不同時，會有不同的穿透率，下列何者正確？

①當入射光偏振方向與偏光鏡的穿透軸夾角為 0 度時，穿透率為 50%

②當入射光偏振方向與偏光鏡的穿透軸夾角為 30 度時，穿透率為 30%

③當入射光偏振方向與偏光鏡的穿透軸夾角為 60 度時，穿透率為 25%

④當入射光偏振方向與偏光鏡的穿透軸夾角為 90 度時，穿透率為 0%。

(A) ①②　(B) ②③　(C) ③④　(D) ①④。　（106 專高[補]）

解題攻略》

公式：$I = I_0 \cos^2\theta$，其中 $\cos^2\theta$ 即為穿透率。

①$\cos^2 0 = 1 = 100\%$；②$\cos^2 30° = 0.75 = 75\%$；

③$\cos^2 60° = 0.25 = 25\%$；④$\cos^2 90° = 0$。

所以③④正確。

正確答案為(C)。

【練習 7　偏振吸收軸與穿透軸】 EXAMPLE

假定有一理想的偏振濾光片(polarizing filter)作為眼鏡片，此偏光鏡片(polarizing lens)的吸收軸沿子午線方向 180 度，若配戴偏光鏡片的人將頭部傾斜 30 度觀看時，則有多少百分比的水平偏振光可通過偏光鏡片？

(A) 25%　(B) 37.5%　(C) 50%　(D) 75%。（110 專普）

解題攻略

吸收軸在 180 度，所以穿透軸在 90 度。

頭部傾斜 30 度，則穿透軸在 60 度或 120 度，其與水平方向夾 60 度。

所以$\frac{I}{I_0} = \cos^2\theta = \cos^2 60° = 0.25 = 25\%$。

正確答案為(A)。

【練習 8　布魯斯特角】 EXAMPLE

空氣中的未偏振光入射在眼用冕牌玻璃(n = 1.523)上。甚麼樣的入射角度會使反射光完整地偏振？

(A) 56.7°　(B) 53.1°　(C) 42.8°　(D) 37.5°。

解題攻略

公式：$\tan\theta_B = \frac{n_2}{n_1}$。

$\tan\theta_B = \frac{1.523}{1} = 1.523 \rightarrow \theta_B = \tan^{-1} 1.523 = 56.7°$。

正確答案為(A)。

歷屆試題

1. 有關鏡片鍍膜的敘述，下列何者錯誤？
   (A)抗反射膜是利用破壞性干涉原理
   (B)一般偏振膜眼鏡大多是用來阻擋垂直方向的光線

(C)防污膜通常為頂膜

(D)防霧膜為增加鏡片的表面親水性，降低水的表面張力及接觸角。

（113 專高）

2. 下列哪種鏡片加工方式，最適合在雪地及海面作業時使用？
   (A)抗反射鍍膜　(B)偏光鏡　(C)變色鏡片　(D)染色鏡片。（113 專高）

3. 有一道垂直偏振的光線入射完美的平面式偏光太陽眼鏡，此太陽眼鏡之吸收軸距離垂直偏正軸約25度，則此太陽眼鏡之光線穿透率約為多少？
   (A) 9.89%　(B) 12.51%　(C) 17.86%　(D) 19.78%。（113 專普）

4. 依照馬呂斯定律(Malus' law)，當兩片偏光鏡片互相垂直疊合在一起時，光線的透射率還剩多少？
   (A) 100%　(B) 50%　(C) 25%　(D) 0%　。（113 專普）

解答及解析

1. 解析：(B)。
   (B)一般偏振膜眼鏡大多是用來阻擋水平方向的光線。

2. 解析：(B)。
   偏光鏡可用來抵擋來自雪地與海面之反射光。

3. 解析：(C)。
   穿透軸夾角為65°→ 穿透率為$\cos^2 65° = 0.1786 = 17.86\%$。

4. 解析：(D)。
   $\cos^2 90° = 0$。

三、染色鏡片

1. 光線吸收性
   1-1. Lambert Law（朗伯定律），也稱 Beer-Lambert Law：光線吸收性根據鏡片的不同厚度呈指數性變化。

1-2. 公式：$I_t = I_0 T^{t/t_0}$，其中 I_t 為穿透強度、I_0 為初始強度、T 為每單位厚度 t_0 的穿透率、t 為鏡片厚度。

1-3. 吸收介質的濃度愈大，介質的厚度愈大，則光強度的減弱愈顯著。

2. 混色

2-1. 光的混色（加法原理）：三原色為紅(R)、綠(G)、藍(B)。
紅(R)＋綠(G)＝黃(Y)、綠(G)＋藍(B)＝青(C)、藍(B)＋紅(R)＝洋紅(M)。

2-2. 染料的混色（減法原理）：三原色為黃(Y)、青(C)、洋紅(M)。
黃(Y)＋青(C)＝綠(G)、青(C)＋洋紅(M)＝藍(B)、洋紅(M)＋黃(Y)＝紅(R)。

2-3. 互補色：紅色(R)⇔青色(C)、綠色(G)⇔洋紅色(M)、藍色(B)⇔黃色(Y)。

3. 顏色選擇

3-1. 一般最常用的染色鏡片是灰色、棕色和綠色。

3-2. 淡黃色的鏡片可以增加視物的對比度，適合於霧天行駛的駕駛員以及某些低視力者。

3-3. 在雪地中行進時，最好的染色鏡片是灰色，一方面可以防止雪地反光，另一方面可以增加視物的對比度。

4. 染色玻璃材料

4-1. 在玻璃材料中混合一些具有特殊吸收性質的金屬鹽後會呈現著色效果。
例如：加鎳和鈷（紫色）、鈷和銅（藍色）、鉻（綠色）等。這些染色材料主要應用於大規模生產的平光太陽眼鏡鏡片或是防護鏡片。

4-2. 一些具有特殊過濾性質的淺色材料（棕色、灰色、綠色或粉紅色）也被用於生產屈光鏡片，但現在對這種鏡片材料需求不多，主要原因是由於近視或遠視鏡片的中心厚度與邊緣厚度不同，從而使鏡片的深淺不一致，屈光力越高，顏色差異就越明顯。

5. 染色樹酯材料

5-1. 太陽眼鏡鏡片的製造基本上都是在聚合前加入染料的，特別適合大批量製造各色平光鏡片，同時在材料中還加入可以吸收紫外線的材質。

5-2. 現在樹酯鏡片的染色工藝是浸泡染色法，就是將鏡片浸泡在有機色素的熱水中，常用的染料有紅、綠、黃、藍、灰和棕色。根據需求可任意調染，顏色的深淺也可以控制，可以將整片鏡片染成一種顏色，也可以染成逐漸變化的顏色，例如鏡片上部深色，往下逐漸變淺，即俗稱的雙色或漸進色。

6. 各種顏色鏡片
   6-1. 灰色玻璃鏡片：添加氧化鈷、氧化銅、氧化鐵、氧化鎳等著色，能均勻吸收光線且有吸收紫外線和紅外線的作用，可做太陽眼鏡，適合司機配戴。
   6-2. 茶色玻璃鏡片：添加氧化錳、氧化鐵或氧化鎳等著色，具有吸收紫外線和防眩光的作用，視物層次分明清晰，可做太陽眼鏡。
   6-3. 綠色玻璃鏡片：添加氧化鈷、氧化銅、氧化鉻、氧化鐵及氧化鈰等著色，具有吸收紫外線和紅外線的作用，可用做氣焊、電焊和氬弧焊等人員的護目鏡。
   6-4. 藍色玻璃鏡片：添加氧化鈷、氧化鐵、氧化銅和氧化錳等著色，具有防眩光的作用，適合高溫爐前工作人員的護目鏡。
   6-5. 紅色玻璃鏡片：添加硒化鎘、硫化鎘等著色，具有防止螢光刺眼作用，適合做 X 光醫務人員的護目鏡。
   6-6. 黃色玻璃鏡片：添加硫化鎘、氧化鈰及氧化鈦等著色，具有吸收紫外線的作用，且視物清晰明亮，適合司機在陰雨、霧天配戴。

EXAMPLE

【練習 9　能計算鏡片吸收的光線穿透率】

根據比爾－朗伯定律(Beer-Lambert law)，已知某鏡片每 1mm 厚可以吸收 20%的光線，若僅考慮吸收，則該鏡片 3mm 厚時的可見光穿透率約為多少？

(A) 40%　(B) 51%　(C) 62%　(D) 72%。　（107 專普）

解題攻略 》

公式：$I_t = I_0 T^{t/t_0}$。

每 1mm 吸收 20%，穿透率為 80%，$t_0 = 1\text{mm}$、$T = 0.8$，

鏡片厚度 3mm，所以 $t = 3\text{mm}$，

因此，$\frac{I_t}{I_0} = 0.8^{3mm/1mm} = 0.8^3 = 0.512 = 51.2\%$。

正確答案為(B)。

【練習 10　穿透率】 EXAMPLE

一副透光率為 25%的黑色鏡片，其鏡片厚度為 2mm，在不考慮表面反射條件下，則鏡片的每 1mm 厚度透光率為何？

(A) 6%　(B) 50%　(C) 63%　(D) 75%。

（110 專高）

解題攻略

假設 1mm 的穿透率為 T，則有$T^2 = 0.25$。

所以 $T = \sqrt{0.25} = 0.5 = 50\%$。

正確答案為(B)。

【練習 11　混色結果】 EXAMPLE

一般在某些視角而言，單層抗反射膜鏡片，有著泛紫色的外觀，其原因為何？

(A)紅光與藍光較黃光更易被反射　(B)黃光與綠光較紅光更易被反射

(C)藍光與綠光較黃光更易被反射　(D)紅光與黃光較綠光更易被反射。

（107 專普）

解題攻略

藍色光加上紅色光形成紫紅色光(B + R = M)。

正確答案為(A)。

【練習 12　互補色】 EXAMPLE

據光的混色原理，使用染色式鏡片，該鏡片的顏色呈現綠色，所吸收光線的顏色為何？

(A)藍色(blue)　(B)青色(cyan)

(C)白色(white)　(D)洋紅色(magenta)。

（107 特師）

解題攻略

綠色的互補色是洋紅色。

正確答案為(D)。

EXAMPLE

【練習 13　染色鏡片特性】

有關於有顏色的染色鏡片，下列敘述何者正確？
(A)染色鏡片可改善辨色異常，可單眼配戴也可雙眼配戴
(B)鍍膜後的聚碳酸酯鏡片可以作為良好的深色太陽眼鏡
(C)在鏡片鍍膜之後可將鏡片進行脫色處理
(D)染色鏡片不需額外抗反射多層膜來維持清晰度。（108 特生）

解題攻略

(B)將一些較硬的塗層染成深色太陽眼鏡是很難的；

(C)鍍膜後進行脫色處理會破壞膜層；

(D)染色鏡片並沒有抗反射的性能，所以仍需鍍多層膜來完成。

正確答案為(A)。

歷屆試題

1. 有關鏡片 PC(polycarbonate)材料的光學特點，下列何者錯誤？
   (A)高折射率　(B)不需額外加工即可100%抗紫外線(385mm)
   (C)容易被染色　(D)表面柔軟，易被刮傷。（113 專高）
2. 一副只有藍色鏡面鍍膜(mirror coating)的太陽眼鏡，其眼鏡正面反射出藍色光，配戴者從鏡片內觀看白色天空，視覺會產生什麼顏色的色偏？
   (A)紅色　(B)黃色　(C)綠色　(D)藍色。（111 專普）
3. 下列何種染色鏡片比較不適合做太陽眼鏡來減少對眼睛造成傷害？
   (A)藍色　(B)綠色　(C)黃色　(D)紅色。（109 一特生）

4. 配戴用下列何種太陽眼鏡，對於顏色的感覺比較不會失真，也就是能保持原色？
   (A)灰色　(B)藍色　(C)綠色　(D)褐色。　（106 專高[補]）

5. 下列哪些鏡片加工方法，可以有效限制部分光線通過？①染色　②偏光鏡(polarizing lenses)　③鍍膜　④變色鏡片(photochromic lenses)。
   (A) ①②④　(B) ①③④　(C) ①②③④　(D) ②③。　（106 專普）

解答及解析

1. 解析：(C)。
   (C)不容易染色。
2. 解析：(B)。
   反射藍光，相對有較多的黃光透射。
3. 解析：(A)。
   藍色鏡片會讓藍色光穿透。
4. 解析：(A)。
   一般最常用的染色鏡片是灰色、棕色和綠色。
5. 解析：(C)。
   四種鏡片都可以減少光線的穿透率。

四、光致變色鏡片

1. 光致變色現象是通過改變鏡片材料的光線吸收屬性，使鏡片吸收能量時因密度改變而發生的一種化學反應。
2. 基本原理是使光致變色材料在紫外線輻射的影響下顏色變深，輻射消失後恢復無色狀態；以及在周圍高溫的影響下顏色變淡，這兩個過程是可逆的。
3. 通過激活材料中混合的光致變色物質的分子來完成的。

4. 早期光致變色物質為應用於玻璃的銀鹵素。當鹵化銀晶體應用於鏡片材料時，在紫外線及深紫色光源下，鹵化銀晶體會被分解成自由的銀原子及鹵素，呈現深色狀態；當上述光源及射線消失時，銀原子及鹵素又會再度結合成鹵化銀晶體，呈現透明狀態。分解與再合成的過程是一完全可逆的化學循環。
5. 現今的光致變色鏡片材料使用有機染料。在紫外線強而溫度低時，變色效果更佳。這個特性使完全變深的光致變色鏡片成為良好的紫外線吸收材料。
6. 顏色變深的反應速率主要取決於光學密度，通常從微秒至數分鐘內就會從最大的透光率降至為最小透光率。
7. 還原速率取決於鏡片的組成成分以及在製造變色時的熱處理。同樣它也要花數秒至數分鐘從最小的透光率升至最大的透光率。
8. 在顏色變深的循環中，較高溫度的熱處理下會有較高的透光率，較低溫度的熱處理下則會有較低的透光率。
9. 還原速率的加速可憑藉額外的熱，或者在比使曝曬的鏡片顏色變深的波長更長的光波下。
10. 變色鏡片通常在紫外線及紫光下透光率較低，而在紅光及紅外線下有較高的透光率。

EXAMPLE

【練習 14　變色鏡片的溫度影響】

關於變色鏡片之敘述，下列何者錯誤？

(A)內含鹵化銀或氯化銀

(B)紫外線會誘發鏡片變色

(C)鏡片變色後的透光率與光照強度及光照時間相關

(D)適合玻璃工廠、鋼鐵廠等高熱環境工作者。　（108 特師）

解題攻略

(D)溫度高，變色效果差。

正確答案為(D)。

EXAMPLE

【練習 15　變色鏡片特性】

有關變色鏡片的敘述，下列何者錯誤？

(A)熱硬化加工會使玻璃鏡片的變色效果變緩慢

(B)玻璃變色鏡片是將鹵化銀鍍在玻璃表面產生變色效果

(C)塑膠變色鏡片可以吸收紫外光，即可增強對紫外線的防護

(D)塑膠變色鏡片的厚度不會影響變色的不均勻性。　（107 特生）

解題攻略》

鹵化銀是加入鏡片材料中來吸收紫外光，並非以鍍膜方式產生變色效果。

正確答案為(B)。

EXAMPLE

【練習 16　影響變色速率因素】

下列何者不是影響變色鏡片（玻璃或塑膠）穿透率與變色速率的主要因素之一？

(A)鏡片厚度　(B)鏡片顏色　(C)光線強度　(D)曝光時間。　（109 專普）

解題攻略》

影響因素有：光強度、溫度、先前曝光記憶及鏡片厚度。

正確答案為(B)。

歷屆試題

1. 下列哪一種不是塑膠鏡片(plastic lens)的變色製作技術？
   (A)使用鹵化銀(silver halide)　(B)前表面鍍膜(front surface coating)
   (C)浸漬鍍膜(dip coating)　(D)浸潤(imbibition)。　（112 專普）

2. 有關變色鏡片(photochromic lenses)的敘述，何者正確？
(A)不論是玻璃或塑膠材質，變暗和褪色的效果相同
(B)氣溫高時，變色效果越好
(C)玻璃變色鏡片較適合化學強化，而非熱強化
(D)變色鏡片可以取代染色的太陽眼鏡。（109 二特師）

3. 有關變色鏡片的敘述，下列何者正確？
(A)吸收大量紫外線後顏色會變淺
(B)溫度越高變色的深度越深
(C)需要加速退色可浸泡在冷水 30 秒鐘
(D)玻璃變色片常含有鹵化銀，屬可逆反應。（108 特生）

4. 光致變色玻璃鏡片是無色或有色光學玻璃基礎成分中添加鹵化銀等化合物，當鏡片受到下列何種射線照射後，此化合物會分解成銀和鹵素，鏡片顏色會由淺變深？
(A) γ 射線 (B)紅外線 (C) X 射線 (D)紫外線。（106 特師）

解答及解析

1. 解析：(A)。
(A)鹵化銀用於玻璃材料。

2. 解析：(C)。
(A)玻璃和塑膠材質的變色鏡片可能受到不同因素影響而有不同的表現；
(B)氣溫低時，變色效果越好；
(D)不能完全取代染色的太陽眼鏡，例如在車內變色效果不好。

3. 解析：(D)。
(A)吸收大量紫外線後顏色會變深；
(B)溫度越高變色的深度越淺；
(C)溫度上升可加速退色。

4. 解析：(D)。
鹵化銀可吸收紫外線。

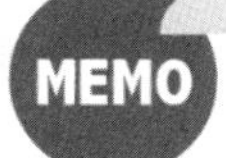

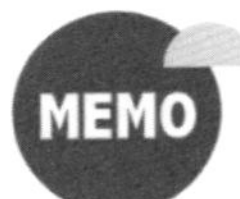
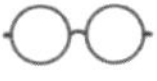

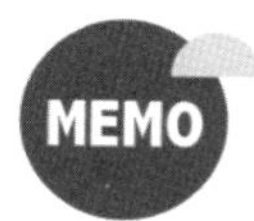
MEMO

國家圖書館出版品預行編目資料

全方位驗光人員應考祕笈：視覺光學／林煒富編著.
－八版.－新北市：新文京開發出版股份有限公司,
2024.11
面； 公分

ISBN 978-626-392-082-8（平裝）

1.CST: 驗光 2.CST: 視力

416.767 113016347

2025全方位驗光人員應考祕笈：
視覺光學（八版） （書號：**B422e8**）

編著者	林煒富
出版者	新文京開發出版股份有限公司
地址	新北市中和區中山路二段362號9樓
電話	(02) 2244-8188（代表號）
FAX	(02) 2244-8189
郵撥	1958730-2
三版	西元2020年01月15日
四版	西元2021年02月01日
五版	西元2021年12月10日
六版	西元2022年10月15日
七版	西元2023年11月15日
八版	西元2024年11月20日

建議售價：540元

法律顧問：蕭雄淋律師

ISBN 978-626-392-082-8

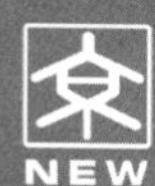
NEW
WCDP

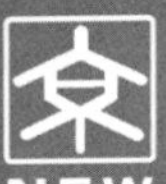

新文京開發出版股份有限公司

新世紀・新視野・新文京 — 精選教科書・考試用書・專業參考書